漢方診療医典

第6版

大塚敬節
矢数道明
清水藤太郎

改訂編者

矢数道明
大塚恭男

南山堂

執　筆　者

大　塚　恭　男
永　井　良　樹
本　多　正　典
矢　数　圭　堂
原　　　桃　介
渡　邉　賢　治
小　曽　戸　洋
菊　谷　豊　彦

(執筆順)

第6版の序

　「漢方診療の実際」を絶版として「漢方診療医典」の初版が刊行されたのは昭和44年1月のことで，10年目の昭和54年6月に「漢方研究者のための案内手引き」は大増補改訂を行ったが，その後の漢方医学の発展，国際化はめざましいものがある．初版の出版から30年余り経過しており，このたび新たに8人の執筆者によって大改訂をすることになり，新たに「漢方薬と健康保険」を加え，各項も大幅に改訂され，さらに内容の充実を心がけた．

　一方，「漢方研究者のための案内手引き」は参考書の数があまりにも多く，そのすべてを掲載することはできないので削除し，研究者各位に判断をお願いしたい．

　本書は韓国，台湾，中国，アメリカにおいてそれぞれ翻訳のうえ出版されており，反響を呼んだということである．

　2001年4月5日

　　　　　　　　　　　　　　　　　　　改訂編者　識す

初版の序

　多忙な臨床医家が，比較的容易に漢方医学を習得し，また漢方医学を現代医学の立場から理解できるような「漢方の学習書」という目標のもとに，初版「漢方診療の実際」を出版したのは，昭和16年(1941)のことであった．

　太平洋戦争中，初版の紙型は戦災のため灰燼に帰し，初版のときの共同執筆者の一人，木村長久氏がフィリッピンで戦死されたので，昭和29年(1954)に，現著者ら3人で，新たに稿を起こし，「漢方診療の実際」の増補改訂を行った．

　この増補改訂版は，国内において版を重ねること数回に及び，中国大陸では1953年に「中医診療要覧」という書名で漢文に翻訳され，北京人民衛生出版社より刊行，版を重ねてその発行部数は，実に拾数万部に達したということである．また1963年には韓国において「実際漢方診療」という書名で，韓国語に翻訳出版された．

　戦後の増補改訂版を出版してから，はやくも15年の歳月が過ぎ，しかもこの間における漢方医学の進展振りはめざましく，フランス，ドイツをはじめ，広く欧米においても「東洋医学」としてとりあげられ，東洋医学の再検討は国際的風潮とさえなりつつある．

　よって著者らは，その後15年間の経験を追加し，さらに一般の要望に添うよう，全面的に大幅な増補改訂を行い，書名も「漢方診療医典」と改め，内容の充実を心がけた．意に満たぬところも数多くあるが，新しい計画をたてて執筆に着手してから3ヵ年の日子を費し，ここに漸く脱稿することができた．

　いうまでもなく，漢方医学にも近代医学にもそれぞれの長短があり，得

失がある.したがってその治療にもそれぞれの限界のあることは否めない.漢方で難治とする疾患を,近代医学によって治し得ることもあれば,近代医学で治し難いものを,漢方で容易に治し得ることもある.臨床家として治療の完璧を期するためには,漢方医学と近代医学の治療の特質とその限界を知り,その長所を巧みに活用することに努めるべきであろう.

漢方医学の歴史は古く,その間いろいろの流派が生れた.日本においては,これを大別すると,傷寒論・金匱要略を準拠とする古方派と,金元以降の方書を採用する後世派と,これら両派の長所を選択する折衷派とがあって,歴史的発展を辿ってきた.

著者らのうち大塚と清水は,古方派の湯本求真に,矢数は後世派に属する森道伯に,故木村長久は折衷派浅田流の木村博昭に就いて,それぞれの家学を修めた.そして昭和初期において期せずしてこれら三派の団結交流が行われ,本書篇述の出現をみたのは,実にこれら三派を代表する先人恩師の賜である.

即ち本書は,明治以降わが国において歴史的発見を遂げてきた,これら三派に属する生き残りの漢方医家に就いて,その伝統を学んだ著者らが,その家学経験方を総合し,現代医学との接触のもとに集大成したもので,昭和の漢方に新しい一面を拓いたものと評価されてきた.

本書はこの集大成に三たび増補改訂を加えたもので,いわばその決定版ともいうべきものであろう.

そして我々は,本書とは別個の使命を持つ東洋医学本来の基礎理論の上に,東洋独自の治療体系を集大成した,さらに高度の著述が新しい研究者によって出現し,現代医学に寄与することを,心より期待するものである.

初版以来30年,その出版の衝に当られた南山堂の皆様の,本書のために尽くされたご努力に対して衷心より敬意を表するものである.

昭和43年11月1日

著　者　識す

本書を読む人のために

1) 本書は漢方医学を臨床の実際に即して，何人にも理解し得るように平易に解説しようと努力したものである．

2) 個々の疾病についての治療法は，われわれの経験の範囲を出ないのであって，それですべてを尽しているのではなく，これらはその1例とみるべきものであるから，治療にあたっては，診断篇・治療篇・薬物篇を参照し，なお本書の根幹である薬方解説篇を味読して，各自工夫研究されんことを望むものである．

3) 本書では漢方の治療法を説明するのが主であるから，各種疾病の原因・病理はこれを省略し，かつ症候も極めて簡約なものにした．もし必要があるならば，それぞれの専門書によって研究していただきたい．

4) 「薬方解説篇」では，本書所載の処方で特に重要で応用範囲の広いもの約150方を選んで五十音順に配列し，その構成を論じ，その応用上の目標を指示したものであるから，用法に熟達すれば，われわれが経験した以上に種々の疾病に効顕を現わすことができるであろう．

5) 「処方集篇」では，本書所載の処方を五十音順に配列して，その薬味および分量を示した．各方の次に示した分量は，特に断らない場合は成人の1日量で，これに水500 ml を入れ，1時間位で300 ml に煮つめて滓を去り1日3回または2回に分けて，食前1時間に温服する．ただし患者の体質の強弱，病症の劇易によって分量の加減を必要とすることは勿論である．また和漢薬は品質の上下，精粗の差が甚しいため，これらもまた考慮に入れて匙加減をしなければならない．

6) 「処方集篇」の処方名の次にある数字は，薬方解説篇で説明を加えた方剤の頁数を示している．

7) 新たに薬方索引を作った．その薬方名のところの数字がゴジックのものは薬方解説篇に詳説されている頁数である．

8) 漢方では処方名が同じであっても，内容の異なるものがある．本書では同名異方のものは，それぞれの出典をあげるか，または使用の個所を示してこれを区別した．

9) 処方名に「散」あるいは「丸」の名をつけた方剤でも，煎剤として用いるものが多い．丸または散の次に料の字をつけて，「丸料」また「散料」としたものは，丸または散を煎剤として用いることを示したものである．

10) 処方名に四逆散，四逆湯，排膿散，排膿湯とあるのは，それぞれ別個の処方で，散薬を湯薬にしたという意味ではない．しかし五苓湯は五苓散を湯薬にしたものであり，八味地黄湯は八味地黄丸を湯としたものである．これらの点にも留意されたい．

11) 処方中に「生姜」とあるものは生（なま）の生姜である．薬店で生姜とよぶものは乾燥したもので，乾生姜である．もしやむを得ずして薬店の生姜を用いる場合は，生のものの分量の1/3～1/4を用いるがよい．

12) 「烏頭」，「附子」の使用にあたっては，用法・用量に慎重を期し，中毒症状を起こさないように注意してほしい．中毒症状としては，頭痛・心悸亢進・逆上感・シビレ感等を訴え，甚しい場合は呼吸麻痺によって死の転帰をとることがある．附子の中毒の予防としては，分量を少なく用いる（1日量0.3～0.5）ようにし，また修治によって毒力を減ずるようにつとめる．そのために白河附子を用いるか，炮，灸等熱を加えて修治を施し，またなるべく濃煎するがよい．加熱したものであれば漸次増量して1.0～2.0を用いても差し支えない．

13) 処方集篇にでている処方で，漢方解説篇において説明を加えてないものも，その処方の基礎となる処方あるいは類似の処方の構成と用法を理解すれば，その方意は自ら推測できるものが多い．例えば柴胡桂枝湯は小柴胡湯に桂枝湯を合方したものであるから，この二方の方意を知ることによって，この処方が小柴胡湯の証にして表証のあるものに用いるものであることがわかる．また温清飲は四物湯に黄連解毒湯を合したものである

から，この二方の方意を知ることによって，温清飲の証を推測できる．

14) 本書の処方の分量は著者らの日常用いる標準量であって，原方と必ずしも同一ではない．今後この分量はさらに改訂を必要とすることがあるかもわからない．

15) 本書に掲載されている処方の分量は，中国や韓国で実際に用いている分量に比較すると極めて少ない．これは日本人の体質傾向や生活環境，食生活などの関係により，またわが国の生薬は特殊な薬物以外は修治加工を施すことがないので，その作用が強いと解釈され，この程度の分量が最も安全で，しかも方証が合えば十分効果がある．ただし体質の強壮の者や，病状の烈しいものにあっては増量して差し支えない．

16) 「術語解篇」では漢方医学で頻繁に用いられるものを五十音順に配列して，簡単な説明を加えた．ただし特に重要なものはつとめて詳説をしておいた．

17) 本書に「心下硬」，「心下痞硬」とあるのは，心下鞕，心下痞鞕と同じ意味である．

18) 「薬物解」は方剤に用いる薬物を五十音順に配列し，各薬品には
〔原〕基原．薬物の基原となる原動植鉱物の薬用部分を明示した．
〔選〕薬物の臨床上の選択につき記載し，商品に種類があるときはその得失を論じた．
〔調〕方剤に入れる薬物の調製法を示した．
〔用〕主として薬物の作用を示し，なるべく適用する病名を示した．なお薬物の薬性，（寒）・（熱）・（温）・（涼）・（平）は漢方医学上重要であるから略字をもってこれを示した．

19) 「薬物解」の初めには，薬物の冠名・貯蔵法・調製法・修治・調剤法・煎出法・略字などを概説した．

目　　次

漢方医学の歴史 ・・・・・・・・・・・・・・・・・1

中国における伝統医学の歴史・・1　　漢方医学の復興・・・・・・・・6
日本における漢方医学の歴史・・4

漢方医学の特質 ・・・・・・・・・・・・・・・・・11

診察の方式 ・・・・・・・・・・・・・・・・・・・17

A. 近代医学の診断と漢方医学の診断　　　　大　便・・・・・・・・32
　　・・・・・・・・・・・・・・・・17　　小　便・・・・・・・・33
B. 四　診・・・・・・・・・・・・25　　口渇・口乾・・・・・・34
1. 望　診・・・・・・・・・・・25　　嘔　吐・・・・・・・・35
2. 聞　診・・・・・・・・・・・28　　咳　嗽・・・・・・・・35
3. 問　診・・・・・・・・・・・28　　呼吸困難・・・・・・・35
　発病当初からの経過・・・・・29　　心悸亢進・・・・・・・36
　悪寒・悪風・・・・・・・・・29　　眩　暈・・・・・・・・37
　汗・・・・・・・・・・・・・29　　頭　痛・・・・・・・・38
　熱・・・・・・・・・・・・・30　　肩こり・・・・・・・・39
　食　欲・・・・・・・・・・・31　　腰　痛・・・・・・・・40

目次

腹 痛・・・・・・・・・・・40
胸 痛・・・・・・・・・・・41
出 血・・・・・・・・・・・41
手足厥冷・・・・・・・・・42
4. 切 診・・・・・・・・・・42
1) 脈 診・・・・・・・・・・42
脈の種類・・・・・・・・・42
脈の臨床的意義・・・・・・44
2) 腹 診・・・・・・・・・・45
腹診法・・・・・・・・・・46
腹証とその臨床的意義・・・・46

治療法概要・・・・・・・・・・・・・・・・・・・・・・・55

A. 治療方針の決め方・・・・・55
新しい病気を先に治して，古い
病気を後にする・・・・・・55
虚実の証が錯綜しているときに
は，先ず虚を補い，後で実を
攻める・・・・・・・・・・56
表裏ともに虚する場合・・・・56
虚実の判定に迷うときには，
まず虚として治せよ・・・・56

B. 治療に際して注意すべきこと・57
薬のくせを知ること・・・・・58
匂をかぐだけでも，気持がわる
くてのめないとき・・・・・58
瞑 眩・・・・・・・・・・・59
兼用方・加減方・合方・・・・60

治療各論・・・・・・・・・・・・・・・・・・・・・・・・63

1. 感染症・・・・・・・・・・63
腸チフス・・・・・・・・・63
インフルエンザ（流行性感冒）・67
真菌症・・・・・・・・・・68

2. 呼吸器疾患・・・・・・・・69
感 冒・・・・・・・・・・69
急性・慢性気管支炎・・・・・70

気管支喘息・・・・・・・・・72
気管支拡張症・・・・・・・・74
肺気腫・・・・・・・・・・・75
肺 炎・・・・・・・・・・・76
肺結核・非定型抗酸菌症・・・78
肺 癌・・・・・・・・・・・80
胸膜炎（肋膜炎）・・・・・・81
過換気症候群（過呼吸症候群）・82

目　次　iii

間質性肺炎（肺線維症）・・・83

3. 循環器疾患・・・・・・・・84
心臓弁膜症・・・・・・・・・84
高血圧症・・・・・・・・・・86
低血圧症・・・・・・・・・・87
心臓神経症・・・・・・・・・87
不整脈・・・・・・・・・・・88
動脈硬化症・・・・・・・・・89
間欠性跛行症・・・・・・・・90
狭心症・心筋梗塞・・・・・・90
拡張型心筋症・・・・・・・・92
静脈炎・・・・・・・・・・・92
大動脈瘤・・・・・・・・・・92
レイノー病・レイノー症状・・・93
閉塞性血栓性血管炎
　（バージャー病）・・・・・93

4. 消化器疾患・・・・・・・・94
食道炎・・・・・・・・・・・94
食道狭窄・・・・・・・・・・94
食道癌・・・・・・・・・・・95
食道神経症・・・・・・・・・95
急性胃炎・・・・・・・・・・96
慢性胃炎・・・・・・・・・・96
不食症（胃神経症）・・・・・99
胃アトニー症・・・・・・・・101
胃下垂症・・・・・・・・・・102
胃酸過多症と過少症・・・・・103
胃拡張・・・・・・・・・・・104

胃潰瘍・十二指腸潰瘍・・・105
胃　癌・・・・・・・・・・107
急性腸炎・・・・・・・・・109
慢性腸炎・・・・・・・・・110
虫垂炎・・・・・・・・・・112
腸管狭窄とイレウス（腸閉塞症）113
潰瘍性大腸炎・・・・・・・115
直腸癌・・・・・・・・・・116
常習便秘・・・・・・・・・116
嘔　吐・・・・・・・・・・118
吃　逆・・・・・・・・・・121
黄　疸・・・・・・・・・・122
肝炎・肝硬変・・・・・・・123
胆石症・胆嚢炎・・・・・・125
膵臓炎・・・・・・・・・・126
腹膜炎・・・・・・・・・・127
腹　水・・・・・・・・・・128
回虫症・・・・・・・・・・129
条虫症・・・・・・・・・・131
蟯虫症・・・・・・・・・・131
十二指腸虫症（鉤虫症）・・・132

5. 腎疾患・・・・・・・・・133
急性腎炎症候群・・・・・・133
慢性腎炎症候群・ネフローゼ症
　候群・IgA腎症・糖尿病性腎
　症・・・・・・・・・・・134
無症候性蛋白尿・血尿・・・137
腎不全・・・・・・・・・・138
腎盂炎・・・・・・・・・・138

6. 内分泌・代謝疾患 ・・・・140
- 糖尿病 ・・・・・・・・140
- 痛風 ・・・・・・・・・141
- 高脂血症 ・・・・・・・141
- 肥満 ・・・・・・・・・142
- 甲状腺機能亢進症（バセドウ病）143
- 甲状腺腺腫・橋本病（慢性甲状腺炎） ・・・・・・・144
- 特発性浮腫 ・・・・・・145

7. 血液疾患 ・・・・・・・146
- 貧血 ・・・・・・・・・146
- 白血病 ・・・・・・・・147
- 血小板減少症 ・・・・・148
- 悪性リンパ腫 ・・・・・150

8. 神経疾患 ・・・・・・・151
- 頭痛（片頭痛・常習性頭痛） ・151
- 脳卒中（脳出血，脳梗塞，クモ膜下出血） ・・・・・152
- 神経痛（三叉神経痛・肋間神経痛・坐骨神経痛） ・・・・154
- 顔面神経麻痺 ・・・・・157
- 顔面痙攣，チック病 ・・158
- パーキンソン症候群 ・・158
- 脊髄炎（ギラン・バレー症候群）159
- 下肢麻痺，しびれ ・・・160
- 腓腹筋痙攣，こむら返り ・・・160
- 自律神経失調症 ・・・・161

9. 膠原病・難病 ・・・・・163
- 慢性関節リウマチ ・・・・163
- 全身性エリテマトーデス（SLE）165
- 多発性筋炎（皮膚筋炎） ・・167
- 全身性硬化症（強皮症） ・・168
- シェーグレン症候群 ・・・169
- ベーチェット病 ・・・・・170
- サルコイドーシス ・・・・171

10. 小児疾患 ・・・・・・・172
- 麻疹 ・・・・・・・・・172
- 風疹 ・・・・・・・・・173
- 流行性耳下腺炎 ・・・・174
- 水痘 ・・・・・・・・・174
- 口内炎 ・・・・・・・・175
- 虚弱体質 ・・・・・・・175
- 乳幼児下痢症 ・・・・・177
- 熱性痙攣（ひきつけ） ・・177
- 夜驚症・夜啼症 ・・・・178
- 夜尿症 ・・・・・・・・179
- 小児自閉症・登校拒否 ・・180
- 登校拒否 ・・・・・・・181
- 小児自閉症 ・・・・・・182
- 川崎病 ・・・・・・・・183

11. 外科疾患 ・・・・・・・184
- 打撲傷 ・・・・・・・・184
- ヘルニア ・・・・・・・185
- 肛門周囲膿瘍 ・・・・・186
- 痔瘻 ・・・・・・・・・187

痔　核 ・・・・・・・・・188	**14. 耳鼻咽喉科疾患** ・・・・・213
肛門脱・直腸脱 ・・・・・189	難　聴 ・・・・・・・・・213
閉塞性動脈硬化症 ・・・・・191	耳　鳴 ・・・・・・・・・215
	外耳道炎 ・・・・・・・・216
12. 整形外科疾患 ・・・・・・192	メニエール症候群 ・・・・217
五十肩（肩関節周囲炎） ・・・192	めまい感 ・・・・・・・・219
頸肩腕症候群 ・・・・・・・193	急性・慢性中耳炎 ・・・・220
変形性膝関節症 ・・・・・・193	滲出性中耳炎 ・・・・・・221
腰痛症・椎間板ヘルニア ・・・194	急性・慢性鼻炎 ・・・・・222
肩こりおよび頸・背のこり ・・195	アレルギー性鼻炎 ・・・・223
むちうち症 ・・・・・・・・196	副鼻腔炎（上顎洞炎） ・・・225
骨粗鬆症 ・・・・・・・・・197	鼻出血 ・・・・・・・・・227
斜頸（神経性斜頸） ・・・・198	急性扁桃炎（アンギナ） ・・・228
腱鞘炎・関節炎・関節痛・筋肉痛	扁桃肥大症（腺様増殖症）
・・・・・・・・・199	（アデノイド） ・・・・229
	嗄声および失声 ・・・・・230
13. 眼科疾患 ・・・・・・・・200	鼾声（いびき） ・・・・・231
結膜炎 ・・・・・・・・・200	咽喉頭異常感症 ・・・・・232
ブドウ膜炎 ・・・・・・・202	臭鼻症（悪臭性萎縮性鼻炎） ・234
白内障 ・・・・・・・・・203	嗅覚異常 ・・・・・・・・235
緑内障 ・・・・・・・・・205	嗅覚低下 ・・・・・・・・235
眼底出血 ・・・・・・・・206	
中心性漿液性網脈絡膜症 ・・・207	**15. 口腔疾患** ・・・・・・・237
視神経炎・症 ・・・・・・208	口　臭 ・・・・・・・・・237
偽近視（仮性近視） ・・・・209	口内炎 ・・・・・・・・・238
ドライアイ ・・・・・・・209	唾　石 ・・・・・・・・・240
眼精疲労 ・・・・・・・・210	歯根膜炎 ・・・・・・・・240
鼻涙管狭窄・閉塞 ・・・・・211	う　歯 ・・・・・・・・・241
	歯槽膿漏 ・・・・・・・・242
	味覚異常 ・・・・・・・・243

16. 産科疾患 ・・・・・244
  妊娠悪阻 ・・・・・・・・・244
  妊娠中毒症 ・・・・・・・・246
  弛緩性子宮出血 ・・・・・・247
  産褥精神病 ・・・・・・・・248
  流産癖（習慣流産）・・・・249
  乳汁欠乏症 ・・・・・・・・250
  産婦乳房炎 ・・・・・・・・251

17. 婦人科疾患 ・・・・・253
  帯　下 ・・・・・・・・・・253
  更年期障害と血の道症 ・・・255
  子宮癌 ・・・・・・・・・・258
  子宮付属器炎 ・・・・・・・259
  月経異常（無月経・代償月経・
  　過少月経・過多月経）・・・260
  月経困難症 ・・・・・・・・262
  乳腺症 ・・・・・・・・・・263
  子宮下垂および脱出 ・・・・264
  子宮筋腫 ・・・・・・・・・265
  不妊症 ・・・・・・・・・・266
  冷え症 ・・・・・・・・・・267
  子宮内膜症 ・・・・・・・・268
  妊婦の感冒 ・・・・・・・・270

18. 泌尿器科疾患 ・・・・・271
  睾丸炎（副睾丸炎）・・・・271
  膀胱炎 ・・・・・・・・・・272
  尿道炎 ・・・・・・・・・・273
  前立腺炎 ・・・・・・・・・273
  前立腺肥大症 ・・・・・・・274
  尿路結石 ・・・・・・・・・275
  男子不妊・インポテンス ・・・276
  尿失禁 ・・・・・・・・・・277
  尿　閉 ・・・・・・・・・・278

19. 皮膚疾患 ・・・・・279
  多汗症 ・・・・・・・・・・280
  汗疱状白癬（みずむし）・・281
  進行性指掌角皮症 ・・・・・282
  蕁麻疹 ・・・・・・・・・・284
  湿　疹 ・・・・・・・・・・286
  面　皰 ・・・・・・・・・・288
  酒　皶 ・・・・・・・・・・289
  脂斑（しみ）・・・・・・・290
  黒皮症 ・・・・・・・・・・291
  乾　癬 ・・・・・・・・・・292
  アレルギー性皮膚炎 ・・・・294
  小児ストロフルス ・・・・・295
  強皮症 ・・・・・・・・・・296
  皮膚瘙痒症 ・・・・・・・・297
  疣贅（胼胝・魚眼）・・・・298
  頑癬（いんきんたむし）・・299
  顔面白癬（はたけ）・・・・300
  円形脱毛症（禿髪症）・・・301
  白癜風（しろなまず）・・・302
  帯状疱疹 ・・・・・・・・・304
  腋臭（わきが）・・・・・・305
  紅斑性狼瘡（SLE）（膠原病）・305

20. 精神科疾患 ・・・・・・・・308

不眠症 ・・・・・・・・・308
神経症（ノイローゼ）・・・309
ヒステリー ・・・・・・・311
てんかん（癲癇）・・・・・313

老年期痴呆 ・・・・・・・・314
精神分裂症 ・・・・・・・・315
躁鬱病 ・・・・・・・・・・316
慢性疲労症候群 ・・・・・・317
神経性食欲不振症 ・・・・・318

薬方解説 ・・・・・・・・・・・・・・・・・・・・・・・・・・・・321

安中散（あんちゅうさん）・・・321
痿証方（いしょうほう）・・・322
胃風湯（いふうとう）・・・322
茵蔯蒿湯（いんちんこうとう）・・323
茵蔯五苓散（いんちんごれいさん）323
烏梅丸（うばいがん）・・・・・324
温経湯（うんけいとう）・・・324
温清飲（うんせいいん）・・・325
温胆湯（うんたんとう）・・・326
越婢加朮湯（えっぴかじゅつとう）326
越婢湯（えっぴとう）・・・326
延年半夏湯（えんねんはんげとう）327
黄耆別甲湯（おうぎべっこうとう）328
黄芩湯（おうごんとう）・・・328
黄土湯（おうどとう）・・・・329
黄連阿膠湯（おうれんあきょうとう）329
黄連湯（おうれんとう）・・・330
黄連解毒湯（おうれんげどくとう）330
乙字湯（おつじとう）・・・・331
葛根黄連黄芩湯
　（かっこんおうれんおうごんとう）331

葛根湯（かっこんとう）・・・・332
藿香正気散（かっこうしょうきさん）332
加味逍遙散（かみしょうようさん）333
栝楼枳実湯（かろうきじつとう）・333
甘草乾姜湯
　（かんぞうかんきょうとう）・・・334
甘草湯（かんぞうとう）・・・335
甘草附子湯（かんぞうぶしとう）・335
甘麦大棗湯（かんばくたいそうとう）336
帰脾湯（きひとう）・・・・・・336
桔梗白散（ききょうはくさん）・337
芎帰膠艾湯
　（きゅうききょうがいとう）・・・337
九味檳榔湯（くみびんろうとう）・337
荊芥連翹湯
　（けいがいれんぎょうとう）・・・338
桂枝去芍薬加麻黄附子細辛湯
　（けいしきょしゃくやくかまおうぶしさ
　いしんとう）・・・・・・・339
桂枝湯（けいしとう）・・・・・339
桂枝人参湯（けいしにんじんとう）341

桂枝茯苓丸（けいしぶくりょうがん）341
啓脾湯（けいひとう）・・・・・342
五積散（ごしゃくさん）・・・・342
呉茱萸湯（ごしゅゆとう）・・・343
香蘇散（こうそさん）・・・・・343
五苓散（ごれいさん）・・・・・344
柴葛解肌湯（さいかつげきとう）・344
柴胡加竜骨牡蠣湯
　（さいこかりゅうこつぼれいとう）345
柴胡桂枝乾姜湯
　（さいこけいしかんきょうとう）・346
柴胡桂枝湯（さいこけいしとう）・346
柴胡清肝湯（さいこせいかんとう）346
三黄瀉心湯（さんおうしゃしんとう）347
酸棗仁湯（さんそうにんとう）・・348
三物黄芩湯（さんもつおうごんとう）348
滋陰降火湯（じいんこうかとう）・349
紫雲膏（しうんこう）・・・・・349
紫円（しえん）・・・・・・・350
四逆散（しぎゃくさん）・・・・350
四逆湯（しぎゃくとう）・・・・351
紫根牡蠣湯（しこんぼれいとう）・351
四君湯（しくんしとう）・・・・352
四物湯（しもつとう）・・・・・352
梔子鼓湯（ししとう）・・・・・353
炙甘草湯（しゃかんぞうとう）・・354
芍薬甘草湯
　（しゃくやくかんぞうとう）・・・354
十全大補湯（じゅうぜんたいほとう）354
十味敗毒散（じゅうみはいどくとう）355

潤腸湯（じゅんちょうとう）・・・356
小陥胸湯（しょうかんきょうとう）356
小建中湯（しょうけんちゅうとう）356
小柴胡湯（しょうさいことう）・・358
小青竜湯（しょうせいりゅうとう）358
小半夏加茯苓湯
　（しょうはんげかぶくりょうとう）359
浄腑湯（じょうふとう）・・・・359
消疳飲（しょうかんいん）・・・360
消風散（しょうふうさん）・・・360
真武湯（しんぶとう）・・・・・361
神秘湯（しんぴとう）・・・・・362
秦艽別甲湯
　（じんぎょうべっこうとう）・・・362
参苓白朮散
　（じんれいびゃくじゅつさん）・・363
清上防風湯
　（せいじょうぼうふうとう）・・・363
清心蓮子飲（せいしんれいしいん）364
清熱補気湯（せいねつほきとう）・364
清熱補血湯（せいねつほけつとう）365
清肺湯（せいはいとう）・・・・365
千金内托散（せんきんないたくさん）366
旋覆花代赭石湯
　（せんぶくかたいしゃせきとう）・366
走馬湯（そうまとう）・・・・・367
続命湯（ぞくめいとう）・・・・367
疎経活血湯（そけいかっけつとう）368
蘇子降気湯（そしこうきとう）・・368
大黄附子湯（だいおうぶしとう）・369

大黄牡丹皮湯
　（だいおうぼたんぴとう）・・・369
大建中湯（だいけんちゅうとう）・370
大柴胡湯（だいさいことう）・・・370
大承気湯（だいじょうきとう）・・371
大青竜湯（だいせいりゅうとう）・372
大防風湯（だいぼうふうとう）・372
托裏消毒飲（たくりしょうどくいん）373
治頭瘡一方（ぢずそういっぽう）・373
竹葉石膏湯（ちくようせっこうとう）374
調胃承気湯（ちょういじょうきとう）374
釣藤散（ちょうとうさん）・・・374
猪苓湯（ちょれいとう）・・・・375
抵当湯および丸
　（ていとうとうおよびがん）・375
桃核承気湯（とうかくじょうきとう）376
当帰飲子（とうきいんし）・・・376
当帰四逆湯（とうきしぎゃくとう）377
当帰芍薬散（とうきしゃくやくさん）377
騰竜湯（とうりゅうとう）・・・378
二陳湯（にちんとう）・・・・・378
女神散（にょしんさん）
　（安栄湯　あんえいとう）・・379
人参湯（にんじんとう）
　（理中湯　りちゅうとう）・・379
排膿散と排膿湯
　（はいのうさんとはいのうとう）・380
麦門冬飲子（ばくもんどういんし）380
麦門冬湯（ばくもんどうとう）・381
八味丸（はちみがん）・・・・・381

八味帯下方（はちみたいげほう）・382
半夏厚朴湯（はんげこうぼくとう）383
半夏瀉心湯（はんげしゃしんとう）383
半夏白朮天麻湯
　（はんげびゃくじゅつてんまとう）384
白虎湯（びゃっことう）・・・・385
茯苓飲（ぶくりょういん）・・・385
茯苓沢瀉湯
　（ぶくりょうたくしゃとう）・・386
附子湯（ぶしとう）・・・・・・386
附子粳米湯（ぶしこうべいとう）・386
分消湯（ぶんしょうとう）・・・387
平胃散（へいいさん）・・・・・387
変製心気飲（へんせいしんきいん）388
防已黄耆湯（ぼういおうぎとう）・388
防風通聖散
　（ぼうふうつうしょうさん）・・・389
補気健中湯（ほきけんちゅうとう）390
補中益気湯（ほちゅうえっきとう）
　（医王湯　いおうとう）・・・・390
麻黄湯（まおうとう）・・・・・391
麻黄細辛附子湯
　（まおうさいしんぶしとう）・・・392
麻杏甘石湯（まきょうかんせきとう）392
麻杏薏甘湯（まきょうよくかんとう）392
麻子仁丸（ましにんがん）・・・393
木防已湯（もくぼういとう）・・393
薏苡仁湯（よくいにんとう）・・394
薏苡附子敗醤散
　（よくいぶしはいしょうさん）・・394

抑肝散（よくかんさん）・・・・・395
抑肝散加陳皮半夏
　（よくかんさんかちんぴはんげ）・395
利膈湯（りかくとう）・・・・・396
六君子湯（りっくんしとう）・・・397
竜胆瀉肝湯
　（りゅうたんしゃかんとう）・・・396
苓甘姜味辛夏仁湯
　（りょうかんきょうみしんげにんとう）
　・・・・・・・・・・・・・・・398

苓桂味甘湯（りょうけいみかんとう）398
苓姜朮甘湯
　（りょうきょうじゅつかんとう）・399
苓桂甘棗湯
　（りょうけいかんそうとう）・・・399
苓桂朮甘湯
　（りょうけいじゅつかんとう）・・399
良枳湯（りょうきとう）・・・・・400
連珠飲（れんじゅいん）・・・・・400

薬物解—総論 ・・・・・・・・・・・・・・・・・・・・・401

薬物解—各論 ・・・・・・・・・・・・・・・・・・・・・404

処方集 ・・・・・・・・・・・・・・・・・・・・・・・・433

漢方術語解 ・・・・・・・・・・・・・・・・・・・・・491

漢方薬と健康保険 ・・・・・・・・・・・・・・・・・535

1．健康保険と漢方薬 ・・・・535
2．健康保険と漢方医学 ・・・535
3．薬効別分類 ・・・・・・・536
4．保険診療，処方権と審査権 ・537
5．湯液治療 ・・・・・・・・537
　漢方生薬（きざみ）による湯液
　　治療 ・・・・・・・・537
　漢方生薬（きざみ）による保険
　　治療の長所と短所 ・・・540
　漢方生薬（きざみ）の用量 ・・541
　漢方生薬（きざみ）と保険審査 542
6．漢方製剤による保険治療 ・・542
　傷病名 ・・・・・・・・・542
　用法と用量 ・・・・・・・543
　効能・効果（適応症） ・・・544
　現在の効能・効果の問題点 ・546
7．保険診療と審査 ・・・・・・547
　漢方製剤保険審査の状況と問題点
　　・・・・・・・・・・・548
　漢方製剤による保険診療の実態 549
　漢方製剤2剤併用上の注意点 ・551
8．漢方製剤の合方の方法 ・・・552
9．保険診療上の注意点 ・・・・554

薬方索引 ・・・・・・・・・・・・・・・・・・・・・・・・559

漢方医学の歴史

漢方医学とは中国医学の影響下に日本で発達した医学である．したがって漢方医学を理解するためには中国における伝統医学の歴史を知ることが不可欠なので，以下に簡単にこれを説明してみたい．

中国における伝統医学の歴史

秦の始皇帝による中国全土統一（前221年）の頃までに中国医学はすでにかなり高度のレベルに達していたと考えられる．前漢期（前202～後8）には現在最古の医書である『黄帝内経』が著わされた．この中には人体の解剖，生理，病理，衛生などの基礎医学的知識や養生法，針灸療法についての記載があるが薬物療法については断片的に述べられているに過ぎない．

中国の薬物学は本草と呼ばれる．本草も西暦紀元前後までに独立した学問としての体裁を整えていたと考えられる．現存する最古の本草書である『神農本草経』は後漢期（25～220）に成立したと思われるが，本書には365品の薬物が記されている．その最大の特長は薬物の分類法で，365品の薬物を上薬120品，中薬120品，下薬125品に分けている．上薬は命を養い，無毒で長期服用に耐え，中薬は性を養い，使用法次第で有毒にも無毒にもなるので濫用は慎まねばならず，下薬は病を治し，有毒なので，必要以外に使用してはならないというものである．この点の吟味については後述する．

後漢末の西暦200年頃，長沙の太守をしていたといわれる張仲景が『傷寒雑病論』という本を著わした．現在伝えられている『傷寒論』，『金匱要略』の原型である．『傷寒論』の方は傷寒とよばれた熱性伝染病の治療を経過を追って詳細に論じたものであり，『金匱要略』の方は傷寒以外の種々

の病気の治療を述べたものである．この両書は中国医学薬物療法のバックボーンとなっている重要な書物で，現在においても実用書としての価値を失っていない．

　この時期，つまり3世紀初頭頃までに中国医学の基礎はほぼ確立されたということができる．

　つづく魏晋南北朝の360年ほどの間は，中国文化史上きわめて重要な意義をもった時代である．この時期に中国はかつてみない規模で異国文化と接触し，とりわけ仏教を中心とするインド文化が中国文化のすみずみにまで影響を与えた．また国内的には道教が勢力をのばし，不老長生と結びついて錬金術が発展し，中国医学にもさまざまの影響を与えた．たとえばこの時期に胡洽という医師が水銀利尿剤を開発したが，これは西洋のパラケルススに先立つこと千年余のことである．反面，水銀や砒素剤などによる副作用が当時すでに問題とされていた．

　6世紀末に隋による全土統一がなって永く続いた動乱に終止符がうたれた．610年には巣元方の『諸病源候論』が著わされた．本書は67病，1729候にわたって，病因を論じ，症候を記し，予後に及び，また一部では養生方をも記している．

　隋は37年という短命の王朝で，唐にひきつがれる．この頃から中国大陸とわが国との交流が密接になってくる．300年になんなんとする唐代は中国文化が爛熟をきわめた時代である．この時代の医学を伝えるものとしては孫思邈の『千金要方』，『千金翼方』，王燾の『外台秘要』が代表的なものであり，本草としては高宗の勅撰にかかる蘇敬らの『新修本草』が出された．

　『千金』，『外台』はいずれも厖大な著作で医学全書の体裁をとっている．

　907年に唐が滅んで後，政情不安定な五代を経て，960年に北宋による安定政権ができた．一方，中国の北辺では1115年に女眞族による金王朝が誕生し，次第に勢力を伸ばし，1127年には北宋を滅ぼした．ここに宋室は南に逃れて南宋となり，またしても中国は南北に二分されるに至る．

　この頃，中国の思想界では大きな変革が行われつつあった．朱熹を頂点とする宋学がそれである．宋学の思弁的，形而上的傾向は医学に対しても

大きな影響を及ばさずにはおかなかった．北宋の170年間は，朝廷の積極的な意向を受けて，『太平聖恵方』などの厖大な医学全書や『開宝本草』以下の本草書が勅撰によって編まれ，『素問』，『傷寒論』などの重要な古典の校訂が行われたが，医学理論の改革に進むには至らなかった．医学革新は宋室南渡の前後から行われ，金元両王朝下を通じて風靡したので，これを金元医学とよんでいる．世に金元の四大家といわれるのは劉完素，張従正，李杲，朱震亨の四家であるが，彼らに先立って革新の口火をきったのは成無己である．成無己は『注解傷寒論』，『傷寒明理論』を著わし，『黄帝内経』の理論に基づいて『傷寒論』を解釈しようと試みた．『黄帝内経』は前に述べた通り，針灸術の古典であり，その基礎理論として人体の生理，病理を説いているが，その背景には中国特有の自然哲学である陰陽五行説がある．陰陽五行説とは要するに宇宙万象を陰陽と木火土金水の五因子の相互関係の変化によって説明したものである．一方の『傷寒論』は薬物療法の古典で，実用第一の書であるため，陰陽五行説の理論はほとんどみられない．成無己のこの試みは中国医学の大きな二本の柱である薬物療法と針灸療法を理論的に一元化した点で画期的な意義をもっている．しかし，同時に理論が先行したあまり，思弁の遊戯に走った嫌いがあり，この点が後のわが国の江戸時代の古方派の医師たちの手きびしい批判を受けるもととなった．たとえばある薬（いま甘草を例にとる）がある特定の経絡（足厥陰肝経，太陰脾経，少陰腎経）に選択的な効果をもつというような考えが金元医学で行われたが，その多くは根拠を欠いたものであった．

　このように臨床医学を中心にして行われた金元時代の医学改革は十二分な成果をあげるには至らず次の時代にひきつがれていった．これにくらべて16世紀に西洋で起こった医学革新は，解剖学がその中心となって行われ今日の西洋医学の基礎が築かれたのであり，その意味では十分な成功をおさめたと評価してよい．臨床を中心とした中国人と基礎科学を重視した西洋人とのメンタリティーの相違はここにも象徴的に示されており，人間の健康を守るという同じ目的をもちながらも東西医学は次第にその距離を大にしていったのである．

　金元につぐ明清の医学にはあまり大きな特長はない．大すじは金元医学

の延長であり，この傾向は中華民国にもひきつがれた．もっとも19世紀以降は西洋医学の影響が強くなり，あるいは中体西用（中国的な精神で西洋の技術をとりいれる）がいわれ，あるいは中医抹殺が語られ，さらにその反論がでるなど数多くの議論がたたかわされた．現在の中国では中西合作ということがいわれている．これは中国医学と西洋医学を同列に並置し，その相互間の協力によって医療の実をあげようとする試みで，すでに針麻酔のような成果をあげており，今後の動向が注目される．

日本における漢方医学の歴史

日本における漢方医学の歴史は次の五節に分けることができる．
(1)　初期（6～15世紀）中国医学の忠実な模倣から独歩への最初の努力まで
(2)　後世派（16～19世紀）金元医学の影響
(3)　古方派（17～19世紀）中国伝統医学の日本化
(4)　西洋医学との競合（16～19世紀）
(5)　漢方医学の復興（20世紀）

初期の時代の代表的著作としては丹波康頼の『医心方』(982)があり，日本における現在最古の医書として珍重されている．内容は中国の隋唐時代の医書の引用に終始しているが，引用のもととなった書籍の多くが中国でも散佚してしまっているためその文献的価値は大きい．

日本の医学が本格的に独自の歩みを始めたのは16世紀以降のことで，その始祖は田代三喜（1465～1537）である．三喜は明に12年間留学し，そこで日本人の僧医月湖を知った．月湖の著書『全九集』，『済陰方』などの多くの医書を持って帰国したのは1498年で，帰国後，金元医学を日本にひろめた．その弟子には曲直瀬道三（1907～94）がある．三喜，道三らの学派は後世派とよばれるが，これはのちに起こった古方派に対する呼称である．古方派は後述するように思弁的傾向の強い金元医学を排して「張仲景の昔に帰る」ことを唱導した学派であり，その主張に則して古方派の名を得た．これに対して金元医学を宗とした三喜，道三の流れをくむ学派が

後世派と呼ばれるようになったのである．

　後世派最大の人物はさきにあげた曲直瀬道三であるが，彼の著書をみると，彼が決して単なる金元医学の末流ではないことがわかる．たとえばその代表的著作である『啓迪集』には「仲景の処方は薬品甚少にして暴卒の外感を治し，東垣（金元四大家の一人李杲）の用薬は多くは二十余味にして緩舒の内傷を治するなり」と記されているのであって，古方をも運用したのであり，かつ創見も多い．しかし後世派の末流になると空論に走ったり，ことなかれ主義に終始するなど弊害がめだちはじめ，ついに古方派が興ってこれと対決するに至るのである．

　古方派の祖は名古屋玄医（1628〜1696）である．「張仲景への回帰」をいうその主唱は，儒学における伊藤仁斉らの古学者の動きと軌を一にするものである．しかも，古方派に匹敵する動きは中国にはみられなかった．この意味で，古方派によって中国医学は始めて完全に日本化されたといってもよいであろう．ただし名古屋玄医にはなお金元医学の色彩が強く残っているので，本当の意味での古方派を確立したのは後藤艮山（1659〜1733）である．もっとも艮山の場合も，仲景を尊重はしたが，「法を素霊（黄帝内経），八十一難（難経）の正語に取り，その空論雑説，文義の通じ難きを捨て，漢唐の張機（張仲景），葛洪，巣元方，孫思邈，王燾らの書を渉猟し，宋明諸家の陰陽旺相，府蔵分配区々の弁に惑わず云々」と述べているように，決して仲景を唯一無二としたわけではなかった．そしてその実際の治術は灸，温泉，蕃椒，熊胆をはじめ日常身近なものを多用したのであり，この点はむしろ葛洪の影響を感じさせる．また「百病は一気の留滞より生ず」という有名な一気留滞説を説いた．

　艮山の弟子の香川修庵の説は一層峻烈をきわめ，『黄帝内経』以下一切の古典を否定し，その批判は『傷寒論』にまで及んだ．その結果，「我より古えをつくる」と唱え，次に述べる山脇東洋と対立するに至る．

　山脇東洋も艮山の弟子であり，古方派一方の雄であるが，「古えの道を行いて今の術をとる」という立場をとって香川修庵と対立する．しかし，「古えの道」を行う限り，独創は許されるわけで，日本で最初の人体解剖を行い，その記録を『蔵志』という本にして刊行したが，治療の面でも必ずし

も仲景の方に固執することはなかった．彼の門からは永富独嘯庵，栗山文仲らの俊秀がでた．

古方派でもっとも特異な存在は吉益東洞である．彼も古方派一般の例にもれず，張仲景を尊重したが，これにとらわれることはなかった．親試実験を主張したが，病因の詮索には空想が入るとの観点から否定的な立場をとった．「膿痰を吐いたから肺膿瘍などという者がいるが，開胸してみないでどうしてそんなことがわかる．しかし膿痰を吐いたという事実は疑う余地がない．われわれはこの眼で見たことだけを信じてほかのことは一切信じない」というのがその主張である．「天命論」，「万病一毒説」など興味深い議論を多く出しているがここでは説明を省略する．

16世紀後半以降，西洋医学が日本に入ってきた．当初はポルトガル・スペイン系の医学である．南蛮医学とよばれたものがこれである．そして17世紀以降は主としてオランダ人を通して西洋医学が伝えられるようになった．これは当初紅毛医学とよばれたが，18世紀以後急速に勢力を伸ばし，漢方と匹敵するに至った．とりわけ杉田玄白らの『解体新書』(1774) の刊行の意義は大きく，漢方と対立する勢力となり，蘭方ないしは洋方という呼称が定着するに至った．従来，ともすれば漢蘭両方の対立関係のみが強調された嫌いがあるが，これは事実に反する．杉田玄白のあとを継いで蘭学の中心的存在となった大槻玄沢は漢蘭両方の長を採り，短を補うという採長補短説を唱えたのであり，この伝統は明治以降今日にまで及んでいるのである．

漢方医学の復興

幕末から明治を迎えるに至って，政府は段階的な措置で従来の形の漢医の存続の道を絶つこととした．明治16年（1883）に政府は医術開業試験規則を布告し，西洋医学を習得し，これらに関する国家試験に合格しなければ医師になれないこととなった．医師になった上は漢方で治療するのは自由とされたが，努力してせっかく医師になったうえで，どうして流行遅れの漢方を改めて学び，「漢方医」になろうという者があっただろうか．そして明治27年（1894）には漢方の巨匠浅田宗伯が没した．

東洋医学の復興は，すでに明治初期に認められる．天才的な薬理学者で東京大学医学部助教授であった猪子吉人が新しい眼で漢方に注目し，大小 40 篇にわたる漢方ないしは漢方薬に関する論文を発表しているが，惜しくも若くして留学先のドイツで客死している．幸いにも，論文のすべては『東京大学薬理学教室論文集』に収められており，その奇才ぶりを知ることができる．

明治 18 年（1887）には同じくドイツ留学中の長井長義（1845～1929）が麻黄の一成分エフェドリンを発見している．漢方薬の近代的研究に努めた最初の人である．近年，わが国における漢薬の化学的・薬理学的研究は長足の進歩をとげているが，この分野では日本の生薬学者，薬理学者の貢献するところがきわめて大きい．

こうして，明治末年には殆ど絶滅に瀕していた漢方が昭和初頭から徐々にではあるが復興の機運に恵まれ，定期刊行物も含めて，漢方関係の著書が出されるようになった．しかし，医学界全体からみれば文字通り九牛の一毛の存在に甘んじなければならず，本当の意味での漢方の再評価，復興は第二次大戦後の昭和 20 年代以降に起こったのである．

昭和 15 年（1940）に医師として最初の文化勲章を受賞された佐々木隆興（1878～1966）は昭和 28 年（1953）に日本内科学会創立 50 周年記念講演として「現代医学と東洋医学」と題するきわめて格調の高く，示唆に富んだ講演を行っている．「東洋医学では精神と肉体との関係，環境の精神・肉体に及ぼす影響が昔より注目され論説されております」と述べている．また，この講演の中で「病気はすべて全身のそれであって，部分の病気は存在しない」と述べ，心身一如というべき，人間は一つのまとまったものという考え方を強調している．部分の病気といっても全体あっての部分なのだから，人間全体を見るという考え方を東洋医学に学ばねばならない．そして，学校医学を一通り終えたなら，日々の臨床の上で思索を深め，学校教育では教えられない臨床の勘ともいうべきものを体得しなければならないと力説した．現代医学の，ともすれば部分を重視する分析的な傾向を戒めているわけである．そのためには，古い時代，たとえば三世紀に生きた「竹林の七賢」の一人，嵇康の頃から説かれてきた心身相関を骨子とし

て，独特のすぐれた体系を築き上げた東洋医学に学ぶところがきわめて大きいと，東洋医学を再評価する必要性を力説した．

昭和 18 年（1943）に薬学者として最初の文化勲章を受賞された朝比奈泰彦（1881～1975）は大正 15 年（1926）の第七回日本医学会総会において「和漢生薬の研究」と題する特別講演を行っている．この講演の中で朝比奈は，自らの専門である和漢生薬中の，いわばハードな面である有効成分について述べただけでなく，ソフト面の研究からも，生薬は構造の一定した化学薬とは違い，さまざまな薬効を持つ成分が渾然一体として存在している有機体であり，朝比奈の表現でいうと「蔭（シェード）のあるやんわりとした効果」を人体に与えるのであると述べている．そして，将来は必ず生薬治療のよさが見直される時がくると予言しているのである．急性感染症が効果的に制圧された現代，いわゆる多器官障害に悩む患者が急増してきた．朝比奈のいうシェードのある薬効は今日ほど切実に求められることはない．半世紀以上前になされた講演は，まさに現代においてこそ切実に訴えるものを持っているのではないかと思われる．

すぐれた内科医で日本で最初に治療学を講じた板倉武（1888～1958）は早くから漢薬の薬理に関心があったが，さらに進んで治療学としての漢方医学の体系，とりわけ『傷寒論』に展開された方と証の世界に深い関心を寄せるに至った．昭和 18 年（1943）に同愛記念病院に東亜治療研究所を設立し，大塚敬節，岡部素道らとともに漢方，鍼灸を含めた新しい治療医学をめざしたが，昭和 20 年（1945）3 月の空襲により中絶し，敗戦後は施設が米軍に接収され，中止のやむなきに至った．東洋医学の将来に望むものとして，板倉は次のように述べている．「現在の指導的立場にある医学者，即ち所謂西洋医学の代表者のうちには，東洋医学を全く知らないし，また知ろうともしない人がある．同様に所謂漢方医学関係者のうちには，確かな指示があっても，抗生剤を使わぬことを誇りとする人がある．しかし両者は窮極に於てこの東西両洋の医学が融合して，初めて本当の医学ができ上がることまで考えて居られないのではあるまいか．今から 40 年も前に，パリ大学の治療学教授が『傷寒論』を読みたいと話されたことを思い出す次第である．この点を考慮せられて具体的に事を運ばれるならば，

東洋医学の真の発展が実現するであろう．これが私の東洋医学の将来に望む核心に外ならない」．板倉の展開した治療学は，今日隆盛をきわめている臨床薬理学につながるものであろう．筆者が師事し，惜しくも早逝された伊藤宏は板倉の影響を最も強く受けた一人であった．丁宗鐵など，現在漢方界で活躍している者に伊藤の影響を受けた者が多い．

わが国における東洋医学研究の中心的存在である北里研究所附属東洋医学総合研究所の設立にあたって特に大きな力を発揮されたのは，元日本医師会長の武見太郎であったことはあまり知られていない．東洋医学の研究所を設立する構想を持たれたのは昭和43年頃と聞いている．政界，財界，学界に及ぼす武見の強い影響力によって，多くの人々の協力を得て実現に至ったのだという．武見によると，漢方に開眼し，その重要性を教えられたのは患者であった幸田露伴の言葉によるという．「露伴先生は，人間が生命を続けている限り，自分の体内で自己を守るあらゆる複雑な操作が行われているという前提のもとに，それが病人にどのようにあらわれるかということを考え，そして漢方医学は直観の医学として発展してきたことを話してくださった」というのである．

昭和59年（1984）の秋，アジアで初めての国際内科学会が京都で行われ，東洋医学が大きく取りあげられたことは，われわれ東洋医学関係者にとってこの上ない喜びであった．イギリスの碩学 J. ニーダム博士をはじめ，ドイツ，フランス，インド，そして当事者である中国，韓国，日本より多くの学者の参加を得て，総論，各論に分かれて活発な議論が展開された．そして翌60年（1985）の秋には，国際東洋医学会が同じく京都で行われた．以上のように東洋医学関係者にとっては嬉しい話題に事欠かなかったが，長期の展望となると，多くの問題点をかかえているように思う．すでに言いつくされたことだが，生薬資源需給の問題は，近年一層深刻の度合いを増してきた．生薬の大部分を外国からの輸入に仰いでいる日本の場合は一層深刻である．国際的な規模で生薬の資源確保を考えねばならない時であろう．一方，組織培養などの新しい技法の開発も急がねばなるまい．また，科学と伝統との調和というきわめて難しい問題がある．東洋医学が科学の洗礼を受けることは時代の要請であり，薬理を中心とする基礎

医学的研究の速度は予想外に速く，すでに用薬の際に生薬の薬理活性を考慮することが必要となってきた．とはいえ，東洋医学には科学に馴染まない要素があり，また，それ故にこそ高度の西洋医学の世界の中で命脈を保っていることができるともいえるのである．薬用量の問題にしても，生薬と方剤にしても，脈診と腹診にしても，科学の力で簡単に解決のつくものではあるまい．また，それ以上に難しいのは，いわゆる証の問題であろう．性急な科学的解明を行えば，似て非なるものをつかまえるという可能性が大きい．東洋医学そのものを壊さないように根気よくその本質に迫ることが必要であろう．輝かしい伝統をもつ漢方医学の歴史について何程かが語り得ていれば幸いである．

漢方医学の特質

 漢方医学は古代中国に発達して，日本にわたり，日本化した医学で，中国文化としての特質と日本文化としての特質がいろいろの形で，この医学に現われている．このため近代ヨーロッパで発達した西洋医学とは，使用する薬物が違っているばかりでなく，病気を認識する態度にも，治療の手段にも，格段の違いがある．

 私はかつて「東洋医学史」を執筆し，その冒頭に中国医学の性格としてつぎの5つの特質をあげた．

 1）功利性と実用性，2）形式主義，3）停滞性，尚古主義，4）政治的性格，5）合一性，全機性．

 さてつぎにこれらの性格に，それぞれ簡単な解説を加え，このような性格を持つ中国医学を日本人はどのように受け入れたか，言葉を換えていえば中国医学は，日本でどのように変容して，漢方医学になったかについて述べる．

 1） 功利的便宜主義または実利主義は，漢民族の性格の1つだとされているが，中国医学もまた功利性と実用性によって貫かれている．

 中国医学は，個人の病気を治療する治療本位の医学として終始し，解剖，生理のようなものも，臨床医学から離れて，基礎医学として発展をとげることはなかった．中国医学にみられる基礎医学は，臨床の方便にすぎなかった．そのため，解剖，生理がどのように科学的に正確であるかということよりも，どのようにしたら，直接治療の技術に参与できるかという点が重要であった．このため近代になっても，2000年前の黄帝内経（こうていだいけい）に示された解剖，生理をそのまま遵奉して，なんの疑惑も不安も抱かなかったのは当然のことであった．

このような功利的,実用的な性格に制約された中国医学では,基礎医学が臨床医学と分離して発達することができなかった.本草学も実用博物学ともいうべきもので,病気の治療に役立つ薬物の研究が主であった.

このようにして,中国医学を近代ヨーロッパで発達した科学的医学で検討すると,未解決な面や非合理的な点がみられるけれども,個人の病気を治療する臨床医学としては優秀であるから,現代でも,その生命を失わないばかりか,今後の研究の課題となっている.

このような中国医学を日本は,どのように受入れたか.

現存の日本の医書で最古のものは「医心方」であるが,この書の内容は,隋唐の医書の抜粋であって,この書に出ているような治療が平安朝時代にどの程度行われたか,疑問である.鎌倉時代になると,医学も他の文化と同じく,貴族の手から離れて,大衆のものとなり,平安朝時代の隋唐模倣の文献中心の医学は衰え,ようやく日本人に適する実用的なものとなってきた.

中国医学を日本化した人達の中で,もっとも大きな影響を後代に残した人は翠竹院曲直瀬道三と吉益東洞である.

道三は明より帰朝した田代三喜について,明の医学を学んだ.明の医学は金元医学の系統で,陰陽五行説に支配された観念論がつぎの項で述べる形式主義と結びついて,複雑を極めていたが,道三は一家の見識をもって,自己の経験を加味して,これを実用向きの簡約なものに改めた.

道三の流れを汲む人達は後世家(ごせいか)とよばれ,古方家の台頭以前の徳川時代前期の医界の主流を占めていた.

吉益東洞は古方家を代表する医家で,道三などの金元医学をするどく攻撃し,傷寒論の古に還れと唱道して,医学には,陰陽も五行も無用であるとして,陰陽五行説を否定し,経絡経穴も脈診も無用といい,更に病名も病因も憶測や想像によって定めたものであるから,治療の役には立たない,ただ見証に随って治を施せといい,「腹証」こそが治療方針決定上のもっとも大切な目標であるとした.

腹証については,あとで述べるけれども,腹証を決めるための腹診法は,日本人の発明で,この腹診法こそは,漢方医学を中国医学と区別する大切

なポイントになっている.

　このようにして東洞の医説は，非常に簡約なものとなり，用いる処方も一定の薬物に限られたものとなった.

　東洞の門人，和田東郭は私の尊崇する名医であるが，漢方医学の治療の真髄をつぎのようにのべている．原文は漢文であるが，和訓に改めて引用する.

「方を用ゆること簡なる者は，其術，日に精し.

　方を用ゆること繁なる者は，其術，日に粗し.

　世医，ややもすれば，すなわち簡を以って粗と為し，繁を以って精と為す，哀しいかな.

　古人の病を診するや，色を望むに目を以ってせず，声を聴くに耳を以ってせず，夫れ唯耳目を以ってせず，故に能く病応を大表に察す.

　古人の病を診するや，彼を視るに彼を以ってせず，乃ち彼を以って我と為す．其れ既に彼我の分なし，是を以って能く病の情に通ずるなり.」

　東郭は晩年になると30数方の処方を巧みに用いて，万病の治にあたったと称せられ「方を用いること簡なる者は，其術，日に精し」を実践した．彼の言葉に「方は自由に取りすえることなり．是は脱肛の薬，是は下血の薬としては面白からず．たとへば摺鉢に灰を入るれば火鉢にもなり，また土を入るれば植木鉢にもなり，水を入るれば水鉢にもなり，真倒さにすれば踏段にもなる．薬方もかくの如く考え工夫すべし」という名文句があって，処方を広く活用した彼の態度をうかがうことができる．また東郭は診察の極地は「勘」にあるとしたが，「彼を以って我となす」境地こそ，「勘」でなくて何であろう．亀井南溟も「医は意なり，意というものを会得（えとく）せよ，画にもかかれず手にもとられず」と歌った.

　さてこのような境地は修練を積んで，誠をつくすことによって，はじめて達することができると東郭はのべている.

　2）中国医学は，実利的功利主義の性格を持ちながら，他の一方では，形式尊重の性格を持っている．中国医学は連想と類推とによって形成された形式主義のために，一方では功利的，実用的な性格を持ちながら，他の一方では空理空論によって，彩どられるという矛盾があった．中国医学の

天人合一説，陰陽五行説，五運六気説などは，この形式尊重の思想との関連のもとで，理解すべきである．

　日本人は，この中国医学の形式尊重主義を踏襲しなかった．殊に吉益東洞らの古方家は形式尊重主義を完膚なきまでにたたきつぶしてしまった．このため漢方医学には，無用の論が少なくてすんだ．

　3）　中国医学の性格に停滞性，尚古性がある．近代西洋医学は日進月歩をモットーとする進歩性の医学であるが，中国医学は上古を理想とし，世が下るとともに退歩するという考えが支配的である．

　中国医学の最高の古典は，黄帝内経素問霊枢（こうていだいけいそもんれいすう）と傷寒論とであるが，中国ではこれらの古典を聖人の作であるとする考えが支配的であった．黄帝内経は漢代に成立したものであるが，黄帝の名を冠したことによっても，その尚古性がうかがわれる．また，傷寒論は漢末の張仲景の著であるが，古代の聖人の作を仲景が集めたものだとの説が有力であった．

　このような尚古性は，日本においてもうけつがれた．「傷寒論のいにしえに還れ」と提唱した古方家の運動もまた尚古性の現われとみることができる．

　4）　中国医学は政治的性格を持つ．中国医学の代表的古典に，黄帝内経，神農本草経という名称がついていることに始まり，傷寒論の著者が長沙の太守であったと伝えられていること，諸病源候論，和剤局方，聖済総録，医宗金鑑などの主要な書籍が天子の勅命によって編纂されたこと，また宋の仁宗の勅命によって，黄帝内経，傷寒論以下の重要な古典が儒者の手によって校正されたこと，医師を国手とよび，上医は国を医し，中医は人を医し，下医は病を医すという言葉のあること，これらはこの医学の政治的性格を示すものである．

　このため中国医学には教化的，道徳的色彩が濃厚で，この医学を実践的医学として制約し，科学的医学としての伸展を阻む結果となった．

　漢方医学は中国医学を踏襲したけれども，政治的性格は稀薄である．

　5）　中国医学の性格として特に注目すべきものに合一性，全機性がある．この合一性，全機性は中国医学の未分化性を意味するのであって，中国医

学の実践的,具体的,超論理的な性格と表裏の関係にある.このような性格は分析的,局所的な世界観に支配されている近代西洋医学と,まことに対称的である.

この合一性,全機性は,漢方医学の治療にさいして「随証治療」のかたちをとった.随証治療とは,証に随って治療するということである（証とは何かについては,あとでのべる）.

随証治療では,全身の不調和を整えることが目標であるから,局所的な病変や抽象的な病名によって,治療方針をきめることをしない.随証治療では,どのような小さい局所の病変でも,全身との関連を考えて調和を忘れない.そのため1つの病気を治したために,別に新しい病気をつくるという危険が少ない.

随証治療の相手は,病気一般ではなくて,病める個人である.個人には個人差がある.この個人差を重視して,治療方針を立てるのが,随証治療の建前である.このため同じ病気にかかっても,その人その人によって,治療法がちがってくる.漢方の治療に際しては,この点を深く銘記しておく必要がある.

最後に漢方治療と民間薬治療とのちがいについてのべる.

漢方薬も民間薬も天然産のもので,共通のものもある.しかしその用法は全くちがっている.漢方薬は多くの場合,いくつかの薬物を組合せて処方としたものを用い,その処方にはそれぞれの適応症があって,漢方流の診断によって用いる.民間薬は多くは一味宛の単方を用い,素人判断で用いることが可能で,漢方流の診断を必要としない.このため容易に大衆の生活に浸透していく.

診察の方式

A．近代医学の診断と漢方医学の診断

　漢方医学は，今日みられるような理化学的な器具や機械の全くない時代に完成したものであるから，これらにたよらないで，診断できる仕組みになっている．

　しかしこのことは，漢方の診察に近代医学の器具を使用することを否定するものではない．今後は漢方の診察にも，これらの新しい機械を用いて，「勘」による名人芸から脱脚して，普遍的に的確な診断ができるようにしなければならない．

　近代医学の診断は，この病気の本態はなんであるが，その病名はなんであるかを追究することを目的とする．治療法の決定はそのつぎの段階である．ところで，漢方では，この病人はどんな処置をすれば治るかを診断する．ここでは診断と治療とが直結している．だから病名をつけかねるもの，病気の本態が不明のもの，いくつもの病気が混然としていて，どこから手をつけてよいか迷うようなものでも，漢方流の診断では，はっきりした治療法が生れてくる．けれども，病名の診断が無用だというのでは，決してない．患者は必ず病名をたずねるから，患者の納得のいくように病名を決めることは必要である．ただ漢方の処方は，漢方流の診断にもとづいて用いることを忘れてはならない．

　つぎに近代医学の診断と漢方医学の診断との違いを具体例で比較してみよう．

婦人患者の手記

　この患者は38歳の未婚婦人で，種々の病名のもとに，いろいろの手当をうけたが治らず，漢方の診断で，当帰四逆加呉茱萸生姜湯を用いて急速

に全治した.

以下は患者の手記で,昭和37年10月23日の初診である.

生来健康で著患を知らなかったが,8年前に転倒して腰部を打撲し,10日間入院して,レントゲン写真を撮影したが特別の所見はなかった.2年たって,腰椎と左下腿に痛みを覚えたので,整形外科医に診てもらったが,異常はないという診断であった.しかし痛みがとれないので自宅で療養をつづけ2年後に痛みは軽くなった.

ところが1昨年の1月中旬になって,また腰椎と左下腿に痛みを覚えるようになった.2月中旬,突然,右下腹部に痛みを覚え,悪心を伴い,4日間安静,絶食後,腹痛が軽くなったので,少し働いたところ,腹痛,腰痛,左下腿の痛みはきつくなる.それとともに食欲不振,全身倦怠があり,右下腹部が痛んで,下痢をするようになった.腹部を温めるとともに内服薬,注射などをうけて,4ヵ月経過.6月上旬,レントゲン腸透視によって,腸下垂と大腸炎と診断され入院した.数日後,腰椎がまたひどく痛むので,整形外科に依頼して,レントゲン写真を撮影.椎骨の過敏症と診断されたが,特別の指示はなかった.

その後も右下腹痛,腰椎痛,右側の後頭痛がつづき,1日数回の下痢と悪心があり,腹部の温湿布をつづけた.以上の症状は約2週間つづいて軽減し,3分粥を食べるようになり,7月中旬には便秘がちとなり,腹がひどく鳴るようになった.7月下旬,喘息の発作があり,発作中は腹痛は軽減し,腹部が膨満した.その後,気温の変化によって,喘息発作は頻繁に起こった.その間,腹痛は軽く,便秘した.食事は5分粥を100g位たべた.室内歩行を日に2,3回続けたが,歩くたびに右下腹部に痛みがあり,この部が膨隆する.安静時は落ちつく.2週間経過.9月上旬,レントゲン腸透視,極度の腸下垂のために右下腹部の痛みありと診断され,歩行時には腹帯を使用することを指示された.喘息発作は続き,腹痛軽度(腹帯使用のためか).透視後1週間,特別の苦痛なし,37.5°〜37.8℃の熱が10日間続く.9月下旬,喘息発作は自然消退.胃部に圧迫感あり,嘔吐する.腰椎と後頭部の痛みは続く.

10月上旬,少量の果汁を含んでも吐き,右下腹部の痛みも連日つづく

ようになった．腹部の温湿布を続け安静を守った．左右の足のうらにしびれ感をおぼえた（食事をとらないためかと自己判断）．1週間後に，しびれ感は膝関節に上昇，初めて医師に報告した．2週間後に，しびれ感は腰部にまで達し，徒に両下肢に湿布包帯を施したが，下腹部全般に痛みは強くなり，排便後は特に痛んだ．11月上旬，以前の腰部打撲もあるので，整形外科に依頼してレントゲン写真を撮影，椎間板障害と診断．プレドニン25gを硬膜外に注入，絶対安静．腹痛軽度となる．12月下旬，プレドニン注入8回を終了．しびれ感は両足関節に限局，全身状態は好調で，よく眠れるようになった．時々発熱するが，便秘のためと考え，さほど気にしなかった．下剤服用，日に数回の下痢となる．プレドニン注入中止後，約2週間たつと，しびれ感は両膝関節のあたりまで上昇する．腹痛軽度．食欲あり．気分よし．

　昨年1月21日，7kgの重量で両足を牽引する．2日後，腹痛，腰椎痛を覚え，しびれ感は大腿部にまで達し強度となる．3日後，腹痛のため食欲なし．関節痛，しびれ感強度となり眠れない．尿を失禁し，熱発がつづく．2月上旬，右片頭痛，右耳鳴，めまい，腰椎痛，吐き気のため，だんだん苦しくなった．2月24日，牽引を取りはずす．全身衰弱のため点滴注射を始める．1週間後に，下肢と腰椎のマッサージを始めたが，全身的に苦しく，つらかった．4月上旬，腰椎痛のため，レントゲン写真を撮影，異常を認めない．全身的の苦痛，特に右後頭部痛が続く．腰椎穿刺を行う．脳圧が高いと伺った．脳圧を下げてビタミンB少量を注入（1週間に1回）．右片頭痛，耳鳴，めまい，右下腹痛，両下肢のしびれ，尿の失禁，腰椎痛のため，4月中旬，マッサージ中止．3週間後，以上の症状も落ちつき，ベッドの上に約20分位坐れるようになったが，2回ほど続けると，腰椎痛，下痢，耳鳴，頭痛がひどくなって中止．しびれ感と尿の失禁は依然としてつづく．

　その後，安静を守り，特別の変化もなく，2週間経過．5月下旬，レントゲン腸透視，診断については，特殊の話はなかった．透視後は，腹痛はなく落ちついたが，食欲のない日がつづく．腰椎穿刺週1回．点滴1,000m*l* 毎日続ける．日増しに苦しくなる．6月中旬，別室に移されて，面会

謝絶となる．右片頭痛，右耳鳴，めまい，不眠が続き，頭部のレントゲン写真をうつす．異常をみとめない．右下腹痛，腰椎痛，両下肢のしびれ感は強度となり，冷感を覚え，関節痛および強直を呈す．尿の失禁続き，光線の刺激が苦痛となる．腰椎穿刺後は呼吸困難を起こすので，7月中旬で穿刺を中止．8月中旬1,000 ml の輸血．しびれ感は変わらないが，冷感は去る．全身的の苦痛もやや落ちつき，下肢の温浴マッサージを始める．輸血後は喘息発作頻繁となり，腹痛軽度となる．頭痛，耳鳴，めまい，失禁は変わらない．発作が落ちつくと下痢状態となる．食物の味が少しわかり，少量のごはをたべる．

　10月下旬，喘息発作は自然に消退．腰椎痛のため仰向けの体位が困難となる（横臥位では腹痛がある）．頭痛，めまい，耳鳴は変らず，しびれ感は強く大腿部にまで及び，足底部の痛み，足背部の浮腫などで重圧感を覚える．腹部の膨満は1ヵ月半続く．この間，腹部の温湿布を続ける．便秘がひどい．その後，全身状態がやや落ついたので坐位を試みたが，めまい，腰椎痛のため中止．しびれ感浮腫は同じ．1ヵ年に及ぶ失禁には閉口して医師に訴えた．排便後，熱が出て，腹痛が数時間つづいた．自分の観察では，便秘のため腹部が膨満するときには食欲があり，足のしびれ感は，腹部が膨満するとひどくなる．

　翌年1月中旬，頭痛，めまい，腹痛軽度となり，1日1回，約10分間坐ったが，腰椎痛のため3日で中止．1週間後，再度繰返したが，腰椎痛と右下腹痛で10日で中止．その後，風邪にかかり1ヵ月半安静．2月下旬，1年4ヵ月ぶりで，ベッドの脇に下りて立った．約5分間．腰椎の痛みが激しく，数日安静にして，再度立つことを繰返した．1日に1回，立つこと，腰を掛けること，いずれも5分間，1週間続けた．その後，ベッドの周囲，室内と歩き始めたが，腰椎の痛みはあり，膝関節までのしびれ感は強く，針で刺すような足底部の痛みもあり，歩行は困難であった．歩けば，しびれは治るといわれ，重い足をひきずって努力し，入浴も週1回，マッサージも1時間，両下腿にのみ行った．1ヵ月を経過して，失禁は自然に治る．ただ歩くこと，しびれるから入浴をすることを指示されて毎日行った．5月上旬，入浴後，めまい，頭痛，右下腹痛，しびれ感，関節痛

のため，歩行困難となる．食欲も進まず，果汁少量をとる．めまいは2，3日で治ったが，他の症状のため7月上旬まで安静を守る．その後，腰椎痛はあるが，腹痛も軽く，食欲も出た．体重38kg．しびれ感と足底部の痛みのため歩行の練習と入浴を週1回とする．

8月下旬．時々腹痛はあるが，注射で直ちに治るので，さほど気にせず，体重も42kgに増加したので，ただ歩くことに努力した．朝夕の気温の変化により喘息発作があるが，軽度ですんだ．しびれ感は雨模様の日はひどく感じた．しびれは末梢的のもので心配はない自然に治るといわれて退院した．

9月10日．某療養所に入所．

蚊取線香の刺激で喘息発作は夜間に起こるようになり，その都度にじんましんがひどく出た．しびれ感も強く，足底部も痛み，時々屋外の歩行を試みたが，腰椎痛，両下肢の重圧感があり，足趾部は紫色となり，第1趾と第2趾に痛みがある．

3週間を経過して喘息発作とじんましんは消退したが，右下腹痛，腰椎痛，しびれ感，足底部の痛みは変わらず，右側の耳鳴，片頭痛，肩こりなどは現在に至るまで続いている．

手記は以上で終っている．この婦人は職業が看護婦であるから，経過を詳細によく叙述している．つぎに私は漢方医学の立場で，この手記の内容を批判検討し，近代医学の立場との相違を明らかにしておきたい．

漢方医学の立場

以上の手記を要約してみると，漢方は昭和30年に転倒して腰部を打撲し，腰椎痛と左下腿の痛みを覚えたので，整形外科医の診察をうけたが異常はなかった．この痛みは2ヵ年かかって治ったが，昭和35年になって，また腰椎と左下腿に痛みを覚えるようになり，病状に消長はあったが腰椎痛，右下腹痛，両下肢のしびれ感と足のうらの痛み，片頭痛，後頭痛，耳鳴，めまい，喘息発作，尿の失禁が主症状で，これに対し腰部，腹部，頭部のレントゲン透視，撮影，腰椎穿刺などを試みたが，病名は確定せず，諸種の治療もまた無効であった．

初診の日,患者は自動車で来院したが,玄関から診察室までを歩くのが困難で,介添の婦人に抱きかかえられて入ってきた.

病歴は前掲の手記の通りである.患者は永く病床にあったため,血色はすぐれないが,栄養はさほど衰えていない.

脈を診ると,沈小遅で1分間50至である.この沈んで小さくて遅いという脈は,この患者の治療方針を決定する上に,重大な意味をもっている(脈診の項を参照).前掲の手記に,脈に関する記載がないのは,近代医学では,脈診によって,治療方針を考えることがないからであろう.

また手記には書いてないが,この患者は,夏でもユタンポを離せないほどの冷え症である.近代医学では,このような重大な患者の愁訴を全く無視しているが,漢方では,脈が沈小遅であるということと,ひどい冷え症であるということによって,この患者には,温め補う作用のある処方を用いなければならないというおよその方針がたつ.さらに患者の訴えをきくと,右側の後頭痛,右の肩こり,膝関節から下のしびれ(冬冷えるとひどくなる),腹痛(冷えるとひどくなる),第5腰椎の痛み(歩くとひどくなる),右片頭痛,右耳鳴,耳鳴のため安眠できない,めまい,歩くと左によろける,足のうらがチクチクと針でさされる感じ,血圧100/62,大便便秘の傾向,尿は1昼夜3,4回.月経20日目位に来る.

漢方の立場では,これらの症状を近代医学のように,個々バラバラに観察せず,すべてを関連づけて,1つの病気として考察する.

腹を診ると,つぎの図1のような腹証を呈している.

Aの部は自発痛と圧痛があり,圧痛著明.

Bの部は自発痛なく圧痛だけ.

Cの部は脱力感があって,抵抗がなく,やや陥没の傾向.

Dは腹直筋で緊張して圧痛がある.

Eは腹直筋であるが,緊張軽微で圧痛はない.

この腹証から考察しても,この患者の種々の愁訴もただ1つの処方,当帰四逆加呉茱萸生姜湯で治癒するものと考えられる.

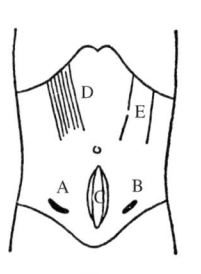

図1.

古人は，この患者のような病状のものを「疝」[註1]とよんだ．「疝」は1つの症候群である．当帰四逆加呉茱萸生姜湯は，古人が「疝」とよんだ病気のなかで，つぎのような症状のものに用いると著効がある．

1) 慢性に経過する疼痛を主訴とし，寒冷によって症状が増悪する．

2) 疼痛は腹痛を主とし，ことに下腹部にみられることが多く，腰痛，背痛，頭痛，四肢痛を伴うものがあり，冷え症である．

3) 疼痛の本態は近代医学的な検索によって明確にしがたいことが多く，神経性のものと診断される傾向がある．

4) 脈は小または沈小または沈小遅または沈弦などのものが多く，腹診上では，下腹部で，左右または右あるいは左のいずれかの部位に，圧痛を訴えるものが多い．左よりも右の方にくることが多い．腹壁は軟弱で弾力に乏しいものと，腹直筋が緊張しているものとがあって一定しないが，虚証であって，寒性である．

5) 疼痛はつれる，つっぱるという状態のものが多く，痛む部位が一ヵ所であることは珍しい．

6) 肝経[註2]の変動によって起こると考えられる症状が多く，ことに生殖器，泌尿器方面の障害を訴えるものが多く，男性よりも壮年の女性にみ

[註1] 疝　疝については，香川修徳著一本堂行余医言巻之三と津田玄仙著療治茶談巻四に詳しい説明がある．つぎに行余医言の冒頭の部分を訓釈して引用する．「疝は欝気の凝滞して，痛をなす者なり．多くは小腹（大塚曰く，下腹のこと）に在って，或は上逆して奔突急痛す．或は四方に走注して痛をなす．或は臍下より升奔して心を衝きて痛み，或は下って陰嚢に控えて痛をなし，或は背脊に引き，或は脇肋に牽き，或は小便縮まり，或は大便秘し，或は前後するを得ず，或は大便忽ち瀉し忽ち秘し，或は久泄（慢性下痢）をなし，或は久秘をなし，或は睾丸に控え引きて，腹に入れば則ち痛忍ぶべからず云々」．

[註2] 肝経は漢方医学独自の気血の通行路である経絡の1つで，足の母指の爪の根もとから足の内面の中央を上って，腹に行き，陰部をめぐり，腹を上って肝に属し，胆をまとい，側胸部に散布して気管，喉頭のうしろを通って，眼球に達し，頭の頂上に出る．眼球から離れたものは，頬，唇をめぐる．更に今1つの分れは，肝から肺に入り，下って胃に達する．手記に現われた病症を検討してみると肝経に沿って症状の現われていることに気づくであろう．

られる．

7) この病気の発病に関係があると思われるものに，子宮の掻爬，流産，分娩，子宮，またはその付属器の手術，虫垂炎，鼠径ヘルニアの手術，腸閉塞の手術，腹膜炎，外傷，ホルモン剤の濫用などがあって，医原病とみられるものがかなりある．

さてこの患者の症状が以上の6項目に合致しているのをみても，当帰四逆加呉茱萸生姜湯の適応症であることがわかる．

当帰四逆加呉茱萸生姜湯服用後の経過

10月23日　当帰四逆加呉茱萸生姜湯を与える．

11月4日　来院，腰痛と膝から下のしびれと足のうらの刺すような痛み同じ．耳鳴も頭痛もある．昨日，軽い喘息発作があった．

11月18日　右足がひきつれないので，右足をずらさないで歩ける．とても気分がよく，腰痛も軽くなった．右李肋下の圧痛なし．脈は58至となる．右下腹も，7日，8日，9日の3日間だけ痛み，その他は痛まない．頭痛と耳鳴はある．

12月9日　11月24日に喘息発作があった．28日に，階段から落ちて腰と下肢を打った．そのためかしびれがひどい．昨夜は右下腹から腰にかけて痛み眠れなかった．その間，軟便が3回あり，今朝食欲がない．しかし頭痛はなくなった．

昭和38年1月10日　12月下旬より，右下肢に浮腫がきたが，その他は好調で，食がすすみ肥えてきた．どこも痛むところなし．喘息も起こらない．耳鳴，右肩こりともに消失．脈はやや浮となり62至となる．腹診するに右の下腹と右季肋下の圧痛が残り，他に異常なし．

2月13日　カイロを入れなくても寒くない．2月6日に雪の降る中を墓参に行ったら，帰って2回嘔吐があった．その他どこも異常なし．

4月15日　3月26日にいつもより多く月経があった．少しずつ働くことにした．

この患者は，終始一貫して当帰四逆加呉茱萸生姜湯を用いて全治し，その後再発しない．

以上によって，近代医学の診断と漢方医学のそれとが，どんな点でちがっているかが了解できよう．

B. 四　　診

漢方医学には望，聞，問，切の診察法があって，これを四診とよんでいる．

望は望診で，現代の視診にあたり，聞は聞知の意で，視覚と嗅覚を通じて行う診察法である．問は患者または看護人などの問答によって，患者の愁訴をはじめ，遺伝的関係，家族歴，既往症，現病歴などを知るをいい，切は切診の意で，医師が直接に自分の手を患者の身体に接触して診察するのをいう．脈診や腹診はこの切診の中にふくまれる．

実際の診察にあたっては，これらの診察法は相互に密接な関係にあって総合的に診断して，判断を下すのである．

1. 望　　診

診察は望診によって始まり，患者に相対した最初の一瞥によって，陰陽虚実（術語解参照）を判定できる場合がある．その患者が陰証であるか，陽証であるか，虚証であるか，実証であるかによって，およその治療方針がきまるから，望診は重要な役割を果たすわけである．

栄養・色沢

栄養状態がよくて肥満し，筋肉がよくしまって弾力のある者には，実証のものが多く，大柴胡湯，防風通聖散，承気湯類（大承気湯，小承気湯など）が用いられる．

肥満していても，筋肉にしまりがなくて，俗にいう水ぶとりで，色が白く，骨格の脆弱なものは虚証で，黄耆の配合された薬方，例えば防已黄耆湯のようなものが用いられる．

痩せていても，血色がよく，筋肉のしまりのよい人には，実証のものが多く，痩せていて，血色がわるく，筋肉のしまりのよくない人には，虚証

の者が多い．勿論例外もあるが，竜胆瀉肝湯や八味丸を用いるような患者が多い．

平素の体格の肥満や羸痩は，病気になったときの虚実の判定の目標にならないことがある．例えば平素は頑丈な体格をしている人でも，徹夜で仕事をして無理を重ねたときやひどい心労の後に病気になったときなどには，虚証になっていることがある．そこで，診察にあたっては，必ず脈証や腹証を参酌して治療方針をたてるようにしなければならない．

酒に酔ったような赤い顔をしている者には三黄瀉心湯，黄連解毒湯，温清飲などを用いることが多い．赤い顔でも，頬のあたりだけが桃色になっているものがある．これには麦門冬湯，当帰四逆加呉茱萸生姜湯，苓桂味甘湯などを用いることが多い．栄養のよい若い婦人で赤ら顔をしていて，毛細血管が網の目のように透いてみえるものには桃核承気湯，桂枝茯苓丸のような駆瘀血剤を用いることが多い．

皮膚ががさがさに乾燥して光沢がなくなったものを，枯燥とよんでいるが，このような状態は，老人や大病後の人，糖尿病などの患者にみられ十全大補湯，八味丸，滋陰降火湯，麦門冬湯，四物湯などを用いる目標である．

皮膚病の治療には，望診は特に重要で，患部の状況によって，治療の方針の決まることが多い．個々の場合については，処方解説の欄と皮膚病の欄を参照．

舌

舌を診ることもまた治療の方針をたてる上に大切である．しかし舌の状況だけにたよらず，他の所見を参照して総合的に判断しなければならない．

舌に苔のないもの　　健康のからだでは，舌に苔のつかないのが普通である．熱病の初期には舌苔のないことが多く，日数がたつにつれて苔がつく．また熱のない一般の慢性病では，舌苔のないことが多い．このさいには，舌が湿っているか，乾いているかに注意する．また乳頭が消えて，つるりとした赤肌の舌になっていることもある．舌が湿っているのは陰証にみられる徴候で，舌が乾いているのは陽証にみられる徴候である．例えば人参湯を用いるような患者の舌は湿っていることが多く，白虎湯を用いる

ような患者の舌は乾いていることが多い．しかしこれも例外があるから，舌証だけで処方を決めてはいけない．

　乳頭がなくなって，つるりとした赤肌の舌をしていて，乾いているものは，老人や大病後のもの，産後のものに多く，体液が滋潤を失った徴候である．このような患者には地黄，麦門冬，人参，知母，当帰などを配剤した処方が用いられる．

白苔　　熱のある患者を治療しているうちに，舌に白苔のつくことがある．このようになると，口がねばり，水っぽいものが欲しくなり，食欲が減退する．これは傷寒論で少陽病とよんで，小柴胡湯を用いるときの徴候である．ところで平素から慢性胃炎をもっている人，酒客などでは，厚い白苔をもっていることがある．このような人が熱病にかかったときには，その白苔が前々からあったものか，こんどの病気のためにできたものであるかを判断しにくいことがある．

黄苔　　熱が下らずに日数がたつと白苔が黄苔になることがある．ところでこの頃は抗生物質が用いられるため，黄苔になることは少なくなった．白苔が舌の中央から次第に黄色になったときには，大柴胡湯を用いてよいかどうかを，他の証を参照して決める．もし黄苔が焦げ色になれば，多くは大柴胡湯で下してよい．

　ところで，ここで注意しなければならないのは，熱のない一般の慢性病に，大柴胡湯を用いることには，黄苔のないことが多く，目標にはならない．また小柴胡湯も，白苔がなくても用いてよい．

　なお気をつけねばならないのは，蜜柑をたべたり，黄色の薬をのんだりしたために白苔が黄色を帯びていることがある．

黒苔　　この頃は，黒苔の患者を診ることがまれになった．舌が黒いので，注意していると，飴をなめたためであったり，のんだ薬のためであったりする場合が多い．

　熱のある患者で，舌が黒くなったものに，大承気湯で下してよいものと，四逆湯や真武湯で温補しなければならないものとある．

　その他の証を参酌して，総合的に判断することが必要である．

舌が暗紫色のもの　　舌が暗紫色のもの，あるいは青色のもの，あるい

は舌の辺縁に紫色の斑点のあるものは瘀血の舌証である．桂枝茯苓丸，桃核承気湯を用いる目標となる．

2. 聞　　診

聞診によって患者の音声，咳嗽，喘鳴，譫語，吃逆，胃部の振水音，噯気などを診断する．

陽証の患者では，音声に力があって，はっきりしているが，陰証の患者では，俗にいう蚊のなくような，はっきりしない言葉の者がある．

咳嗽は，どんな状態のものであるかを気をつける必要がある．強くせき込むようなものは痰が切れにくいか，痰がないものかで，麦門冬湯，滋陰降火湯，頓嗽湯などを用いる目標である．喘鳴を伴うせきは麻杏甘石湯，麻黄湯，小青竜湯などを用いる目標である（咳嗽の項を参照）．

譫語は俗にいううわ言で，声が大きくて，しゃべる内容に変化の多いのは，陽証の患者にみられ，低声で同じ内容の言葉を繰返していう者は陰証で，予後がよくない．

なお口臭，体臭のほか，大小便その他の排泄物の臭気を嗅ぐのも聞診である．

3. 問　　診

漢方医学では，患者の愁訴を細大にわたってきく．近代医学では問題にしないような，どんな患者にもみられるようなありふれた愁訴，例えば足が冷える，足がほてるというようなものでも，漢方では診断の目標となる．

問診にさいしては，患者の訴えを上手に聴くことが大切である．この頃の患者には，胃が骨盤まで下っているとか，黄疸指数がどうだの，赤血球数がどうだのと，医師の診断をしゃべって，自分の愁訴をのべない者がある．そのためには，医師の誘導訊問が必要であって，漫然と愁訴をきくだけではいけない．患者が1つの症状を訴えても，それに関連して必ず聞かねばならないいくつかの症状があるから，医師は常に心に用意している必要がある．

つぎに問診にさいして知っていなければならない事項について述べる．

発病当初からの経過

問診のさいに,患者の家族歴,既往症などをきくのは当然であるが,特に現症の病歴経過と,その間の治療法について,詳しくきくことが必要である.これによって,その患者の体質の傾向や,薬に対する反応状況を知ることができる.

また急性熱病では,発病からの日数と,その間の手当の模様を知ることが大切である.

悪寒・悪風

悪寒は温かくしてねていても,ぞくぞくと寒けのするものをいい,悪風は風にあたったり,外気に触れたりしたときにだけ不快な違和の感じのするのをいい,ともに太陽病で,表証のあるときにみられる.患者に表証があるかないかによって,およその治療方針がきまるのであるから,熱のある患者を診察するときには,必ず悪寒または悪風の有無を訊ねる必要がある.発熱悪寒または発熱悪風があれば,これを表証とし,桂枝湯,麻黄湯,葛根湯などが用いられる.発熱悪寒という場合は,熱と悪寒が同時にあるのをいうが,悪寒が止んでからあとで熱が出るときは,往来寒熱といい,これは少陽病の熱型で,小柴胡湯を用いる目標となる.

ところが陽明病の白虎加人参湯証でも,悪風または悪寒を訴えることがあるから,総合的な診断が必要である.

また少陰病でも悪寒がみられる.この場合は附子の配合された処方が用いられる.

太陽病,少陽病,陽明病,少陰病などについては術語解の項を参照.

汗

熱があって汗が自然に出ている場合,もし,悪寒または悪風があって,脈が浮弱であれば,太陽病の表虚証と診断し,桂枝湯を用いる.もし発熱悪寒があっても,汗が出ないで,脈が浮緊であれば,太陽病の表実証と診断して麻黄湯を用いる.

陽明病で,潮熱(熱の項参照)が出ると,汗は全身から出る.承気湯類を用いる目標である.

汗が首から上にだけ出る者に,虚実の別がある.これには柴胡桂枝乾姜

湯を用いることもあれば，茵蔯蒿湯を用いることもある．

熱病の回復期に出る盗汗は，必ずしも止める必要がない．しかし体力が衰えていつまでもとまらないで出る盗汗は，適当な処方を用いてとめるがよい．黄耆建中湯，補中益気湯，柴胡桂枝乾姜湯，桂枝加竜骨牡蠣湯などがよく用いられる．

少陰病は，汗の出ないのを普通とする．もし汗が流れるように出れば，脱汗であって，病は重篤である．

熱

漢方で熱というのは，必ずしも体温の上昇を伴うとは限らず，単に患者が熱感を訴える場合も熱であり，新陳代謝の亢進している状態も熱である．

体温が上昇していても，患者に熱感がなくて，かえって寒冷を訴え，脈は微沈遅であれば，これを寒とする．このような患者には，体温の上昇があっても附子の配剤された処方を用いる．これによって体温も下降し，寒冷を訴えなくなる．

私はかつて，40℃近い体温が10日あまりもつづいたチフスの患者に，真武湯を与えて速治せしめたことがある．この患者は蒼い顔をしていて，蒲団をめくると，ひどく寒がり，着物をぬぐと，鳥肌となり，口渇を訴えず，脈は沈遅で，尿は水のような色をしていたので，「寒」と診断して，真武湯を用いたのである．

漢方では，熱をつぎのように分類する．

「発熱」は，身体の表面に熱感があり，他覚的にも，熱っぽい感じのあるものをいう．太陽病の熱は，発熱である．

「微熱」とは，熱が身体に奥にかくれて，身体の表面に現われることの少ないものをいう．微は幽微の意である．だから微熱は裏証であって表証ではない．今日では37度2，3分の体温の上昇を微熱といっているが，傷寒論の微熱は，これと異なり，上記のような内容のものである．

「往来寒熱」は，寒と熱とが相互に往来するの意で，悪寒が止んで熱がのぼり，熱が止んで悪寒がくる．これは少陽病の熱型で，小柴胡湯を用いる目標である．

「潮熱」は，悪寒や悪風を伴わず，熱の出る時は，全身に熱が隈なく行

きわたり，同時に頭から手足のさきに至るまで汗が出る．ちょうど海岸に潮の満ちてくるときは，今まで乾燥していた岩間の隅までが潮のために，しっとりと濡れる状態に似ている．もし足が冷えたり，頭だけから，あるいは腋の下だけから汗が出るような場合は潮熱ではない．

わが国の徳川時代には，肺結核患者にみられる日暮時の高熱を日晡潮熱とよんでいるが，これは日晡（日暮時）に熱が出るという意味で，傷寒論の潮熱とは内容が異なる．

「身熱」も，熱が全身にゆきわたる点では，潮熱と同じであるが，灼けるような熱感がある．

「悪熱」は，悪寒や悪風を伴わず，熱に堪えられず苦悩する熱状をいう．

「手足煩熱」は，手や足があつくて，蒲団の外に出したがり，冷たいものに触れるのを好む．煩熱は三物黄芩湯，八味丸，補中益気湯などを用いる目標である．

「瘀熱」は，裏に熱がこもって，尿利の減少している熱状をいい，茵蔯蒿湯などを用いる目標である．「湿熱」もまた瘀熱と同じく尿利の減少している熱をいう．

食　欲

熱のある場合でも，太陽病で表証だけのときには，食欲に異常がなく，桂枝湯や麻黄湯を用いる．もし口がねばったり，口が苦くなったりして，食欲が減ずるようになれば，病気は太陽病から少陽病に変ったことを意味し，小柴胡湯を用いる．

薬のために食欲のなくなることがある．漢方薬でも，麻黄の配剤された麻杏甘石湯，葛根湯などで，食欲の減ずるものがあり，地黄の配剤された八味丸や四物湯で，食欲が衰えるものがある．

実証の人は，食べすぎても，下痢したり，嘔吐したりすることはなく，また食事の時間がおくれても，腹がすいて堪え難いということはない．これに反して，虚証の人は，少し多くたべると，腹がはって苦しくなり，ときには吐いたり，下痢したりする．また食事の時間がおくれると，脱力感がきて，歩けなくなるものがある．

食事のあとで，だるくなって，ねむくなるものは，胃腸の弱い人である．

六君子湯，半夏白朮天麻湯，補中益気湯，清暑益気湯などを用いる目標である．

　熱のある病人で瘀血（術語解参照）のある者は，よく食べる．精神はもうろうとして狂人のようで，唇は少し黒味を帯び，脈は結滞したり，沈濇になる．多くは桃核承気湯を用いる目標である．

　食欲がないのと，食べられないとは異なる．腹がはって，食べると苦しいので食べられないときは，まず腹のはるのを治する．

大便

　大便が秘結するか，下痢するか，または正常であるかは，問診によってわかるが，毎日便通があると気分がわるいという者もあり，1日に2，3回軟便があり，それが習慣で，別に苦痛でないという者もある．このような者は，特に治療の対象にはならない．

　大便が硬くて秘結するものには実証が多く，大黄の配合された処方を用いることが多いが，これには例外がある．

　虚証で便秘する者がある．腹にも脈にも力がなくて，兎の糞のようなコロコロした大便の出る者は，2，3日便秘していても，大黄の入った下剤を用いないがよい．このような患者には，六君子湯，柴芍六君子湯，補中益気湯などを用いると，気持のよい便通があるようになる．

　熱病で，大便が秘結し，脈が微弱で，腹にも弾力のないものは，いくら便通がなくても大黄，芒硝などの下剤の入った処方を用いないがよい．もし誤って，これらの下剤を用いると，大便が通じても，ますます気力がなくなり，病勢は好転しない．このような患者には附子理中湯，四逆湯，真武湯などを用いて温めると，かえって，大便が快通して熱も下がるものである．

　大便が数日なく，下腹部にいくつもの結糞がたまっているような患者でも，みずおちの部を按圧して，軟弱無力であれば，大黄の入った処方で下すのはよくない．食がすすむようになれば，自然に通じがつく．また老人などでは地黄の入った滋潤の効のある処方を用いると，快便が出るようになる．

　大便は軟らかいのに，1回に快通せず，少しずつ度々出ていつまでもさ

っぱりせず，下腹部が膨満して気持がわるく，下剤を用いると，腹が痛んで裏急後重が起こり，大便が快通しない．このような患者には，小建中湯合大建中湯を用いると，気持よく大便が出るようになる．癒着などがあって，大便の快通しないものによくきく．

下痢していても，裏急後重のはなはだしいものは実証であるから，大黄と芍薬とを配合した芍薬湯，大柴胡湯，桂枝加芍薬大黄湯などを用いる．しかし軽い裏急後重は，真武湯証や胃風湯証にもみられる．

慢性下痢の患者に収斂剤などを用いて，無理に下痢をとめると，みずおちがつかえて膨満し，食欲は不振となり，悪心を訴えることがある．

半夏瀉心湯や甘草瀉心湯は，心下痞鞕（腹診の項参照），腹中雷鳴，下痢を目標として用いるが，裏急後重はなく，腹痛はあまり強くない．

下痢が永びき，大便のとき，ピチピチと音をたてて，泡のまじる場合は胃風湯を用いる目標である．

大便を失禁するものは，多くは虚証であるが，ときには実証のものがある．熱が高くて，意識が不明瞭で失禁する者には，実証のものがある．

大便の青いもの，青白いもの，粘りがなくてさらさらしているもの，完穀下痢のもの，大便臭のないもの，精液様の臭気のあるものは虚証であるから，附子，乾姜などの入った処方を用いる．

小　便

小便については回数，量，色，排尿の状態などについてたずねる．

小便不利は尿量の少ないもの，小便自利は尿量の多すぎるもの，小便難は小便が快通せずに出しぶるのをいう．

口渇があって，水をのむけれども，小便の量の少ないものは五苓散，茵蔯五苓散を用いる目標である．口渇があって，水をのむけれども，尿の出しぶるものは，猪苓湯を用いる目標である．

口渇があって，水をのみ，尿の量もまた多いものは，八味丸を用いる目標である．殊に夜間の多尿は老人に多く，八味丸を用いる目標である．ところで，尿が出しぶったり，1回量が少なくて，回数の多いものも，八味丸を用いる目標である．また尿の失禁，尿閉にも八味丸を用いることがある．

小便自利に用いる処方には，八味丸のほかに小建中湯，人参湯，甘草乾姜湯，苓姜朮甘湯などがある．

尿の出しぶるものには猪苓湯，八味丸のほかに五淋散，清心蓮子飲，竜胆瀉肝湯などが用いられる．

体温が高いのに尿の色がうすくて，量の多いのは，陰証で，附子の配合された処方を用いる目標である．

口渇・口乾

のどが渇いて，水や湯茶をのむのを口渇といい，この口渇の程度のはげしいものを煩渇引飲という．口渇とは別に，口内が乾燥して唾液の分泌が少なく，口に水を含んで，口内をしめらすことを欲するが，のむことを欲しないものがある．これは口乾であって，口渇とは区別しなければならない．

煩渇引飲に，陽証のものと，陰証のものとある．この区別は，脈証その他を考慮して判断する．熱湯を飲むことを好むものを陰証として，附子を配合した処方を用いる目標とし，冷水を好む者を陽証として石膏を配合した処方を用いる目標とするとの説があり，これは一応の参考にはなるが，これだけで陰陽を分けてはならない．陰証もその極に達すると，かえって冷水を欲して，陽証に似てくるし，陽証もその激しいものは，かえって熱湯を好むことがあるからである．陽証の口渇には，石膏を主剤にした白虎湯のようなものを用い，陰証の口渇には，附子の配合された真武湯，茯苓四逆湯のようなものが用いられる．

口渇のあまりはげしくないものには栝楼根，人参，知母，地黄，麦門冬などの滋潤剤を配合した処方が用いられる．

口乾には実証はなく，虚証が多いが，瘀血による口乾があるから，他の証とにらみ合せて証を明らかにしなければならない．瘀血以外の場合は，証に従って温補滋潤の剤を用いる．例えば老人，産婦，大病人などで，一睡して眼がさめると，水を口に入れないと，舌が動かないほどに乾くものがある．このような患者には人参，地黄，茯苓などの配合された十全大補湯，灸甘草湯，茯苓四逆湯などが用いられる．

嘔 吐

嘔吐のあるときには，同時に悪心があるか，口渇があるか，尿の不利があるか，頭痛を伴うかなどについて訊ねる必要がある．

悪心を伴う嘔吐で，吐いたあとで，ぬらぬらした粘液がつづいて出る場合は，半夏を主剤とした小半夏加茯苓湯のようなものを用いる．

口渇を伴う嘔吐で，多量の水を一度にどっと吐き，そのあとすぐに口渇を訴えて，水をのみ，またどっと水を吐く．このような場合は，必ず尿利の減少がある．この種の嘔吐には半夏剤は無効で，沢瀉，猪苓，茯苓，朮などの配合された五苓散，茯苓沢瀉湯などを用いる．

はげしい頭痛を伴う嘔吐には，呉茱萸湯証がある．

咳 嗽

咳嗽のあるときは，同時に喘鳴を伴うかどうか，その咳嗽が乾咳であるか，湿咳であるか，湿咳であれば痰が切れにくいか，切れやすいが，痰の量が多いか，少ないかを訊ねる．また顔を赤くして咳込むか，のどの奥の方に乾燥した気味があるか，夜間ひどく咳込むか，朝起きたとき咳が多いかなどもきく必要がある．

喘鳴を伴う咳嗽には，麻黄や杏仁の配合された処方が多く用いられる．乾咳は痰のない咳である．乾咳も初期は麻黄剤でよいが，乾咳がしばらくつづいているときは地黄，麦門冬などの滋潤剤の入った処方を用いないと，咳がとまらない．湿咳は痰の出るせきであるが，痰の切れにくいときは，麦門冬湯，栝楼枳実湯，滋陰降火湯などを用いる，夜間に，はげしく咳込む者には，滋陰降火湯の証が多い．また朝起きる頃に咳込む者には栝楼枳実湯の証が多い．

痰が多くて切れやすいものに，滋潤剤を与えると，かえって痰が増して咳嗽がはげしくなることがある．

悪寒発熱などの表証があって，咳嗽のあるものは，先ず表証を治し，それでもなお咳嗽がやまなければ，そのときの病状によって，処方を選択する．また胸脇苦満があって，咳嗽があれば，柴胡剤を用いる．

呼吸困難

呼吸困難を訴える患者の診察にさいしては，まず腹診を詳らかにして，

腹証を明らかにすることが大切である．

呼吸困難は心臓や呼吸器に障害があって起こることが多いが，漢方の診療にあたっては，腹を目標にすることを忘れてはならない．腹が膨満してつまっているときは，腹の膨満，緊張をゆるめてやることが大切だし，腹が軟弱無力で緊張がひどく低下しているときには，腹力をつけるようにつとめなければならない．

例えば胸脇苦満（49頁参照）と腹部膨満とがあって，呼吸困難のある場合には，大柴胡湯合半夏厚朴湯または大柴胡湯加厚朴杏仁を用い，胸脇苦満も腹部膨満も軽微のものは，小柴胡湯合半夏厚朴湯または小柴胡湯加厚朴杏仁を用いる．気管支喘息のような場合でも，これらを用いて全治せしめることができる．

腹部が軟弱無力のもの，または腹壁がうすくて弾力に乏しいものには蘇子降気湯，苓甘姜味辛夏仁湯，喘四君子湯などを用いる．

小青竜湯，麻杏甘石湯などの麻黄剤も呼吸困難に用いられるが，これらはある程度の腹力のあるものに用い，腹部の軟弱無力のものには用いないがよい．

なお呼吸困難が，その他のどのような症状と結びついているかによって，治療の方針が決まるので，これらの点についてもよく訊ねる必要がある．

心悸亢進

俗にいう動悸で，心臓障害のために起こるばかりでなく，神経性のものがあり，バセドウ病，貧血，腎炎などのさいにもみられる．

発作性に心悸亢進が来て不安感を伴い，発作が起こると尿が大量に出るようであれば，半夏厚朴湯を用いる目標である．心臓に障害があって心悸亢進を起こしているときには，尿が大量に出るということはない．

半夏厚朴湯を用いる心悸亢進は，神経性のもので，同時にめまいを伴うこともあり，他覚的にはさほどはげしい心悸亢進を証明しないのに，本人には心臓麻痺でも起こすのではないかという不安がある．

桂皮と甘草とを組合せた処方は，心悸亢進のあるものに用いられる．傷寒論に桂枝甘草湯とよばれる処方があり，この処方は，発汗の度がすぎたために，心悸亢進を起こしたものに用いられる．

苓桂甘棗湯という処方は桂皮，甘草のほかに茯苓と大棗とが入っていて，古人が奔豚とよんだ病気（今日のヒステリー性の心悸亢進に類する）に用いられた．この場合は臍の下から動悸が胸につきあげてくる．掌を臍のあたりにあてていると，腹部大動脈の動悸を強くふれる．

苓桂朮甘湯は，苓桂甘棗湯の大棗の代りに朮が入っていて，心悸亢進のほかにめまいを伴うことが多く，尿量の少ない点に注目するとよい．

連珠飲は苓桂朮甘湯と四物湯とをいっしょにした処方で，貧血のために，動悸やめまいを訴えるものに用いる．

炙甘草湯も，桂皮，甘草のほかに数種の薬が配合されていて，大病後あるいは慢性病などで体力が衰え，心悸亢進，脈の結滞などのあるものに用いる．

柴胡加竜骨牡蠣湯，柴胡姜桂湯なども，心悸亢進のあるものに用いられるので，腹証を詳らかにして適応をきめる必要がある．

眩　暈

眩暈はめまいのことであるが，また目眩，頭暈ともいう．頭に何か重いものをかぶっているように重く，めまいのするものを冒眩という．

眩暈に用いる処方には茯苓，朮，沢瀉の入っているものが多い．これらの薬物は，体内の水分の分布異常を調整する効がある．胃下垂，胃アトニーなどがあって，腹診上で振水音を証明するような患者にみられる眩暈には，これらの薬物の配合された処方が多く用いられる．

胃下垂や胃アトニーなどのある患者には，神経症のものが多く，めまいを訴えることがある．これには半夏厚朴湯，半夏白朮天麻湯などが用いられる．

俗にいう立ちくらみの場合は，心悸亢進のところでのべた苓桂朮甘湯を用いることが多い．

頭に何かかぶっているようで，めまいがし，血色がすぐれず，冷え症で，脈にも腹にも力のないものは当帰芍薬散を用いる目標である．

婦人の血の道症で，めまいを訴えるものにも当帰芍薬散，加味逍遙散，女神散などが用いられる．

肩こり，項部の緊張感などを訴えて，めまいのする患者には，胸脇苦満

や心下痞鞕のある場合は，瀉心湯類を選用する．柴胡剤では柴胡加竜骨牡蠣湯，柴胡桂枝乾姜湯などがよく用いられ，瀉心瀉類では半夏瀉心湯がよく用いられる．

また俗にいうのぼせで，めまいのする者がある．顔面潮紅して，気分がおちつかず，めまいのする者には三黄瀉心湯，黄連解毒湯などを用いる．

このように，眩暈も，その他の症状との結びつき具合や，腹証によって，用いる処方がちがってくるので，総合的に判断を下すようにしなければならない．

頭　痛

熱のあるときに，頭痛を伴う場合は，熱が下がるとともに，頭痛もやむのが普通であるから，熱の項を参照（30頁）．

漢方治療を求められるのは，常習頭痛が主である．

発作性にくる頭痛，主として片頭痛の型でくるものに，呉茱萸湯証と五苓散証とがある．前者は陰証のものに用い，後者は陽証のものに用いる．

疲れたとき，女では月経の前後に発作性にはげしい片頭痛がきて，頭痛のする側の項部の筋肉が硬くなる．頭痛のはげしい時には胆汁を吐く．脈は沈遅になる．足は冷える．このような場合は，呉茱萸湯証が多い．腹診すると，上腹部が膨満して，小柴胡湯の腹証にまぎらわしいことがある．

頭痛の状態は呉茱萸湯を用いる場合に似ているが，尿利の減少と口渇があれば五苓散を用いる．腎炎で頭痛にあるものには五苓散証が多い．村井琴山が「五苓散の煩は頭痛なり．至て重く，手足厥冷，頭痛強きなり」といい，五苓散証の頭痛でも手足が冷えることは，呉茱萸湯と同じ場合がある．

胸脇苦満があって頭痛する場合は，まず胸脇苦満を目標にして，柴胡剤を用いるがよい．体格のよい血色のよい婦人で，便秘がちで常習頭痛を訴えるものがある．これには桃核承気湯証があるから，腹診によって，小腹急結（腹診の項参照）をみとめたら，本方を用いるがよい．

婦人血の道の頭痛には加味逍遙散，女神散，当帰芍薬散，桂枝茯苓丸などが用いられる．

早朝に頭痛を訴えるものがある．脳動脈硬化によるものが多く，釣藤散

を用いる目標である．

抑肝散の効く頭痛も，釣藤散証に似ていて，脳血管の痙攣によるものによい．

はげしい頭痛ではないが，頭が重いように痛み，めまいを訴え，足が冷え胃が弱くて，心下で振水音を証明するようなものには半夏白朮天麻湯を用いる．

三叉神経痛には五苓散，麻黄細辛附子湯，葛根湯，清上蠲痛湯などを用いることが多い．

頭痛もその他の症状とどのように結びついているかを考え，脈証，腹証を参照して，総合的に判断することが必要である．

肩こり

肩こりとよばれているものに，肩だけではなく項部から後頭部にまでこるものがあり，肩甲関節にまで緊張感の及んでいるものがある．また左肩がこって，右肩のこらないもの，右肩がこって，左肩のこらないものがある．

漢方医学を少しでも研究した人なら，肩こりに葛根湯の効くことを知っているだろう．ところが，どんな肩こりにでも，葛根湯が効くわけではない．葛根湯の効く肩こりは，頸椎から胸椎にかけて，脊椎に沿って，縦にこるという説があるが，必ずしもこれにこだわる必要はなく，項部から肩甲関節に向かってこるようなものに用いてよい．ただ注意しなければならないのは，葛根湯の効く患者は，肩こりの部分だけでなく，腹筋も四肢の筋肉も緊張がよく，脈も微弱であってはいけない．

患者は肩がこると訴えるけれども，その部分の筋肉は軟弱で，脈にも腹にも緊張のないものがある．半夏白朮天麻湯，六君子湯，当帰芍薬散などの証にみられる肩こりである．

胸脇苦満や心下痞鞕があって，肩こりを訴えるものがある．柴胡剤や瀉心湯が用いられる．

左肩だけがこるというものには，延年半夏湯の証がある．

桂枝茯苓丸や桃核承気湯を用いる肩こりがある．瘀血の腹証を目標にして用いる．また加味逍遙散は，婦人科的疾患や血の道症からくる肩こりに

用いられる.

腰　痛

　腰痛は，腰部の軟部組織の病変によって起こるもの，骨関節の異常によって起こるもののほかに，骨盤腔内の臓器の病変および諸種の病気の随伴症状として起こるが，漢方の診療にあたっては，腰痛のほかにどのような症状があるかを調べ，脈や腹の状況とにらみ合せて，治療の方針をたてる.

　八味丸は，虚労の腰痛に用いられる．金匱要略には「虚労腰痛，小腹拘急，小便不利の者は八味腎気丸之を生る」とあって，体力が衰えて，腰が痛み，下腹で腹直筋がひきつれて，小便の出が少ないものは，八味丸の主治であるとのべている．そこで老人や病後の患者の腰痛に，本方がよく用いられる．このさいに尿が大量に出ることもあって，小便不利がなくても用いてよい．

　元気のよい若人が急に腰痛を訴えたときに，葛根湯で著効を得ることがある．筋肉の緊張がよいことと，脈が浮大で力のあるところに眼をつける．

　腰痛のある患者を診て，瘀血の腹証を見つけたなら，まず桂枝茯苓丸や桃核承気湯を用いるがよい．これで頑固な腰痛を治したことがたびたびある．また交通事故などで，腰部を打撲したために，この部に疼痛が残っているものにも，これらを用いてよいことがある．

　冷え症の患者で，頑固な腰痛を訴え，寒冷にあうと疼痛がひどくなり，その疼痛が下肢や下腹にも波及して，近代医学的の病名をつけかねるものがある．古人は，このような病気を「疝」とよんでいるが，これには当帰四逆加呉茱萸生姜湯，当帰建中湯などが用いられる．

腹　痛

　腹痛を訴える患者の診察にさいしては，どの部分に疼痛があるか，その疼痛は圧によってはげしくなるか，その疼痛は持続性があるか，発作性であるか，どの部分に放散するか，どのような状態のときにひどくなるか，腹痛と同時にどのような症状があるかなどについて調べ，さらに腹証を参酌して治療の方針をたてる．

　上腹部にくる疼痛には柴胡桂枝湯，大柴胡湯，人参湯，安中湯，清熱解

欝湯，椒梅瀉心湯などを用いることが多い．腹痛の状態，腹証などを明らかにして，処方を選択する．

下腹部にくる疼痛には当帰芍薬散，桂枝茯苓丸，桃核承気湯，当帰建中湯，当帰四逆加呉茱萸生姜湯，折衝飲，大黄牡丹皮湯などを用いることが多い．腹証を明らかにし，虚実を弁別して処方を選択するがよい．

上腹にも下腹にも疼痛が現われ，また痛む部位の移動するものには桂枝加芍薬湯，小建中湯，桂枝加附子湯，大建中湯，附子粳米湯，芍薬甘草湯，苓桂甘棗湯，良枳湯などがある．このように疼痛が移動する傾向のものには，虚証が多い．

胸　痛

胸痛は，胸部に病変のあるときに起こるばかりでなく，腹部に原因があって起こることもある．胸部の診察にあたっては，胸痛のほかに，どのような症状があるかに気をつけるとともに，腹証に注意する必要がある．

胸痛に用いる処方には，柴胡，枳実，山梔子，半夏などの入った処方が多い．例えば柴陥湯，柴胡疎肝散，梔木豉湯，清湿化痰湯，栝楼枳実湯，当帰湯などがある．

出　血

出血がどこから出るものであるかを調べるとともに，血の色，全身症状，血色，脈などを参酌して，治療方針をたてる．

出血していても，手足が温かで，血色もよく，脈にも力があり，熱性，充血性の傾向のあるものは黄連解毒湯，三黄瀉心湯などを用いる．ところが手足が冷え，血色もわるく，脈の力も弱く，冷性，うっ血性の出血には，地黄を主剤とした芎帰膠艾湯，四物湯などを用いる．

もし以上あげた症状が混在しているものには四物湯と黄連解解湯との合方である温清飲を用いる．

出血が強度のもの，出血が永びくもので，貧血状態の強いものには，人参を主剤とした独参湯，人参湯，四君子湯などを用いる．

以上とは別に瘀血による出血がある．腹証を明らかにして，桃核承気湯，折衝飲のようなものを用いる．

手足厥冷

手足厥冷は手足の冷えるのをいう.患者の手足が厥冷を訴える場合には,そのほかにどんな症状があるかを調べるとともに,脈証,腹証を詳らかにして治療方針をたてる.

手足厥冷のある場合には当帰四逆湯,当帰四逆加呉茱萸生姜湯,真武湯,桂枝加附子湯,当帰芍薬散,附子理中湯などのような附子,乾姜,当帰,川芎などの入った処方を用いることが多いが,下半身は冷えるけれども,上半身に熱感のあるものには温清飲,女神散,加味逍遙散,烏梅丸などが用いられる.

4. 切　　診

切診には脈診,腹診のほかに圧診,撮診などがあるが,ここでは,特に重要な脈診と腹診とについてのべる.

1) 脈　診

漢方医学の脈診には,いろいろの流脈があって,脈をとる部位や,そのとり方,意義づけなどについて異同があるが,ここでは現代の湯液家(薬物治療を主とする医家)の間で,一般に行われている寸口の部位で,脈を診る場合についてのべる.

寸口の部の脈診は,近代医学で脈を診る場合と同じく,手の橈骨茎状突起の内側で,橈骨動脈の拍動を診る.このさい医師の中指を橈骨茎状突起の内側に密着せしめ,示指を中指に添えて,手首に近い部位に置き,薬指も中指に添えて,心臓に近い部位に置き,これらの指で,橈骨動脈を軽く圧したり,重く圧したりして,脈の性情を診る.

この寸口の部位の脈診にさいして,示指のあたる部位を寸口とよび,中指のあたる部位を関上とよび,薬指のあたる部位を尺中とよぶ.そこで寸口には広義のものと,狭義のものと2通りあることがわかる.

脈の種類

病人の上では,いくつかの脈が組合わさって現われるが,ここでは,まず基本となる脈の種類についてのべる.

　浮　　　指を軽くあてても,すぐにわかる脈で,力を入れて圧すと抵抗が

なく，消えそうになる．
「浮の脈は水にうかべる木のごとし，おせばかくれて，うするなりけり」

沈　浮脈の反対で，指を軽くあてるとよくわからないが，強く圧すとはっきりする．
「上になく，按せばそこにて強くうつ，是ぞまことの沈脈ぞかし」

数　さくと読む．拍動数の多い脈で，大人の場合だと1分間90至以上のもの．

遅　数の反対で，拍動数の少ない脈．大人の場合だと1分間60至以下のもの．
「尋ぬれば，かくるるやうにおそくうつ，寒えたる人に遅脈ありけり」

大・洪　大は幅の広い脈で，洪は大脈で力のあるもの．洪大ということもある．
「洪の歌．大きくて，ひろくぞ指に満ちきたる，大きに座とり，ひろくながきぞ」

細・小　大の反対で幅のせまい脈．
「細くして按は糸すぢ引くへて，おそくほそきを細脈という」

弦　弓のつるを張って，これに触れる感じの脈で，上下動の波の少ない，つっぱった脈．
「弓をはり，力を入れて弦を按す，すぐにまがらず，細く引っぱる」

緊　弦に似ていて，弦によりのかかった感じの脈．
「弦に似て，よりのかかれる如くにて，底にかたきを緊脈と知れ」

滑　滑らかに，指頭で玉をころばすようにふれる脈．
「玉の如く，なめらかにしてすすみ得ず，おせばかくれて，しりぞきもせず」

濇　滑の反対で，脈が渋滞して円滑に動かない．小刀で竹をけずる時の感じだと古人は説明している．
「細くして遅きは沈むゆえぞかし，血虚の証に濇脈はある」

弱　綿を圧すような力のない脈で，少し力を入れて圧すと消えてなく

なる.
「手をかるくとれば有かとうたがわれる,按せば絶えけり,弱脈のくせ」

実　強く圧しても,弱く圧しても力があって,圧し切れない.
「実脈は長と同じく,陽つよし,いづくをおすもつよくおおきく」

微　あるような,ないような,かすかに触れる脈で,わかりにくい.
「有かとて,按せばたよたよ弱くして,無がごとくに,ほそくかすかぞ」

芤　幅の広い大きい脈で,しかも中は空虚で,外壁の硬い感じの脈で,葱の切口に指をあてるような感じだと,古人は説明している.
「指のはら,まはりにありて中はなし,浮にやわらかに,ひともじを切れ」

伏　沈脈の程度の強いもので,深く圧して,やっと触れる脈.
「骨に付き,按せば有ける脈をこそ,伏脈といひ,終にうかぬぞ」

代　不整脈で,調子の乱れている脈をいう.
「動してはうちとどまりてまた来る,五臓の気絶え,うちきるる代」

結　遅脈で,時々とまってから,また打つ脈をいう.
「結れて,ひとたびとまり,また来る,是ぞ,専ら陰さかんなり」

緩　緊の反対で,たるむという意.縄などのゆるんでいる状.ゆったりした脈.
「緩くうち,浮にやわらかに満ち来る,ただよきこころを緩脈という」

脈の臨床的意義

以上あげた脈は,単独のかたちで,患者に現われることはなく,いくつかのものが組合わされたかたちで出現する.つぎに例をあげてみよう.

浮数　浮脈で,拍動数の多いもの.この脈は表(からだの表面)または上半身で,新陳代謝が亢進し,漢方で表熱とよぶ状態を呈していることを意味する.浮数弱の脈は桂枝湯を用いてよいことを示し,浮数緊の脈は,麻黄湯を用いてよいことを意味する.

浮遅弱　浮遅にして弱の脈は,裏(表に対する概念で,体内のこと)の新陳代謝が衰えて,漢方で裏寒とよぶ状態を呈していることを意味する.

この脈は人参湯，附子理中湯，四逆湯などを用いてよいことを意味する．

沈遅　脈が沈遅にして実であれば，裏が表していることを意味し，沈遅にして弱であれば，裏が虚していることを意味する．裏が実しているときには調胃承気湯，小承気湯，大承気湯，大柴胡湯などを用い，裏が虚しているときには人参湯，真武湯，大建中湯，四逆湯などを用いる．

弦細　弦細の脈が現われたときには発汗剤，下剤，吐剤のいずれも用いてはならない．この脈は，小柴胡湯を用いてよいことを示している．

弦濇　弦濇の脈は，体液が消耗して，筋肉がひきつれていることを意味する．この脈は，小建中湯，黄耆建中湯などを用いてよいことを示している．

緊弦　緊弦の脈は，水毒が体内の一部に蓄溜してそのために疼痛を起こしていることを意味する．このような場合には，温めながら，その水毒を下す作用のある大黄附子湯を用いてよいことを示している．

沈緊　沈緊の脈は，水毒のために呼吸促迫動悸，尿量減少，浮腫などのあることを意味し，木防已湯，苓桂朮甘湯などを用いてよいことを示している．

沈結　沈結の脈は，瘀血のあることを意味し，桃核承気湯，抵当湯などを用いてよいことを示している．

細遅・微細　これらの脈は，手足に寒冷の状のあることを意味し，当帰四逆湯，呉茱萸湯，附子理中湯，真武湯，桂枝加附子湯などを用いてよいことを示している．

滑数　滑数の脈は，新陳代謝が亢進して，熱状を呈していることを意味し，白虎湯，小承気湯などを用いてよいことを示している．

大弱　脈は大ではあるが弱であれば，体力が衰えて，精力の消耗がはなはだしいことを意味し，十全大補湯，補中益気湯などを用いてよいことを示している．

2) 腹　診

腹診も切診の1つで，腹候，按腹，診腹などともよばれ，わが国で独自の発達をとげた．

漢方の腹診は，虚実を判定して，治療方針をたてるのが目的であって，

臓器の形態や腫瘍の存在などを診断の目標とする近代医学の腹部の診察とは異なる．しかしながら，われわれはでき得るかぎり，各臓器の形態，相互間の関係，腫瘍などをも診断して，治療方針をたてる資料にするがよい．そのために肝臓，脾臓，腎臓などの触診法や腫瘍の診察法についても，心得ていなければならないが，ここでは漢方独自の腹診法をのべるのが目的であるから，ここでは触れない．

腹診にも流脈があるが，ここでは，傷寒論系の腹診を主にして，湯液治療に必要なものについてのべる．

腹診法

腹診にさいしては，まず患者の衣服をじゅうぶんにあけて仰臥させ，両下肢を伸べ，上肢は身体の両脇に置くか胸で軽く組合せ，力の入らないようにする．腹に力が入ると，胸脇苦満や腹皮拘急を誤診することがあり，腹部の振水音を証明できないことがある．そこで私は初めに，下肢を伸展したままで腹診し，つぎに股関節をかがめて，腹筋を弛緩させておいて，更に腹診することにしている．

医師は患者の左側に位置して，右手を用いて診察するのが普通であるが，右側に位置して診察してもよい．あとでのべる小腹急結の証を診察するときは，右側に位置する方が便利である．

腹診にさいしては医師の手が冷たいときは温めてから診察にとりかかるがよい．冷たい手を突然に腹部にあてると，腹壁が攣縮して，診察に支障を来たすことがある．また腹診にさいして，はじめから医師の指頭で強く腹部を按圧すると，患者は腹壁を硬くしたり，くすぐったがるため，診察が円滑に行われないことがある．はじめは，掌で胸から腹に向かって軽く撫で下し，このときに腹壁の厚薄，湿濡，乾燥の程度，動悸などを診し，つぎに個々の腹診にとりかかるとよい．

なお腹診にさいしては，食後であるか空腹であるか，大小便の通利があったかどうかをきくようにする．心下痞鞕の診察にさいしては，食事の直後であるかどうかを考慮する必要がある．

腹証とその臨床的意義

腹証は腹診によってきまるが，腹証にはどのような種類があるか，また

その臨床的の意義は如何,これらについてのべる.

腹壁の厚薄　腹壁がうすくて弾力に乏しく,指頭で皮膚をつまむことのできるようなものには,虚証の患者が多く,小建中湯,人参湯,真武湯などを用いる患者には,このような腹証のものがある.

腹壁が厚くて皮下脂肪に富み,弾力のある腹は,実証の患者にみられる.このような患者で,胸脇苦満があれば,大柴胡湯が用いられる.

しかしながら,腹壁の厚薄だけで,虚実をきめることなく,他の症状を参酌して総合的に判断しなければならない.

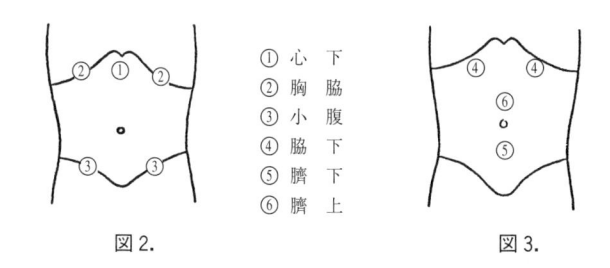

① 心　下
② 胸　脇
③ 小　腹
④ 脇　下
⑤ 臍　下
⑥ 臍　上

図2.　　　　　　　　　　図3.

心下痞鞕　鞕は硬に同じ.シンゲヒコーともシンカヒコーともよむ.図4の通りに,心下部がつかえる気分があって抵抗のあるのをいう.

心下痞鞕は,半夏瀉心湯,甘草瀉心湯,生姜瀉心湯,人参湯などを用いる目標である.

心下痞鞕と胸脇苦満が同時に存在することもある.これは小柴胡湯,大柴胡湯などを用いる目標である.

心下痞鞕を診るときには,母指を除く4本の指を揃えて,これらの指の腹で探るとよい.通例抵抗は感じても,圧痛はない.

心下痞堅　心下痞鞕に似て,心下痞堅とよぶ腹証がある(図5).心下痞鞕は心下部に抵抗を感じても,弾力性の抵抗のものが多いが,心下痞堅は心下部が板のように堅くて弾力性がない.このような腹証は木防已湯を用いる目標である.

心下痞鞕や心下痞堅に似ていて,それとも異なる腹証がある.この腹証

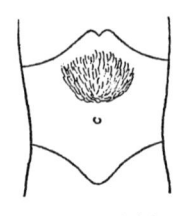

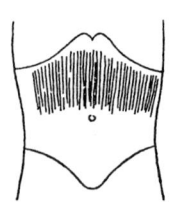

図4. 心下痞鞕　　　　図5. 心下痞堅

は地黄剤を用いるような患者にみられることがあり，心下部から小腹に向かって，同じ程度に抵抗はあるが，ライオンの腹のように上腹部が張って，下腹に行くにつれて肉が落ちている．八味丸や滋腎明目湯を用いる患者に，このような腹証を呈するものがある．

心下痞鞕の診察にあたって注意すべきことは，患者自身が胃につかえまたはみずおちにつかえるという症状の存在することを忘れてはならない．また中年以後の肥満した皮下脂肪の多い婦人では，心下痞鞕があっても，見落すことがある．腹壁の表面が皮下脂肪のために軟らかくて抵抗がなく，深部で抵抗を感じるものがあり，これも心下痞鞕である．また食事をとった直後には心下痞鞕のあるものは，それが顕著になり，心下痞鞕のないものも，それらしい状態を呈することがある．

心下痞　心下部がつかえるという自覚症状である．他覚的には，抵抗や圧痛を証明しない．心下痞を訴えるものには，振水音を証明できるものが多い．

腹満　腹満は，図6のように腹部が全般的に膨満しているものをいうが，これに虚実の別がある．腹部が膨満していて腹に弾力があり，脈が沈で力があり，便秘しているようなものは，実証で，大承気湯，小承気湯，防風通聖散などを用いる目標である．これに反して，腹部が膨満していても軟弱無力で，脈もまた微弱または沈弱のものは，虚証である．また腹水のあるもの，腹膜炎を起しているものも，多

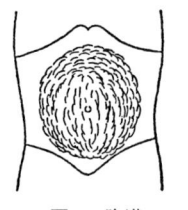

図6. 腹満

くは虚証である．このような腹満は，桂枝加芍薬湯，小建中湯，四逆湯，分消湯などを用いる目標となる．

心下満・心下痞満　心下満は，腹満とちがって，心下部だけの膨満である．心下痞満は，心下部につかえる感じがあって，この部の膨満しているのをいうが心下満と心下痞満とを区別することはむずかしい．これらの腹証は茵蔯蒿湯，苓桂朮甘湯，茯苓沢瀉湯，五苓散，茯苓飲，半夏厚朴湯などを用いる目標である．

胸脇苦満　胸脇苦満は，胸脇の部に患者自身が充満感をおぼえるのをいうがこれを他覚的に診察するには，図7のように，医師は季肋下から母指を胸腔内に向かって押し込むようにする．このさい胸脇苦満があれば，指頭に抵抗を覚え，患者は息詰るように感じて，苦痛を訴える．しかし，この抵抗と苦痛は，胸脇苦満の程度によって強弱がある．

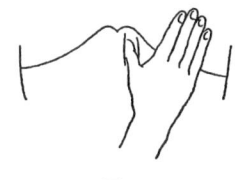

図7．

さて，胸脇苦満は，左右ともに現われることもあり，右にだけみられて，左になかったり，その逆のこともあるが，多くの場合に，右側に強く現わ

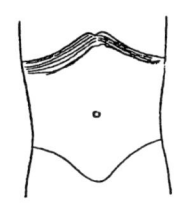

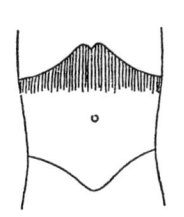

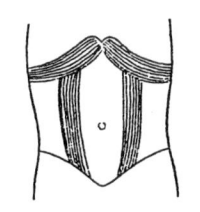

図8．胸脇苦満　　図9．胸脇苦満　　図10．胸脇苦満に腹皮拘急をかねたもの

れる傾向がある．この胸脇苦満は肝臓の肥大や胆嚢炎などの場合にもみられるが，これらの病気のない場合にもみられ，柴胡剤を使用するさいの重要な目標である．図8のように胸脇苦満が現われたときは，小柴胡湯を用いる目標であるが，図9のように胸脇苦満が強く現われるものは，大柴胡

湯を用いる目標である．また，図10のように，胸脇苦満があって，腹直筋の緊張のみられることがあり，このような腹証は柴胡桂枝湯を用いる目標である．また胸脇苦満があって，臍部で動悸の亢進しているものがあり，これは柴胡加竜骨牡蠣湯，柴胡桂枝乾姜湯を用いる目標となる．

腹皮拘急 （腹直筋の緊張）　古人が腹皮拘急とよんだ腹証は，腹直筋の緊張にあたる．東洞流の医家は二本棒とよんでいる．また古人が裏急とよんだものの中には，腹直筋の緊張をさしたものがある．

腹直筋は左右ともに緊張していることもあれば左右のいずれか片方が強く，他方の弱いものもある．また上部が緊張して下部が緊張しないものがあり，その逆のものもある．図11のように腹直筋の緊張しているものは小建中湯，黄耆建中湯，芍薬甘草湯，桂枝加芍薬湯などを用いる目標である．また図12のように上腹部で腹直筋が緊張しているものは四逆散（このさいは胸脇苦満もある），抑肝散などを用いる目標となる．

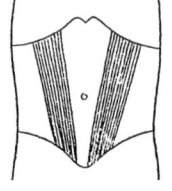

図11．腹皮拘急 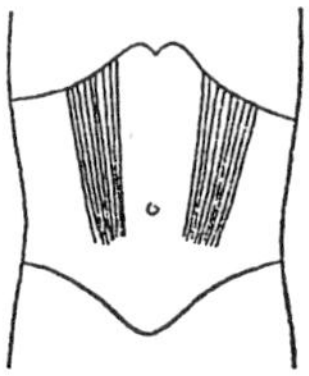　　図12．腹皮拘急

小腹拘急・小腹弦急　金匱要略に「虚労，腰痛，小腹拘急，小便不利の者は八味腎気丸之を主（つかさど）る」とあり，小腹拘急は図13のように下腹部で腹直筋をひっぱるように硬くふれる．こ

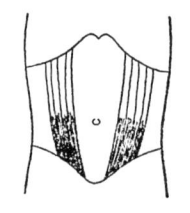

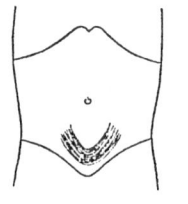

図13．小腹拘急　　図14．小腹弦急

れは八味丸を用いる目標であるが，この小腹拘急と小腹弦急はよく似ていて，区別がむずかしい．ともに下腹部で腹直筋が緊張しているが，小腹弦急では図14のように腹直筋が上の方まで緊張し，下部で緊張の強いものが多い．

小腹不仁　　小腹不仁は，下腹で図15のように力のぬけたところのあるのをいう．これも八味丸の腹証である．だから八味丸の腹証には，下腹が硬く緊張している図13のようなものと，下腹が軟弱無力の図15のようなものと，また別に下腹に正中芯のあるものがある．正中芯についてはあとでのべる．

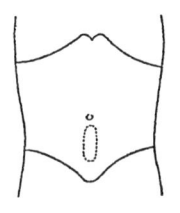

図15．小腹不仁

小腹急結　　小腹急結は瘀血の腹証で，桃核承気湯を用いる目標である．この腹証は右側に現われることはまれで，図16のように左側の腸骨窩に現われ，指頭でこするように圧を加えると急迫性の疼痛を訴える．小腹急結を診察するには，患者の両下肢を伸展させ，医師は示指，中指，薬指の三指を揃えて，その指頭を患者の腹壁に触れたまま速にこするように臍傍から斜に左腸骨窩に向かって移動させる．もし小腹急結があれば患者は疼痛を訴え，はげしい場合は，膝をかがめて，声を出して痛みを訴える．意識の不明瞭な患者でも顔をしかめて医師の手を払いのけようとする．

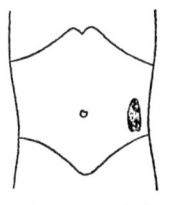

図16．小腹急結

小腹急結は，婦人患者に多くみられる．

小腹満・小腹鞕満　　小腹満は下腹部の膨満をいう．小腹鞕満は，下腹部に抵抗物を触れて，膨満感のあるのをいう．この小腹鞕満は，瘀血の腹証として現われ，大黄牡丹皮湯，桂枝茯苓丸などを用いる目標である．

また他覚的に下腹部は膨満していないのに，自覚的に膨満感を訴えるものは，瘀血の腹証である．

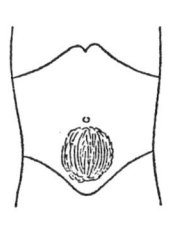

図17．小腹満 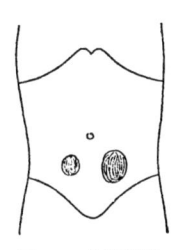　　図18．小腹鞕満

小腹鞕満は，図17のようなものもあれば，図18のように1個ないし2個またはそれ以上の抵抗物をふれるものもある．図18のような腹証のものには膨満を訴えないものもある．

心下悸・臍下悸　心臓の動悸は，心悸という．心下悸，臍下悸，水分の動，腎間の動などとよぶものは，腹部大動脈の拍動の波及が顕著で，他覚的にこれを望見し，あるいは容易に触診によって知ることのできるものをいう．健康な人では，これらの動悸は，腹底で静かに，あるかないかわからない程度にう

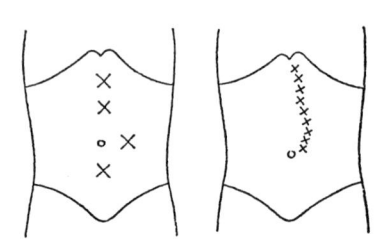

図19．心下悸・臍下悸　　図20．心下悸

っているから，手を軽くあてても，ほとんど感じない．

俗にいうみずおちの部の動悸が，心下悸であり臍の下の動悸が臍下悸である（図19）．また臍上の動悸を水分の動とよび臍下の動悸を腎間の動とよぶこともある．

このように動悸の亢進しているものには炙甘草湯，桂枝甘草竜骨牡蠣湯，苓桂朮甘湯，苓桂甘棗湯，桂枝去芍薬加蜀漆竜骨牡蠣湯，桂枝加竜骨牡蠣湯，柴胡加竜骨牡蠣湯，柴胡桂枝乾姜湯，五苓散などが用いられる．

図20のように，臍傍から，みずおちにかけて，棒状に動悸を強く触れるものがある．これは抑肝散加陳皮半夏を用いる目標である．

心下部の振水音　心下部に指頭で衝撃を加えると，水の音が聞える．これを振水音または拍水音という．振水音は胃アトニー，胃下垂，胃拡張などのある患者に，しばしば現われる．

振水音は人参湯，四君子湯，六君子湯，茯苓飲，真武湯，五苓散，茯苓沢瀉湯，苓桂朮甘湯，半夏白朮天麻湯などを用いる目標である．

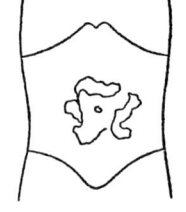

図21．蠕動不穏

蠕動不穏　大建中湯の腹証は「腹中寒え，上衝して，皮起り出で見はれ，頭足有って上下し，痛んで触れ近づく可からず」であり，これは腹部が軟弱無力で，腸管の蠕動が腹壁を通じて望見できるものをいったものである．このような腸管の蠕動不穏（図21）は，同時に腹痛を伴うこともある．大建中湯や解急蜀椒湯は，このような腹証があって疼痛のあるものに用いるが，人参湯や旋覆花代赭石湯でも，この腹証を呈するものがある．

小建中湯は腹直筋の緊張を目標にする場合があるが，大建中湯と同様の腹証を呈することもある．

正中芯　正中芯は，図22のように，腹壁の皮下に，正中線に沿って，鉛筆の芯のようなものを触れるものをいう．正中芯を診察するには，示指または示指と中指とを揃えて，正中線に直角に皮下を探ると，疼痛を訴えない芯をふれる．この正中芯は臍上から臍下にまで一貫しているものがあり，臍下だけにあるものがあり，臍上だけにあるものがある．臍上から臍下へ向かって一貫している正中芯は真武湯，小建中湯，人参湯などを用いる目標である．また臍上だけの正中芯は，人参湯，四君子湯などを用いる目標となる．臍下の正中芯（図23）は八味丸を用いる目標となる．

図22.　　　図23.
正　中　芯

臍痛　この腹証は葛根湯を用いる目標で，正中芯とともに，筆者が考案したものである．臍痛は図24のように臍輪の直上に圧痛を訴えるもので，示指の指頭で軽く

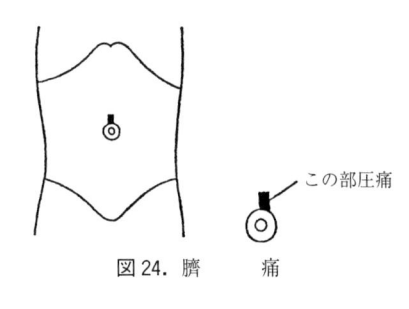

図24.　臍　　痛

この部圧痛

触れても,疼痛を訴える.このような患者は,腹筋の緊張もよく,脈にもしまりがある.副鼻腔炎,結膜炎などに葛根湯を用いるとき,この腹証を参考にする.

　診断は総合的に　以上,望,聞,問,切の個々についての診察法についてのべたが,これらの診察法は互いに関連があるので,総合的に判断を下すようにしなければならない.また漢方の診察のほかに,近代医学の診察法も加味して,治療の方針をたて,予後を考えることは必要である.

治療法概要

A．治療方針の決め方

　漢方医学の治療が個々の病人を対象にしその病人の「証」によって，治療の方針が決まることについては，すでにのべた．

　証とは「あかし」の意である．例えば，この病人には，葛根湯の証があるといえばこの病人には，葛根湯を与えたら治る証拠すなわちあかしがあるということである．だから漢方の診断は「証」を診断することであり，漢方の治療は「証に随って治療する」ことである．

　賀屋恭安は，証について「証は証験なり．我れ此を以って証拠とするなり．病む者に在っては，則ち之を応と謂ふなり．病を治する者に在っては，則ち之を証と謂ふなり」とあって，患者に現われる「応」すなわち病状を診断して「証」をきめ，この証によって治療の方針をたてるのである．

　ところで，実際に患者を診察してみると，治療方針を立てるにあたっていろいろと迷う場合がある．このような時には，どうするか．

新しい病気を先に治して，古い病気を後にする

　慢性の持病がある患者に，新しい病気が起こったときには，まずその新しい病気を先に治し，つぎに持病を治療するのが順序である．

　金匱要略に「夫れ痼疾を病むに，加ふるに卒病を以ってせば，当に先づその卒病を治し，後ち乃ちその痼疾を治するなり」とあるのが，これである．

　また慢性病の治療中に，新しい病気を併発した時には，まず新しい病気を治すのが順序である．

　例えば，気管支喘息の患者が小青竜湯を服用中に，急性胃腸炎にかかったならば，まず急性胃腸炎の治療をするのが順序である．また大柴胡湯証のある高血圧患者が新しくかぜにかかって葛根湯証を呈したなら，ひとま

ず大柴胡湯の服用を中止して，葛根湯を与えるのが順序である．

ここで注意しておきたいのは，平素から胸脇苦満のある患者は，新しくかぜにかかったからとて，胸脇苦満が消え去るのではないから，葛根湯を用いる場合には，新しく現われた症状を目標にして，前からある胸脇苦満をたな上げにして，目標にはとらないのである．

虚実の証が錯綜しているときには，先ず虚を補い，後で実を攻める

虚実の概念については，術語解の欄でのべるが，虚は補い実は攻めるというのが治療の法則である．そこで1人の患者に虚実の錯綜した証が現われているときには，まず虚を補ってから，実を攻めるのが順序である．

例えば熱があって，腹満，便秘，口渇などがあれば，裏の実証であって，承気湯類を用いてよいが，もし悪寒を伴えば表の虚証であるから，まず桂枝湯を与えて表の虚を補い，悪寒が止んでから，改めて承気湯を用いる．このような証を表虚裏実の証という．

表裏ともに虚する場合

表も裏もともに虚している場合に，表裏を同時に治する場合と，裏を先に治して，あとで表を治する場合とがある．

例えば表に熱があって，悪寒または悪風があり汗がにじみ出ているのに，一方では下痢がある．これは表に熱があって，裏に寒があるけれども，ともに重篤な状態ではないので，桂枝人参湯を用いて，表裏を同時に治するのである．

ところで，もし裏の症状が重篤で，完穀下痢がはげしく，早く手当てをしないと，生命の危険をはらんでいるような場合には，先に裏を治し，あとで表を治すようにする．これには四逆湯を用いて裏を救い，あとで桂枝湯を用いて表を治するのである．

虚実の判定に迷うときには，まず虚として治せよ

虚証として治療方針を立てようか，実証として治療方針を立てようか，迷うことがある．殊に急性熱病の治療にあたっては，真武湯証が小柴胡湯証にみえたり，白虎湯証にみえたりすることがある．筆者の今日までの誤治は虚証を実証と誤診した場合が多い．

こんな例があった．急性肺炎の患者で，40℃ 近い体温の上昇があり，う

わごとをいい，数日間便秘していたので，陽明裏実（術語解参照）証と判断して，調胃承気湯を与えたところ，1回のんだだけで，数時間後には，数行の下痢があり，眼球は上転して，脈は乱れて重篤の状態となった．これは虚証を実証と誤認して，裏を攻めたために起こった症状であるから，急いで真武湯を与えたところ，下痢が止み，脈が落着いて，死の転帰をとらないですんだ．

そこで虚実の判定に自信のないときには，まず虚証として治療するのが安全である．実証を虚証と誤っても，すぐに病人を危篤に陥し入れることは少ないが，急性病のさいに虚証を誤って攻めると，往々にして，とりかえしのつかない状態になることがある．

私の恩師湯本求真先生は「古方の一つ時（いっとき）殺し，後世のなぶり殺し」という言葉を，私に授けられた．この意味は，とかく東洞流の古方の医者は，虚証の患者でも，実証と診断して，これを攻め，1回の治療で殺すが，後世派の医者は実証の患者でも，これを虚証は診断して，温補剤（人参，黄耆，附子のような薬物の入った方剤）を用い，長い年月をかけて，なぶり殺しにするというのである．古方の信奉者であった湯本先生はこの言葉のあとで「だから古方は罪が軽く，後世は罪が重いのだ」とつけ加えられた．この言葉は，古方と後世の偏向な治療法を戒しめられたものである．

B．治療に際して注意すべきこと

漢方医学が証に随って治療する建前をとっている以上，証と方とが合致すれば，病気はすらすらと治る筈であるが，実際やってみると，いろいろと障害が起こる．殊に自分では方が証に合っているつもりでも，案外，方が証に合っていないこともある．また患者はいろいろ特異の体質があって，この処方できっと治ると思って与えても，その処方で思わぬ変化が起こることもある．このような際に，知っておくべきことどもについてのべる．

薬のくせを知ること

この薬をのむと，食欲がなくなるから，処方を変えてほしいという患者がよくある．処方をみると，地黄や麻黄の入っていることが多い．殊に八味地黄丸（料の字は，丸や散を煎剤とする場合に用いる）や麻黄杏仁甘草石膏湯，葛根湯などで，食欲が減じたり，悪心が起こったりする患者がある．このような患者は，たいてい胃腸の虚弱な人である．

そこで例えば膀胱炎の患者で，八味丸料を用いたいと思っても，胃腸の虚弱な患者には猪苓湯，清心蓮子飲，五淋散のようなものを用いるとよい．

また感冒でも，胃腸のひどく虚弱な人には，麻黄の入らないものを選んで用いるとよい．

このように，薬のくせを知っていると，なにかにつけて便利である．

匂いをかぐだけでも，気持がわるくてのめないとき

処方が証に合っているときは，多くはのみやすく，気持よくのめるものである．一般にのみにくいと考えられている処方でも，結構のめる．ところが証に合わない処方は，一般にのみやすいと考えられている処方でも，のみにくい．だから煎じる匂いをかぐだけでも，気持がわるいというようであれば，処方がうまく証に合っていないのではないかと，反省してみる必要がある．

ところが，はじめの中は，とてもよく効いて，よろこんでいた処方が急にいやになって，のめなくなることがある．こんな場合，診察してみるに，別に証が変わったともみえないことがある．こんな場合は，どうしたらよいだろう．

例えば柴胡加竜骨牡蠣湯や大柴胡湯がよく効いていた患者が，気持ちがわるくて，どうしてものめないと訴えてくることがある．こんな場合に，エキス剤ならのめるだろうと，それに切替えてみたが，やっぱりのめない．そこでいたし方なく，柴胡加竜骨牡蠣湯の患者には，四逆散合三黄瀉心湯にしたら，よくのめるようになり，病症も軽快した．また，大柴胡湯の患者はひどい実証で，胸脇苦満も強く現われているのに，いたし方なく，小柴胡湯加大黄にしたら，とても気持がよいといってのんでいる．

このような例がときどきある．

患者の治療は杓子定規ではいけない．臨機応変の処置が必要である．
下剤を用いるときの注意
　患者が便秘を訴えると，つい下剤を用いたくなるが，このさいは，前もって，平素から下剤を用いなれているかどうかをたずねるようにするとよい．いくら便秘を訴えても，下剤を用いたことのない患者には，うかうかと大黄の入った下剤を与えないほうがよい．私にこんな例がある．ある老婦人が便秘して困るというので，調胃承黄湯を与えた．大黄，芒硝各1.0であった．この患者は，この薬の3分の1量を夕方のんだが，翌朝までに10数回の裏急後重のはげしい下痢がつづき悪寒がひどく，手足は厥冷して，死ぬ思いだったという．このような例は珍しいが，大黄の量1日に0.5でも，下痢して困るという患者がある．

　このような患者には，下剤は禁忌である．便秘していても，六君子湯，柴芍六君子湯，加味逍遙散，大建中湯合小建中湯，小柴胡湯などで，便通のつく患者がある．

　ところが平素，下剤をのみつづけている常習便秘の患者は，下剤の量をもっと多くしてくれと，せがむ．このような場合は，大黄をいくら増量しても，水の量を多くしないと効のないことがある．また処方そのものを変更した方がよいこともある．また大黄は他の薬との組合せ如何によって，効力に増減があるので，その点も考慮に入れておくとよい．

瞑眩
　めんげんとよむ．薬をのんだために起こる一種の反応である．吉益東洞は，書経に「若し薬，瞑眩せずんば，その疾，瘳えず」とあるのを，金科玉條にして，薬が病気に命中すれば，必ず治るが，瞑眩を起こさないようでは，病気は治らないといった．

　瞑眩は，病気が治るための一種の反応と考えられている．東洞の医事或問という書物には，幼少の頃からの慢性胃腸病の患者に，東洞の生姜瀉心湯を与えたところ，ひどい吐瀉を起こして，気絶し，仮死状となって，眼がさめるとともに，多年の慢性病が拭うように治った例をあげている．

　私も若い頃，慢性胃腸病の患者に，生姜瀉心湯を与えたところ，大きな洗面器にあふれるほど水を吐いて，それきり，治ったことがあった．

瞑眩を起こすのは，生姜瀉心湯に限ったことではない．

慢性気管支炎の老婦人に，小青竜湯を与えたところ，帯下がどっさり下って，それきり気管支炎の治った例もある．また気管支喘息の患者に，小青竜湯を与えたところ，ひどい子宮出血を起こし，それきり喘息の治った例もある．

また湿疹の患者に，消風散を与えたところ，3日ほどたつと，かえって増悪したが，7日後には，どんどん快方に向かった例もある．

瞑眩では，思いがけない反応が現われたり，一時的ではあるが，病状がかえって増悪することもある．そのため，薬が証に合わないために起こる反応と誤まるおそれがある．自分が診断を誤まって，そのため起こした副作用を瞑眩だと簡単に片付けてはならない．

私にこんな例がある．

慢性胃腸病で衰弱している患者に，人参湯を与えると，3，4日たつと浮腫のくることがある．これは非常によい徴候であって，やがて，その浮腫のとれる頃には見違えるほど病状が軽快して，全治に向かうものである．ところが，ある時一老人で貧血し，衰弱し，食欲なく，冷え症で，気力のないのを目標に，人参湯を用いたことろ，2，3日たって浮腫が現われた．そこで，これはよい徴候ですよといって，ひきつづき人参湯を用いていたところ，浮腫はますますひどくなり，どうもおかしいので，検尿したところ，蛋白があり，慢性腎炎をもっていたことがわかった．そこで五苓散に転方して，浮腫のとれたことがあった．これは瞑眩ではなかった．

兼用方・加減方・合方

治療にさいしては，なるべく兼用方，加減方，合方などはしないがよい．

殊に初心者がはじめから兼用方や合方を用いるくせをつけると，その処方の証をしっかりとつかむことができなくなるから，やらないがよい．

兼用方とは煎剤のほかに丸薬や散薬，頓服などを兼用するのをいい，例えば大柴胡湯を本方として，八味丸を兼用するというような場合がある．また今日は小柴胡湯を用い，明日は当帰芍薬散を用いるというような方法をとっている人もある．また朝，葛根湯を用い，夕方十味敗毒湯を用いるという場合もある．これらは，はっきりと診断がつかないので，どれかが

あたるだろうという下心からやる場合が多い．

　加減方というのは，本方から1，2の薬を加えたり，減じたりするのをいう．加減方の中には，桂枝加芍薬大黄湯，加味逍遙散，加味帰脾湯，桂枝去芍薬加蜀漆竜骨牡蠣湯などのように永い間，加減方として用いられてきた方は，その証も明らかになっているので，これをそのまま用いるのは，何ら問題にならない．ところが，自分の思わくで，加減をすると，思わぬ失敗をすることがあるから注意しなければならない．

　私にこんな例がある．

　顔いちめんに尋常性痤瘡のできた青年に清上防風湯を与えたところ，軽快し，八分通りよくなったところ，頭部にフルンケルができたので，それもいっしょに治してやろうと考え，清上防風湯加桃仁にしたところ，痤瘡がまたひどくなり，しかも化膿して，驚いたことがあった．つまらない小刀細工はするものでないと，つくづく感じた．

　2方以上の処方を1方にまとめるのを合方といい，合方した処方の双方に共通の薬物は分量の多い方をとる（この方法は湯本求真先生の着想である）．

　合方した場合の証は，必ずしも合方した2方または3方の証が全部現われるとは限らず，合方したために，これらの処方とはちがった証を現わすこともあるから，合方はいままでに先哲によって用いられて，証が明らかになっているものを使用するようにし，自分勝手に合方をしない方がよい．殊に初心者が合方ばかり用いていると処方の方意を明らかにすることができず，進歩がとまるので注意しなければならない．

　転方　転方とは処方を変更することである．証が変われば，処方もまた変わるのが当然であるが，急性病では，証の変化がはっきりわかりやすいが慢性病では証が変化したかどうかの判断がむずかしいことが多い．しかし方と証とが合っていると判断して投薬した場合に，全く予期に反して効力のみられないときには，処方が証に合っていないことが多いから，一応考慮して，処方の変更を試みるべきであろう．

　こんな例がある．

　妙齢の一婦人，円形脱毛症で，頭部に1本の毛もない．私はこれに柴胡

加竜骨牡蠣湯を用いたが，3ヵ月たっても，少しもよくならない．ところが，患者は，毛の生えないことを少しも気にかけないようで，すこぶる楽天的である．柴胡加竜骨牡蠣湯証ならば，もっと神経質である筈だと考えた私は，処方を変更してみようと考えた．

そして温清飲にした．これは患者の顔がいつも，のぼせたように赤くなっていて，皮膚にしめりの少ないのを目標にした．すると，1ヵ月もたつと，黒々と一面に毛が生えてきて，私をおどろかした．

私の経験では，円形脱毛症には，小柴胡湯加牡蠣，柴胡加竜骨牡蠣湯などを1，2ヵ月服用すると効果の現われるものが多いが，この患者のように温清飲で著効のみられるものもあることを知った．

治療各論

1. 感染症

腸チフス

　古人が傷寒または温疫（うんえき）とよんだ病気の中に，腸チフスが包含され，漢方の古典として有名な傷寒論は，傷寒とこれに似た急性の熱病を例にとって，発病から治癒に至るまでの症状の変化に対応する処置を論じたものである．

　腸チフスの多くは悪寒，発熱をもって始まる．傷寒論にいうところの太陽病または少陰病をもって発病するのである．

　悪寒，発熱があって，脈が浮数であれば，太陽病であり，麻黄湯，葛根湯などを用いる時期である．悪寒，発熱があっても，脈沈小にして，手足微冷の状があれば，少陰病であり，麻黄細辛附子湯，麻黄附子甘草湯を用いる時期である．

　同じ腸チフスにかかっても，太陽病で始まるものと少陰病で始まるものとの別が生ずるのは，その人の平素の体質，感染時の生活環境，そのときの流行の如何によるものであろう．肥満して頑丈な人が太陽病となり，老人や虚弱な人が少陰病になるとの説があるが，これは必ずしもあたらない．頑丈な人が少陰病となり虚弱な人が太陽病となることがあるからである．

　悪寒，発熱の状態が数日でやんで，熱は往来寒熱の状となって，次第に階段状に上って頭痛，腰痛，倦怠，食欲不振を訴え，舌には白苔を生じて乾燥し，第1週の後半になると，脾臓が腫れて左季肋部に疼痛を訴え，他覚的にも脾臓を触知できるようになる．この頃は，太陽病から少陽病に移

行する時期で,柴胡桂枝湯,小柴胡湯などが用いられる.この頃になると,脈は沈緊または弦細となり,口は粘って果実や水を欲するようになり,脾臓の腫れる頃は,胸脇苦満が現われて,少陽病の証となる.少陽病になると,大便も秘結の傾向になる.この少陽病が10数日つづいて,患者は衰弱し,頭汗,盗汗が出て,口渇を訴えるようになると,柴胡桂枝乾姜湯を用いる時期である.

少陰病で発病したものも,5,6日を経て,少陽病に転ずるものもあり,また医師が附子剤を多く用いたために,陽明病になることもあり,あるいは太陽病となりあるいは厥陰病となって,嘔吐,下痢,胸内苦悶,腹痛,四肢厥冷,脈沈微の状を現わして,四逆湯,通脈四逆湯などの証を呈するものもある.

およそ少陰病で発病したものは転変が迅速であるから,その治療は特に慎重でなければならない.

第1週の初めに一過性の衂血を出すものがある.これは多くは表証の衂血で麻黄湯の証である.

ついで,少陽病から陽明病に移行する時期になる.この頃になると,熱は39〜40℃に稽留し,悪寒は全く止み,身熱あるいは潮熱の熱型となる.腹部は膨満し,あるいは便秘しあるいは下痢する.食欲はなく,舌は乾燥して黄苔となり,あるいは芒刺を生じて裂け,あるいは黒苔となる.またしばしば譫語を発し,脾臓ばかりでなく,肝臓も肥大する.この頃になると,大柴胡湯や承気湯の類を用いるようになる.この週に入ると薔薇疹が現われ,耳鳴,難聴を訴えるものもあり,脈は多くは沈んで,熱に比して遅脈となる.

この頃になると,腸出血を起こすことがある.腸出血は危険な症状であるが,このためにかえって軽快するものもある.黄土湯,温清飲などが用いられる.

第2週になっても,必ずしも陽明病になるとは限らず,依然として少陽病に終始するものも,少陰病で終始するものもあり,また下痢,腹痛,腸出血などを起こして穿孔性腹膜炎となり,四肢厥冷,脈微を現わし,厥陰病となって危篤に陥るものもある.

譫語は陽明病で承気湯類で下すべき証にみられることがあるが，譫語だけを診て，陽明病と断定してはならない．少陽病でも，少陰病でも譫語を発することがある．耳鳴，難聴は少陽病の徴候であるが，気管支炎もまた少陽病のときによくみられる．

脈が沈遅で力があれば下剤を用いてよいが，もし沈濇，沈微であれば，腹満，便秘，譫語があっても下剤を用いてはならない．いわんや循衣摸床，撮空の状があって，意識が混濁し，あるいは昏睡する者には，承気湯類で下してよいものと，升陽散火湯で滋潤温補しなければならないものとある．その鑑別は紙一重といってよい程にまぎらわしい．必ず脈を診て，その虚実を判定しなければならない．

第3週になると，陽明病から少陽病になって漸次回復に向かうものと，厥陰病に陥って死の転帰をとるもの，あるいは種々の合併症を起こして，回復の永びくものなどに分かれる．また，第2週に少陽病から陽明病にまで進まず，第3週になっても，少陽病に終始して治癒するものもあり，また合病，併病の証を呈するものもある．

順調にゆけば，第3週になると，熱は弛張をはじめ，意識も明瞭となり，舌苔もとれ，一般症状が軽快する．また，熱の下降とともに発汗がはなはだしく，盗汗も出るようになり，汗疹などもみられる．

回復期になると，体温も平常に近づくが，少しの体動でも体温が上昇し，脈拍の結滞，頻数などがみられ，炙甘草湯の証を呈するものがある．

以上で経過の大略をのべたが，腸チフスでも軽症のものは，多くは太陽病から少陽病に移行して癒るものであり，殊に初期に抗生物質を併用すると，経過を短縮し得るものである．しかしまた三陽合病の白虎湯証を呈するもの，併病，壊病となるものもある．

〔麻黄湯・葛根湯〕　発病の初期で，まだ腸チフスの診断が確定しない時期に，頭痛，腰痛，発熱，悪寒があって，感冒を疑われる時期に，脈の浮緊または浮数にして力があるものに用いる．

〔麻黄附子細辛湯・麻黄附子甘草湯〕　少陰病で発病した場合で，悪寒，倦怠が主訴で，体温は上昇しているが，患者には大した熱感がなく，脈も微細で，顔色も蒼く，手足は冷えやすく，食も進まないものに用いる．も

しこのような状態で,下痢,腹痛があれば真武湯を用いる.

〔柴胡桂枝湯・小柴胡湯〕　発病後,数日たって,頭痛,悪寒,四肢の疼痛,脈浮数などの太陽病の症状がまだ残っているのに,舌には白苔が生じて食欲不振,悪心,胸脇苦満などが現われることがある.これは太陽病と少陽病との併病であって,柴胡桂枝湯を用いる時期である.太陽病の徴候である悪寒,四肢の疼痛,脈浮数などがなくなれば,少陽病であるから,小柴胡湯を用いる.

〔柴胡桂枝乾姜湯〕　少陽病の病状のものに,柴胡桂枝湯,小柴胡湯などを与えて,10数日を経ても,なお熱は下がらず,舌に白苔があり,胸脇苦満も少し残り,依然として病証は少陽部位にあって頭汗,盗汗,口渇を訴え,衰弱の徴候のあるものに用いる.

〔四逆湯・真武湯〕　少陰病の表証が去って裏証に陥ると,下痢,嘔吐,腹痛,四肢の厥冷,脈沈微などの状を現わす.このさいには四逆湯を用いる.また太陽病や少陽病で便秘しているものを陽明裏実の便秘と誤診して下剤をかけると,太陰病となって腹痛,嘔吐,下痢などを起こすことがある.これには真武湯または四逆湯を用いる.また厥陰病で,上半身が熱して下半身が冷え,口渇,胸内苦悶,四肢厥冷あるいは下痢を起こしたものにも四逆湯を用いる.

〔麻黄湯・三黄瀉心湯・桃核承気湯〕　脈浮緊で,頭痛,発熱などの表証があって,衄血の出るものには麻黄湯を用いる.表証がなくて,脈浮大,顔面潮紅,不眠,のぼせの状があって,衄血の出るものには三黄瀉心湯を用いる.瘀血の上衝による衄血では小腹急結があり,便秘,譫語などを伴うことが多い.これには桃核承気湯を用いる.

〔大柴胡湯〕　少陽病から陽明病に移行せんとする時期に用いる.熱型は身熱または潮熱で,舌の白苔は黄苔に変じて乾燥し,口渇を訴え,胸脇苦満があって,腹部は膨満し,多くは便秘する.

〔調胃承気湯・小承気湯・大承気湯・桃核承気湯〕　これらの処方は,陽明病で便秘するものに用いるが,近年ではこれを用いる症状のものが,ほとんどなくなった.

インフルエンザ（流行性感冒）

インフルエンザはウイルスによって起こるといわれ，その年の流行により，また個人の体質により，症状はいろいろで，普通の感冒とあまりちがわない程度のものから，重篤な症状を呈するものまで，いろいろある．

定型的なものは，3，4日の潜伏期ののちに，突然悪寒や戦慄とともに高熱が出て，はげしい頭痛を訴え，手足の関節，腰などにはげしい痛みがくる．それとともに，食欲がなくなり，嘔吐や口渇を訴えるものもある．また結膜が充血したり，のどが痛んだり，声が嗄れたり咳が出たりする．咳は多くはからぜきで，胸や腹が痛むこともある．

熱ははじめ38℃から40℃に上がり，この熱は2，3日で，一旦は37℃台に下がるが，3，4日後には，前記のような症状とともに，再び40℃内外の熱が出て，多くは5日から7日後には下熱する．重症になると，気管支炎から気管支肺炎となり，ときには意識が混濁して，譫語をいい，昏睡状態となり，脳膜炎のような症状を呈するものもある．

インフルエンザには，主として呼吸器をおかすものと，消化器をおかすものとあり，消化器がおかされると悪心，嘔吐，下痢，腹痛を起こし，粘血便を下すこともある．

〔麻黄湯・葛根湯・大青竜湯〕　太陽病の症状をもって発病し，発熱，悪寒，脈浮緊にして，頭痛，腰痛，関節痛などを訴え，自汗のないものには麻黄湯を用い，項部から背，腰などにかけて緊張感があって痛む時には葛根湯を用いる．麻黄湯や葛根湯をのんで発汗すると症状は軽快するが，これらをのんでも発汗せずに，かえって煩躁して口渇を訴え，脈浮緊数のものには大青竜湯を用いる．

〔麻黄附子細辛湯・真武湯・四逆湯〕　少陰病で発病するものには，以上の処方を選用する．老人や虚弱な人は，発病初期から少陰病を呈し，体温は38℃から40℃に上がっても，熱感が少なく，顔色は蒼く，悪寒，手足厥冷などを訴えて生気がない．以上の症状があって，脈が沈小で頭痛がし，腰痛，関節痛などがあり，あるいは咳嗽を訴えるものには麻黄附子細辛湯を与える．発病数日を経て，脈浮大にして軟弱無力，手足厥冷し，あ

るいは下痢し，あるいは便秘して気力衰脱のものには真武湯，四逆湯の類を与える．

〔柴胡桂枝湯・小柴胡湯〕　麻黄湯，葛根湯を用いてのち舌に白苔ができ，口が苦く，食欲がなくなり，悪心，嘔吐などのあるもので，頭痛，関節痛などの表証の残っているものには，柴胡桂枝湯を用い，表証のないものには小柴胡湯を用いる．また，下熱してのちも，食が進まず，咳嗽があるものにも，小柴胡湯を用いる．

経過が長びき，なかなか治り切らない時には柴胡桂枝湯加桔梗 (1.5) 石膏 (4.0) 麻黄 (3.0) 杏仁 (4.0) 麦門冬 (4.0) を用いる（伊藤清夫氏治験）．

〔柴陥湯〕　咳嗽のたびに，胸痛を訴え，痰が切れにくいものに用いる．

〔竹茹温胆湯〕　回復期になって，熱は平熱または平熱に近くなったが，咳嗽と痰がひどく，そのために安眠ができないものによい．

〔麦門冬湯〕　回復期になって，痰がのどにからまって切れず，声がかれるものによい．

〔桃核承気湯〕　重症で意識が混濁して，譫語をいう場合で，便秘して舌が乾き，黒褐色の舌苔があり，腹診して少腹急結の状を認めたなら，本方を用いる．これで便通が数回快通すると，意識がはっきりしてくる．

真　菌　症

真菌症は，体表体中を問わず，いかなる臓器にも生じうるが，日常診療上多く見かけるのは肺真菌症，皮膚の白癬菌症，トリコモナス腟炎などである．真菌症の治療は漢方薬が最もふさわしく，じっくりと治療に当たるべきである．

〔小青竜湯〕　肺真菌症の治療は慢性気管支炎や気管支喘息の治療に準じて行う．本方は比較的体力のある者に用いられる．咳嗽の強い場合は本方に杏仁 4.0，あるいは杏仁 4.0 石膏 10.0 を加える．体力がなく本方が用いられない場合は苓甘姜味辛夏仁湯を用いる．

〔馬油〕　趾間白癬，頑癬など皮膚の白癬菌症に用いる．

2. 呼吸器疾患

感　　　冒

　ありふれた病気であるが，その病状はその人により，またその時により，多少違うばかりでなく，発病初期と数日後とでは症状の違うことが多い．漢方ではこれらの些細な違いでも，処方決定上のポイントとなる．

　〔葛根湯〕　感冒の初期によく用いられる処方で，熱が出て，寒気があり，頭痛，首筋・肩・背などが強ばるような場合に用いる．脈は浮で力があり，数の傾向がある．また鼻がつまったり，くしゃみが出たり，のどが痛むようなときにも用いてよい．葛根湯は体が強ばるような傾向のある時に効くので，筋肉の緊張が見られるものによい．葛根湯は，胃腸のひどく弱い人や胃アトニーなどがあって，食欲不振，悪心などのあるものには用いないほうがよい．このような人は，感冒にかかっても脈に力のないのが普通である．

　〔麻黄湯〕　これも感冒の初期に用いる処方で，頭痛，熱，寒気のほかに，熱のために関節や筋肉が痛み，咳が出たり，鼻がつまったりするものによい．脈は浮緊であるものを目標にする．もし自然に汗が出ているようであれば，この処方は用いない方がよい．汗が出ないのを目標にし，この処方を用いると発汗して治る．しかしこれを飲んでも汗が出ずに尿が多量に出て熱の下がることもある．

　この処方もあまり胃腸の弱い人や，衰弱している人には用いない方がよい．

　〔桂枝湯〕　これも感冒の初期に用いる処方であるが，葛根湯や麻黄湯と違うところは脈が浮弱である．脈が浮ではあるが，力がない点に気をつける．頭痛，寒気，熱などがあっても汗が自然に出る傾向がある．この処方は体の弱い人，病後で体力・気力の弱っている人などによい．

　〔麻黄細辛附子湯〕　この処方は前記の3方が太陽病の病証があるとき

に用いるのに対し，少陰病の感冒に用いる．少陰病の感冒では体温は上昇しているのに熱感が少なく悪寒が激しく，患者はひどく寒がり，全身倦怠感を伴い，脈が沈細である．頭痛を訴えるのに氷嚢をあてるのを嫌がる者が多い．

〔香蘇散〕　平素から気の沈みがちな人，または胃腸が弱くて葛根湯や桂枝湯が胃にもたれて気持ちが悪いというものの感冒に用いる．感冒としての症状は軽く脈が沈んで弱い．高齢者の感冒に用いる機会も多い．

〔五苓散〕　乳幼児の感冒に用いることがある．ことに解熱剤や風邪薬を飲んだ後でこの五苓散証を呈する者がある．もし口渇を訴えて水を飲み，すぐその後で大量の水をドッと吐くようであればおそらく尿量も減少しているであろう．このような場合に五苓散を与えると嘔吐が止み，口渇がなくなり尿と汗が出て解熱する．

〔小柴胡湯〕　葛根湯または麻黄湯を飲んで太陽病の表証がとれて少陽病になったときにこの処方が用いられる．具体的にいえば悪寒がなくなり，脈が弦細になり口がねばったり・苦くなったり，舌に白い苔がついたりして食欲が減少するときに用いる．

〔竹茹温胆湯〕　熱の下がった後，咳が出て痰が多く不眠の続く者に用いるが，感冒の後ただなんとなくさっぱりしないものに用いてよい．

感冒治癒後，全身倦怠感，盗汗，食欲不振，口がまずいなどの症状がみられる場合には漢方医学のいわゆる調理の剤が用いられる．

〔補中益気湯〕　上記のような症状に用いられるが，とくに軽度胸脇苦満が目標になる．

〔柴胡桂枝乾姜湯〕　上記のような症状に用いられるが，とくに軽度胸脇苦満，腹部大動脈の拍動亢進すなわち心下悸，神経質などの症候が認められるときに用いる．

急性・慢性気管支炎

気管支炎では咳が共通の症状でその他に胸痛，呼吸困難を訴えることもあり急性期では熱の出ることもある．治療にあたっては咳の状態を詳しく

観察することが必要である．慢性気管支炎に関しては肺気腫の項も参照．

〔麻黄湯〕　急性期の初期で感冒のような症状で寒気がしたり熱が出たりして咳の出るときに用いる．麻黄湯証の咳は痰の出ることが少なく，出ても薄い唾液のようなもので軽い喘鳴のあるものもある．

〔小柴胡湯〕　麻黄湯を飲んで寒気はとれたが，口が苦く食欲が減退気味で，胸がふさがった感じで，咳の出る者によい．小柴胡湯証の咳は頻発せず軽いものである．

〔柴陥湯〕　強い咳が出て，痰が切れにくく，咳のたびに胸にひびいて痛むものに用いる．

〔小青竜湯〕　咳が頻発し，喘鳴を伴うこともあり呼吸が苦しく泡のような痰の出る者によい．早朝に咳のためか顔が浮腫状になっているものは本方を用いる目標である．

〔麻杏甘石湯〕　乳幼児で感冒にかかるたびに喘息性気管支炎と呼ばれる状態になって喘鳴，呼吸促迫を起こして苦しむ者によい．本方に桑白皮を加えると五虎湯と呼ばれ，後世方でよく用いられる．本方を用いる患者には肥満して一見健康そうにみえ，よく水を好んで飲むものがある．体質改善の目的で，本方に小柴胡湯を合方することも多い．

〔苓甘姜味辛夏仁湯〕　慢性の気管支炎で，体力，気力ともに衰え，喘鳴・呼吸促迫の気味のあるものに用いる．痰は多く出る傾向がある．小青竜湯のような麻黄の入った処方を飲むと，疲れたり，食欲の減じたりする者によい．筋肉の緊張が悪く，血色のすぐれない者が多い．

〔栝楼枳実湯〕　喫煙家の慢性気管支炎に用いる機会がある．痰は粘着性で切れにくく，そのため軽い呼吸困難を訴えることがある．早朝または食後に咳が多いのも本方を用いる1つの目標となる．筋肉の緊張はよいが，皮膚が汚穢の気味がある．

〔麦門冬湯〕　急性気管支炎が長引いて慢性化し，咳込むような強い咳が発作性にくる者に用いる．喉の奥が乾燥して痰がからんでなかなか切れないので顔を赤くして咳込み，ときには吐きそうになり，また咳のために声が嗄れる者も本方を用いる目標である．これを飲むと喉に潤いがついて，痰が切れやすくなり咳も軽快する．

〔滋陰降火湯〕　慢性気管支炎で昼間は咳が少なく，夜に入ってから強い乾性の咳の出る者によい．患者の肌色は浅黒く，筋肉の締まりのよいものが多い．本方を用いる患者は一般に湿潤の傾向が少なく大便も固く，皮膚にも湿りが少ない．よく水を飲みたがり，こたつやストーブにあたると咳がひどくなる．若い人よりも老人に本方の証は多い．

〔清肺湯〕　慢性気管支炎で咳が多く出る者によい．

〔華蓋散〕　虚弱な体質の乳幼児は麻杏甘石湯を用いると食欲がなくなったり，下痢したりすることがある．このような患者の気管支炎に用いる．

〔半夏厚朴湯〕　ヒステリー性の咳嗽に用いて著効を得ることがあり，喉の奥に何か引っかかっていてとれないようだというものを目標にする．

〔頓嗽湯〕　百日咳に用いる処方であるが頑固な百日咳様な咳をするものに用いる．

〔麻黄細辛附子湯〕　老人や虚弱者の気管支炎に用いることがある．咳はひどくないが，寒気があり，脈が沈で血色のすぐれないものによい．

気管支喘息

　気管支喘息はアレルギーのあるものとないものに大別される．治療にあたっては発作がどのような状態で起こるか，腹証がどのような状態であるかということを注意深く観察することにより方針が決まる．また，非発作時は体質改善に重点を置いて治療する必要がある．

〔小青竜湯〕　発作の起こる前兆としてしきりにくしゃみをして水様の鼻汁を流し，だんだん呼吸が苦しくなるという患者にはこの処方の証が多い．また発作の前駆症状として，頻繁に尿意を催し尿が出る．このような状態に引き続いて発作の起こる場合もあり，これもこの処方を用いる目標である．

　この処方を用いる場合には腹証に注意するとよい．一般に患者の腹直筋は緊張していることが多く，ことに上腹部で腹直筋を硬く触れることが多い．傷寒論には小青竜湯の条下に「心下水気あり」とあるがこれは胃部に振水音があるという意味ではないので振水音を証明しなくてもこの処方を

用いてよい．この処方を用いる証で，もし煩躁状態があれば石膏を1日量5～10g加えて用いるとよい．

〔**大柴胡湯合半夏厚朴湯**〕　この処方を用いる患者の喘息発作は強烈で苦悶が甚だしく，一般に用いられている喘息薬では軽快しないものが多い．この処方の目標は腹にある．胸脇苦満があって，上腹部が膨満して抵抗が強く肥満型の体格である．便秘の傾向があり，口渇を訴える．この処方を飲んでいると胸脇苦満，腹部の膨満・抵抗ともに減じ，喘息の発作も軽快する．体質の改善が目的であるから，1年以上の連続服用を必要とする．私は患者に3年飲めと宣告することにしている．この際食事の注意も必要で，大食や肉類過多はもっとも忌むべきである．

大柴胡湯によって腹圧が減じ，胸部への負担が軽くなり，半夏厚朴湯によって気管の痙攣性狭窄がとれ，喀痰の排出が容易になる．

〔**柴朴湯**〕（小柴胡湯合半夏厚朴湯）　胸脇苦満も上腹部の膨満・抵抗も，ともに軽微のものを目標とする．患者はやせ型で胃腸があまり丈夫でないものから腹力中等のものまでいる．

ある日，筆者は喘息患者を往診したがそのとき患者はひどい呼吸困難と激しい咳のため横臥することができず，その上呼吸困難による腹筋の緊張が強くて，腹診を誤り小青竜湯を与えた．2カ月ほど小青竜湯を飲んだが全く効果がないというので発作のない日に診察したところ柴朴湯の証であることがわかり，これを用いるようになって，発作が次第に遠のき，風邪を引いても咳だけで，呼吸困難が現れなくなり，3年ほど連用して病気を忘れた．本方は主に喘息の体質改善の意味で連用される．

〔**麻杏甘石湯**〕　喘息発作のときに頓服として用いるのに適し，また乳幼児の喘息に用いる機会がある．患者は胃腸が丈夫で食は進むが，かぜを引きやすく，多汗の傾向がある．ことに発作のときは汗が流れることがある．本方は麻黄（エフェドリン含有）を含むため心疾患・狭心症を有する人には禁忌であり，胃腸の弱い人にも適しない．このような人が長期にわたって本方を飲んでいると食欲が減じたり悪心がきたりする．

〔**苓甘姜味辛夏仁湯**〕　喘息に肺気腫を兼ねて，気力・体力ともに衰えているものに用いる機会がある．脈は沈小あるいは微弱，冷え症で血色が

悪く，喘息の発作時以外でも急いで歩いたり，坂を上ったりすると息切れがある．患者はやせ型で，腹診してみると皮下脂肪が少なく腹直筋の緊張を認めるが，一般に腹力がない．また浮腫を伴うものもある．ことに下肢に浮腫が見られる．浅田宗伯は小青竜湯の裏の薬だといっているが，麻黄剤を禁忌とする者によい．

〔木防已湯〕　本方は主として心臓弁膜症，心臓性喘息などに用いられるが，気管支喘息にも用いることがある．心下痞堅という腹証が目標になる．この腹証があって血色が悪く，喘鳴・呼吸促迫のものに用いる．

〔四君子湯・人参湯〕　胃アトニー症などがあって腹部は一体に軟弱無力で，心下部に振水音を証明し，食欲不振，心下痞，悪心などがあり，冷え症で疲れやすく血色がすぐれず，脈微弱または沈遅弱のようなものはまず体力をつけることが必要である．これらの処方を用いると体力がつくとともに喘息も軽快する．

〔麦門冬湯〕　咳き込み型喘息に用いる機会がある．咳き込んで呼吸困難を訴えるが，聴診上喘鳴がはっきりせずステロイド・ネオフィリン製剤などを使いにくい場合に用いる．

〔麻黄細辛附子湯〕　陰証，虚証であるが，胃腸が比較的丈夫な喘息に用いることがある．

気管支拡張症

気管支拡張症は早朝に激しい咳とともに大量の痰が出るのが特徴で喀血を伴うこともある．病巣が広い場合は呼吸困難がある．治療にあたっては患者の体力と症状をにらみ合わせて処方を決定する．

〔清肺湯〕　病気があまり進行せず体力もあまり衰えていない場合に用いる．これを服用していると喀痰が減じ，咳も軽くなる．喀血の傾向のあるものには貝母を去って用いた方が安全である．

〔苓甘姜味辛夏仁湯〕　病巣がある程度進行し気力・体力ともに衰え，呼吸困難を訴えるものに用いる．これで喀痰も減じ，呼吸も楽にはなるが全治は望めない．

〔滋陰至宝湯〕　肺結核に併発した気管支拡張症で咳・痰のほかに食欲不振，盗汗などがあって衰弱しているものに用いる．

肺　気　腫

　肺気腫は慢性気管支炎とともにCOPD（慢性閉塞性肺病変）という範疇で扱われるようになっている．

　肺気腫になると咳，痰のほかに胸部の圧迫感があり体動によって呼吸が困難となる．病気が進行すると脈にも腹にも力がなくなり，いわゆる虚証の状態を呈することが多い．このような患者は全治は望めないが漢方治療によって症状を軽減することができる．

〔苓甘姜味辛夏仁湯〕　血色がすぐれず咳，痰のほかに呼吸困難があり，腹にも脈にも力がなくて，下肢に浮腫のみられるものを目標とする．

〔厚朴麻黄湯〕　軽症でまだ体力があり腹満があり脈にも腹にも力があって咳が出て，呼吸困難を訴えるものによい．

〔小青竜湯〕　肺気腫に気管支炎を併発して喘咳の甚だしいものに用いる．煩躁，口渇の状があればこれに石膏を加える．

〔喘四君子湯〕　病気が進行して気力，体力ともに極度に衰え，脈細数または濇などを呈し，喘咳・呼吸促迫が激しく，苦悶するものに用いる．

〔茯苓杏仁甘草湯〕　咳よりも呼吸困難と動悸を主訴として，尿利の減少と浮腫のあるものを目標とする．非常に味が淡白で他の薬剤を受けつけないような場合にも用いることができる．

〔補中益気湯〕　疲れやすく食欲も衰え，一般に元気のないのが目標である．盗汗が出たりするが，体温はあまり上らず，咳もあまり出ないものに用いる．いくら食べても太れないようなものによい．

〔八味地黄丸〕　高齢者などで疲労，倦怠感が強いが胃腸は丈夫で，小便不利あるいは頻数多尿のものに用いる．腹証は臍下が軟弱無力なものと下腹部の腹直筋が拘攣して硬いものがある．本方を服用して食欲減退，下痢するものなどは適応ではない．

〔炙甘草湯〕　動悸，息切れ，頻脈を伴う場合本方が有効のことがある．

肺　　　　炎

　肺炎は以前は病理学的所見に基づき大葉性肺炎（肺胞性肺炎），小葉性肺炎（気管支肺炎）などに分類されていたが，最近は抗生物質治療の普及により定型的なものが少ない．大葉性肺炎は感冒のような前駆症状があることもあるが，突然の悪寒戦慄で高熱が出て，胸痛を訴え，呼吸困難，チアノーゼがみられ鉄さび色の痰が出る．小葉性肺炎は気管支炎に続いて起こることが多く大葉性肺炎の時のように高熱が稽留することはなく，熱の上下が甚だしく熱の下がるときも大葉性肺炎のように分利の状態で急速に下がることはない．漢方の治療にあたっては，大葉性であると小葉性であるとを問わず，その時々の病状によって処方を選択する．現在は基本的に抗生物質治療が優先されるが，抗生物質使用で耐性菌が問題となる場合，患者の免疫状態が低下している場合には補剤を用いることで感染をうまく乗り越えられることがある．

　〔大青竜湯〕　平素から体力の強壮な青壮年が大葉性肺炎にかかった場合，発病の初期にこの処方を用いることがある．脈が浮緊で身体痛があり悪寒，高熱を訴え口渇，煩躁の状があるものを目標とする．脈が微弱なものや，汗が出ているようなものには用いない．

　〔柴陥湯〕　大葉性肺炎で悪寒はなくなったが熱があり，咳が強く痰が切れにくく胸痛と胸部の重圧感，呼吸困難などを訴えるものに用いる．

　〔大柴胡湯〕　小葉性肺炎より大葉性肺炎に用いる機会がある．強壮な人で，胸脇苦満が強く便秘がちで舌には乾燥した茶褐色または黄色の苔があり，脈に力のあるものを目標とする．この処方を用いる患者は，飲食すると心下部が重苦しくなって咳がひどくなる傾向がある．

　〔小青竜湯〕　この処方は小葉性肺炎の初期で寒気がして熱があり，咳の出るものによい．これで尿がよく出るようになれば解熱する．

　〔麻黄細辛附子湯〕　老人の肺炎に用いる機会がある．寒気，頭痛などの表証があるのに脈沈小で熱のあまり上がらないものによい．壮年の人でも虚弱な人はこの証を呈することがある．

　〔小柴胡湯〕　熱が往来寒熱の状となって朝夕で熱の上下が甚だしいも

の，身熱のものなどに用いる機会がある．胸脇部に重圧感があり胸脇苦満を呈し，口が苦くあるいは舌に白苔を生じ食欲がなく，咳は出るがさほど激しくなく，呼吸困難も軽いものを目標とする．

〔柴胡桂枝乾姜湯〕　熱感よりも寒気の方が強く血色がすぐれず，脈も弱く，臍部に動悸を感じやすく，口が乾き，頭の方に汗が出たり，盗汗が出たりするものによい．少陽病で陰証に近い状態を呈するものに用いる．多くは虚弱な体質の小葉性肺炎の患者に用いられる．

〔竹葉石膏湯〕　小児の肺炎が長引き，熱も下がらず，咳も止まないものに用いる．口唇が乾燥し口渇があり，皮膚にも枯燥の状があり，呼吸が浅表で煩躁の状のあるものを目標とする．尿量が少なく，濃厚で着色しているものも本方を用いる目標である．大葉性肺炎の回復期に用いることもある．

〔竹筎温胆湯〕　回復期になっても熱がまだ残り，痰と咳が多くて安眠できず，夢を見て神経過敏なものに用いる．

〔真武湯〕　老人や虚弱な人の肺炎に用いる場合がある．また麻疹や百日咳に併発した肺炎にもこの処方を用いた例がある．体温が高いのに患者には熱感が少なく，寒がり脈が弱く，舌が湿っているようなものには真武湯の証がある．このようなときには数日間便秘していても真武湯を用いるのがよい．誤って調胃承気湯などで下してはならない．

私にはこんな失敗例がある．

大葉性肺炎の30歳あまりの男性，体温は39℃あまりあるのに脈は遅くて弱い．これは附子剤を用いる目標であるが，数日間便秘しているというので調胃承気湯を頓服にして与えたところ大黄は0.5gしか入れていないのに，その夜は10数回の下痢があり，翌朝早く往診を乞われたので行ってみると体温は40℃を超し，脈は乱れて微弱となり眼球は上転し，呼吸は促迫し，重篤な様相を呈していた．私は驚いて，これに真武湯を与えたところ，これで脈が整い一般状態が好転して命をとりとめたことがあった．

〔四逆湯〕　体温が高くても脈が遅弱で，手足の厥冷があり尿も希薄で着色が少なく，口渇もないものは陰証の肺炎である．下痢の症状がなくても本方を用いてよい．

〔桃核承気湯〕 大葉性肺炎で熱が高く，うわ言を言い，意識がはっきりせず便秘し幻覚のあるものに用いる．小腹急結を目標にする．意識がはっきりしないのに，腹診すると小腹急結の状があれば顔をしかめたり手で医師を払いのけようとするから，それとわかる．

〔人参養栄湯・十全大補湯・補中益気湯〕 体力・気力が衰え疲労倦怠，食欲不振，寝汗，手足の冷え，貧血などを認めるものに用いる．人参養栄湯は十全大補湯に比べ不眠，健忘などの精神症状や息切れ・痰などの呼吸器症状を伴う場合に用いる．

肺結核・非定型抗酸菌症

結核治療は化学療法が主流となっているが，最近は手術後の体力の衰えや糖尿病などで抗結核薬の効果が不十分なものが増加し，また薬剤耐性や副作用で抗結核薬治療が困難なものがおり，漢方治療の重要性は増している．

非定型抗酸菌は感染力が弱く，免疫能が低下した者に罹患することが多い．病状は一般に穏やかであるが，薬剤に耐性なものが多いので補剤で患者の体力を補い自然治癒を助けることが重要である．

〔小柴胡湯〕 極めて初期のもので，症状のあまりない場合，また倦怠感があり食欲がない，ときに軽微の体温上昇があるという程度のものに用いる．なお幼児でツベルクリン反応が陽転した場合，発病を予防する意味で用いることがある．また PAS などを服用すると胃腸にさわって気持ちが悪いというような場合に，この処方と一緒に飲むと副作用が軽減する．

〔補中益気湯〕 慢性の経過をとり，気力がなくだるくて疲れやすく，食事に味がなくて，食が進まず盗汗が出たりするが，体温はあまり上らず，咳もあまりでないものに用いる．これを連用していると血色もよくなり，体力がつき回復も早い．私の経験では婦人の患者に特に効果的である．

〔滋陰至宝湯〕 慢性の経過をたどる場合であるが病気が進み熱もあり咳，口渇，盗汗などが見られるものによい．婦人の患者では月経不順のものが多い．

〔滋陰降火湯〕　古人が陰虚火動と呼んだ病症の肺結核に用いる．陰虚火動について古人は次のように理解した．陰は水で腎に相当し，火は陽で心に相当する．この水と火は互いに相克の関係にあるから，水である腎が房事過度などのために衰えると，火である心の働きが強くなって，臍部の動悸が亢進する．このような場合には腎を補って体に滋潤を与える地黄剤を用いる．

さて滋陰降火湯を用いる目標は咳をしても痰が少なく，また痰が切れにくい．皮膚は浅黒いことが多く便秘の傾向があり脈は細数で力のないものと，弦大数でしかも力のないものとがあり，聴診上では乾性ラ音を聴く点に注目するとよい．これを飲んで下痢をしたり，食欲が減じるようであれば速やかに処方を変更する必要がある．

〔柴胡桂枝乾姜湯〕　小柴胡湯の証より病勢が進み血色が悪く，臍上の動悸がたかぶり疲れやすく，息切れがあり咳も熱もあり，盗汗が出るものを目標とする．便秘せずに軟便または下痢の傾向のものが多い．

〔麦門冬湯〕　強い咳の出るものに用いる．この場合の咳は痙攣性で激しく，痰が切れにくく，顔を赤くして咳き込む傾向がある．このような患者で喀血するものには地黄5.0g，阿膠3.0g，黄連2.0gを加える．

〔加味逍遙散〕　補中益気湯を用いる患者より体力があり，熱も強いものに用いる．本方も主として婦人に用いる．頭痛，頬部の紅潮，月経不順，口渇，盗汗，咳などのあるものに用いる．咳の強いときには麦門冬5.0g，阿膠3.0gを加える．

〔炙甘草湯〕　動悸，息切れを主訴とするものに用いる．のどの奥が乾燥した感じがあり，強い咳の出るものによい．喉頭結核に用いる機会がある．下痢するものには用いないほうがよい．

〔三黄瀉心湯・黄解散〕　喀血時に用いて止血の効があり，不安・興奮を鎮める．三黄瀉心湯は冷服するがよい．大黄を禁忌とするものには黄解散がよい．

〔香砂六君子湯〕　肺からの症状よりも胃腸の症状が主となるものによい．平素から胃腸の弱いもの，胸部の手術後，胃腸の状態が思わしくないものによい．化学療法によって肺の方はよくなったが食欲不振，心下痞，

腹部膨満，身体倦怠などのあるものに用いる．腹部は弾力に乏しく，脈もまた弱いものを目標とする．

〔**真武湯**〕　本方も胸部からの訴えは少なく，症状が腸にあって下痢しやすく，腹部にガスがたまり，腹痛などもあり冷え症で脈にも力のないものに用いる．腸結核の疑いのあるものにも用いる．

〔**扶脾生脈散加白及**〕　胃腸が弱くて食欲のない人で息切れ，盗汗などがあり喀血するものに用いる．

〔**喘四君子湯**〕　肺結核の末期で喘鳴・呼吸促迫があり，息切れの甚だしいものに用いて，一時の効をとることがある．

肺　　　癌

肺癌を全治させることは難しいが，漢方治療で咳，胸痛，息切れなどの愁訴が軽減し，一般状態を好転させたことがある．

〔**柴胡疎肝散**〕　本方は四逆散の変方である．腹証上は季肋下に緊張，抵抗があって腹直筋を季肋下から臍傍にかけて硬く触れ，気分がうっ滞して，胸痛のあるものに用いるから，肺癌による激しい胸痛に効くことがある．私はかつて，左胸部の肺癌で激しい胸痛と呼吸困難のために横臥することができず，夜毎机にもたれてうたた寝する患者に，以上に挙げたような腹証を参酌して本方を与えたところ，5日後には胸痛と呼吸困難が軽快して安臥できるようになり，食欲が出た．10日後には何の苦痛もなくなり1ヵ月後には釣りに出かけるほど元気になったが，その後また徐々に病気が進行して死亡した．

〔**柴根牡蠣湯**〕　これは悪性腫瘍に用いる処方で，時々思いがけない奏効をみることがあり肺癌にも試用してみる価値がある．この処方には大黄が配合されているが大黄を必要とすることは少ないので，その際には大黄を去って用いるとよい．

〔**人参養栄湯・十全大補湯・補中益気湯**〕　病状末期あるいは化学療法，放射線療法による全身衰弱が予想される場合，事前に内服させておくと体力・気力の衰えを軽減し，また衰弱状態からの回復を早めることができる．

胸膜炎（肋膜炎）

　胸膜炎には結核性のものが多く熱と咳，胸痛が主な症状で滲出液がたまると，呼吸が苦しくなる．胸膜腔内に膿のたまったものが膿胸である．基本的には現代では結核性肋膜炎では抗結核剤と漢方薬の併用となる．

〔小柴胡湯〕　胸膜炎の初期の軽症に用いる．熱もあり咳もあり胸痛または胸の圧迫感のあるようなものに用いる．湿性，乾性のいずれの咳にも用いる．

〔柴陥湯〕　小柴胡湯を用いるような患者で胸痛と咳の激しいものに用いる．

〔柴胡桂枝湯〕　胸膜炎に腹膜炎を併発した場合，または腹壁の抵抗が強く，腹直筋が緊張しているものによい．

〔小青竜湯〕　湿性肋膜炎の初期で滲出液は多いが体温もあまり上らず，体力も衰えず，貧血，盗汗，食欲不振などのないものに用いる．これで尿量が増加して急速に滲出液の消失することがある．

〔柴胡桂枝乾姜湯〕　体力がやや衰えて腹力がなく，臍部で動悸が亢進し，尿利減少，口渇，息切れ，盗汗などのあるものに用いる．

〔補中益気湯〕　古人は病気が治った後の仕上げを調理と呼んだ．この調理は建築家が一応建築を完成した後でやるだめ直しと同じである．この処方は胸膜炎の回復後のだめ直しに用いる．熱も下がり咳も減じ，一応回復に向かったが気力がなく疲れやすく盗汗の出るようなものによい．

〔真武湯〕　体温が上がらず，悪寒がして寒がり，滲出液がたまって呼吸促迫，食欲不振，倦怠感を訴え下痢気味で脈沈弱のものによい．

〔茯苓飲〕　滲出性肋膜炎で胃に膨満感があって噯気が出て尿利減少，飲食不振のものに用いる．体温は平熱または平熱に近いものを目標とする．

過換気症候群（過呼吸症候群）

　肺に器質的な病気がないにもかかわらず発作的に過換気を繰り返す．情動不安定な状態で何らかのストレスが誘因となって発作が起こることが多く，心因性のものが殆どである．

　〔柴胡加竜骨牡蠣湯〕　体質的には実証の方で大柴胡湯と小柴胡湯の中間程度の胸脇苦満，心下部の抵抗がある．臍上に動悸を認め，心悸亢進，不眠，煩悶などの症状があり驚きやすく，また興奮しやすい．脈は緊張強く，便秘の傾向がある．

　〔桂枝加竜骨牡蠣湯〕　柴胡加竜骨牡蠣湯の証に似て便秘せず，腹部膨満，胸脇苦満のないのが目標である．体力があまりなく，疲れやすいものに用いる．

　〔半夏厚朴湯〕　のどに何か引っかかっているということが，ひどく気にかかるのを目標とする．半夏厚朴湯は神経症の患者で気鬱，不安感などのあるものによく用いられる．腹部は一般に軟弱で，心下部に振水音を証明することが多い．

　〔抑肝散・抑肝散加陳皮半夏〕　漢方では肝の機能がたかぶると興奮しやすく，怒りっぽいなど神経過敏となり，四肢や腹部の筋肉が突っ張って，引きつれるようになると考える．これを抑制するのが抑肝散である．腹部では腹直筋が緊張している．抑肝散より虚証のものには陳皮，半夏を加える．この場合腹直筋の緊張は弱く，腹部大動脈の拍動を触れる．

　〔香蘇散〕　平素虚弱で神経質，気分が憂うつで胃腸は弱く食欲不振，精神的に不安なものに用いる．

　〔加味逍遙散〕　血の道症でいつも訴えが絶えず，のぼせ，頭痛，肩こり，めまい，足冷などのあるものに用いる．小柴胡湯の虚証で胸脇苦満は軽い．

間質性肺炎（肺線維症）

　間質性肺炎には膠原病，塵肺，薬剤性など原因の明らかなものもあるが，多くは原因不明の特発性間質性肺炎である．労作時の息切れ，呼吸困難や乾性咳嗽を呈する．一般に難治であるが，症状軽減のため以下の処方を用いる．
　本症に有効な特定の処方はない．
　〔苓甘姜味辛夏仁湯〕　本方には軽度の強心作用が認められる．咳，水様性痰，動悸，息切れを目標に用いる．
　〔小青竜湯〕　本方も上記処方と同様に咳，水様の痰を目標に用いる．
　〔補中益気湯〕　補剤の1つとして本方を用いて悪化を予防する．
　〔炙甘草湯〕　本方は動悸，息切れなどを目標にして用いられる．
　〔小柴胡湯〕　本方は間質性肺炎を起こしたという副作用が報告されていて，使用上注意が必要である．しかし，本来，間質性肺炎にも用いる可能性がある．
　〔柴朴湯〕　本方も小柴胡湯と同様である．

3. 循環器疾患

心臓弁膜症

　心臓弁膜症は，弁膜の位置と，閉鎖不全，弁口狭窄の差によって，いくつかの種類に分けられるが，漢方の治療にあたっては，これらのちがいによって，治療方針を決めるのではなく，その患者の愁訴や，腹証，脈証などによって，処方を選定する．

　〔木防已湯〕　心不全の徴候のみられるときに，もっともしばしば用いられる処方で，腹証上では，心下痞堅があり，チアノーゼ，浮腫，喘咳，呼吸促迫，尿利減少のあるものを目標とする．病状が進行している場合には，これにジゴキシン半錠（0.125 mg）を1日量として兼用するとよい．これで重症のものが救われることがしばしばである．全治しないにしてもこれで軽快し，あるいは天寿を全うするものもある．昭和15年頃から，私が治療しているYという患者は，70歳を超しているが，これをのんでいると元気で，外出もできるが，1ヵ月も休薬すると，浮腫と肝の肥大が現われ，呼吸促迫と喘咳がひどくなって，安眠ができなくなる．金匱要略では，この処方を用いる場合の脈を沈緊としているが，必ずしも沈緊である必要はない．

　〔増損木防已湯〕　木防已湯に紫蘇子，桑白皮，生姜を加えたもので，木防已湯の証があり喘咳の強い場合に用いる．

　〔炙甘草湯〕　動悸，息切れ，脈の結滞を目標として用いる．腹証上では，臍部で動悸の亢進がみられる．また口渇と手足の煩熱を訴えるものもある．貧血と皮膚の枯燥も，本方を用いる目標となる．下痢しているもの，下痢気味のものには用いないがよい．

　〔変製心気飲〕　尿の不利と浮腫があり，動悸，息切れを訴え，頭重，気分のうっ塞などのあるものに用いる．腹証上では心下に抵抗があり，肝の肥大などをみとめることもあるが，心下痞堅というほどのものではない．

しかし木防已湯を用いて効のないものに,この処方が奏効することがあり,またこの処方で効のないものが,木防已湯でよくなることがある.

〔柴胡桂枝乾姜湯加呉茱萸茯苓〕 弁膜症は,さほど重症ではないが,体質が虚弱で,貧血,動悸,息切れなどのあるものに用いる.腹力は弱く,臍部で動悸が亢進し,冷え症で,神経過敏である.

〔柴胡加竜骨牡蠣湯〕 弁膜症の軽症で,体力もあり,動悸,めまいを訴え,大小便とも不利の傾向のものに用いる.腹証上では,胸脇苦満と上腹部の膨満がみられる.

〔五苓散〕 口渇と尿の不利があって,動悸がして浮腫のあるものによい.

〔茯苓甘草湯〕 口渇がなくて,尿の不利と浮腫があって,動悸と,手足の厥冷のあるものに用いる.五苓散とのちがいは,口渇の有無である.

〔茯苓杏仁甘草湯〕 病勢がはげしくて,呼吸促迫,喘咳,浮腫があり,胸がふさがった感じが強く,味の重い薬がおさまらないものに用いる.本方は味が淡白な軽剤であるが,意外に効くことがある.これで浮腫が去り,呼吸が楽になるが,その効は一時的であることが多い.

〔当帰芍薬散〕 軽症の弁膜症で,貧血,めまい,動悸,頭重があり,手足の冷えるものによい.

〔桂枝茯苓丸加車前子茅根〕 弁膜症の患者で,瘀血の徴候のあるものに用いる.

19歳の未婚の婦人で,かねて弁膜症があったが,大した愁訴もなく,医療をうけていなかったところ,それまで順調であった月経が2ヵ月ほど閉止し,そのためか全身に浮腫が現われ,動悸,めまいを訴えるようになったという.腹診してみると,下腹に抵抗と圧痛があり,瘀血の腹証をみとめたので,桂枝茯苓丸加車前子茅根を与えたところ,1ヵ月もたたないうちに月経が通じ,諸症状が消失した.車前子茅根各3.0を加えたのは,尿利をよくして,浮腫を去るためであった.浅田宗伯著『勿誤薬室方函口訣』の桂枝茯苓丸の項に「車前子,茅根を加えて血分腫(月経が停止して浮腫を来たした状態)及び産後の水気を治する」とある.

〔六君子湯〕 胃腸の弱い患者で,筋肉が弛緩して気力のないものに用

いる．貧血があれば，当帰3.0，黄耆2.0を加え，浮腫のある者には厚朴2.0，香附子3.0，木香1.0を加える．

高 血 圧 症

　漢方の治療では，血圧が高いからといって，血圧を下げる薬を用いるのではなく，まず全身の調和を整えることを主眼とする．血圧を下げる手当をしなくても，全身の調和が整ってくれば，血圧は安定する．このような立場にある漢方では，どのような高血圧症の患者にも共通して用いる薬というものはない．また血圧降下剤ではないから，いくら長期間のんでも，血圧が下がりすぎるということはないし，不快な副作用を呈することもない．

　〔大柴胡湯〕　肥満型の体質で，肉のしまりがよく，便秘の傾向があり，腹証上，胸脇苦満，心下痞鞕のあるものを目標とする．このような患者は，よく肩こりを訴え，頭が重いという．大黄は人によって加減して，毎日，大便が快通するようにする．

　この処方には，特に血圧を下げる薬は入っていないが，連続して服用していると，胸脇苦満が減じ，上腹部の緊張がとれ，気分が軽くなり，血圧も安定する．

　〔黄連解毒湯〕　上気して，顔が赤く，のぼせ症で，気分がいらいらして落ちつかず，衄血が出たり，眼底出血を起こしたりするものによい．また頭痛，めまい，耳鳴，不眠なども目標となる．便秘のものには，これに大黄を加えてよい．腹証上では，心下痞または心下痞鞕の状はあるが，胸脇苦満や腹直筋の緊張をみとめないのが普通である．

　〔柴胡加竜骨牡蠣湯〕　胸脇苦満があって，上腹部が膨満し，動悸，めまい，不眠などを訴え，神経過敏で，興奮しやすく，感情のたかぶる傾向のものを目標とする．便秘の傾向がなければ，大黄を去って用いる．

　〔七物降下湯〕　昭和27年に大塚が創作した処方で，その頃，大塚は高血圧症で，最低血圧が高く，眼底出血が反復し，下肢のしびれ，疲労倦怠，頭痛，衄血，盗汗などに苦しめられたが，この処方を用いるようになって，

軽快した．その後，高血圧が慢性化して，最低血圧の高いもの，腎炎または腎硬化症のある高血圧患者に用いて効のあることを知った．

〔釣藤散〕　早朝の頭痛，耳鳴，気分のうっ塞，記憶力の減退などを目標に，脳動脈硬化のある高血圧患者に用いる．

〔八味丸〕　腎硬化症や慢性腎炎のあるもの，間欠性跛行症などのある高血圧患者に用いられ，夜間の多尿，口渇，手足の煩熱，腰以下の脱力感，腰部の疼痛，下肢の浮腫などを目標とする．

〔防風通聖散〕　肥満体で体力の充実した者に用いる．腹部は膨満しているが，胸脇苦満は著明でなく，俗にいう太鼓腹で，便秘の傾向がある．

〔半夏白朮天麻湯〕　胃腸が弱く，気力に乏しく，血色すぐれず，冷え症で，心下部に振水音をきき，頭痛，めまい，悪心などのあるものによい．

低 血 圧 症

低血圧であっても，何らの愁訴もなく，日常生活に支障がなければ，特別の手当を必要としないが，低血圧症の患者は，とかく疲労しやすく，頭痛，めまい，四肢の冷感，肩こり，動悸などを訴える．また神経質のものが多く，胃腸方面の愁訴もみられる．

〔真武湯〕　疲労しやすく，手足が冷え，俗にいうたちくらみがあり，腹にも脈にも力のないものに用いる．また慢性の下痢があったり，下痢しやすいものにも用いてよい．

〔半夏白朮天麻湯〕　胃下垂症，胃アトニー症などがあって，疲れやすく，食後はだるくて眠くなり，足が冷え，めまい，頭痛，悪心などのあるものによい．

心 臓 神 経 症

他覚的の所見は，軽微であるのに，愁訴は非常に多く，不安感を伴う．患者は心悸亢進，呼吸困難，心臓部の疼痛を訴え，わずかの期外収縮を気

にして，不安焦燥を訴える．また狭心症に似た症状を訴える．これらの愁訴は，発作性に増悪するが，発作のない時でも，疲れやすく，頭痛，不眠，多汗，盗汗，顔面蒼白または赤面，めまい，手指のふるえ，失神などを起こすこともある．

この病気は漢方治療で軽快するものが多い．

〔半夏厚朴湯〕　胸が圧迫されて，息がつまるように感じ，発作性に心悸亢進が来て，死ぬのではないかという不安を訴えるものを目標にする．のどに何かつまっていると訴えるものもある．腹診すると，心下部に痞満の状があって，振水音を証明することもある．

〔柴胡加竜骨牡蠣湯〕　胸脇苦満と心下部膨満のある患者で，神経過敏で，発作性に心悸亢進を訴え，呼吸促迫と胸痛のあるものに用いる．また不眠，肩こり，めまい，便秘を訴えるものもある．腹診すると，臍傍で動悸の亢進しているものもある．

〔当帰湯〕　狭心症様の症状を呈し，胸がしめつけられるように痛み，その痛みが背に徹るものに用いる．この場合，腹から左脇部に何物かが衝きあがるように感じ，呼吸が苦しく，腹，胸，背などに冷感を訴える傾向がある．上腹部は膨満しているが，軟弱で強い抵抗がなく，ガスの充満をみとめる．

〔奔豚湯〕　発作性に下腹部から何物かが衝きあがるように感じ，心悸亢進，胸背痛，呼吸困難などを訴えるものによい．往来寒熱の状をみることもある．

不　整　脈

不整脈の主なものとして，発作性頻拍，心房細動，脚ブロック，期外収縮（上室性，心室性），徐脈性不整脈などが挙げられる．

〔半夏厚朴湯合桂枝甘草竜骨牡蠣湯〕　発作性に頻脈となり，不安をおぼえ，そのさい排尿の回数も尿量も多くなるものを目標とする．

〔炙甘草湯〕　脈の結滞と頻脈を目標とする．腹診すると，臍上で動悸が亢進している者が多い．発作性頻拍のほか，期外収縮，バセドウ病によ

る頻脈などにも有効である.

〔柴胡加竜骨牡蠣湯〕　胸脇苦満，心下部痞満，便秘のあるもので，頻脈症の発作があるものに用いる.

〔桂枝加竜骨牡蠣湯〕　虚証で神経症傾向のものに用いる. 臍上悸を触れることが多い.

動脈硬化症

　動脈硬化症はいろいろの一般症状のほかに，硬化の起こっている患部の位置によって，それぞれちがった症状が起こる.

　冠状動脈の硬化は心臓性喘息，狭心症，心筋梗塞などの原因となり，脳動脈の硬化は，脳梗塞，脳出血などの原因となり，腎臓の動脈に硬化が現れると，腎硬化症が起こり，下肢の動脈に硬化がくると，間欠性跛行症となり，腸の血管に硬化がくると動脈硬化性間欠性腹痛を起こすようになる.

〔木防已湯〕　冠動脈の硬化があって，息切れ，動悸を訴え，胸部に圧迫感をおぼえるものに用いる. 腹証上，心下痞堅があるのを普通とするが，この腹証が著明でないものにも用いてもよい. 木防已湯に紫蘇子5.0，桑白皮各3.0，生姜（生のもの）0.5を加えたものを増損木防已湯といい，喘鳴，呼吸促迫のあるものに用いるとよい.

〔柴胡加竜骨牡蠣湯〕　神経質の患者で動悸と胸部の圧迫感をおぼえて安眠せず，胸脇苦満，心下痞満，便秘の状あるものに用いる.

〔炙甘草湯〕　本方は動悸の亢進と脈の結滞とを目標にして用いるが，血管に滋潤を与えて，血流を調整する効があるので，冠動脈硬化のあるものに適する.

〔大柴胡湯合桃核承気湯〕　肥満型で，胸脇苦満，小腹急結の状があって，便秘する者には本方がよい. 特に婦人に適する.

〔防風通聖散〕　体力旺盛で肥満し，ことに腹部膨満，肩こり，頭痛，便秘などのあるものによい.

〔釣藤散〕　脳動脈の硬化があって，早朝，眼がさめる頃に頭痛があり，あるいは気分が重くてふさぎ，くび，肩などのこりを訴えるものによい.

〔三黄瀉心湯・黄連解毒湯〕　これらの処方は，脳動脈硬化のある患者で，逆上の気味があり，顔面充血しやすく，気分が落ちつかず，めまい，耳鳴，不眠などのあるものに用いる．

〔八味丸〕　腎硬化症で，倦怠，疲労感がひどく，夜間の多尿，腰痛，下肢の脱力萎弱感のあるものに用いる．また間欠性跛行症にも用いる．

〔十全大補湯〕　体力，気力ともに衰え，血色すぐれず皮膚に光沢なく，枯燥の状があり，動作ものうく，記憶力衰え，俗にいうもうろくの状になったものに用いる．

間欠性跛行症

この病気は下肢の動脈の硬化によって起こり，大塚の経験では，右足よりも左足にくることが多い．患者は100mから200mの歩行でも，下肢に疼痛を起こして歩行不能となり，暫時，歩行をやめて，休息していると回復するが，歩き始めるとまた痛くなる．これは下肢の動脈が硬化して弾力を失ったため，血流が円滑に行われないためである．

〔八味丸〕　本方を服用していると，1ヵ月もたつと，だんだん長距離の歩行が可能となるが，軽快しても服用を続けることが必要である．

〔補陰湯〕　多くの場合，八味丸で奏効するが，もし効がなければ，本方を用いる．

〔当帰四逆加呉茱萸生姜湯〕　本方によって間欠性跛行が軽快することがある．多く女性に用いられるが男性に有効なこともある．

〔桂枝二越婢一湯加苓朮附〕　慢性関節リウマチに用いられる処方であるが，下肢動脈硬化による間欠性跛行に有効なことがある．

狭心症・心筋梗塞

狭心症は，発作性に心臓部にしめつけられるような疼痛のくる病気で，発作時には，左手の内側にまで痛みが放散し，患者は不安感，絶望感におそわれ，顔色は蒼白となり冷汗が流れる．心筋を養う冠状動脈の一部に狭

窄があり，一時的に血流が途絶することによって起こる．

狭心症には，真性と仮性とあり，真性のものは重篤であるが，仮性のものは，予後がよい．また心筋梗塞は，冠状動脈の一部に不可逆的な閉塞が起こり，栄養を受けていた心筋が壊死に陥ったものである．

〔柴胡加竜骨牡蠣湯加黄連 1.5, 葛根 5.0〕　発作時に用いるのではなく，平素服用することによって，発作を予防する効がある．神経過敏で，精神感動によって発作を起こすもので，心下部が膨満し，臍上で動悸が亢進し，不眠，煩悶の状のあるものに用いる．

〔栝楼薤白白酒湯〕　のみにくいので，少しずつ冷服するとよい．真性狭心症で，胸背痛，喘鳴，呼吸困難のものに用いるが，発作時にものんでよい．のめないときは，発作がおさまってからのむようにする．

〔栝楼湯〕　栝楼薤白白酒湯がのみにくくて，おさまらないもの，またはこれをのんで，かえって病勢が激発するものによい．痛みが胸から背にぬけて，呼吸促迫のはなはだしいものを目標とする．

〔当帰湯〕　真性のものより，仮性狭心症によく効く．本方は，千金方に出ていて，心腹絞痛，諸虚の冷気，満痛を治すとあって，腹から胸にさしこむように痛み，その痛みが，胸，背，腕などに放散するものにもよく，冷え症で，特に上腹部，胸，背などに冷気をおぼえるものによい．

1日数回，狭心症様の発作があって，左胸から，背にさしこみ，どのような手当てをしても治らなかった老人に，胸部の冷感を目標にして，本方を用いて全治したことがある．

〔半夏厚朴湯〕　これも仮性のものに用いることがある．一老人，1日数回，左胸部にさしこむ痛みがあり，医師は狭心症として治療しているが治らないというので当帰湯を用いたが効なく，ある事件で，ひどく，心配してから，この発作が起こるようになったというのにヒントを得て，半夏厚朴湯を用いたところ速効を得た．

〔栝楼枳実湯〕　本方は，タバコのみの慢性気管支炎に用いられることがあり，それにヒントを得て，喀痰が胸に塞がって，胸痛，呼吸困難を訴え，言語の出にくいのを目標にして，狭心症様の発作のあるものに用いる．

拡張型心筋症

心臓のポンプとしての機能が低下し，心陰影の拡大，呼吸促迫，浮腫などのうっ血性心不全の症状を呈する疾患である．心臓移植の対象とされているが，漢方治療は試みられてよい．

〔木防已湯〕 劇的に症状の改善が見られることがある．浮腫の強いものには茯苓4.0を加え，喘鳴，呼吸促迫の強い場合には紫蘇子，桑白皮，生姜を加えた増損木防已湯を用いる．

静　脈　炎

静脈に炎症が起こって，血塊が静脈管腔につまると静脈血栓症となり，患側の下肢は浮腫を来たし，紫色を呈し，疼痛を訴え，歩行困難を訴えるようになる．左側の下肢に来ることが多い．

この病気は，産褥，流産，打撲，感染症のさいに起こる．発病後，なるべく早期に，漢方治療を施すと，治癒率がよいが，数年を経過したものは，難治である．

〔桂枝茯苓丸〕 本方で血栓性静脈炎を治した数例があり，発病1ヵ年以内のものによい．多くは，瘀血の腹証がみとめられるにより，本方を用いた．発病2ヵ月の某婦人は20日の服用で全治したが，発病半ヵ年あまりになる婦人は，全治までに，半年以上かかった．これらはいずれも煎剤として用いた．

〔大黄牡丹皮湯〕 桂枝茯苓丸を用いるような場合で，実証で下腹部に膨満，抵抗があって便秘するものに用いる．

大　動　脈　瘤

大動脈の一部が拡張したものが大動脈瘤で，小さいうちは，ほとんど症状が現われないが，ある程度以上に大きくなると，隣接臓器に圧迫を加えて胸痛，嚥下困難，せき，呼吸困難，声音嗄嘶などを訴えるようになる．

この病気は，漢方治療で全治はのぞめないが，愁訴が軽快するので，つぎのような処方を用いる．

〔柴胡疎肝散〕　胸背痛，胸部の圧迫感，呼吸促迫などを目標にして用いる．一婦人，大動脈瘤にかかり，嚥下時の胸痛，体動時の胸苦しさを訴えていたが，本方を用いてからこれらの愁訴を忘れることができた．

〔柴胡加竜骨牡蠣湯〕　動悸，息切れ，胸痛，胸部の圧迫感などがあり，神経質になって，不安感，不眠などを訴え，上腹部が膨満して，便秘するものに用いる．大動脈瘤の成因が，狭心症と類似の動脈硬化性病変にあると考えて，黄連1.5，葛根5.0を加えてもよい．

〔桂枝茯苓丸〕　腹部の大動脈瘤に用いることがある．腹診して，瘀血の腹証をみとめるものを目標とする．症状によって，大黄を加える．

レイノー病・レイノー症状

レイノー病は若い婦人に多い病気で，手足特に手のさきがひどく痛み，患部は蒼白からだんだんに暗紫色となり，ついには壊疽となる．両側に同時に起こる．またレイノー症状は膠原病罹患患者によく見かける症状で，寒冷時や手を冷水につけた時などに指先が白くなる現象をいう．

〔当帰四逆加呉茱萸生姜湯〕　本方は動脈壁のけいれんを緩解する効があり，これを持続して用いることによって，症状が軽快する．

〔当帰拈痛湯〕　レイノー病が進行して，壊疽になろうとする傾向のものに用いる．これで壊疽にならないですむことがある．

〔附子理中湯〕　胃腸虚弱で，食欲不振，腹部軟弱のものによい．

閉塞性血栓性血管炎（バージャー病）

下肢の冷感と疼痛を主訴とし，間欠性跛行をきたす．難治とされている．大塚は，下肢切断をすすめられていた青年に，タバコを禁じ，野菜を主食として桂枝茯苓丸を与えて全治せしめたことがある．また当帰四逆加呉茱萸生姜湯が本病に有効のことがある．

4. 消化器疾患

食　道　炎

　物理的または化学的な刺激によって起こり，食事にさいして，胸骨のうしろで食道に沿って痛みを覚える．

　〔梔子豉湯・梔子甘草豉湯〕　食道炎には，これらの処方がよくきく．急性にきた場合は，2，3日で全治する．

　私もかつて，あつい餅をいそいでたべたため食道炎となり，嚥下時に，はげしい疼痛を訴えたことがあった．そのときに傷寒論の梔子豉湯の条下に「胸中ふさがる者」または「心中結痛する者」に，梔子豉湯を用いるのを思い出し，これを試用せんとしたが，香豉が手元になかったので，山梔子に甘草を入れて，せんじてのんだところ，1服で著効を得たことがあった．甘草にも鎮痛の効があり，山梔子の消炎作用に協力したものと思われる．

食　道　狭　窄

　食道の狭窄は，癌のためにも起こるが，薬品を誤ってのんだり，自殺の目的でのんで，食道に瘢痕ができて，そのために狭窄を起こすことがある．このような場合に，適当な処方を用いると，狭窄があっても，嚥下が楽になる．

　〔当帰養血湯・生津補血湯〕　この2方とも，内容は類似で，食道に狭窄があって嚥下困難，嘔吐を訴えるものに用いる．本方を用いる患者は皮膚と粘膜が枯燥している点に注目するとよい．

　私はかつて，自殺の目的で大量の蓚酸をのんで，食道に瘢痕性狭窄を起こしたものに，生津補血湯を用いて著効を得たことがある．

食 道 癌

　食道癌を漢方薬で全治せしめることはむずかしいが，つぎにあげる処方を用いて，通過障害を一時的ではあるが，軽快せしめることができる．

〔利膈湯合甘草乾姜湯・利膈湯合茯苓杏仁甘草湯〕　古人は膈噎に利膈湯を用いると百発百中の効があるとのべている．膈噎は食道癌や胃癌のように，食物を吐いておさまらない病気の総称で，このなかには食道癌もふくまれているが，癌でないものも，この膈噎の中に入っていた．ところで，癌であっても，嚥下困難，嘔吐を訴える患者に以上にあげた処方を用いると，ひどく衰弱している者でなければ，嚥下が楽になり，食物がおさまるようになる．しかしこの効果は一時的であって，永続きしない．

　利膈湯は単独でも効があるが，甘草乾姜湯を合した方がおさまりがよい．

〔茯苓杏仁甘草湯〕　嚥下困難に咽喉痛を兼ねるもの，喘咳を兼ねるものなどによく，利膈湯に合して用いる．また茯苓杏仁甘草湯の甘草の代りに，桑白皮を入れたものを，破棺湯とよび，これも咽喉痛，喘咳などがあって，嚥下困難のあるものによい．

食 道 神 経 症

　食道神経症として，食道の痙攣がある．この病気は，神経症の素因のあるものに見られることが多く，食道から胃に移行する部分に起こるため，食物の通過がわるくなり，またこの部に痛を訴えることもある．

〔半夏厚朴湯〕　食道痙攣に用いて効がある．

　一婦人，突然胸痛を訴え，食物が下がらなくなったので，食道癌を心配して某大学で診察をうけたが，別に異常はないといわれ，間もなく自然に治った．ところがその後，時々同じような発作を起こすので，漢方治療を乞うた．そこで，金匱要略に「婦人，咽中に炙臠あるが如きは，半夏厚朴湯之を主る」の条文によって，半夏厚朴湯を用いたところ，著効があり発作を起こさなくなった．咽中に炙臠あるが如しとは，のどにあぶった肉片が付着しているように感ずるとの意である．

急 性 胃 炎

この病気は，食中毒，アスピリン，サルファ剤などの薬物の摂取，暴飲暴食などによって起こるが，慢性胃炎とちがって簡単に治ることが多い．しかしだんだん慢性に移行することもあるので，早期の治療が必要である．

〔黄連湯〕　胃痛，胃部の圧重感，食欲不振，悪心，嘔吐を訴え，舌に厚い白苔を生じ，口臭のあるものに用いる．腹診するに，腹部全体が緊張し，特に上腹部に抵抗が強くて，この部に圧痛があるものを目標とする．

〔半夏瀉心湯〕　黄連湯の証に似て，胃痛がないか，または軽微で悪心，嘔吐，食欲不振，下痢があり，腹中雷鳴，心下痞鞕を目標にして用いる．だから，本方は胃炎に腸炎をかねたものによい．

〔生姜瀉心湯〕　半夏瀉心湯証に似ていて，たべたものの臭気をおびた噯気の出るものを目標とする．

〔平胃散〕　軽症のものに用いる．食物が胃に停滞し，食欲がなく，腹がはり，食後に腹が鳴って下痢するものによい．

〔不換金正気散〕　平素から胃腸が弱くて，食あたりを起こしやすい人が，過食したり，不消化物をたべたために，胃部の不快感，悪心，嘔吐を訴えるものに用いる．心下部には抵抗が少なく，膨満の傾向のあるものを目標とする．

〔大柴胡湯〕　平素頑丈な人が，暴飲暴食，アルコールの過飲などによって，悪心，嘔吐，腹痛を起こし，胸脇苦満，上腹部の膨満，便秘を訴えるものに用いる．舌には乾燥した，褐色の苔をつくることが多い．

〔備急円・紫円〕　ともに急を要する場合に用いる下剤で，停滞している食物を嘔吐または瀉下によって排除する効がある．

慢 性 胃 炎

慢性胃炎では，食欲減退，胃部の膨満感，重感または圧痛を訴え，また噯気，胸やけ，悪心，嘔吐，口臭などあり，ときには胃からの出血があって，胃潰瘍を疑わしめることもある．また胃からの著明な症状がなく，

疲れやすく，体重が減少するという場合もある．

〔半夏瀉心湯〕　慢性胃炎の軽症のものによく用いられる処方で，心下痞鞕と食欲不振の目標に用いる．みずおちがつかえて，食欲がないという患者を診察して，心下部に軽い抵抗感があれば，これを用いてよい．また軽度の胃痛や悪心，嘔吐のあるものにも用いる．本方は元来心下痞鞕，腹中雷鳴，下痢を目標にして用いるが，腹中雷鳴も下痢もないものに用いてもよい．舌にはうすい灰白色の苔のつくこともある．

〔生姜瀉心湯〕　半夏瀉心湯を用いるような患者で，噯気があり，殊にその噯気が食物の臭気を伴っているような場合には，本方を用いるとよい．

〔清熱解鬱湯〕　慢性胃炎で痛みを主訴としているものに用いるが，衆方規矩には，本方は「心痛は即ち胃脘痛なり，多く気鬱し，日久しく蘊積（うんしゃく）するによりて，熱となりて痛みをなすを治す」とあって，いろいろと気をつかったために，胃をわるくして，胃痛を訴えるものを治すのであるが，ここに注意しなければならないのは「熱をなす」の語である．この「熱をなす」の語によって漢方でいう「熱状」のあることを知らねばならない．この「熱状」は，新陳代謝の亢進を意味し，つぎに出てくる安中散が新陳代謝の沈衰する「寒状」を目標とするのに対比する．そこで，脈にも腹にも，ある程度の力があって，軟弱ではない．また舌は湿濡せずに，乾燥の傾向にあり，苔のつくこともある．

〔安中散〕　慢性胃炎で，胃痛の長くつづく者に用いる．患者はやせ型で，血色がすぐれず，冷え症で，腹にも脈にも力がない者によい．また心下部で振水音を証明できるものがあり，臍部で動悸が亢進していることがあり，胃液が口に逆流してくることもある．この処方を用いてよい患者には，甘党が多く，酒客は少ない．

〔人参湯〕　平素から胃の弱い患者で，血色がすぐれず，冷え症で食欲がなく，食欲があっても，少し多くたべると，腹がいっぱいになって苦しいものによい．また口にうすい唾液のたまるもの，冷えると尿が多く出て近いものも，本方を用いる目標である．脈は沈遅，弦小，遅弱のものが多い．本方を用いてよい腹証に2通りある．1つは，軟弱無力で，全く抵抗のないもの，他の1つは，腹壁が菲薄で，腹筋をベニヤ板のようにふれる

ものである．ともに，人参湯を用いてよい．

　慢性胃炎で，ひどくやせている人が，本方をのむと，3，4日たって浮腫のあらわれることがある．これはよいしるしで，薬が病気に的中した証拠であるから，つづけてのんでいると，体質が変化して丈夫になる．もし浮腫が気になるようなら，五苓散を3，4日のむと必ず消失するが，そのままにしておいても，自然に消失して，栄養状態がよくなる．ひどい冷え症で，脈微弱のものには人参湯（別名理中湯）に附子を加えて，附子理中湯として用いるがよい．

〔四君子湯〕　平素から胃腸が弱く，気力に乏しく，血色すぐれず，食がすすまず，手足をだるがり，食後にねむけを催すものによい．胃アトニーを兼ねた胃炎によい．脈にも腹にも力がないものを目標とする．

〔六君子湯〕　本方は四君子湯に半夏と陳皮を加えたもので四君子湯を用いるような場合で，胃内停水があって，振水音を証明するものを目標とするが，六君子湯と四君子湯を比較すると，四君子湯の方が，六君子湯よりは虚証になったものを目標とする．

　六君子湯に，香附子，縮砂，藿香を加えたものを香砂六君子湯とよび，六君子湯の証で心下部のつかえがひどく，気分がふさぎがちのものに用いる．

〔大柴胡湯〕　頑丈な体格の人で，便秘気味で，下剤をのまないと大便が出なく，胃が重く，この部に抵抗と圧痛があり，みずおちがつまった感じで背から肩にかけてこり，舌には，褐色または黄色の苔がついて乾燥しているものに用いる．脈にも腹にも力があり，腹診によって，胸脇苦満を証明する．また肝炎を併発している胃炎に用いる機会がある．

〔小柴胡湯〕　小児の胃炎に用いる機会がある．食欲がなくて，悪心，嘔吐のあるものによい．この処方も胸脇苦満のあるものに用いるが，乳児では，胸脇苦満が証明できないことが多い．本方も肝炎を併発しているものによい．

〔柴胡桂枝湯〕　胃炎で胃痛を主訴とするものに用いるが，腹証上，胸脇苦満があって，腹直筋の緊張しているものを目標とする．

〔黄連解毒湯〕　酒客の胃炎または吐血のある場合に用いる機会がある．

〔旋覆花代赭石湯〕　生姜瀉心湯を用いても噯気のやまないものに用いる．体力，気力ともに生姜瀉心湯を用いる患者よりも弱いものを目標とし，腹壁が弛緩していて，胃腸の運動を望見できることがある．胃潰瘍の手術後ひっきりなしに噯気が出てやまない患者に，本方を与えて著効を得たことがある．噯気のほかに，胸やけを訴えるものに用いてよい．

〔茯苓飲〕　胃にガスと水が充満し，そのために食べられないものに用いる．また口に水があがってくるものにもよい．本方を用いる患者の腹には力があり，人参湯，六君子湯，安中散などを用いる患者よりも腹部に弾力がある．

〔五苓散〕　嘔吐を主訴とする胃炎で，口渇と尿利の減少があれば，本方を用いる．この場合，吐くとすぐのどが渇き，のむとまた吐く，これを繰返すが，本方をのむと口渇もやみ，嘔吐もなくなる．このような例は乳幼児によくみられる．

〔丁香茯苓湯〕　慢性胃炎が永びき，体力が消耗し，舌苔，口臭，悪心，嘔吐，食欲減退などの症状がつづき，脈は沈微となり，腹部が軟弱無力となったものに用いる．また胃部に振水音を証明し，醱酵がひどくて，薬も食事もともに吐いてうけつけないものにも用いる．心，肝，肺，腎などの諸病に続発するうっ血性胃炎にも用いてよいことがある．

不食症（胃神経症）

神経性に食欲のなくなる病気で，主に若い婦人がかかる．この病気になると，食事らしいものをせず，果実とか菓子を少したべるだけで数ヵ月から数ヵ年もの間，生活することがある．月経は閉止するものが多い．この不食症は江戸時代の医書，随筆中にも散見するので，これらをまとめて，昭和30年に，大塚は「江戸時代の不食病について」と題して，日本東洋医学会の総会で講演し，ついで，これらの治療例についてのべた．

不食病では脈が沈小，沈遅弱，沈小弱のものが多いので，附子剤の適応症のようにみえるが，大塚の経験では，附子剤の証ではない．沈小の脈は，気の沈鬱によっても起こるので，必ずしも附子剤の証ときめることはでき

ない．

不食病に，古人は，気のめぐりをよくする順気剤（半夏厚朴湯など），抑肝扶脾散，駆瘀血剤，延年半夏湯などを用いている．

〔小柴胡湯〕　傷寒論に小柴胡湯を用いる例に「黙々として飲食を欲せず」という条文があり，これにヒントを得て，胸脇苦満をみとめたものに用いる．

つぎのような例がある．

22歳の未婚の婦人，約1ヵ年半前から米飯をたべると，心下部に石が入っているように苦しいので，リンゴとパンを1片たべるだけである．便通は10日もないことがあり，月経は1ヵ年前からない．体重32 kg，脈は沈遅弱，足が冷える．肩がこる．腹部は一体にやせて，弾力がないのに，右に胸脇苦満がある．また正中線よりやや左によって，臍上に膨隆部と抵抗がある．私はこれに小柴胡湯を用いた．1服のむと強い腹痛を訴えて下痢をしたが，その痛みがやむと心下部が楽になって，食がすすむようになった．

〔抑肝扶脾散〕　その名の通り，肝のはたらきが強すぎて，脾を抑圧するのを目標にして用いる方で，肝も脾も現代医学でいうものと同じではない．『勿誤薬室方函口訣』には「此方は肝実脾虚を目的とす．その人，気宇鬱塞，飲食進まず，日を経て羸痩し，俗にいわゆる疳労状をなすものに効あり」とある．

こんな例がある．

15歳の少女で，1年4ヵ月前までは，肥えていたが，やせたいと思って減食したところ，次第に食が減じ，どんどんやせて，30 kg位になった．患者は少量の食事でも，腹痛して苦しむ．果実も，牛肉も，魚肉もたべず，少量のアンパンをたべる．月経は13ヵ月間なく，便秘している．脈は沈小で，心下部に振水音を証明する．そこで，半夏厚朴湯を与えたが効がないので，抑肝扶脾散にしたところ，著効があり，たべすぎる程に食が進み，4週間目から毎日便通があり，2ヵ月で48 kgとなった．

胃アトニー症

　胃壁の弛緩している病気で，胃の筋肉の緊張が弱いから，胃に膨満感があり，たべたものが胃につかえ噯気，悪心，食欲不振などを訴える．このような患者には，アトニー型の無気力体質のものが多く，疲れやすく，神経質である．また胃下垂を伴うことがある．腹診すると，振水音を証明することが多い．

〔平胃散・香砂平胃散〕　軽症の胃アトニー症で，心下痞，腹部膨満感のある者には，平胃散を用いる．また胃に刺激を与えて，機能の亢進をはかる目的で，香砂平胃散を用いることもある．

〔六君子湯・香砂六君子湯〕　病状が一段とすすみ，血色がわるく，気力が衰え，脈にも，腹にも力がなく，食後にねむけを催し，からだがだるく，頭重，めまいなどを訴えるものには，六君子湯を用いる．もしもみずおちのつかえがひどく，気分が沈みがちであれば，香砂六君子湯とする．

〔半夏白朮天麻湯〕　六君子湯の証に似ていて，頭痛，めまいを訴え，足冷を訴えるものによい．

〔苓桂朮甘湯〕　半夏白朮天麻湯証よりも，実証で，腹にも脈にも力があり，心下部が膨満し，めまい，動悸を訴え，尿利の減少のあるものによい．腹診によって，振水音を証明し，臍部で動悸の亢進をふれるものが多い．

〔桂枝加芍薬湯・小建中湯〕　桂枝加芍薬湯は腹直筋の緊張が強く，腹部が膨満し，皮下脂肪が少なくて，腹壁が菲薄のものによい．胃アトニー症の患者で，肩こり，腹痛などを訴えるものにも，本方を用いる．もし以上の症状のあるもので，気力が衰え，血色がすぐれないものには，小建中湯がよい．その上に，振水音が著明であれば，半夏4.0，茯苓3.0を加えるとよい．

〔桂枝加芍薬大黄湯〕　胃アトニーばかりでなく，腸もまたアトニー状となって，便秘し，下腹部の膨満を訴えるものには，本方がよい．大黄の量は0.3から1.0位までの少量がよい．

〔桂枝加芍薬蜀椒人参湯〕　この処方は小建中湯合大建中湯去膠飴であ

る．胃腸のアトニーがあって，便秘し，大黄などの入った下剤を用いると，腹痛を訴えて，気分がわるいものに，本方を用いると，大便が快通する．

〔真武湯〕　腹部が軟弱無力で，脈も沈弱，沈遅弱などで，血色がすぐれず，手足は冷え，下痢気味のものによい．

〔茯苓飲〕　腹にも脈にも比較的力があって，胃の膨満，停滞感があって振水音もあり，噯気が出たり，胃液が口に上ってきたりするものによい．むねやけや噯気の多いものには呉茱萸2.0，牡蠣3.0を加えるとよい．

胃 下 垂 症

胃下垂があっても，何の障害もないものは，特別の手当てを必要としない．ところで，レントゲン検査で，胃下垂と診断がつくと，急にいろいろの愁訴が出て，病気になる人があり，すべての症状が胃下垂のためであると想像するようになる．

胃下垂症では胃の膨満感，圧重感，むねやけ，噯気，便秘などの胃症状のほかに，神経症状として頭痛，不眠，記憶力減退，全身倦怠感，精神沈鬱などを訴える．また胃アトニーが併発することもある．

治療では胃アトニー症のところにあげた処方を用いることが多いので，それらについては繰返さない．その他のものとして，つぎのものを追加する．

〔半夏厚朴湯〕　経産婦によくみられる型で，腹壁が弛緩し，腹腔が異常に大きく，胃部の圧重膨満感と牽引性の腹痛を訴えるものに用いる．また頭重，不眠，精神沈うつ，不安感などを訴えるものにもよい．人工流産のあとで，神経症状を訴えるものに，胃下垂のものがあり，これの適するものがある．

〔延年半夏湯〕　胃下垂の患者で，左の肩背のこりを訴えるものに用いる．なお気分の沈うつ，胃内停水，心下部の牽引性疼痛，膨満感，足冷，剣状突起の下端に接する心窩部における起立時の著明な圧痛などがある．

〔加味逍遙散〕　胃下垂の患者で，血の道症の訴えのあるものに用いる．頭重，肩こり，めまい，動悸，便秘，月経不順などのあるものによい．

〔補中益気湯〕　胃腸の衰弱を回復し，弛緩下垂を緊張させる効があるが，ひどく胃腸が衰弱しているときには，かえって食欲の減退することがある．

胃酸過多症と過少症

　胃酸過多症は胃酸の分泌が正常以上に多いもの，過少症はその反対である．

　過多症は，頭脳を酷使したり，酒，タバコ，刺激性食品をとりすぎたりしたために起こり，また神経疾患に併発する．この病気になると噯気，胸やけ，空腹時の胃痛を訴える．殊に，焼肉，脂肪分，糖分，塩からいものをたべたあとなどで，これらの症状がひどくなる．

　過少症は，胃腸の弱い人や慢性の諸病に併発するが，神経性のものもある．この病気になると，食欲が減退し，食物が胃にもたれ，悪心，嘔吐，噯気，胸やけを訴えることもある．

　漢方の治療では，過多症であろうとも，過少症であろうとも，それによって，治療の方針が変わるのではなく，胃の機能を回復せしめて，分泌障害を治すようにすればよいので，過多と過少にとらわれて治療方針を変える必要はない．

〔生姜瀉心湯〕　心下痞鞕，胃部膨満，噯気，胸やけのあるものを目標とする．

〔旋覆花代赭石湯〕　生姜瀉心湯よりも虚証の患者で，腹力も弱く噯気，胸やけのあるものによい．

〔六君子湯〕　食欲がなく，悪心があり，食後に胃の膨満を訴えるものによい．

〔安中散〕　食前，食後を問わず，臍傍に疼痛のあるものに用いる．また嘔吐を訴え，すっぱい水を吐くことがある．腹壁は弛緩して栄養がわるく，臍傍で動悸の亢進をみとめることがある．食欲が異常に亢進したり，甘味を好むものがある．牡蠣の代りに，代赭石を用いて，頑固な噯気，胸やけの止むことがある．

〔人参湯加代赭石〕　一般に胸やけは空腹時に訴えることが多いが，食事の直後に胸やけを訴えるものがある．

こんな例がある．患者は，血色のわるいやせた婦人で，胸やけが主訴である．発病数ヵ月で，某胃腸病院にかかっているが治らないという．食事をすると胃がはって苦しくてたまらない．胸やけは食後すぐに起こる．たべなければ起こらない．肩こりがひどくて便秘し，腹部は軟弱で，振水音を証明する．この患者には茯苓飲，安中散，生姜瀉心湯，小陥胸湯を与えたが効なく，人参湯加代赭石を与えて著効があり，胸やけは急激に減じ，大便も毎日あるようになり，4ヵ月ほどで全治した．

〔柴胡桂枝湯〕　心下部の疼痛を主訴とする者に用いる．噯気や胸やけのある者には，茴香2.0，牡蠣3.0を加えるとよい．胸脇苦満と腹直筋の緊張を目標にする．

〔大柴胡湯〕　腹力があり，胸脇苦満が強く，便秘している者を目標にする．噯気，胸やけ，胃痛の有無にかかわらないで用いてよい．

〔小建中湯〕　冷え症で，腹力が弱く，腹痛を訴えるものによい．嘔吐，噯気，胸やけなどのないものに用いる．

胃　拡　張

この病気は比較的に少なく，幽門狭窄などのある場合に続発することもある．多くは口渇があって，胃の膨満と圧重感がある．また酸臭のある噯気がみられ，胸やけを訴えることもある．嘔吐はよくみられる症状で，吐物は大量で，3，4日前に食べたものを混ずることもある．腹壁は弛緩して，やせた患者では，胃の膨隆をみとめ，蠕動不穏を望見することもある．

〔茯苓沢瀉湯〕　口渇と嘔吐と尿利の減少を目標として用いる．五苓散を用いる目標と似ているが，五苓散の場合は，吐いて水をのむとすぐにまた吐き，吐くとのどが渇く．のむとまた吐くという状態を繰返すが，茯苓沢瀉湯の嘔吐は，1日に1，2回の嘔吐で，前日または前々日あるいは，それ以前のものを吐く．この点がちがっている．上腹部は膨満して，この部でひどい振水音を証明する．

このような場合に，茯苓沢瀉湯をのむと，口渇が止み，尿量が増加し，嘔吐もやむ．幽門癌のために胃拡張を続発した患者に，本方を用いて，短期間ではあったが，嘔吐のおさまったことがあった．

〔生姜瀉心湯加茯苓〕　胃拡張の軽症で，茯苓沢瀉湯を用いるような口渇がなく，胃部の膨満，圧重感，嘔吐，噯気，胸やけなどのあるものに用いる．噯気は酸臭を伴うのを普通とする．

〔六君子湯・香砂六君子湯・化食養脾湯〕　これらの処方は全身の栄養が衰え貧血し，皮膚が菲薄となって弛緩し，四肢は冷えやすく，脈は微弱となり，心下痞，食欲不振のものに用いる．

〔丁香茯苓湯〕　六君子湯を用いる場合より，更に病症が進み，衰弱もひどく，嘔吐，腹痛がやまず，四肢厥冷，脈沈遅弱となったものに用いる．

〔半夏厚朴湯〕　幽門痙攣のために，胃拡張の症状を呈し，胃部の膨満，嘔吐を訴えるものに用いる．

〔旋覆花代赭石湯〕　噯気が主訴で，生姜瀉心湯，茯苓沢瀉湯などを用いても，効のないときに用いてよい．

胃潰瘍・十二指腸潰瘍

胃潰瘍と十二指腸潰瘍とは，ともに似た病気で，漢方の治療では特別の区別を必要としないので，ここではいっしょにのべる．

この病気は食事の不摂生で起こるばかりでなく，精神の緊張，過労なども原因となる．

多くの場合に，みずおちに痛みを訴えるが，全く疼痛のないこともある．痛みは食後すぐに痛むこともあり，食後2,3時間たって痛むこともあり，この空腹時の痛みは，食事をすると軽くなることがある．なおみずおちの部に圧痛を訴える．

出血は吐血として現れたり，下血として現れたりするが，あまり出血のないこともあり，慢性胃炎でも出血のくることもあるから，出血だけで，潰瘍の診断を下すことはできない．

〔清熱解欝湯〕　上腹部の疼痛を主訴とするものに用いる．殊に精神過

労ののちに発病したものによい．患者はまだ体力があり，舌は乾燥の傾向があり，苔のあることもある．腹にも，脈にもある程度の緊張があるものを目標とする．出血があっても，これでよくなる．

〔梔子甘草黄連湯〕　大塚の経験方で，みずおちから，胸にむかってはげしく痛むものによい．堪えがたいような，はげしい痛みを訴えるものに，頓服として用いて著効がある．山梔子3.0，甘草4.0，黄連1.0を1日量として用いる．

〔柴胡桂枝湯〕　腹壁が厚くて弾力があり，一般に腹筋の緊張を触れるものに用いる．また腹筋の緊張を触れなくても，腹力のあるものによい．痛みや胸やけのあるものには，茴香，牡蠣を加えてもよく，便秘のものには大黄を加える．

〔四逆散〕　柴胡桂枝湯証に似て，左右の腹直筋の緊張の強い者に用いる．これに呉茱萸1.5，牡蠣3.0を加えてもよい．

〔半夏瀉心湯〕　十二指腸潰瘍をたびたび繰返して，出血多量で，脳貧血を起こして昏倒したことのある人に，潰瘍を予防する目的で，心下痞鞕を目標にして，本方を用い，2ヵ年位連用した．その後10年あまりになるが，この患者は再び潰瘍にかからない．この患者は平素は食事が胸につかえて，あまり食がすすまないが，急に食欲が出てくると，潰瘍の前兆だと述べた．ところが，この薬をのむと，食欲がなだらかになって，食欲がないとか食がすすみすぎるということがなくなった．

〔当帰湯〕　冷え症で，血色もわるく，腹壁の緊張が弱く，脈も遅弱の患者で，痛みが心下部から胸に放散し，それが背にまで透るようなものによい．肋間神経痛とか，狭心症というような病名がつけられている患者に，本方で治るものがある．

〔茯苓瀉心湯加呉茱萸牡蠣甘草〕　心下痞鞕があって，振水音を胃部で証明し，胸やけがあり，胃痛の永びくものに用いる．

〔堅中湯〕　桂枝湯に半夏と茯苓を配した処方で，腹直筋は緊張しているが，腹筋は弾力に乏しく，心下で振水音を証明し，胃痛，嘔吐を訴えるものに用いる．これにも呉茱萸，牡蠣を加えるとよい．

〔三黄瀉心湯・黄連解毒湯〕　止血の目的で用いる．また胃痛のある場

合にも用いるが，その痛みはあまりはげしくない．腹部には弾力があり，軟弱無力の腹ではない．便秘の傾向のものには，三黄瀉心湯を用い，便秘の傾向がなければ，黄連解毒湯を用いる．酒客の吐血にはこれらの処方はよく効く．

〔旋覆花代赭石湯〕　胃痛は軽いが，噯気が止まず，胃部膨満，蠕動不安があって，腹力の弱い者に用いる．

〔安中散〕　胃痛があり，口に水が上ってきたり，胸やけがしたりするものに用いる．患者は冷え症で，腹に力がなく，臍部で動悸が亢進し，脈にも力のない者を目標とする．本方を用いてよい患者には，甘味を好むものが多い．

〔四君子湯〕　潰瘍が慢性となり，貧血，気力，体力ともに弱く，浮腫，食欲不振のものに用いる．脈は微弱で，腹部は軟弱である．胃痛の強いものや嘔吐のあるものには，丁香茯苓湯を用いる．

〔小建中湯〕　病気が永びき，体力が衰えた患者で，痛みの強いものによい．腹壁は菲薄で，腹筋が緊張しているが，弾力に乏しいものを目標とする．

〔甘草湯〕　傷寒論に「少陰病，咽痛のものは甘草湯を与う」とあって，本方は咽痛ばかりでなく，腹痛，痔痛，四肢痛などで急迫症状のはげしいものに用いて効があり，ヨーロッパでは胃潰瘍の薬として評判になり，日本でも追試されて薬効がみとめられた．しかし少陰病の徴候のある胃潰瘍に用いることがのぞましく，そうでないと尿利減少，浮腫，血圧上昇などが現われる．

少陰病については「少陰の病たる，脈微細にして但寐んと欲するなり」，と傷寒論にあり，少陰病では，新陳代謝の沈衰がみとめられるので，甘草湯を用いるにあたって，これらの点を考慮すれば，以上にあげた副作用はみられないであろう．

胃　　　癌

胃癌の初期は大した自覚症状のないこともあり，また胃炎や胃潰瘍にま

ぎらわしい症状を訴えるものもある．よくみられる症状としては食欲の減退，嗜好の変化，胃部の停滞感，噯気，悪心，嘔吐，腹痛などで病気の進行につれて，体重が減少し，疲労，倦怠感がはなはだしくなり，悪液質となる．

漢方薬で胃癌を確実に治すことはできないが，自覚症状を軽減し，進行を抑制することは，ある程度可能である．また胃癌と診断された患者が，漢方薬で全治することがあるが，これはその診断を疑ってみる必要があろう．

〔半夏瀉心湯〕　あまり体力の衰えていない患者で心下痞鞕，食欲不振，悪心などのある者に用いる．もし噯気の多いときは，生姜瀉心湯を用いるがよい．

幽門癌の患者に，半夏瀉心湯を与えたところ著効があって，2ヵ年あまりも生きのびた例がある．その患者を筆者が診たときは，発病10ヵ月ほどたっていて，幽門はほとんど塞がっていたが，手術の予後のよくないのを知っている患者は，漢方治療を希望して来院した．そこで心下痞鞕と心下部の鈍痛を目標に半夏瀉心湯を与えたところ，食がすすみ，心下のつかえがとれ血色もよくなり，肉がつき，治ったのではないかと思うほどによくなった．このようにして，レントゲンの検査では依然として癌は消えていないのに，患者は病気を忘れて，2ヵ年あまり仕事をしていた．

〔旋覆花代赭石湯〕　半夏瀉心湯を用いる患者よりも，体力が衰え，心下痞鞕，食欲不振，噯気のあるものに用いる．胃腸の蠕動不安，軽い腹痛，嘔吐を伴うものに用いてよい．また胃癌の患者で，体力の衰えている者の便秘にも，本方はよく効く．

〔四君子湯・六君子湯〕　病気が進行して，食欲がなくなり，悪心，嘔吐，貧血，浮腫のあるものに用いると，食欲が出て，気力が回復する．これを用いて，床を払って，外出することのできるようになるものもある．また手術後，再発したものにも用いて，一時軽快することもある．癌そのものは，よくなっていないのに一時的ではあるが自覚症状がよくなり，元気になる．

〔半夏地楡湯〕　胃痛，嘔吐，吐血などがあって，味の濃い薬のおさま

らないものに用いる．これは大塚家の家方で，胃癌の患者に常用したものである．

〔利膈湯〕　噴門癌で食物を嚥下すると間もなく吐き，そのときに粘液を多く混ずる者に用いると，嚥下が楽になる．これも一時的で，多くはまた吐くようになる．

急　性　腸　炎

下痢が主な徴候であるが，炎症が小腸に限局しているときには下痢しないこともある．また腹痛，腹部の雷鳴を訴えることもあり，結腸に炎症があるときは，疝痛様の疼痛があり，直腸がおかされると，裏急後重がみられる．重症では，数日で，ひどく衰弱し，小児や老人では，重症に陥りやすい．

〔甘草瀉心湯・生姜瀉心湯・半夏瀉心湯〕　以上3方ともに心下痞鞕，腹鳴，下痢を目標にして用いるが，悪心，嘔吐を伴うものにも用いてよい．腹痛を伴うこともあるが，はげしい痛みではない．下痢は裏急後重を伴うことはなく，さっと下る．下痢の回数の多いときは，甘草瀉心湯を用い，噯気を伴うときには生姜瀉心湯とする．

〔五苓散〕　乳幼児の急性腸炎に用いる場合が多い．口渇を訴えて，水や茶をよくのむのに，尿の出が少なく，水瀉様に下痢するものを目標とする．腹痛や嘔吐を伴うものにも用いてよい．

〔胃苓湯〕　五苓散と平胃散の合方で，五苓散の証に似て，腹がはり，ガスが多くたまるものによい．

〔理中湯〕　胃腸の弱い人が，腹を冷やしたり，冷たいものを飲んだりして，下痢するものによい．腹痛，嘔吐を伴うものにもよい．脈は沈遅または遅弱のものが多く，冷え症で，口渇はなく舌は湿っている．下痢しても裏急後重はない．乳幼児に多くみられる．

〔桂枝人参湯〕　傷寒論では，協熱下痢に，本方を用いている．本方は，理中湯に桂皮を加えたものであるから，理中湯を用いるような下痢で，表熱を帯びたものを目標とする．急性腸炎の初期で，下痢もあり，熱もある

ものに用いるので，葛根湯証との鑑別が必要である．葛根湯証では，脈が浮数で力があり，裏急後重を伴うけれども，本法では脈弱でやや緊を帯びることがあるのが，下痢に，裏急後重を伴うことはない．

〔葛根湯〕　発病の初期で，悪寒，発熱があって下痢し，裏急後重があり，脈浮数にして力のあるものに用いる．

〔桂枝加芍薬大黄湯〕　下痢の回数は多いが，1回の量は少なく，腹痛と裏急後重があって，たえず便意を催すものに用いる．多くは左腹部の腹壁は緊張して，圧痛があり，あるいはS状部に索状物をふれることがある．

〔芍薬湯〕　桂枝加芍薬大黄湯証にて，腹部の膨満感が強くて，口渇があり，食欲がなく，熱も高く，粘血便が出るものに用いる．赤痢様の下痢によい．

〔大柴胡湯〕　下痢のある患者で，胸脇苦満，心下痞鞕，悪心，嘔吐，口渇などのあるものに用いる．多くは腹痛と裏急後重があり，舌には褐色また黄色の苔がつき，脈には力があるものを目標とする．葛根湯を用いて悪寒がとれてのちに本方を用いることが多い．

〔四逆湯〕　はげしい急性の吐瀉病で，大量の水分が，上下に出て，急に水分が失われたために，手足は冷たくなり，手足の筋肉がひきつれ，脈は微弱となり，重篤な症状を呈したものに用いる．幼児，老人などにみられることが多い．また下痢に，はげしい，ひきつれるような，しぼるような腹痛を伴うことがある．

〔銭氏白朮散〕　平素から胃腸の弱い幼児にみられる水瀉性の下痢に用いる．嘔吐を兼ねるものにも，発熱のあるものにも用いてよい．

〔藿香正気散〕　夏の寝冷え，または寒冷なものにあたって，下痢，腹痛，嘔吐するものによい．

慢 性 腸 炎

慢性腸炎になると，腹部の不快感，膨満感，腹痛，腹鳴，下痢などを訴える．また下痢と便秘が交互にくることもある．結腸にガスが充満すると，

胸部を圧迫して心悸亢進，呼吸困難を起こすことがある．

〔真武湯〕　1日に2，3回から4，5回位の下痢で，それが永くつづいて治らないものに用いる．この処方の適する下痢は，腹痛を伴うことはあっても，軽く，裏急後重を呈することはまれである．またに大便を失禁することがある．大便は水様のもの，泡沫状のもの，粘液や血液を混ずるものなどいろいろである．

腹部は軟弱無力で，振水音を証明することがあり，ガスがたまる傾向がある．脈は沈弱，遅大弱のものが多く，足が冷える．疲れやすく，血色もすぐれず，舌は湿っていて，苔のないものが多い．下痢していても，食欲にはあまり変化のないものが多いが，下痢をおそれて，食を減じている者がある．

〔胃風湯〕　下痢が永くつづいて，患者が衰弱している場合に用いるので，真武湯証との区別がむずかしいこともあるが，本方は炎症が直腸にあって，粘血便を出し，裏急後重の気味のあるものに応ずる．本方は残存性の炎症が腸管の下部にあって，下痢のやまないものに用いるので，裏急後重は決して強いものではない．また下痢するときには，腹痛を訴え，大便が肛門に激突して音をたててぴちぴちと飛び散るのも，本方を用いる目標である．

直腸潰瘍にも用いてよく，これで全治したものもある．

〔啓脾湯・参苓白朮散〕　この2方は同じような下痢に用いる．下痢が永びき，栄養が衰え，皮膚に光沢がなく，枯燥し，貧血の傾向のものに用いる．この場合，裏急後重はなく，腹痛はあっても軽微である．真武湯を与えて，効のないものに，此方で治るものがある．

〔甘草瀉心湯・半夏瀉心湯〕　慢性のものでも，体力，気力ともに，まだ衰えず，心下痞鞕，腹中雷鳴，下痢のあるものに用いる．

血色のよいやや肥満した婦人で，沢庵をたべたり，牛肉をたべたりすると，すぐ下痢がはじまるものに，心下痞鞕，腹中雷鳴，下痢を目標にしてこの方を用い，数年間つづいた下痢がとまった．

〔断痢湯〕　甘草瀉心湯の証で，陰位に陥って下痢の止まないものに用いる．いろいろの薬を用いて効のないときに用いて効をとることがある．

虫　垂　炎

　急性のものは，食あたりに似て，腹全体が痛んで，嘔吐を伴うこともある．右下腹に疼痛が現われるのは，多くの場合，数時間たってからである．
　多くは熱が出るが，出ないこともある．大便は便秘することもあり，下痢することもあるが，下痢するものには，重篤なときがある．痛みのはげしいときは，腹壁が硬くなり，右の下肢を伸ばすことができなくなる．
　虫垂炎でも疼痛が臍下に現われたり，右下腹にくることもある．
　虫垂部の化膿がひどくなって，この部分が破れて，限局性の腹膜炎を起こしたり，ひどいときは汎発性の腹膜炎を続発する．
　急性症が一応軽快して，慢性に移行するものがある．
　近代医学では，虫垂炎は外科的処置によって治療することになっているが，漢方では多くの場合，内科的に治療できる．しかし手術的な処置をとった方が安全な場合もある．特に壊疽性のものは，往々にして，腹膜炎を起こして重篤に陥る危険があるから，早期に手術をした方が安全である．

〔柴胡桂枝湯〕　虫垂炎の初期で，腹痛がまだ右下腹に限局する前で，腹壁が一体に緊張しているものによい．

〔桂枝加芍薬湯〕　軽症に用いる．腹部が一体に膨満し，腹痛は右側下部に限局しているが，脈が緩で，全身状態のよいものに用いる．慢性のものにも用いることがある．

〔桂枝茯苓丸〕　亜急性のものや，慢性のものに用いる機会がある．一般状態は軽く，熱もなく，腹痛は軽く，右下腹部に鈍痛と圧痛があるものに用いる．これに薏苡仁 10.0 を加えてもよい．

〔真武湯〕　第2次世界大戦の末期から敗戦後の数年間は本方を用いる虫垂炎が多かった．本方は腹痛がはげしくて，下痢があり，粘液を下し，体温が高いのに，悪寒，足冷，脈弱数などの状がみられて，一般状態が重篤なものに用いる．

〔茯苓四逆湯〕　虫垂炎の重症やこじれたものには，真武湯や四逆湯のような附子の入った方剤を用いなければならないものがある．
　私はかつて，某医院に入院していたこじれた虫垂炎の患者に，本方を用

いて，著効を得たことがあった．この患者は腹痛，腹満が止まず，体温は39℃を超し，全身からは強い発汗があり，しかも悪寒，手足の煩熱，口乾を訴え，脈弱であったので，本方を用いた．

〔薏苡附子敗醬散〕　これにも附子が配合されているが，これは初期に用いることはなく，日数を経過し，しかも炎症症状は軽く栄養がわるく，皮膚が枯燥し，患部は限局して化膿の傾向がみられ，腹壁は軟弱で，熱性症状のみられないものに用いる．

〔大黄牡丹皮湯〕　30年あまり前には，本方を用いてよい虫垂炎患者が多かったが，この頃は本方を用いる患者をあまり診ない．外科的に処置する患者が多くなったせいかも知れない．

虫垂炎には，下痢を禁忌とする場合が多く，この処方には大黄と芒硝が入っていて瀉下作用があるので，その使用は慎重でなければならない．この処方を用いる目標は，脈が遅緊であること，腫瘍が限局性で，周囲に腹膜刺激症状がなく，一般状態が良好な場合は，本方を用いて，便通をつけてやるとよい．もし脈が大数または細数あるいは微弱であるようなときには，用いてはならない．この処方をのんだために，腹痛が増したり，不快感を訴えるようであれば，処方を変えるがよい．

〔大建中湯〕　病気がやや永びき，亜急性期に入ったもので，疼痛が強く，ガスのために，腹部が膨満し，腸の蠕動が亢進し，脈沈遅弱，または脈沈遅弦のものに用いる．また限局性の腹膜炎を起こしているときやダグラス窩膿瘍のあるものに用いる．これで大量の膿が大便とともに排泄されて頓挫的によくなった例がある．

腸管狭窄とイレウス（腸閉塞症）

腸管に狭窄があっても，腸の内容が円滑に通過できる間は，特別の症状を呈することはないが，通過がさまたげられると，便秘が起こる．また狭窄の上部で蠕動の亢進がみられ，ガスのために鼓腸が起こり，下痢を来たすこともある．狭窄が高度になると嘔吐が起こり，また腹痛，腹鳴，振水音をきくようになる．

この狭窄は，腸管内に腫瘍のできた場合，腸の癒着および隣接機関からの圧迫によっても起こる．

イレウスは腸の一部が閉塞して腸の内容が通過できないものをいい，多くは手術の適応症であるが，漢方治療で回復することもある．

イレウスの中でも，痙攣性のものや，腸の捻転によるものに，漢方治療で治った例がある．

〔桂枝加芍薬湯・小建中湯〕　この2方はともに腸の狭窄のために，腹満，腹痛を訴えるものに用いるが，患者が疲労し，症状に急迫的な面が強く現われているときには，小建中湯がよい．大便が快通しない場合でも，これで大便が出るようになるが，もしこれらで効のないときは，次の処方を用いる．

〔小建中湯合大建中湯〕　開腹術後の癒着などのために起こった狭窄に用いる機会が多く，腸の蠕動亢進と腹痛，便秘を主訴とするものに用いる．このような患者に，大黄などの入った下剤を用いると，腹痛がひどくなり，大便はかえって快通しなくなる．大塚はこの処方を中建中湯と命名して，癒着による通過障害の患者に用いて，しばしば著効を得ている．

またこの処方は，癒着のために一時的にイレウスを起こしたものに効を得ることがある．

〔大建中湯〕　腸の狭窄のために，痙攣性の腸管収縮を来たし，腸壁上に腸係蹄が膨出したり，没入したりする者に用いる．疼痛の部位は移動し，下腹から上腹部に向かう傾向がある．

本方は，痙攣性のイレウスで，腹痛のはなはだしいものにも効があり，大塚はこれで著効を得たことがある．

金匱要略には「心胸中，大いに寒え，痛み，吐して飲食する能はず，腹中の寒，上衝し，皮起こり出であらわれて頭足あり，上下痛んで触れ近づくべからざるは大建中湯之を主る」とある．そこで，この処方を用いる患者は，蠕動が亢進し，腹痛がはなはだしく，しかも腹が冷えてときに嘔吐をもよおすことを知る．

〔真武湯〕　腸の狭窄があって，下痢，腹痛，蠕動亢進のあるものに用いる．慢性腹膜炎または腸結核が治ったあとで狭窄を起こしたものに用い

る例がある．

〔旋覆花代赭石湯〕　狭窄のために，蠕動は亢進するが，腹痛はないか，あっても軽微で，噯気，嘔吐などを訴え，便秘の傾向のあるものに用いる．

〔当帰四逆加呉茱萸生姜湯〕　古人が「疝」とよんだ腹痛に用いる機会があるが，この「疝」という病気には，腸の癒着による狭窄が含まれている．そこで，本方を種々の治療に頑強に抵抗して治らない狭窄による腹痛に用いる．

〔附子粳米湯〕　イレウスを起こして，腹中雷鳴して時々切痛を伴い，嘔吐，吃逆があり，顔面は貧血性で四肢が厥冷し，脈が沈微となったものに用いて効を奏することがある．このような場合に，附子粳米湯に大建中湯を合方にした解急蜀椒湯を用いてよいこともある．

〔半夏瀉心湯〕　本方は心下痞鞕，腹中雷鳴，下痢または嘔吐のあるものを目標に用いるが，細野史郎氏は，本方を用いて，イレウスを治したという．

なお，以上にあげた処方は腸蠕動不穏症にも用いるが，特に大建中湯，小建中湯，小建中湯合大建中湯，附子粳米湯合大建中湯は，蠕動不穏を目標に用いる．

潰瘍性大腸炎

慢性に経過して，再発の傾向があり，粘液や血液のまじった下痢便がつづく．そのために，食欲は減じ，やせて貧血を起こすようになる．

〔柴胡桂枝湯〕　相見三郎氏の経験で，潰瘍性大腸炎に，本方が奏効することがわかり，追試してみるに，しばしば奇効を奏することがわかった．ことに神経性のストレスが原因と思われるものによい．

〔胃風湯〕　直腸に潰瘍があって，1日に10数回の粘血便を下し，排便時に，しぼるような腹痛のある老婦人に，本方を用いて効を得た．この婦人は，2年前より下痢し，左腸骨窩に索状物を触れ，圧痛があった．本方服用，半ヵ年で全治した．なお慢性腸炎の項を参照．

直 腸 癌

　直腸潰瘍, 痔核などに類似の症状を呈することがある. 便秘, 裏急後重, 下痢, 血液の付着した便などがみられる. 漢方で確実に, 根治できる薬がないので, 早期に手術するとよい. もし手術のできないとき, つぎの処方を用いて, 症状の軽快をはかるとよい.

　〔紫根牡蠣湯〕　本方は悪性腫瘍を用いて, ときどき奏効するので, 試用するとよい. このさい紫根は上等品を大量に用いるとよい.

　〔潤腸湯〕　便秘し, 大便に血液の附着するものに用いる. 大黄は適宜加減する.

　〔胃風湯〕　下痢し, 血便を下し, 裏急後重のあるものに用いる.

常 習 便 秘

　便秘は腸管の狭窄, 腸管の麻痺, 巨大結腸, 長結腸, 隣接臓器の腸管の圧迫などによって起こり, また腸管の弛緩によるもの, 腸管の痙攣によるものなどがある.

　便秘の中でも, 実証のものは, 治療が楽であるが, 虚証のものでは大黄などの下剤の入らない処方を用いなければならないものがあって, 工夫を必要とする.

　〔大柴胡湯〕　肥満体質で, 筋肉のしまりがよく, 胸脇苦満, 心下痞鞕があって便秘するものに用いる. 胆囊炎, 胆石症, 肝炎などに伴う便秘には, 本方の応ずるものが多い. また, 本態性高血圧症や肥満症の患者にみられる便秘にも, 本方の適応症が多い.

　〔桃核承気湯〕　婦人の常習便秘に用いてよい場合がある. この処方を用いる患者は, 瘀血の腹証としての小腹急結があり, 月経異常を伴い, 肩こり, 頭痛, のぼせなどを訴えるものが多い. 筋肉のしまりのよい婦人で, 便秘し, 月経不順, 月経困難などのある者に, 本方を用いる証が多い.

　〔麻子仁丸〕　緩和な下剤であるから, 老人, 体力の弱い人, 大病後の人の便秘に用いる. 便秘していて, 尿の回数も, 量も多いのを目標にす

〔潤腸湯〕　これも緩和な下剤で，滋潤の効があるので，体液が欠乏して皮膚，粘膜に枯燥の傾向のあるものを目標にする．老人の常習便秘には，本方の応ずるものが多い．

〔三黄瀉心湯〕　本方は興奮を鎮め，充血を去り，炎症を消し，出血を治する効があるので，のぼせ，興奮，不眠，不安などの傾向があって，便秘するものによい．これを丸剤として，三黄丸と名づけて販売しているものもある．神経症，高血圧症，更年期障害，脳充血，脳出血などの患者で，便秘するものに用いる機会がある．

〔小承気湯・大承気湯〕　これも実証の患者に用いる処方で，頑丈な体質で臍を中心にして，腹が全般的に膨満して弾力があり，脈にも力があって，便秘するものに用いる．大承気湯の方は，小承気湯よりも一段と腹満も強くて，腹力のあるものを目標とする．

〔大黄甘草湯・調胃承気湯〕　これを常習便秘に用いるときには，大黄甘草丸，調胃承気丸とした方が便利で，小承気湯や大承気湯のような腹満がなく，便秘もあまり強度でないものに用いる．

〔桂枝加芍薬大黄湯〕　腹部では下部が膨満し，腹直筋も緊張しているが，大柴胡湯を用いる場合のような弾力がなく，脈にも力のない患者の便秘に用いる．

〔小建中湯合大建中湯〕　腸管の癒着，狭窄などのために，便秘している患者には，大黄などの下剤の入ったものを与えると，ひどく腹が痛んで，便意をしきりに催すにかかわらず，大便の快通しないことが多い．本方は腹壁が菲薄で，腹に弾力がなく，脈も弱く，冷え症で，血色もすぐれないものを目標とする．腹直筋は緊張していることもあり，緊張せずに，軟弱であるものもある．

〔神効湯〕　古人が「疝」とよんだ病気による便秘に用いる．疝による便秘には，大黄剤の適しないものが多く，本方で快便の出るものがある．

本方を用いる目標は，冷え症で，のぼせ症で，腹がはって，よく腹鳴がする．背や肩がこる．大便が出そうで出ない．ときに軽い腹痛がある．このような症状があって，慢性の便秘に苦しむものによい．

〔加味逍遙散〕　婦人の患者で，大便が快通せず，大黄剤を用いると，少量でも腹痛を起こして下痢するものがある．このような患者に，本方を用いると，大便の快通することがある．

〔柴芍六君子湯〕　六君子湯を用いるような虚証の患者で，胃腸が弱く，食欲不振，食後の腹痛，倦怠感などを訴える患者で，便秘するものがある．これには柴芍六君子湯のよく応ずるものがある．

〔小柴胡湯〕　乳幼児は便秘を訴えることはまれであるが，もし便秘を訴えるようであれば，胸脇苦満の有無にかかわらず，本方を用いてみるとよい．これで自然便がでるようになるばかりでなく，食もすすみ，血色もよくなり，元気になる．

嘔　　　吐

嘔吐は急性，慢性のいろいろの病気にみられる症状で，悪心を伴うことが多いが，悪心のないものもある．どのような場合でも，嘔吐をまずとめることが，あとの治療をつづけるために必要であるから，嘔吐の手当は大切である．幸い漢方には嘔吐に対する処置がいろいろあるので，それについてのべよう．

〔小半夏湯〕　この処方は半夏と生姜との2味からなる味の淡白なもので，嘔吐して，飲食物は勿論，薬もうけつけないというものに用いて，嘔吐をとめる効がある．金匱要略には「諸の嘔吐，穀下るを得ざる者は，小半夏湯之を主る」とある．この処方に用いる生姜は必ず生のひねしょうがを用いなければならない．

〔小半夏加茯苓湯〕　小半夏湯に茯苓を加えたもので，心下に停水があって，嘔吐するものを目標とする．金匱要略には「先ず渇して後に吐するは，水心下に停ると為す．此れ飲家に属す．小半夏加茯苓湯之を主る」とあり，また「卒に嘔吐し，心下痞し，膈間に水あり．眩悸の者は，小半夏加茯苓湯之を主る」とある．これらによって，この処方はみずおちがつかえ，心下に停水があり，ときにめまいや動悸があり，また口渇があるものに用いるので，つぎに出てくる五苓散との鑑別が必要となる．小半夏加茯

苓湯では，五苓散の場合のようなはげしい口渇はなく，また1回に大量の水をどっと吐くということはなく，悪心があって，吐く．しかし小半夏加茯苓湯を用いても，嘔吐がとまらないようであれば，五苓散を考えてみるがよい．なおこの処方も，小半夏湯も，ともに1口ずつ冷たいものをのむようにするがよい．

〔五苓散〕 乳幼児の風邪や急性胃腸炎などのさいに，五苓散でなければ治らない嘔吐がくることがある．熱のある場合でも，熱のない場合でも，どちらでもよい．はげしい口渇と尿利の減少があって，嘔吐を繰返して訴える者を本方を用いる目標とする．嘔吐は1回に大量の水をどっと吐くのが特徴で，吐いたあとで，水をほしがり，それをのんでしばらくたつとまた吐く．吐くとまた水をほしがるので，このさい尿の出が少なくはないかをたずね尿利の減少があれば，本方の適応症である．多くの場合，1回または2回の服用で嘔吐がやみ，口渇もなくなり，熱のある場合は発汗し，尿利が増加して下熱する．また嘔吐に下痢を兼ねることもあり，嘔吐に腹痛を兼ねることもあり，嘔吐に頭痛を兼ねることもある．このような場合でも，口渇と尿利の減少を目標にして，本方を用いる．

〔茯苓沢瀉湯〕 本方は五苓散の猪苓の代りに，甘草と生姜を入れたもので，これも口渇と尿利の減少を伴う嘔吐に用いるが，五苓散とちがうところは，五苓散証ほどに，口渇がはげしくないのと，水をのんでもすぐ吐くことはなく，また回数も頻繁に繰返すことはない．朝たべたものを夕方に吐いたり，夕方たべたものを翌朝吐いたりする．金匱要略には「胃反，吐して渇し，水を飲まんと欲する者は，茯苓沢瀉湯之を主る」とあり，幽門狭窄，胃拡張などで吐くものに，本方を用いる機会がある．

〔乾姜人参半夏丸・烏梅丸〕 頑固につづく嘔吐，殊に妊娠悪阻の嘔吐に，乾姜人参半夏丸に烏梅丸を兼用して著効を得ることがある．また烏梅丸は回虫のための嘔吐に用いる．

金匱要略には「妊娠，嘔吐止まざるは乾姜人参半夏丸之を主る」とあって，小半夏湯，小半夏加茯苓湯などを用いても止まない嘔吐に，これを用いる．

〔小柴胡湯〕 急に熱の出た場合に，嘔吐のくることがある．乳幼児に

は特に多くみられる．傷寒論には「嘔して発熱する者は，小柴胡湯之を主る」とあって，嘔吐にひきつづいて熱の出る者に，小柴胡湯を用いてよい場合がある．急性肝炎，胆嚢炎，流感，猩紅熱，腎炎などの初期に本方が用いられる．胸脇苦満，心下痞鞕，舌の白苔などを目標にして用いる．

乳児が乳汁を吐いてやまないものに，小半夏湯，呉茱萸湯などを用いて効がなく，この方を用いて著効のあった例が方輿輗に出ている．

〔**大柴胡湯**〕　小柴胡湯を用いても嘔吐がやまず，便秘，腹満，胸脇苦満のあるものに，本方を用いる．

〔**呉茱萸湯**〕　はげしい頭痛に伴う嘔吐殊に片頭痛に用いられているが，頭痛がなくて，吐く場合にも用いられる．金匱要略には「嘔して胸満する者は呉茱萸湯之を主る」とあって，多くの場合，嘔吐すれば胸がすいて胸満が減ずるのを常とするが，もし吐いても胸満が減ぜず，ますます胸がはるのは呉茱萸湯を用いる目標である．呉茱萸湯の嘔吐では，悪心を伴い，吐物の1回量は少なく，五苓散証のように多量の水を吐くことはない．

呉茱萸湯証では，心下痞満があるので，小柴胡湯や半夏瀉心湯の腹証に似ているので，鑑別を要する．

〔**人参湯**〕　傷寒論に「霍乱，頭痛，発熱，身疼痛，熱多く，水を飲まんと欲する者は，五苓散之を主る．寒多く，水を用いざる者は，理中丸之を主る」とあり，理中丸は人参湯を丸薬にしたものである．霍乱は嘔吐と下痢を主訴とする病気であるが，下痢しないで，嘔吐だけのこともある．そこで，五苓散は「熱あるがため」であり，人参湯は「寒あるがため」であり，ここに両者の区別が生まれる．こんなわけであるから，人参湯証では，水をのみたがらないばかりでなく，尿は色がうすくて量も多く，冷え症で，口にうすい唾液のたまる傾向がある．脈も沈遅，遅弱のものが多い．

人参湯の嘔吐では，上腹部から胸にかけての疼痛を訴えるものがある．

〔**苓桂甘棗湯**〕　幼児の自家中毒症，ヒステリー性の嘔吐などに用いる機会がある．幼児の自家中毒症には，人参湯や五苓散を用いてよい場合もあるが，下腹または臍のあたりで動悸が亢進し，それが胸に向かって突きあげてくる気味で吐く．そのとき，腹痛を伴うこともある．

神経性の嘔吐に用いることもある．

　本方は発作性の心悸亢進を主訴するものに用いる処方で，古人が奔豚とよんだものを目標とする．金匱要略には「奔豚病は，小腹より起こって，咽喉に上衝し，発作すれば死せんと欲し，復た還り止む．皆驚恐より之を得」とあって，精神的のショックによって起こる心悸亢進を主訴とする病気である．

　大塚は，これで頻繁に起こる幼児の自家中毒症を治し，再発しないようになった例を持っている．

吃　　　　逆

　噦（えつ）ともいう．俗にいうしゃっくりである．吃逆は横隔膜の間代性痙攣で重篤な病気に併発することもあるが，特別の原因がはっきりしないで起こることもある．

〔**呉茱萸湯**〕　吃逆といえば，柿のへたを思い出すほどに，柿蒂は一般人の間に有名であるが，吃逆には，この呉茱萸湯の1日分で治るものが，意外に多い．

　呉茱萸湯で治る吃逆は，裏寒によるものであるから，手足が冷える．脈は沈遅である．食事をしないのに，腹殊に上腹部ははっている．ガスがたまっているという感じである．このような症状があって，吃逆が頻発すれば，本方を用いる．

〔**橘皮竹茹湯・橘皮湯**〕　この2方はともに金匱要略に出ていて「噦逆の者は橘皮竹茹湯之を主る」，「乾嘔，噦，若し手足厥する者は橘皮湯之を主る」とあり，吃逆に用いる処方である．有持桂里は，本方を推奨して，吃逆であれば，原因の如何を問わず，また脈と腹の様子如何にかかわらず，これを用いて効があるといい，症状の一段とはげしいものには橘皮湯を用いるとあるが，この頃の橘皮には苦味の強い上等品がなく，陳皮で代用しているので，ほとんど効がない．古方薬品考によれば，橘皮は白膜を去ったものを用いるとあり，白膜とは皮の内側の俗にいう甘肌であり，これを除くと，苦味が強くなる．30年ほど前には，いちいち白膜を削り去

ったものを売っていたが、この頃では、こんな手数をかける馬鹿正直な薬屋さんはいなくなったようである.

〔柿蔕湯〕 民間では、柿蔕だけをせんじてのむ傾向があり、これでも効くが、これに丁香と生姜を加えて用いる。この柿蔕湯は、呉茱萸湯や橘皮竹筎湯を用いても、効のないものに用いて効く.

〔小承気湯・調胃承気湯〕 これらは便秘があって、吃逆するものを治する処方である。金匱要略には「噦して腹満すれば、その前後を視て、何れの部が利せざるかを知って、之を利すれば即ち愈ゆ」という条文があり、また「千金翼の小承気湯は、大便通ぜずして噦し、数々譫語する者を治す」とあり、これらによって、小承気湯を吃逆に用いる場合のあることがわかる.

小承気湯を用いる目標は腹満と便秘で、脈にも力がある場合である。腹満、便秘があっても、腹水や腹膜炎の場合にくる吃逆には、本方を用いることはないと考えてよい。小承気湯には厚朴が配剤されていて、この厚朴には、筋肉の痙攣や緊張を治す効があることを思うと興味がある.

調胃承気湯は、腹満は軽微で、便秘しているものに用いる。岡田昌春は73歳の老人の吃逆をこれで治した.

〔四逆湯〕 重症の赤痢で、吃逆を発する者は、予後がよくない。本方を用いるとよい。有持桂里は、大病中の吃逆に四逆湯多しとのべている。加藤謙斎は、産後の吃逆は悪候なり、気門に灸し四逆加人参湯によろしとのべている.

黄　　　疸

黄疸という症状は、一見してすぐそれとわかるので、古代から、これに関する記載があり、金匱要略には黄疸病篇があって、茵蔯蒿湯、消礬散、梔子大黄湯、桂枝加黄耆湯、猪膏髪煎、茵蔯五苓散、大黄消石湯、柴胡湯、小建中湯、瓜蔕湯、麻黄醇酒湯があげられており、傷寒論には茵蔯蒿湯のほかに梔子柏皮湯、麻黄連軺赤小豆湯がある.

〔茵蔯蒿湯〕 急性肝炎による黄疸によく用いる。本方を用いる目標は

口渇と尿利の減少と便秘があって，上腹部が膨満して，悪心または嘔吐のある者で，まだ黄疸の現われないうちに用いてもよい．

〔茵蔯五苓散〕　本方は五苓散に茵蔯蒿を加えたもので，五苓散の証があって，黄疸のある者に用いる．そこで口渇と尿利の減少があって黄疸のあるものに用いる．茵蔯蒿湯を用いた後で，本方を用いることがあり，また初めから本方を用いることもある．

〔梔子柏皮湯〕　黄疸の軽症で，腹満も，胸脇苦満もなく，悪心，嘔吐，便秘，尿利減少などもないものに用いる．

〔当帰白朮湯〕　黄疸が長い間にわたって治らず，虚証になったものに用いる．黄疸に効くいろいろの方剤を用いても効がなく，心下の堅塊も縮小しないものに用いる．本間棗軒は，本方の奇効を推奨している．

〔大黄硝石湯〕　本方も急性期をすぎて，黄疸がとれず，便秘，腹満，尿利減少のものに用いる．

〔小建中湯〕　胆石の患者で，黄疸が現われて治らず，衰弱したものに，本方を用いて著効を得たと，矢数有道氏は報告している．

詳細は「症候による漢方治療の実際」を参照．

〔麻黄連軺赤小豆湯〕　日立製作所病院長の川西和夫氏は，本方が肝炎に効のあることを認め，かつて亜慢性黄色肝萎縮症に，本方を用いて奏効した例を報告している．

以上のほかに大柴胡湯，小柴胡湯なども黄疸のあるものに，単独で用いまた茵蔯蒿湯や茵蔯五苓散に合方して用いる．肝炎の項を参照．

肝炎・肝硬変

急性肝炎にはウイルスによる流行性肝炎と血清肝炎とが大部分をしめている．漢方の治療方針は，この両者によって区別する必要がなく，茵蔯蒿湯，茵蔯五苓散またはこれらに小柴胡湯や大柴胡湯を合方にして用いることによって，急速に回復する．

慢性肝炎や肝硬変では，急性肝炎のように急速の回復はのぞめないが，以上の薬方のほかに人参湯合五苓散，分消湯などによって，ある程度病症

の進行したものも回復する．すでに腹水が高度にたまった肝硬変も，これらの薬方を用いて全治することがある．

〔茵蔯蒿湯〕　急性肝炎で，熱が出て，何となく気分がわるく，胸がふさがったようで，食欲がなく，悪心のある者，このような場合は黄疸がなくても用いる．口渇と尿の不利と便秘が目標となるが，これが顕著に現われないこともある．流行性肝炎の大部分は，本方でよい．

〔茵蔯五苓散〕　口渇と尿の不利と黄疸を目標として用いるが，黄疸のないものにも用いてよい．急性，慢性を問わず用いる．

黄疸と腹水があって，肝硬変症と診断された患者に，本方を用いて，腹水がとれ，黄疸もなくなり，健康の回復した患者がある．

〔小柴胡湯合茵蔯蒿湯〕　本方は亜急性または慢性に移行したものに用いる機会がある．肝の肥大があり，疲労，倦怠，食欲不振があり，大便の快通しないものに用いる．大便の快通するものには大黄を去って用いてよい．血清肝炎には本方を用いることが多い．

〔大柴胡湯合茵蔯蒿湯〕　小柴胡湯合茵蔯蒿湯を用いる証よりも実証で，腹部が膨満し，便秘し，肝も肥大しているものによい．

〔小柴胡湯合茵蔯五苓散〕　肝の肥大があり，口渇と尿の不利があり，あるいは黄疸や腹水のあるものに用いる．腹痛を主訴として来院した50歳の男子，肝肥大と腹水がみられ，軽微の黄疸もある．肝硬変の疑いで，某大学に入院して検査をうけ，硬変症と診断されたが，2ヵ月の入院で，腹水は増加し，黄疸も強度になったので，退院して再び治を乞うた．そこで小柴胡湯合茵蔯五苓散を用いたところ，1ヵ月あまりで，腹水も黄疸も消え，半ヵ年ほどで，愁訴は全くなくなり，2ヵ年あまりの服薬で，ほぼ全治した．

〔人参湯合五苓散〕　某大学病院に入院中の肝硬変症の39歳の男子，腹水と下半身の浮腫と黄疸があり，衰弱がひどくて，ひとりでは寝返りもできない．

この患者は，衰弱がひどい点に，眼をつけて人参湯を与え，腹水と尿の不利に眼をつけてこれに五苓散を合して与えたところ，その夜から尿量が増加し，2週間ほどで腹水と浮腫が去り，1ヵ月ほどで黄疸もなくなった．

この患者は，今年65歳であるが，健在である．

〔**分消湯**〕　肝硬変からきた腹水が，これでとれることがある．45歳の婦人で，胃潰瘍の手術後，肝硬変になり，腹水がたまったものに，近代医学の治療に，本方を併用したところ，3週間で腹水がとれた．

胆石症・胆囊炎

胆石症は胆嚢または胆管に石のできる病気で，発作性のはげしい疼痛が上腹部に起こるのが特徴であるが，石であっても，疝痛発作のないこともあり，また右上腹部に鈍痛や圧重感を訴えるだけで，はげしい疼痛を訴えないものもあり，疼痛のあとで黄疸の現われることもある．

胆石症には胆囊炎を合併することがある．急性の場合だと高熱が出て，それと同時に右上腹部に疼痛を訴える．また黄疸のみられることもある．胆囊炎が慢性になるとあまり高くない熱が長い間つづいたり，時々痛みや熱が出たりする．

また胆石が原因ではなくて，胆嚢が細菌に感染して発病することもある．

胆石症も，胆囊炎も，漢方の治療にあたっては区別する必要がないので，いっしょにのべる．

〔**大柴胡湯**〕　胆石症の患者の多くは，右側に胸脇苦満を呈することが多く，便秘の傾向があり，体格も比較的頑丈で，実証のものが多いので，大部分は大柴胡湯の証である．この処方は，疝痛発作のないときにもつづけてのむ必要があり，これの服用によって，胆石が排泄されて治癒することもあり，またいつともなしに消失するものもある．胆囊を摘出したのちに，胆管に石があって疝痛発作を起こすことがあるが，これにも本方を用いることが多く，これで全治した例がいくつかある．

65歳の男子で，胆石のため胆嚢を摘出したが，半年ほどたってから，胆石のときと同じ疝痛発作が，5日から7日の間隔をおいて起きるようになった．発作時には，腹痛とともに，悪寒戦慄で高熱が出て，黄疸も現われる．主治医は，これに種々の抗生物質を用いたが効なく，私に治を乞う．

そこで右の胸脇苦満と便秘を目標に大柴胡湯を用い，黄疸がひどかった

ので、茵蔯蒿湯を合方にした。これをのむと3日目に、激しい腹痛とともに、そら豆大の石が下痢便とともに排泄され、それっきり、この患者は元気になった。

〔柴胡桂枝湯〕　大柴胡湯を用いる場合よりも虚証で、胸脇苦満も軽く、便秘せず、腹直筋が緊張しているのに用いる。胆石症の大部分は、大柴胡湯証を呈するが、ときに柴胡桂枝湯を必要とすることがある。胆嚢炎にも本方を用いることがある。

〔小柴胡湯〕　慢性の胆嚢炎で、症状は軽いが経過は永びき、体温が僅かではあるが上昇して、平熱とならず、右脇下に鈍痛のあるようなものに用いる。もし熱が高くて煩渇の状があれば、石膏20.0を加えるとよい。

〔大黄附子湯〕　金匱要略に「脇下偏痛して発熱し、その脈緊弦なるは、これ寒なり、温薬を以って之を下せ、大黄附子湯に宜し」という条文があり、胆石の疝痛発作時に頓服として用いることがある。

こんな例がある。

私の友人のS薬剤師は、漢方医学を研究していたので、自分が胆石症を病んだときには、大柴胡湯を用い、疝痛発作のときも、これをのむと疝痛が緩解していた。ところがあるとき、疝痛発作に、大柴胡湯を用いたが、これを吐いてしまってうけつけない。痛みはますます強くなる。そこで私が招かれ、診察してみるに、強い痛みがくるときに、脈が緊弦になる。痛みの弱いときは、脈がゆるんでくる。そこで大黄附子湯を与えたところ、のんで5分もすると痛みが楽になり、腹が突っ張っているような感じがとれて寝返りができるようになり、つづいてのんでいる中に、便通があって、全く疼痛が去った。

〔芍薬甘草湯〕　本方は筋の緊張をゆるめて、疼痛を緩解する効があるので、疝痛発作時に用いられる。

膵　臓　炎

急性膵臓炎は、肥満した中年の人がかかりやすく、突然にはげしい腹痛を起こし、顔面蒼白、冷汗、嘔吐などがみられる。腹膜炎を続発したり、

膵臓壊死を起こせば、重篤な症状を呈する。

この病気は胃潰瘍、胆石症、イレウス、虫垂炎、腎石などに紛らわしいが、疼痛は上腹部でやや左によった部位に起こり、血液をしらべると、膵臓から分泌される酵素が多くなっていることによって診断がつく。ところで、漢方の治療では、漢方流の診断によって、治療方針をきめるので、膵臓炎という診断がはっきりしなくてもつぎのような処方を用いてよい。

〔大柴胡湯〕　膵臓炎の患者には、肥満した人が多く、この処方を用いる場合がある。胸脇苦満、心下痛、便秘などがあれば、これを用いる。

〔柴胡桂枝湯〕　大柴胡湯証よりも虚証で、腹直筋が緊張し、便秘せず、腹痛のはげしいものに用いる。

〔小建中湯〕　腹痛がはげしく堪えがたいものに用いる。大柴胡湯を用いるような腹証を呈しているものでも、疼痛劇甚のものに用いてよい。

腹　膜　炎

腹膜炎でも急性化膿性腹膜炎は漢方治療の対象ではない。しかし虫垂炎などからくる限局性の腹膜炎には、漢方治療で治し得るものがある。

慢性腹膜炎には結核性のものが多く、これに滲出型と乾性型とがある。滲出型では、腹部が滲出液のために膨満するが、乾性型では、腹部の膨満は著明でなく、腹部の各所に抵抗のある圧痛部位を証明できる。また下痢したり、便秘したり、軽微な体温上昇がみられることがある。腹痛はひどくないが、癒着が広範囲にわたると、愁訴が多くなり、嘔吐を起こすこともある。

慢性腹膜炎は、漢方の治療対象となるが、結核性のものには、化学療法の併用を考慮する必要がある。

〔小建中湯・黄耆建中湯・当帰建中湯〕　乾性型の慢性腹膜炎には、これらの処方がよい。また滲出性のもので、滲出液の少ないものにも用いる。腹部が緊張または膨満して、硬結や圧痛のあるものによい。腹直筋は必ずしも緊張していなくてもよいが、下痢しているものはよくない。便秘の傾向のものに用いると、かえって排便が順調になるものがある。盗汗の多い

ものには黄耆建中湯を用い，下腹部殊に骨盤腹膜炎が主となっているものには，当帰建中湯を用いるがよい．なお慢性腹膜炎でも，38℃以上の高熱のつづくものには，小建中湯だけにたよらずに，結核の化学療法を併用した方がよい．

〔真武湯〕 慢性腹膜炎で下痢の傾向のものに用いる．腹部の膨満感と腹痛を訴えるが，腹部は一体に軟弱で，しかも硬結と圧痛の部位があり軽度の癒着症状のあるものに用いる．腸結核の疑いのあるものによい．また滲出液のたまっているものにも用いる．

〔柴胡桂枝乾姜湯〕 乾性型のもので，癒着型のものに用いる機会がある．硬結のあるものには，芍薬，別甲を加え，盗汗の出るものには，黄耆を加える．胸脇苦満は著明ではないが，真武湯を用いる患者よりも腹力があり，臍部で動悸の亢進する傾向がある．

〔柴胡桂枝湯〕 軽症で，まだ体力の衰えていないものに用いる．柴胡桂枝乾姜湯よりも実証で，腹壁は一般に緊張し，臍傍，腹直筋に沿って硬結を生じ，圧痛のあるものに用いる．

〔調中益気湯〕 本方は補中益気湯に茯苓，芍薬を加えた方で，病症は軽微であるが，体力が弱くて，慢性の経過を辿り，気力が弱く疲労倦怠を訴えるものによい．乾性型，滲出型ともに用いる．

〔分消湯〕 滲出液が大量にたまっているものに用いるが，腹部が緊満し，脈に力があり，便秘気味のものに用いる．気力，体力ともに衰えていない実証のものを目標とする．

〔行湿補気養血湯〕 滲出性のもので，栄養がわるく，気血ともに衰えたものに用いる．

腹　　　水

腹水は腹腔にうっ血性の漏出液が遊離状態でたまった場合をいい，炎症性滲出液のたまったものは，通例腹水とはよばない．

腹水は心臓，肺臓の病気，全身衰弱などによる循環障害の一症候として現われることがあり，また腎炎，ネフローゼなどに他部の浮腫と同様に現

われる．また門脈領域の血行障害の結果として，肝硬変症などのときにもみられる．

〔五苓散〕　腎炎，ネフローゼなどで，腹水のあるものによい．本方と口渇と尿利の減少を目標にして用いることになっているが，口渇をあまり強く訴えないものにも用いてよい．

〔五苓散合人参湯〕　肝硬変症からくる腹水に用いて著効をとることがある．数回穿刺して腹水をとったものにも用いてよい．

〔胃苓湯〕　腹水があっても新しく，患者の元気は衰えないものに用いる．尿量が減じ，口渇を訴えるものによい．

〔分消湯〕　体力が衰えず，脈が沈んで力があり，便秘がちで，腹壁はよく緊張して，体位の変換によって腹形の変化しない場合に応用する．要するに，あまり虚証にならないものに用いる．

〔補中治湿湯〕　本方は虚証の浮腫に用いる．症状が永びき衰弱しているものによい．

〔桂姜草棗黄辛附湯〕　バンチ病で，腹水のあるものに，本方を用いて腹水の去ったことがある．金匱要略に「気分，心下堅，大なること盤の如く，辺旋杯の如きは，水飲のなすところ，桂姜草棗黄辛附湯之を主る」とあるによって，用いたのである．

〔苓甘姜味辛夏仁湯〕　竜野一雄氏は，本方で腹水の去った例を報告している．

〔大青竜湯〕　佐藤省吾氏は，これで腹水の去った例を報告している．苓甘姜味辛夏仁湯は表証がなくて裏に水のあるものに用い，本方は表証があって裏に熱があって，水を伴うものを治する効がある．

回　虫　症

回虫が消化管内に生息していても，なんらの症状を起こさないですむこともあるが，また一方では腹痛，嘔吐，痙攣，高熱など，種々雑多の症状を呈する．

徳川時代には，回虫症が多かったために，回虫症だけをとり扱った書物

が数種刊行された．これらをみるに，回虫症の治療は，つぎの如く要約できる．

攻める場合すなわち駆虫，補う場合すなわち安蛔と，温める場合と冷やす場合と，これらを組合せたものからできていて，それぞれの病状によって取捨選択して用いる．

〔三味鷓鴣菜湯〕　普通一般に用いる駆虫剤で，回虫が上って胃にいるときには効がなく，腸にいるときに用いる．回虫症の予防のために，平素これを用いる．

〔理中安蛔湯〕　本方はもともと腸チフスのような熱病のさいに，回虫を吐き，手足の厥冷する者を治する方剤であるが，熱病の場合に限らず，胃腸が弱く，腹に力がなく，手足が冷え易く，下痢の傾向があって，回虫を吐くものに用いる．また胃部が冷えて，腹部の不快感，腹痛などがあって，口にうすい唾液がしきりにたまるものによい．これは温補安蛔の方である．

〔清中安蛔湯〕　これは胃に熱状があって，回虫を吐くものに用いる．これは胃の実熱を目的として用いる瀉剤で安蛔を兼ねている．そのため理中安蛔湯にくらべて，腹部が充実し，脈にも力があり，手足厥冷の候のないものを目標とする．

〔烏梅丸〕　古人が蛔厥とよんだものに用いる．その状は，寒と熱が錯綜して，手足厥冷，煩躁，胸腹痛などがあって，回虫を吐くものである．

〔甘草粉蜜湯〕　甘味のある方剤で，急迫を治する効が顕著である．そこで，種々の駆虫剤が応ぜず，あるいはかえってこれらの薬によって，疼痛がはげしくなりあるいはこれらの薬を吐く場合に用いる．

また回虫に限らず，胸腹痛がはげしくて堪えがたいものや諸種の薬をのんで嘔吐の止まらなくなったものにも用いる．

〔椒梅瀉心湯〕　本方は半夏瀉心湯に山椒と烏梅を加えた方で，心下痞鞕，腹中雷鳴して，胸腹痛を訴え，あるいは悪心，嘔吐があり，うすい唾液をたびたび吐くものに用いる．

条　虫　症

　条虫があっても，特別の愁訴のない場合もあるが，腹痛，食欲不振，悪心，嘔吐，下痢，貧血，耳鳴その他の神経症状を起こす．条虫には，広節裂頭条虫，無鈎条虫，有鈎条虫の別があるが，治療は同じである．

〔六味海人湯加榧実石榴根皮〕　本方は寸白虫を治して偉効があると山田業精が推奨しているもので，この処方の中の檳榔子を去った7味を法の如く煎じ，その汁で檳榔子粉6.0を1日にのむ．榧実は20.0石榴根皮は5.0を用いる．これを夕食をぬいて，つぎの日の早朝空腹時に半分のみ，正午前に残りをのむ．

　なお榧の実だけでも，効がある．これについて，大沢勝博士は，つぎのようにのべている．

　「大体一握りの榧の実は，100～150gの間にあります．使い方としては榧の実を一晩水につけ十分ふやけさせて，それをつぎの早朝細かく砕いて，その全量をのみます．そうしますと大抵8,9時間，すなわち午後2時から3時頃になると頭もろとも非常にきれいに出てしまう云々．」

蟯　虫　症

　蟯虫は夜間になると，肛門から這い出て，会陰，腟を刺激し，そのために，かゆみを訴え，睡眠がさまたげられる．亀頭炎，陰茎勃起，精液漏を来たし，女子では白帯下をみることもある．

〔三味鷓胡菜湯〕　これを連続して使用するとともに，食酢でたびたび浣腸する．

〔雄黄薫〕　雄黄20.0もぐさ20.0をよくまぜて紙に包んで7条とし，米糊で封じて線香のようにし，1日に1条ずつ火鉢にあてて患者の肛門に煙をあてる．このさいには，肛門にゴマ油のようなものをぬっておくとよい．

十二指腸虫症（鉤虫症）

　この病気にかかると，貧血があらわれて動悸，息切れを訴えるようになり，胃のつかえ，腹部の膨満感，悪心，嘔吐などの消化器障害がみられ，爪が光沢を失って，そりかえってもろくなる．また頭痛，耳鳴その他の神経症状が現われることもある．

　〔緑礬丸〕　津田玄仙が黄胖病を治すること神のごとしと推奨した処方で，十二指腸虫症に効がある．下痢している者にも用いてよいが，陰証の下痢には，まず真武湯を用いて下痢がとまってから，これを用いるとよい．本方は長期にわたって用いても，副作用がない．

　緑礬丸の中の神麴を去ったものを玄仙は，治肝丸と名づけ，これを不換金正気散の煎汁でのむと，大抵50〜60日で治するとのべ，また本方をのむと大便が黒色になるが，驚くことはないとのべている．

　〔連珠飲〕　動悸，息切れ，貧血を目標にして用いる．特に十二指腸虫を駆除する薬方を用いず本方を用いるだけで治癒することもある．

5. 腎疾患

　日本透析医学会の統計調査によると，わが国において，1999年末で維持透析を受けている患者は，197,213人で，さらに1999年に新たに透析導入された患者は，30,438人であり，これらの患者の原因疾患は，糖尿病性腎症（36.2％）が最も多く，ついで慢性糸球体腎炎（33.6％），腎硬化症（7％）である．

　慢性糸球体腎炎の発症機序や進展機序については，免疫機序やサイトカインなどが関与していると考えられてはいるが，まだ不明のままであり，根本的治療法も確立されていない．したがって漢方治療が期待されているわけであるが，器質的でしかも進行性に経過する腎疾患に対する漢方治療は限界があり困難なものである．

　北里研究所東洋医学総合研究所の花輪壽彦所長は，「漢方治療のよい適応は，無症候性血尿や慢性腎炎の軽度から中等度の血尿・蛋白尿に対してである．免疫学的には，微小変化型ネフローゼ症候群のように腎実質体に大きな組織学的損傷がなく，免疫機構に問題があるような病型である．」と述べている．

急性腎炎症候群

　急性腎炎症候群の代表的なものは，溶連菌感染後に発症する急性糸球体腎炎である．

　上気道感染（特に扁桃腺）または皮膚感染後1～3週間後に発症する．

　漢方医学の経絡の系統から考えると，扁桃は足の少陰腎経に属するから，扁桃と腎の関係は密接である．

　臨床症状は，浮腫，高血圧，血尿・蛋白尿の三大症状である．血清のASOやASKが上昇し，血清補体価が減少する．

　治療方針は安静，保温，食事療法が基本である．食事療法は高カロリー

食とし,水分,塩分,蛋白質を制限する.

薬物療法は感染病巣があれば,抗生物質を使用する.症状に応じて利尿薬,降圧薬を用いる.

漢方治療は,急性腎炎の保存療法として有用である.

〔小柴胡湯〕 浮腫がなくて,発熱,悪心,食欲不振,心臓部の圧迫感,胸脇苦満などのあるものには小柴胡湯を用いる.

反復性扁桃炎があるなら,小柴胡湯加桔梗石膏を用いる.

〔五苓散〕 浮腫と尿利減少と口渇を目標にして用いる.頭痛や嘔吐を治する効もあるので,これらの症状のあるものに用いてよい.また口渇のあまり著明でないものに用いてよい.

〔柴苓湯〕 小柴胡湯と五苓散の合方である.胸脇苦満と浮腫,尿量減少などを目標にして用いる.

注)

以前,越婢加朮湯,小青竜湯は急性期の浮腫に用いられたが,利尿薬が発達したことにより,あまり利用されなくなった.また,麻黄に含まれるプソイドエフェドリンにプロスタグランジン生合成阻害作用が想定され,腎血流量を低下させて腎機能を悪化させる可能性があるので,高齢者や腎障害のある患者には麻黄剤は慎重に投与する必要がある(松田邦夫,稲木一元:臨床医のための漢方.(株)カレントテラピー,1987.漢方治療のファーストステップ,南山堂,1998).

慢性腎炎症候群・ネフローゼ症候群・IgA 腎症・糖尿病性腎症

1. 慢性腎炎症候群

慢性腎炎症候群は,蛋白尿,血尿,高血圧を伴って徐々に腎不全に進行する症候群と定義されている(WHO).

この疾患は,組織学的に分けると,原発性糸球体腎炎が最も多い.その中で,IgA 腎症が最も多く,ついで非 IgA 腎症,膜性腎症,巣状糸球体硬化症,膜性増殖性糸球体腎炎などである.

2. ネフローゼ症候群

ネフローゼ症候群は、高度の蛋白尿、低蛋白血症があり、高脂血症と強い浮腫が見られることが多い．原因疾患として、微小変化型ネフローゼ症候群、巣状糸球体硬化症、膜性腎炎、膜性増殖性糸球体腎炎などがあり、二次性ネフローゼ症候群として、糖尿病性腎症、ループス腎炎、アミロイド腎などがある．

3. IgA 腎症

IgA 腎症は糸球体メサンギウムの増殖性変化とメサンギウムから係蹄壁に IgA を主体とする沈着を示す原発性糸球体腎炎である．わが国の原発性糸球体腎炎の 40～50% を占めている．

診断は、持続的顕微鏡的血尿と持続的または間欠的蛋白尿であり、血清 IgA が高値であると本症であることが非常に疑われるが、確定診断は腎生検による．

4. 糖尿病性腎症

糖尿病性腎症は、糖尿病の合併症で、慢性的高血糖が原因と考えられ、1999 年には新規透析導入患者の第一となるほど増加している．

糖尿病腎症の予防は、血糖のコントロールを良好に維持していくことである．

これらの腎疾患に対する根本的な治療法はまだ確立していない．したがって生活指導、食事療法が重要である．薬物療法は、高血圧、浮腫があれば降圧薬、利尿薬を用いる．蛋白尿を減少させることは腎障害の進行を抑制するので、低蛋白食のほか薬物としては、抗血小板薬、抗凝固薬、アンギオテンシン変換酵素阻害薬、副腎皮質ステロイド薬、免疫抑制薬などが用いられる．

漢方療法は腎障害に伴う疲労感、食欲不振、貧血、浮腫などの自覚症状の軽減と体調を改善する目的で行われる．また現代医薬と併用することによって効果の増大と有害作用の軽減が期待できる．

〔柴苓湯〕　小柴胡湯と五苓散の合方である．胸脇苦満があり、口渇、尿量減少、浮腫などを目標にして用いられる．そのほか食欲不振、悪心、下痢などを伴うことがある．

腎疾患の漢方治療の第一選択として最もよく用いられている．

最近，現代薬理学的研究により詳細な検討が加えられ，抗炎症作用，抗血小板凝集作用，ステロイド補強作用，免疫調節作用，細胞膜保護作用，活性酸素消去作用などが明らかにされている．ステロイド薬とよく併用される．

〔小柴胡湯加黄連茯苓〕　浮腫がなくて，発熱，悪心，食欲不振，胸脇苦満などのあるものには小柴胡湯を用いる．また，亜急性期または慢性化した腎炎で浮腫がないかあっても軽度のものには，小柴胡湯加茯苓 3.0，黄連 1.5 を用いる．

〔五苓散〕　急性，慢性をとわず，また腎炎であろうと，ネフローゼであろうと，浮腫と尿利減少と口渇を目標にして用いる．また口渇のあまり著明でないものにも用いてよい．

〔七物降下湯〕　体力やや虚弱で，最低血圧の高いものに用いる．

〔補中益気湯〕　体力の低下した人で，浮腫傾向はなく，易疲労感や全身倦怠感，食欲不振，寝汗などのあるものに用いる．

〔当帰芍薬散〕　体力，腹力低下し，貧血，浮腫の傾向があり冷え症のものに用いる．胸脇苦満はない．

〔真武湯〕　虚証で顔色不良，冷え症で疲れやすく浮腫傾向がある．慢性腎炎から腎不全に広く使用される．

〔八味地黄丸〕　慢性化し軽度の浮腫や蛋白尿，高血圧を伴うものに用いる．老化に伴う腎機能低下のあるものに使用されることが多い．浮腫がなくて，蛋白尿と高血圧を主訴とするものには釣藤鈎 3.0，黄柏 1.5 を加えた方がよい．

〔牛車腎気丸〕　牛車腎気丸は，八味地黄丸に牛膝，車前子を加えた処方で，利尿作用を増強させたものである．両者とも糖尿病性腎症によく用いられる．

注）クレアチニン値 4 mg/d*l* 以上の高度腎障害例では，八味地黄丸，牛車腎気丸は悪化因子となることが多いので注意を要する．

（三潴忠道：慢性腎不全・尿毒症．漢方治療指針，緑書房，1999）

〔分消湯〕　ネフローゼの患者で，浮腫があり，殊に腹水が著明で，腹

部が緊満し，脈が沈んでいて力のあるものに用いる．これで頑固な浮腫のとれることがあるが，これも実証のものを目標とする．

〔補中治湿湯〕　気力体力ともに衰え，しかも浮腫が長びいて去らないものに用いる．本方の当帰，木通，升麻を去って，沢瀉，白朮を加えて，補気健中湯と名づけ，浮腫があって腹水のあるものに用いる．

〔導水茯苓湯〕　これは虚証と実証の中間型の浮腫に用いる漢方で，浮腫がひどいものに用いる．しかし毛孔から水が自然ににじみ出るようなものは虚証であるから，これを用いても効がない．

〔柴胡加竜骨牡蠣湯〕　浮腫はないが，血圧が高く，尿量が少なく，便秘，心悸亢進，胸部圧迫感などのあるものに用いる．肥満体質で，胸脇苦満，上腹部の膨満がある．

無症候性蛋白尿・血尿

蛋白尿，血尿が持続して認められ，浮腫，高血圧などの症状や腎機能障害が認められない場合に無症候性蛋白尿・血尿という．検診などで偶然に発見されることが多い．

本症候群には原発性糸球体腎炎のほか，種々の腎尿路疾患が含まれている可能性があるので各種検査や経過観察により鑑別する必要がある．経過観察により，血尿，蛋白尿が持続し改善傾向のないもの，または増悪するもの，血尿と蛋白尿が同時に存在するものは腎生検を行う必要がある．

無症候性蛋白尿・血尿は漢方治療のよい適応である．

〔柴苓湯〕　無症候生蛋白尿に用いる．
〔猪苓湯〕　無症候性血尿に用いる．
〔桂枝茯苓丸〕　瘀血症を目標に血尿に用いる．
〔補中益気湯〕　易疲労感のあるものに用いる．
〔当帰芍薬散〕　体力の低下した，冷え症のものによい．

腎　不　全

　腎機能が低下し、体液の恒常性維持ができなくなった状態である。慢性腎不全の原因は慢性糸球体腎炎、糖尿病性腎症などがその大部分を占める。

　治療の基本としては、自己の生活習慣、食事療法、血圧管理が重要である。漢方治療により全身状態を改善し、血液透析導入を遅らせることがある程度可能である。

　大黄や大黄を含む漢方方剤（温脾湯など）に BUN などの低下作用が報告されている。便秘があれば大黄剤（温脾湯、桃核承気湯、大黄甘草湯）を試みる。しかし、臨床の実際では、腎機能不全が進むと全身状態が悪くなり、大黄剤を服用できない場合が多い。

　伝統的な使い方による当帰芍薬散、五苓散、人参湯、補中益気湯、真武湯がよい。

　透析合併症として、透析不均衡症候群に五苓散、柴苓湯が試みられ、こむらがえりに芍薬甘草湯が効果がある。

　皮膚の瘙痒に当帰飲子、黄連解毒湯、restless leg syndrome に九味檳榔湯、黄連解毒湯。

　貧血や低栄養などの全身状態の改善には十全大補湯、補中益気湯などが試みられている。

　このように現代医薬と漢方薬の適正な使用により、QOL の向上を図ることが漢方治療の目的である。

（花輪壽彦：漢方診療レッスン．金原出版、1995）

腎　盂　炎

　腎盂炎は、腎盂が細菌感染により起こる病気で、大部分は膀胱からの上行性感染で、起炎菌は大腸菌が多い。女性に多く、男性では前立腺炎を合併している場合が多い。

　症状は、突然の悪寒戦慄を伴う高熱によって発病し、熱は多くは弛張熱

で，排尿時痛，頻尿が見られる．患側の腎臓部の腰痛と叩打痛がある．尿は混濁し沈渣で多数の白血球と細菌，白血球円柱が見られる．

　膀胱尿管逆流現象，尿路閉塞などの異常を伴うものは慢性化しやすい．

　診療方針の第一は起炎菌に対する有効な化学療法である．そして基礎疾患のあるものは，その治療を行う．

　漢方治療の適応は化学療法によって急性症状が去っても，慢性となって再発を繰り返すものや，微熱などが続くもの，倦怠感，食欲不振，体力の低下などが続く場合である．化学療法との併用を行う．

〔猪苓湯〕　尿意頻数，排尿痛，口渇のあるものを目標とする．また，猪苓湯合四物湯として用いてよい場合もある．ややこじれたものには，後者がよい．

〔小柴胡湯〕　膀胱炎の症状があまりなくて，往来寒熱，口苦，舌白苔，悪心または嘔吐，食欲欠乏を目標とする．

〔柴胡桂枝湯〕　腎臓部に疼痛があって，往来寒熱，悪心，嘔吐などのあるものを目標として用いる．

〔大黄牡丹皮湯・桂枝茯苓丸料〕　腎臓部に疼痛と圧痛があって，この部が腫脹し便秘するものには，大黄牡丹皮湯を用いる．便秘しなければ，桂枝茯苓丸料を用いる．

〔大柴胡湯〕　小柴胡湯に似て，腹痛，便秘，舌黄苔のものに用いる．

〔清心蓮子飲〕　慢性の腎盂炎で，膀胱炎の症状を伴わない熱はあまりなく，胃腸の虚弱な人で，食欲がなく，または悪心，下痢などの傾向のあるものによい．

〔滋陰降火湯〕　亜急性のもので，熱がつづき，口渇，自汗，臍上の動悸亢進があり，尿の混濁がひどいものによい．

6. 内分泌・代謝疾患

糖　尿　病

　膵臓から分泌されるインスリンの量が不足するために起こる病気で，血中のブドウ糖の量が増加し，尿にも糖が出るようになる．

　症状としては口渇，多尿，空腹感，疲労倦怠，性欲減退，体重の減少，外陰部のかゆみを訴え，フルンケル，カルブンケルなどができやすくなり，神経痛，白内障，肺結核，歯槽膿漏などが起こりやすくなる．しかし軽症では以上の症状がはっきり現われず，偶然の機会に糖尿病を発見することがある．

　糖尿病に似た症状を呈し，これと区別を要するものに，一過性糖尿，腎性糖尿病がある．

　〔八味丸〕　金匱要略に「男子の消渇は，小便反って多く，一斗を飲むを以って，小便一斗なるは，腎気丸之を主る」とあり，腎気丸と八味丸は同体異名である．これによって，本方を糖尿病に用いる．

　本方は，元来，口渇，多尿，疲労倦怠，腰痛，性欲減退などを目標にして用いるから，糖尿病に用いることが多い．ただし胃腸障害があって食欲不振，嘔吐，下痢などがみられる場合には用いないがよい．

　〔大柴胡湯加地黄〕　糖尿病でも，比較的初期で，体力があり，腹部が膨満して胸脇苦満が著明のものに用いる．便秘の状がなければ，大黄を去って用いる．

　〔白虎加人参湯〕　本方も，比較的初期で，体力もあり，血色もよく口渇と多尿を主訴とするものに用いる．

　〔麦門冬飲子〕　糖尿病で肺結核を併発し，栄養が衰え，皮膚が枯燥し，口渇，多尿があって，咳嗽のあるものに用いる．

　〔四君子湯〕　病気が進行して，衰弱が甚しく，食欲もなく，貧血し，下肢に浮腫がみられ，脈も微弱となったものに用いる．

〔防風通聖散〕　腹部が全体に膨隆し，のぼせ，頭痛，肩こりなどを伴う肥満体質者に用いる．大黄，芒硝が配されているので通常は便秘がちの者に用いる．便秘がちでない者には大黄，芒硝を去って用いる．

痛　　　風

　今日，痛風とよばれている病気は，血液中に尿酸が蓄積して，末梢の小さい関節に腫脹とはげしい疼痛を起こす病気であるが，徳川時代の漢方の書物に痛風とあるのは，今日の痛風ではなく，むしろ関節リウマチと考えられる．

　痛風は中年の栄養のよい男子に多く，突然，夜間睡眠中に発作が起こり，罹患関節は赤く腫れ，はげしく痛む．発熱を伴うことが多い．発作は2，3日つづいておさまり，また起こる．

〔越婢加朮湯〕　発作のときばかりでなく，平素からこれをのんでいると，発作を予防する効がある．しかし体質が虚弱で，胃腸の弱い人は，食欲がなくなったり，疲労倦怠を訴えるものがある．

〔当帰拈痛湯〕　これを痛風に用いるのは，百々漢陰のつぎの説によった．

「それは足にでき物が出来て，赤く腫れるものである．これは元来，湿熱よりくるもので，美食家で，脾胃の湿熱の盛んな人に多くあるものである．不案内な外科医は赤く腫れているのを見て，口を開けたがるものである．余程，病のすじを知らないと，口をあけたらよかろうかと考えるのは無理もない．」

高　脂　血　症

　眼瞼部に黄色腫，皮下に結節状の脂肪結節を呈することがあるが，多くは無症状で定期健康診査時にたまたま発見される．肥満，更年期，アルコール過剰摂取との関係が指摘される．

〔防風通聖散〕　腹部が全体に膨隆し，のぼせ，頭痛，肩こりなどを伴

う肥満体質者に用いる.

〔防已黄耆湯〕　水ぶとり体質のものに用いる．女性に用いることが多いが，男性にも用いられる．

〔桂枝茯苓丸〕　腹診で瘀血の証の認められる女性に用いる．のぼせ，高血圧などを伴っていることが多い．

〔大柴胡湯・柴胡加竜骨牡蠣湯〕　胸脇苦満の認められる虚実中間証から実証にかけての者に用いる．

肥　　　満

肥満は，脂肪が体内に蓄積された結果起こる．

肥満になると，からだが重くて，軽快な体動ができなくなり，疲れやすく，息切れを訴え，心肥大，高血圧，動脈硬化，便秘などを起こしやすく，性欲減退，月経不順などを来たしやすい．

〔大柴胡湯〕　肥満した体質で，筋肉のしまりがよく，胸脇苦満，心下痞満，便秘，肩こりなどのあるものに用いる．便通が１日に１，２回快通する程度に大黄を加減する．これを連用していると，腹部膨満が減じ，からだが軽く動くようになる．血圧の高い場合は，血圧も下がり，呼吸も楽になる．

〔防風通聖散〕　胸脇苦満はなく，腹部膨満の気味があって，便秘するものに用いる．

〔大承気湯〕　腹部膨満が高度で抵抗と弾力があって，高度の便秘があるものに用いる．大柴胡湯では上腹部の膨満が主で胸脇苦満があるが本方は臍を中心にして膨満しているものを目標とする．肥満の患者で月経がとどこおっている者に，本方を用い，月経が快通したことがある．

〔柴胡加竜骨牡蠣湯〕　大柴胡湯を用いるような腹証の患者で，動悸，呼吸促迫，めまい，不眠，性欲減退などのあるものに用いる．

〔防已黄耆湯〕　肥満の患者には，実証の者が多く，下剤の配合された薬方が主として用いられるが，ときには下剤を使用できないものがある．婦人の患者で，色が白く，筋肉が軟弱で，俗にいう水ぶとりの状で発汗し

やすく，疲労しやすく，疲労すると浮腫の現われるものには，本方がよい．夏になると汗のため，下腹や大腿部がびらんするものにも本方がよい．

〔九味半夏湯加赤小豆〕　中年以降になって肥満し，のぼせ，めまいなどのあるものに用いる．

〔大黄牡丹皮湯・桃核承気湯・桂枝茯苓丸〕　月経の過少または月経がとどこおりがちで，肥満している者には，瘀血によるものがある．腹診によって瘀血の証をみとめたならば，以上の薬方を選用する．

甲状腺機能亢進症（バセドウ病）

甲状腺における甲状腺ホルモンの産生が過剰となる病気で，この病気にかかると，甲状腺が腫れ，心臓の鼓動が多くなって，脈は 100〜150 にも達し，ときに結滞し，臍部でも動悸を強く感ずるようになる．また，手指がふるえるようになり，汗が出やすく，眼球は突出し，疲れやすく，また神経質になって，物事に感動しやすくなる．女性では月経が不順となり，食べてもやせる．

〔炙甘草湯〕　男性のバセドウ病には，これで効のないものがあるが，女性では多くの場合にこれで奏効し，脈拍も落ちつき，甲状腺の腫れもとれ，眼球も正常となり，すべての状態が好転する．1ヵ年から，3ヵ年は連用するがよい．本方は，脈の結滞と動悸の亢進を目標にして用いるが，脈の結滞のないものにも用いてよい．

〔半夏厚朴湯合桂枝甘草竜骨牡蠣湯〕　炙甘草湯のような地黄の入った方剤を用いると，胃腸障害を起こして，服用をつづけることのできないものがある．このような患者で，神経過敏で，動悸の亢進，脈拍頻数のものに用いる．

〔柴胡加竜骨牡蠣湯〕　発病初期で体力があり，胸脇苦満，腹部膨満をみとめ，興奮しやすくて疲労しやすく，動悸，不眠などを訴えるものによい．

〔白虎加人参湯〕　口渇を訴えるものに用いて卓効することがある．

〔加味逍遙散〕　バセドウ病にかかると，月経不順になり，血の道症の

時にみられるような神経症状を訴えるものがある．めまい，肩こり，動悸，耳鳴，のぼせ，足冷，頭重などのあるものによい．

〔甘草瀉心湯・参苓白朮散〕　バセドウ病患者には，下痢を訴えるものがある．このようなときに，これらを用いる．

甲状腺腺腫・橋本病（慢性甲状腺炎）

甲状腺には，悪性の腫瘍もあるが，まれであって，良性の甲状腺腺腫が多い．このものでは，甲状腺の左右のいずれか一方が腫れて，結節状もしくは腺腫様になる．しかしバセドウ病のような全身症状はない．女性に多くみられる．

また，単純性甲状腺腫は，左右の甲状腺が平等に腫れる．橋本病は甲状腺がび漫性に腫れる．

〔散腫潰堅湯〕　本方は万病回春の瘰癧門に出ている処方であるが，リンパ腺炎やリンパ腺の腫脹に用いるばかりでなく，甲状腺腫や甲状腺腺腫にも用いる．

〔十六味流気飲〕　本方は万病回春の癰疽門に出ていて「無名の悪瘡，癰疽，或は乳癌を治す．此方よく名もなき腫毒を治す」とあり，某医が散腫潰堅湯を用いて効のなかった甲状腺腺腫に，本方を用いて奏効したことがある．

〔桂枝茯苓丸料加薏苡仁〕　甲状腺腺腫の患者で，腹診によって，瘀血の腹証をみとめたときは，本方を用いるがよい．これでよくなるものがある．

〔小柴胡湯加桔梗石膏〕　甲状腺炎は比較的まれな病気であるが，急性甲状腺炎で，甲状腺が赤く腫れて痛み，熱のあるものに本方を用いて2, 3日で全治したことがある．

〔五苓散〕　中に液体を貯留する腺腫様甲状腺腫に用いる．五苓散に山梔子（3.0），枳実（3.0）を加え，数年にわたって服用させると腺腫は小さくなってゆく．

特 発 性 浮 腫

　クインケの浮腫（血管神経浮腫）ともいう．発作性に，皮膚または粘膜の一部に限局して浮腫が現われ，その浮腫が移動して出没し，このような状態が慢性に経過する．この浮腫は圧によって凹むことがなく，多くは顔面または，四肢の関節に近い部分に現われる．

　〔**五苓散**〕　著効がある．多年，この病気に悩んでいた未婚の婦人は，本方の服用によって全治し，2ヵ年間再発せず．76歳の老婦人は，若い頃よりこの病気があり，この病気が起こると，頭痛を起こしたり，腹痛を起こしたりしていたが，これの服用によって全治して，2ヵ年あまり再発しない．五苓散は，口渇と尿利の減少を目標にして用いる処方であるが，これらの2例は，ともに，この症状がはっきり現われていなかった．

7. 血液疾患

貧　　血

　貧血は，血液中の赤血球または赤血球中の血色素の少ないときにみられる．

　貧血には，鉄欠乏性貧血，悪性貧血，再生不良性貧血，溶血性貧血があり，また他に病気があって，そのために二次的に貧血を起こしたものと出血多量による貧血などがある．

　貧血が起こると，皮膚，眼瞼結膜，口唇などの粘膜が蒼白になる．自覚症状としては，からだがだるい，つかれる，考えがまとまらなくなる，むやみと眠い，また，めまい，動悸，息切れ，耳鳴，頭痛，肩こりなどを訴え，視力が衰える．なお，ときどき熱が出たり，噯気が出たり，嘔吐を催したり，吃逆が出たり，欠伸が出たりすることがある．

　貧血が強いときは，失神したり，昏倒したりすることもある．手足は冷え，尿量は増加し，ときに浮腫がみられる．

　急に大量の出血のあるときには，皮膚は蒼白となり，冷汗が流れ，はき気があり，手足は冷たくなり，めまいがして，脈は沈小弱となるが，逆に大遅弱の脈になることもある．

　鉄欠乏性貧血は，小球性低色素貧血で，萎黄病とよばれ，一般の貧血症状のほかに，消化器系の障害があり，舌炎を起こすことがある．

　悪性貧血では，貧血による一般症状のほかに，皮膚，粘膜から出血しやすくなり，脾臓が腫れ，胃腸障害を起こす傾向がある．なお胸骨をたたくと痛むことは，この病気の1つの特徴である．

　再生不良性貧血では，出血しやすくなり，鼻，歯肉，子宮，腸などから出血し，皮下にも出血する．

　溶血性貧血では赤血球の破壊が盛んになり，黄疸があらわれる．

　貧血の治療には，四物湯を原方にして，これに数種の薬物を加味した処

方と四君子湯を原方にして，これに数種の薬物を加味した処方とが主として用いられる．また急性の出血を止める目的で黄連，黄芩の配合された三黄瀉心湯，黄連解毒湯などを用いることもある．

〔四物湯〕　この処方は，貧血を治し，止血の効もあるが，貧血が強度で，胃腸障害があって，下痢したり，吐いたりするものには用いない方がよい．

〔四君子湯〕　本方は貧血が強く，気力が衰え，胃腸の機能も衰え食欲がなく，下痢したり，吐いたりするものによい．

〔十全大補湯〕　四物湯に四君子湯を合し，これに桂皮と黄耆とを加えたもので，補血強壮の効があり，全身的に衰弱して貧血し，口内が乾燥し，口乾の状のあるものに用いる．

〔帰脾湯〕　本方も，本方に柴胡と山梔子を加えた加味帰脾湯も，原因不明の貧血，悪性貧血，再生不良性貧血などに用いられ，これで著効をとることがある．本方は，貧血，出血，不眠，健忘，心悸亢進などのある虚証の患者に用いる．体質虚弱の者，病後で衰弱している者，精神の過労から発病したものなどによい．本方には，地黄が入っていないので，四物湯，十全大補湯，連珠飲などが胃にもたれて，食欲減退などを起こすものにも用いることができる．帰脾湯を用いるような患者で，熱状のあるものには加味帰脾湯を用いるとよい．

〔連珠飲〕　貧血のため，動悸，息切れ，めまい，頭痛，浮腫などのあるものによい．

〔炙甘草湯〕　貧血があって脈が結滞して，動悸，息切れを訴えるものによい．

〔三黄瀉心湯・黄連解毒湯・芎帰膠艾湯・温清飲〕　以上は出血の傾向のあるときに用いる．

白　血　病

白血病に慢性と急性とあり，さらに骨髄性のものとリンパ性のものとに分けられる．

この病気は、白血球が無制限に増加するもので、血小板が少なくなって出血しやすくなり、貧血が起こり、脾臓や肝臓が腫れる傾向がある。

患者は疲労倦怠を訴え、食欲不振、動悸、息切れなどを訴えるが、また高熱の出ることもある。

漢方治療によって、症状の軽快をみることがあり、ときに全治する。

〔加味帰脾湯加紫根〕　加味帰脾湯は、出血の傾向、貧血、疲労倦怠、脾腫、肝肥大などを目標に用いる。また紫根は、悪性腫瘍に用いて、ときに効果のみるべきものがあるので、これを加える。1日量10g。

こんな例がある。

31歳の婦人で、某大学病院で、白血病と診断され、あと半年の余命であろうと家族の者に告げられたという患者に、脾腫、肝肥大、貧血、出血性の傾向を目標に、帰脾湯を与えたところ、1ヵ月後には、脾腫半減し、肝はふれなくなり、出血やみ、3ヵ月後には、血色もよくなり、会社につとめるにようになった。

〔砒素の静注〕　米国での最近の報告によれば、骨髄移植などによっても再発をまぬがれなかった急性前骨髄性白血病患者に少量の三酸化砒素を静注したところ高率に症状の消失を見たという。毒も用い方によっては薬になるという例である。

血小板減少症

血小板減少症は、特発性血小板減少性紫斑病、血栓性血小板減少性紫斑病、再生不良性貧血、白血病、発作性夜間血色素尿症、肝硬変症などに見られる。

血小板減少性紫斑病では、皮膚と粘膜の出血が広範囲におよび、内臓からも出血し、発熱、全身倦怠などの重篤な症状を呈するものがある。

〔柴胡桂枝湯〕　紫斑病にこの処方がよく効くのを知ったのは数年前のことである。ある日、東京の某大学の病院に入院している少年がすでに、半ヵ月近くなるのに、全然軽快しないので、漢方の薬がほしいというので、診察した。主訴は発作的にくる腹痛で、血尿が出る。下腿には広範囲にわ

たって溢血斑がみられ，健康な皮膚はいくらも残っていない．私はこの患者に柴胡桂枝湯を用いた．金匱要略に「柴胡桂枝湯は心腹卒中痛の者を治す」とあるによったのである．ところが驚いたことに，朝と正午に，この薬をのんだだけで，下腿の溢血斑が夕方には全部消えた．腹痛もそれきり起こらなくなり，血尿も出なくなった．しかし尿中の蛋白は2ヵ月あまり陽性がつづいた．この患者は6ヵ月の服用で治療を中止したが，その後3ヵ年あまりになるが再発しない．

この経験によって，一婦人の血小板減少性紫斑病に，本方を用いてみた．この患者は別に，腹痛を訴えるわけではなく，衂血，口腔内の出血，皮膚の溢血などが主訴であったが，やはりよく効いた．紫斑病には，止血の目的で，芎帰膠艾湯，黄連解毒湯，温清飲，黄土湯などを用いたことがあるが，柴胡桂枝湯ほどによく効いたものはなかった．

〔小建中湯・帰耆建中湯〕　小児にみられる紫斑病で，病気が長びいて衰弱し，疲労のはなはだしいときには，小建中湯を用いる．金匱要略の虚労篇に「虚労，裏急，悸して衂し，腹中痛み，夢に失精し，四肢痠痛し，手足煩熱し，咽乾き，口燥くは小建中湯之を主る」の条文がありこれによって，紫斑病で，衂血を常習とするものに，これを用いて著効を得た．帰耆建中湯は，小建中湯よりも，さらに貧血，衰弱の度のはげしいものに用いる．

〔芎帰膠艾湯・温清飲〕　止血の目的で用いる．芎帰膠艾湯が特発性血小板減少性紫斑病に有効であったという報告がある（寺澤捷年氏ら）．

〔桂枝加附子湯〕　単純性のもので，数ヵ月，軽微の出血がつづき，手足が冷え，倦怠感のあるものに用いて効を得たことがある．

〔加味帰脾湯〕　電撃性にきて，出血がやまず，脾腫のあるものに用いる．

〔活血扶正湯〕　特発性血小板減少性紫斑病に，いろいろ試みても効のないとき有効のことがある．

悪性リンパ腫

悪性リンパ腫は，全身のリンパ節が腫大し，進行性，転移性を示す予後の悪い疾患である．次の漢方治療は試みられてよい．

〔小柴胡湯加梔子枳実かわらたけ〕　小柴胡湯に山梔子3.0，枳実3.0，かわらたけ8.0を加える．69歳の悪性リンパ腫患者（男性）に本方を投与したところ腫大していたリンパ節が著しく縮小，消失し，高値を示していたLDHも低下した（永井良樹治験）．

〔十六味流気飲〕　比較的進行の遅い悪性リンパ腫に有効であったという報告がある（福澤素子氏）．

8. 神 経 疾 患

頭痛（片頭痛・常習性頭痛）

　はげしい発作性の頭痛で，左または右の片側，まれには両側にくることもある．発作時間は数時間から1，2日で，疲れた時，月経時などに起こりやすい．発作のさいには，頭痛のある側の項部の筋肉が緊張する．また食欲不振，悪心，嘔吐，ときに一過性の動眼神経麻痺，血圧亢進などを訴え，光覚，聴覚および嗅覚の過敏を起こすことがある．

　〔呉茱萸湯〕　はげしい発作を繰返す片頭痛には，この処方の応ずるものが多い．発作のときには，痛む側の項部の筋肉が収縮するから，肩からくびにかけてひどくこる．発作時に腹診すると，心下部が膨満し，患者も胃がつまったようだと訴えることが多い．これは心下逆満とよぶかたちで，胸脇苦満とまちがうことがある．発作時には，足がひどく冷え，脈も沈遅になることが多い．また一種の煩躁状態があって，安静にしておれないで，起きたり，寝たりして苦悶する傾向がある．発作のはげしいときには嘔吐を伴い，しばしば胆汁を吐く．このような状態があれば呉茱萸湯を用いる．これで発作を抑制するばかりでなく，長期にわたって連用していると，発作が起こらなくなる．

　〔五苓散〕　これも片頭痛に用いられ，呉茱萸湯を用いる場合と，区別のつきにくいことがある．五苓散は口渇と尿利の減少があって，頭痛するものに用いることになっているが，口渇があまりはげしくないこともある．理論の上では，呉茱萸湯は陰証に用いられ，五苓散は陽証に用いられることになっているので，前者では，脈沈遅，後者では脈浮数になる筈であるが，これにも例外がある．そこで呉茱萸湯証と診断して，呉茱萸湯を用いたが効がないというような時には，五苓散を考えてみるがよい．

　〔桃核承気湯〕　婦人で月経不順，月経過少などがあって，時々片頭痛に悩む者がある．もし体格がよくて，肉のしまりもよく，便秘の傾向があ

り，腹診によって小腹急結の状をみとめたなら，本方を用いる（51頁を参照）．

〔加味逍遙散〕　婦人で月経不順があり，肩こり，頭痛を訴えるものによい．患者は桃核承気湯証の患者のような頑丈な体格ではなく，冷え症で神経質である．俗にいう血の道症の頭痛で，真の片頭痛ではないが，これに類似の点があるので，ここにあげる．

脳卒中（脳出血，脳梗塞，クモ膜下出血）

脳卒中は，脳の動脈の急激な血行障害によって，運動麻痺と意識障害を起こす病気の総称である．脳卒中には，脳出血，脳梗塞，クモ膜下出血が含まれる．

脳出血を起こすと，患者は突然に意識がなくなって卒倒する．時には発作の前に，頭重，頭痛，めまい，耳鳴，言語障害，不眠，興奮などの前駆症を呈することもある．

出血が軽微であれば，一時的な失神，軽い言語障害，知覚および運動障害などを起こすにすぎないが，重症の場合は，卒倒して昏睡に陥り，運動，知覚および反射機能が全くなくなり，呼吸は大きく深くなって，いびきをかき，顔面は潮紅し，頚動脈と側頭動脈は強く拍動し，脈は強く緊張し，徐脈となる．瞳孔は散大もしくは縮小し，往々左右不同で，対光反応を欠く．また大小便の失禁または尿閉を来たし，欠伸，嘔吐などを起こす．麻痺側の上下肢は弛緩する．

発作に堪えた者は，次第に意識が回復し，脱落症状が残る．脱落症状としては半身不随が最も多く，半身の上下肢，顔面，舌筋に運動障害が起こり，顔貌は変化し，言語は不明瞭となる．半身不随の程度は，出血の部位と大小により種々である．麻痺した筋ははじめ弛緩性であるが，数日で痙攣性となり，他動運動に対して抵抗を生ずる．腱反射は亢進する．

脳梗塞は脳栓塞や脳血栓によって起こる．脳栓塞は心臓弁膜症などの患者にみられるもので，血塊や血流とともに脳にはこばれて脳の血管をふさぐために起こる．脳血栓は脳の血管内に血のかたまりなどができて，脳の

血管内をふさぐために起こる．これらの病気も，脳出血に似た症状を呈し，漢方の治療では，特に区別を必要としないので，ここで一括してのべる．

クモ膜下出血は，脳の表面またはクモ膜の血管がやぶれて髄液内に出血して起こる．嘔気を伴うはげしい頭痛が起こり，意識も不明瞭となる．

〔三黄瀉心湯・黄連解毒湯〕　これらの漢方は，止血，鎮静，消炎の効があるので，脳卒中発作の直後，服薬が可能であれば，用いる機会が多い．これによって，充血を去り，出血をとめ，精神の興奮をしずめ，血圧を安定する効がある．便秘することが多いので，大黄を配剤した三黄瀉心湯を用いて，便通のつくようにするとよい．脳卒中の直後でなくても，気分がいらいらして落ちつかず，不眠，頭重，のぼせ，めまいなどのあるものにも用いる．

〔大柴胡湯〕　筋骨質のがっちりした体格の人で，胸脇苦満があり，便秘するものに用いる．半身の麻痺だけが残っている者によい．この方に甘草を加えて用いることもある．浅田宗伯は，つぎのようにのべている．

「方今半身不随にして語らざる者，世医中風を以って目すれども，肝積経墜を塞ぎ血気の順行悪しく遂に不随をなすなり，肝実に属する者は此方に宜し．尤も左脇より心下へかけて凝り，或は左脇の筋脈拘攣し，これを按して痛み，大便秘し，喜怒などの症を目的とすべし．」

〔柴胡加竜骨牡蠣湯〕　大柴胡湯を用いるような患者で，神経がたかぶり，不眠，めまい，動悸などのあるものに用いる．

〔抑肝散〕　本方はもともと小児の癇の薬として用いられたもので，大人の半身不随に用いるのは，和田東郭の発明である．脳卒中で，俗にいう癇の亢ぶるものに用いる．怒りやすく，気分がいらだち，あるいは手足がふるえ，あるいはひきつれるなどの症状のものに用いる．腹診するに，腹直筋の緊張しているものが多い．

〔続命湯〕　本方は金匱要略に「中風，痱，身体自ら収むる能はず，口言う能はず，冒昧にして痛む処を知らず，或いは拘急し転側するを得ざるを治す」とある．筆者はこれを脳梗塞の患者に用いて著効を得た数例をもっている．

藤平健氏は"高血圧と続命湯"と題して，6例の治験をあげ，その証を

明らかにしているのでその要点を挙げてみよう．

自覚症状のうちでは"項背が凝る"という症状が6例中6例に共通して圧倒的に多い．他覚症状では，脈は弦緊が4例，弦遅および弦が各1例で弦脈を呈することが共通している．舌候は，全例に乾燥した厚いまたは中等度の白ないし白黄苔がある．腹力は，中等度が3例，それよりも充実しているのが3例で，いずれも実証の腹状を呈している．心窩部の抵抗ならびに圧痛は，全例に中等度に認められている．胸脇苦満が認められないのは，6例中1例のみである．以上からもわかるように，本方が奏効したこの6症例は，いずれも大柴胡湯近似の症状を呈しているのである．

そこで大柴胡湯を用いて奏効しないものに，本方の適応証のあることを知る．

〔防風通聖散〕　肥満した人で，便秘し，のぼせの傾向があり，半身不随のあるものに用いる．

〔釣藤散〕　半身不随や言語障害は軽度で頭痛がして気分が重く，めまいがしたり，肩がこったりするものによい．

〔桂枝加苓朮附湯〕　虚弱体質で，冷え症で，血色がわるく，胃腸が弱く，半身不随のあるものに用いる．

〔八味丸〕　腰以下に力がなく，歩行が困難で，下肢に浮腫があり，夜間多尿のある患者に用いる．

神経痛（三叉神経痛・肋間神経痛・坐骨神経痛）

神経痛は神経の走向にそって痛みの起こる病気で，発作的に起こることもあり，持続して痛みがあり，それが時々はげしく痛むこともある．この病気は神経そのものに原因のある原発性のものもあり，他に病気があって，それに併発することもあるが，原因のはっきりしないものもある．

寒冷にあったり，疲労したりして，それが誘因で発病することもある．

神経痛の中で，日常たびたび遭遇するものに，三叉神経痛，坐骨神経痛，肋間神経痛，上腕神経痛などがある．三叉神経は顔面にある神経で，第一枝，第二枝，第三枝と夫々支配している部位が異なるので，そのどれ

がおかされるかによって，痛む部位もちがってくる．その中で，第二枝のおかされることが多く，この場合は，左または右の下眼瞼から頬部，鼻の下にかけて痛むばかりでなく，上顎部の歯が痛むので，誤って抜歯することがある．坐骨神経痛は臀部から下肢にかけて起こる神経痛で，肋間神経痛は胸部にくる神経痛で，上腕神経痛は上腕にくる神経痛で，これらは同じ神経痛であるが，漢方治療では，使用する薬剤が異なる．

〔葛根湯〕　三叉神経痛の発病初期に用いる．脈に力があり，筋肉の緊張のよいものを目標とする．また上腕神経痛にも用いる．これに朮4.0，附子1.0を加えることもある．

〔五苓散〕　本方は元来，口渇と尿の不利を目標に用いる処方であるが，これらの目標が著明でない場合でも，三叉神経痛によく効くことがある．他の処方を用いて応じない時には試みる価値がある．

〔桂枝加苓朮附湯〕　冷え症の患者で，腹にも脈にも力がなく，気力に乏しい患者の三叉神経痛，上腕神経痛に用いる．

〔清上蠲痛湯〕　頑固な三叉神経痛に用いる．筆者は8年間痛みつづけた三叉神経痛を本方を用いて1ヵ月足らずで全治させた例をもっている．本方は寿世保元の方で，一切の頭痛を主治するとなっているが，三叉神経痛にもよく効く．

〔芍甘黄辛附湯〕　坐骨神経痛に用いる．下肢特に患側に冷え，牽引性のひきつれるような痛みを訴え，便秘の傾向のあるものによい．

〔当帰四逆加呉茱萸生姜湯〕　冷え症の患者で，腹から下肢にかけて，または腰から下肢にかけて痛み，古人が疝気とよんだものに該当する坐骨神経痛に用いる．椎間板ヘルニアによるもの，開腹術ことに婦人科疾患の手術後に起こった坐骨神経痛には，本方を用いる機会が多い．

〔疎経活血湯〕　坐骨神経痛に用いる．本方は万病回春という書物に出ていて「遍身走り痛んで刺すが如く左の足痛尤も甚しきを治す．左は血に属す．多くは酒色に因て損じ傷れ筋脈空虚し風寒湿熱を被り内に感じ，熱が寒を包むときは痛んで筋絡をやぶる．是を以て昼は軽く夜は重きに宜しく，経をすかし血を活し湿をめぐらすべし．此れ白虎歴節風には非ざるなり」とあって，左の足の痛みが甚しいことと，昼よりも夜がひどく痛むこ

と，酒色の過度が原因であることに注目していたところ，正にこの処方の正証と思われる患者に遭遇した．その患者は平素から酒客でよくのむ方であるが，仕事が忙しいための疲労と夜更けまで酒をのむための睡眠不足が重なり，左足の坐骨神経痛となった．しかも痛みがひどくて夜間は全く眠れない．それが5日間もつづいたという．そこで本方を用いたところ，その夜は少々眠れるほどに痛みが軽くなり，2, 3日で安眠できるようになり 10 日たつと便所に歩いて行けるようになり，1ヵ月ほどたって仕事ができるようになった．ところで，この処方は右足の坐骨神経痛にも効があり，左足に限るわけではない．

〔桂枝茯苓丸・桃核承気湯〕　外傷ことに打撲傷などが原因で神経痛を起こしたものに用いられる．また月経不順，婦人科的疾患に続発する坐骨神経痛によい．瘀血の腹証に注意すること．

〔八味丸〕　糖尿病患者の坐骨神経痛あるいは老人などで，腰から下に力がなく，活気に乏しいもの，また痛みはとれたが，しびれ感が残っているものなどによい．

〔清湿化痰湯〕　水毒が原因の肋間神経痛に用いられる．胸部だけでなく痛みがあちこちに移動するものに用いる．胃アトニー症，胃下垂症などのある人に用いられることが多い．背が1ヵ所寒冷をおぼえるのが，本方を用いる目標となっているが，必ずしもこの徴候にかかわる必要はない．

〔人参湯〕　胸部の疼痛に用いることがある．人参湯の腹証に，腹部が軟弱無力のものと，腹壁がベニヤ板のように硬いものとある．後者のような腹証の患者で，胸痛を訴えるものに，肋間神経痛があり，これには人参湯を用いる．患者は胃腸が弱く，手先は冷え，足は弱い．また痛みが胸部にかぎらず手足にきたり，腰にきたりすることもある．

〔柴胡疎肝散〕　肋間神経痛に用いる．胸部に炎症，腫瘍などがあって，それに併発するものに用いる機会がある．肺癌と診断された患者のはげしい胸背痛がこれで治ったことがある．腹筋は一体に緊張している．本方は四逆散を原方とするものであるから，腹証は四逆散のそれに準ずる．

〔五積散〕　痛みが足，腰，背などにあって，しかも軽く，慢性の経過を辿り，久しく治らないものに用いる．この場合には，冷え症で，脈も沈

んで弱く，腹に力のないのを目標にする．

〔防風通聖散〕　体力が充実し，腹部は膨満し，便秘のあるもので，慢性に経過する上腕神経痛によい．

〔麻黄附子細辛湯〕　寒冷頭痛に用いる方剤で，少陰病で表証のある場合の三叉神経痛，後頭神経痛などに用いる．患者は頭が冷たく，頭巾をかぶっていると気持がよいというものがある．脈は沈細で血色のすぐれないものが多い．

顔面神経麻痺

突如として顔面の左または右の半分に麻痺のくる病気で，麻痺した側の前額部はしわがなくなり，また表情筋がおかされるので，この患者特有の顔貌となる．眼は十分にとじることができなくなり，口は口角が健康な側にひかれるためにゆがみ，食事のとき，口から食物がこぼれることもある．ときには言葉がもつれたり，物の味がわからなくなったり，耳がよく聞こえなくなったりすることもある．

〔葛根湯〕　発病の初期に用いる．特に感冒ののちに起こったものによい．脈に力があり，筋肉の緊張のよいものを目標とする．

〔桂枝加苓朮附湯〕　葛根湯は表の実を目標にするが，本方は表の虚を目標とする．そこで本方を用いる患者は気力に乏しく，冷え症で，脈にも力がない．

〔加味八仙湯〕　本方は万病回春に出ていて，麻痺を治する効がある．筆者も，発病後2ヵ月たっても回復しない顔面神経麻痺の患者に，本方を用いて全治させた経験がある．衆方規矩には，つぎのような本方の薬効をのべている．

「按ずるに麻木を治するの主方なり，湿痰によりて手足麻痺する者は気虚なり，此湯を用ゆべし．若し軟にしびれる者は血虚なり，一男上体しびれ，ことに舌しびれ，酒の味を知らず，此の方妙術を得る．予が母70余才咳嗽の後舌しびれ，飲食の味ひを知らず，此湯3貼にして愈ゆ．」

〔黄耆桂枝五物湯・神効黄耆湯〕　黄耆桂枝五物湯は，色の白い水ぶと

りの婦人の顔面神経麻痺に効がある．またこのような患者に，神効黄耆湯を用いて著効を得たこともある．

〔香川解毒剤〕　梅毒が原因のものに用いる．これに桂枝加苓朮附湯を合して用いることもある．

〔続命湯〕　急性期をすぎて病気が永びくもので，麻痺のほかに著しい症状のないものに用いる．

〔桂枝茯苓丸〕　瘀血によるものに用いる．瘀血の腹証を目標にする．

顔面痙攣，チック病

学童にみられる神経症の一種で，鼻をくんくん鳴らしたり，口をゆがめたり，しきりにまばたきをしたり首をすくめたり，顔をしかめたりする．このように一部の筋肉を習慣的に動かすのが特徴で，自分の力ではなかなかなおせない．

〔抑肝散加芍薬〕　多くはこれで比較的簡単に治るが，再発の傾向があるので，しばらくつづけてのますとよい．

また小児の神経症の一種に，点頭痙攣があって，頭を前後左右に痙攣する病気があるが，これにも抑肝散加芍薬が効く．

〔帰脾湯・加味帰脾湯〕　普段虚弱で顔色不良のものが，何かの加減でストレスが加わり，心身ともに疲労している時に用いる．

〔桂枝加竜骨牡蠣湯〕　虚証のもので，のぼせがあり，神経過敏に不眠などを伴うものに用いる．

〔小建中湯〕　虚弱体質の子供で，胃腸が弱く，しょっ中腹痛，下痢のある者のチック症に，体質改善目的にて用いる．

パーキンソン症候群

振戦と筋肉の強剛と運動の減少を主症状とする病気で，初期は片側，時には両側の腕や足にだるい感じや，こわばった感じがあり，軽いふるえがくる．それがだんだん全身の筋肉に及ぶとともに，筋肉が強ばったように

硬くなり，運動が少なくなる．手足のふるえもだんだんひどくなり，箸を持ったり，靴のひもを結んだりすることができなくなり，歩行も困難になる．言語も低くて，のろく，まばたきも少なく，表情に乏しい顔となる．また項部の筋肉が硬くなって，頭を少し前にかがめ，一種特有な前屈の姿勢となる．このような身体的な症状のほかに，精神の活動もにぶる．経過は永く，少しずつ病状が進行する傾向がある．

〔小承気湯合芍薬甘草湯〕　厚朴の量を普通の3倍から4倍に増量して用いる．大黄の量は大便の通じ具合によって増減するがよい．これで，ふるえがとまり，筋肉の強剛が緩解することがある．筆者はこれで全治させた例をもっている．

〔抑肝散合芍薬甘草湯加厚朴〕　気分に落ちつきがなく，不安，不眠などを伴うものによい．

最近58歳の男性で，パーキンソンの初期で，軽症のものに，本方を用いて3ヵ月ではぼ全治したものがある．

大沢　勝氏は，厚朴1味を用いて，治癒させた例を報告している．

〔半夏厚朴湯〕　表情が硬く，抑うつ傾向が強く，几帳面な感じのものに用いる．

〔加味帰脾湯〕　身体が衰弱したもので，顔色が悪く貧血があり，精神不安，とりこし苦労，心悸亢進，不眠などがあり，しばしば健忘するものに用いる．

〔補中益気湯〕　パーキンソン症候群が進行し，全身衰弱が著明となり，食欲不振のものに用いる．

脊髄炎（ギラン・バレー症候群）

この病気は発症初期から運動麻痺があらわれ，知覚麻痺，知覚異常，疼痛などがそれにつづいて起こる．また侵された部位によって症状もちがってくる．

頸髄が侵されると，頸から下の知覚が障害され，上肢は運動麻痺を起こし，次第に筋肉がやせる．また歩行も困難になる．胸髄が侵されると，胸

から下の知覚障害を起こし,歩行困難,大小便の排泄が円滑に行われなくなる.腰髄が侵されると,下肢の運動と知覚の麻痺が起こり,やせてくる.また大小便の排泄が困難になる.

〔八味丸〕　脊髄炎で,歩行不能のものが,これで治った例が何例か報告されており,筆者もこれで著効を得たことがある.効果のある場合は1,2ヵ月で好転の兆候がある.

〔桂枝加苓朮附湯〕　八味丸は,消化器の弱い人には用いることができないことがあり,下痢,食欲不振,嘔吐,腹痛などを訴えることがある.このような患者に,本方を用いる.

〔十全大補湯〕　本方は発病後,時日を経て,気血両虚というものを目標に用いる.

下肢麻痺,しびれ

両側対称性の麻痺では脊髄横断性障害,馬尾神経障害,多発性神経炎などのニューロパチーなど種々の神経疾患により起こる.一側下肢麻痺およびしびれは,錐体路障害,末梢神経障害,血流障害などで起こる.

〔痿証方〕　体力中等から虚証の人で,両下肢の麻痺,脱力に用いる.腰部痿弱の初期,大病後の下肢無力症,脊髄炎,小児麻痺などに応用される.

〔続命湯〕　「金匱要略」に「中風,痱にて,身体自ら収むること能はず,冒昧にして痛む処を知らず,或は拘急して転倒すること能はざるを治す.」とあり,脳血管障害による下肢麻痺などに用いられる.

〔疎経活血湯〕　体力中等度で,瘀血と水毒があり,そこへ風寒が加わり,特に腰より以下に発した痛みを目標に用いる.

〔牛車腎気丸料〕　八味丸料に牛膝,車前子を加えたもので,糖尿病性神経障害などに応用される.

腓腹筋痙攣,こむら返り

筋肉の疲労,ウォーミングアップ不足などが原因で運動中に筋が「つ

る」状態になったり，安静時，睡眠中に痙攣が起こり「こむら返り」と呼ばれる状態となる．

〔芍薬甘草湯〕　傷寒論に「脚攣急するに…芍薬甘草湯を作りて，之を与う．」とあり，また，勿誤薬室方函口訣に，「此の方は脚攣急を治するが主なれども諸家，腹痛および脚気，両足或いは膝頭痛み，屈伸すべからざる者，その他諸急痛に運用す．」とあるように，こむら返りの第一選択薬である．頓服で服用してもいいし，続けて服用してもよい．ただし甘草によるむくみには注意を要する．

〔芍甘黄辛附湯〕　『勿誤薬室方函口訣に，「腹中及び手足攣急し，偏痛する者を治す．」とある．この方は芍薬甘草湯に大黄附子湯を合した処方で，手足の冷えなどを伴うものによい．

自律神経失調症

いわゆる自律神経失調症では，不定愁訴がみられやすく，漢方治療の適応となることが多い．多愁訴の中で，どの愁訴に焦点をあてるかを判断したうえで漢方薬を選択する．

〔苓桂朮甘湯〕　心下に水毒が停滞し，尿不利して，気上衝し，めまい，身体動揺感，立ちくらみ，心悸亢進などのあるものを目標として用いる．

〔半夏白朮天麻湯〕　平素胃腸虚弱で，アトニー傾向のあるもので，発作性の頭痛，めまいのあるものによい．

〔呉茱萸湯〕　片頭痛，吃逆，嘔吐などを発作性に起こし，発作時に手足の厥冷，煩躁がみられる．

〔柴胡加竜骨牡蠣湯〕　不安，抑うつ傾向，不眠があり，腹部特に臍上に動悸の亢進を認めることが多い．便秘傾向がある．

〔柴胡桂枝乾姜湯〕　体力が弱く，血色すぐれず，心悸亢進，息切れ，口乾などがある．腹部で動悸が亢進し，手足が冷えやすく，下痢または軟便になりやすい．

〔加味逍遙散料〕　更年期女性の種々の不定愁訴に用いられる機会が多いが，男性にも用いられる．訴える症状が次々に変化するのも一つの特徴

である．全身倦怠感，のぼせと寒気，種々の身体痛，食欲不振，めまい，多怒，不眠などを訴える．

〔**女神散**〕　本方は気をめぐらし，気を降し，うつを散じ，血熱をさますなどというもので，更年期における精神安定剤の役目を果たすものである．上衝と眩暈を目標とし，更年期，血の道症の女性に頻用される．

9. 膠原病・難病

慢性関節リウマチ

　慢性関節リウマチは，慢性の原因不明の疾患で，多発性・非化膿性・進行性の関節炎を主症状とする全身性の炎症性疾患である．

　その病態としては，なんらかの免疫異常と関節滑膜細胞の異常増殖が主体であると考えられている．

　診断はアメリカリウマチ学会の診断基準が広く使用されている．
 1．少なくとも1時間以上つづく朝のこわばり
 2．3つ以上の関節の腫脹
 3．手関節，中手指節関節，近位指関節の腫脹
 4．対称性関節腫脹
 5．皮下結節
 6．リウマトイド因子
 7．手関節・手指のX線所見の変化
以上7項目中4項目以上あると慢性関節リウマチと診断される．

　西洋医学的療法では，非ステロイド系抗炎症薬，ステロイド薬，金療法，ペニシラミン療法，などの抗リウマチ薬，免疫抑制薬などが用いられているが，これらは副作用を十分注意する必要があり，いまだ決定的なリウマチの根治療法とはいえないのである．そこで，漢方薬による治療法が注目を浴びているのである．

　現在，慢性関節リウマチの根本治療はまだ確固たるものはない．リウマチの治療にあたっては，まず基礎療法（安静，十分な睡眠，適度の運動，適度の入浴，仕事の調節などの全身の管理）が重要である．

　慢性の難治性の関節リウマチの場合には，個々の症例の治療にあたって，それぞれの症状を改善させるべく，あらゆる医学的知識が可能な限り動員されるべきである．

漢方治療の目標は，附子剤，利水剤，駆瘀血剤，柴胡剤などをうまく組み合わせて，その人の証にあった薬方を工夫し，鎮痛・消炎を狙い，次いで胃腸や体力を増強し，体質・体調を改善して気長にリウマチを治療していくことである．しかし，難治性のリウマチは漢方薬だけでは治療は困難なので，上述の現代医学的治療とうまく組み合わせるとよい．

また，現代医学によるリウマチ治療に際して，胃腸障害，肝障害・腎障害，薬剤アレルギーなどのため内服が困難なものや，低栄養状態，貧血などのため全身倦怠感，やせ，冷えなどが無視できないもの，副腎皮質ステロイドから離脱困難なもの，薬剤の長期連用に著しく不安を抱くものなどには漢方治療が非常によい適応であると寺澤捷年教授は述べている．

〔葛根湯〕 急性症でも，慢性症でも，初期で，症状の軽いものに用いる．慢性症で，指の関節が数ヵ所が少し腫れて，朝起床時には痛むが，しばらくたつと疼痛が軽減する程度のものに，よく効く．

〔越婢加朮湯〕 急性期または亜急性期で体力が十分あり，脈，腹ともに力があり，一体に熱状のあるものに用いる．口渇があり，汗が多く，疼痛はあまり激しくないものによい．

〔薏苡仁湯〕 急性期の激しい症状が去って亜急性期ともよぶべき時期のものに用いる．関節の炎症も激しいものではなく，疼痛，腫脹ともに軽度であるが，さっぱりしないものによい．

〔甘草附子湯〕 急性多発性関節リウマチで激痛を訴えるものに用いる．おかされた関節は腫れて発赤し，この部に熱感があり，患部に，手指や衣服がふれても激しく痛み，屈伸ができないほどで，悪寒がしたり，汗が出たり，熱が出たりするものによい．

〔疎経活血湯〕 体力中等度の人で，瘀血と水毒があって，諸関節が長年にわたって腫脹し，疼痛があるもの．皮膚につやがないものによい．

〔防已黄耆湯〕 体力が比較的低下し，色白で水太りの人で，汗をかきやすく，膝関節が腫れて痛むものによい．

〔柴苓湯〕 リウマチの活動性が高く，ステロイドを使用しているものに対し，副作用防止，ステロイド効果増強のために用いる．

〔桂枝芍薬知母湯〕 慢性関節リウマチに用いる．患者は栄養わるく，や

せ，罹患関節は腫れ，その周囲の肉が落ち，皮膚が枯燥してつやのないものに用いる．

〔桂枝加朮附湯〕　慢性のもので，患者は冷え症で，血色も悪く，脈も弱く，筋肉に緊張の乏しいものを目標にする．桂枝芍薬知母湯のような麻黄の入った方剤を用いると食欲がなくなったり，かえって疲れたりするものには本方を用いてよい場合が多い．

〔大防風湯〕　慢性関節リウマチで，気血両虚というような衰弱したものを目標にして用いることになっており，筆者もそのつもりで多年用いてきた．ところで，近年，この処方は，慢性リウマチでも，比較的に体力が衰えず食欲もあり，それでいて関節の腫脹と疼痛が永く残って全治しないものに用いて効のあることを知った．

〔加工附子〕　これはアコニンサンという名称で販売されていて附子の毒力をぬいて用いやすいようにしたものである．附子には鎮痛の作用があってリウマチには欠くことのできない重要な薬物であるが，大量を用いると，中毒症状として，頭痛，動悸，嘔吐，痙攣などを起こし，ときには出血性肺水腫，心室性不整脈で死の転帰をとることもある．そのため1日量0.3〜1.0位を注意しながら使用するのを普通とするが，加工附子の場合は，1日量1.5でも3.0でも利用できる利点がある．疼痛のはげしいものには，本方を用いるとよい．

　特に全身倦怠感，食欲不振，易疲労感，貧血など，関節症状よりも全身状態の改善に注目する場合は，補中益気湯，十全大補湯，六君子湯などを用いる．活動性の高いリウマチでは，種々の現代医学の薬物に漢方薬をうまく併用して治療する．

全身性エリテマトーデス（SLE）

　全身性エリテマトーデスは，原因不明の全身の臓器の慢性炎症で，寛解と再燃をくり返す疾患である．そして，抗核抗体を始めとする種々の自己抗体を産生し，免疫複合体を形成し組織障害を起こす自己免疫疾患と考えられている．患者の90％は女性で，20〜40歳代に多い．

SLEの診断基準は，アメリカリウマチ学会の分類基準が用いられている．
 1．蝶形紅斑
 2．円板状紅斑
 3．光線過敏症
 4．口腔潰瘍
 5．関節炎
 6．漿膜炎（胸膜炎，心膜炎）
 7．腎障害
 8．神経症状（けいれん，精神障害）
 9．溶血性貧血または白血球減少またはリンパ球減少または血小板減少
10．免疫異常（抗リン脂質抗体，抗DNA抗体，抗Sm抗体などの陽性，梅毒血清反応偽陽性）
11．抗核抗体
以上の11項目のうち4項目以上あれば，SLEと診断される．

　根本的治療法はまだない．治療の基本はステロイド薬と免疫抑制薬でこれをうまく使用して再燃や重症化を防ぐことである．漢方はその補助療法として，柴胡剤や駆瘀血剤などが症状に合わせて用いられる．

〔小柴胡湯〕　慢性期に入り，胸脇苦満の柴胡証を現しているときに用いる．瘀血の証を兼ねたものには桂枝茯苓丸を合方する．ときに五苓散を合方することもある．

〔桂枝茯苓丸〕　SLEに用いてよいことが多い．腹証その他によって瘀血証を確かめて用いるものである．ステロイド剤長期投与により瘀血が生じやすい．

〔十味敗毒湯〕　本方を用いることもある．本方は大体小柴胡湯の適応する体質傾向を有するもので，胸脇苦満があり，発赤や浸出液などのある皮膚症状が強いものによい．

〔柴苓湯〕　ステロイドの大量投与時に，柴苓湯が併用される．柴苓湯はステロイドの効果を増強する作用と，副作用を予防する効果があると考えられる．

〔当帰四逆加呉茱萸生姜湯〕　レイノー症状のみられるものに用いる．
〔補中益気湯〕　食欲不振，四肢倦怠感がつよく，微熱や寝汗があるものに用いる．
〔当帰芍薬散〕　冷え症で貧血の傾向があり，疲労しやすく，めまいや動悸などを伴うものに用いる．
〔六味丸〕　疲れやすく，腎障害の合併したものに用いる．
〔黄連解毒湯〕　顔面紅潮し，精神不安があったり，皮膚症状や血尿，鼻出血などがあるものに用いる．

多発性筋炎（皮膚筋炎）

多発性筋炎は，近位筋群の対称性の筋力低下を主症状とする原因不明の慢性炎症性筋疾患である．皮膚筋炎では多発性筋炎に特有の皮膚病変を伴う．

本症には定型的な多発性筋炎・皮膚筋炎のほかに，他の膠原病に伴うものや，悪性腫瘍に伴う病型がある．

臨床症状は四肢近位筋群の対称性の筋力低下である．筋痛もみられる．皮膚症状として上眼瞼の紫紅色浮腫性紅斑（ヘリオトロープ疹），ゴットロン疹（手指関節背面の皮疹），多型皮膚萎縮がみられる．そのほか，関節炎，間質性肺炎，心筋障害，レイノー現象，食道拡張などもみられる．特に40歳以上の男性では悪性腫瘍の合併が高い．

治療は，ステロイド薬を中心に，免疫抑制薬が用いられる．漢方は，SLEと同様にステロイド薬と併用して，その効果を強めたり，副作用の軽減をはかるものである．

漢方処方は全身性エリテマトーデスを参照．

〔小柴胡湯〕　胸脇苦満，心下痞鞕のある場合に用いる．瘀血があれば，桂枝茯苓丸などの駆瘀血剤を合方する．
〔柴苓湯〕　ステロイド大量使用時に柴苓湯を併用する．
〔温清飲〕　落屑性紅斑，皮膚萎縮，ヘリオトープ疹など皮膚症状のあるものに用いる．

全身性硬化症（強皮症）

全身性硬化症は，皮膚，血管，消化管，肝，心，腎などの臓器の線維化を主徴とする原因不明の膠原病疾患である．皮膚硬化，レイノー現象，指尖潰瘍，肺線維症，関節痛，食道の蠕動低下・拡張などがみられる．

広汎性皮膚硬化症では抗 Scl-70 抗体が高率にみられ，限局性皮膚硬化型では，抗セントロメア抗体陽性が多い．

根本的治療法はないため，対症療法が中心となる．日常生活指導，特に寒冷および精神的緊張をさけるように努力させ，レイノー現象の起こるのを防ぐ．薬物療法としては，Ca 拮抗薬などの血管拡張薬，ステロイド，消炎鎮痛薬，プロスタグランジン E_1，D-ペニシラミン，免疫抑制薬などが用いられる．

漢方療法でもそれほど簡単には治らないが，方証が合うと軽快するものがある．

〔当帰四逆加呉茱萸生姜湯〕　冷え症でレイノー症状があるものに用いる．冷えの強いものには加工附子を加える．

〔桂枝加朮附湯〕　虚証で，レイノー症状，四肢関節の疼痛，腫脹，筋肉痛のあるものに用いる．

〔加味逍遙散合四物湯〕　種々の精神神経症状のあるものに長期服用させるとよいことがある．

〔十全大補湯〕　体力が低下し，疲労倦怠，食欲不振，手足の冷え，貧血などのみられるものに用いる．

〔桂枝茯苓丸料〕　瘀血によるもので，下腹部の抵抗圧痛を訴え，体力のあるものには本方がよい．薏苡仁 10.0 g を加えるがよい．

〔薏苡附子敗醬散〕　慢性陰虚証となったものには本方がよい．本方は疣や指掌角皮症などの皮膚病に用いられるが，限局性強皮症に用いてよいことがある．

シェーグレン症候群

シェーグレン症候群は結膜と口腔の乾燥を主症状とする疾患で，種々の自己免疫疾患ないし膠原病を合併することが多い．特に中年の女性に好発する．

涙腺，唾液腺がリンパ球の浸潤によって破壊されている．抗 SS-A 抗体，SS-B 抗体が高率に検出される．

人工涙液，人工唾液が対症療法として用いられる．

眼や口腔の乾燥症状は，漢方の立場からは燥証と考えられ，滋潤剤で治療するのである．薬物としては，人参，地黄，麦門冬，百合などがあり，漢方処方としては麦門冬湯，六味丸，滋陰降火湯などが用いられる．また瘀血があれば桂枝茯苓丸などの駆瘀血剤，水分の偏在があれば五苓散などが用いられる．膠原病の合併があれば，その証に随って処方を考え，現代医学の治療薬と漢方薬の併用が必要となってくる．

〔麦門冬湯〕 眼乾燥症状，口腔乾燥症状に対して用いる．

シェーグレン症候群の約半数の症例に対して，涙液，唾液の増加が確認されている．

〔六味丸〕 疲れやすく，足腰がだるい，手足がほてる，めまい，寝汗，舌は赤く乾いている，頻尿，夜尿などの症状があり，すなわち中医学で腎陰虚証と呼んでいるものに用いる．

〔滋陰降火湯〕 口渇，口乾があり，皮膚は浅黒く枯燥し，痰が切れにくく，乾咳がでる．微熱，便秘傾向を認める．

〔炙甘草湯〕 栄養衰え，口乾，皮膚が枯燥し，疲労しやすく，手足の煩熱などがあるものに用いる．

〔白虎加人参湯〕 口渇がはなはだしく，口舌乾燥し，体に熱感を伴うものに用いる．

（大野修嗣：臨床医の漢方治療指針．メジカルビュー社，1999）

ベーチェット病

ベーチェット病は原因不明で,口腔粘膜の再発性アフタ性潰瘍,皮膚症状(結節性紅斑,皮下の血栓性静脈炎,毛嚢様皮疹),眼のブドウ膜炎,外陰部潰瘍などを主症状とする,全身性の炎症疾患である.

その他,関節炎,副睾丸炎,消化管,血管系,中枢神経,呼吸器系の副症状がみられることがある.

病因は不明であるが,本症ではHLA-B 51の陽性率が高く,この遺伝子が発症に何らかの関与をしていると考えられてきている.現代医学的治療としては,コルヒチンや免疫抑制薬,ステロイド薬が使用されているが,近年,粘膜・皮膚症状を主とする比較的軽症の不全型症例が増加しており,副作用の少ないことと相まって,本症における漢方治療の重要性が高まっていると橋本喬史教授は述べている.

漢方医学的な考え方としては,炎症を火と呼び,火を実火と虚火と燥火に分ける.実火を治めるものとして,黄連,黄芩,黄柏,山梔子,大黄,芒硝などが用いられる.黄連解毒湯,三黄瀉心湯などである.虚火に対しては,人参,黄耆,甘草などが用いられる.補中益気湯,四君子湯などがある.燥火に対しては,当帰,地黄,麦門冬,玄参などの滋潤清涼剤が用いられる.処方としては四物湯がある.

〔温清飲〕 黄連解毒湯と四物湯の合方で,ベーチェット病に対する第一選択の処方である.黄連解毒湯には,抗炎症,解熱,鎮静の作用があり,四物湯には,血行をよくし,血を補う作用がある.皮膚枯燥の傾向があり,やや慢性化した粘膜の潰瘍,炎症に用いられる.

〔黄連解毒湯〕 粘膜症状の急性期で熱感や疼痛の強いものに用いる.

〔十全大補湯〕 比較的体力の低下したもので,温清飲を用いると胃腸障害がみられるものに用いる.四君子湯と四物湯を含む処方である.

〔清熱補血湯〕 貧血性で体力衰え,皮膚枯燥して血熱があり,口腔に潰瘍,びらんがあり,疼痛のはなはだしいものに用いる.

〔甘草湯〕　口腔粘膜潰瘍にゆっくりとうがいしながら用いる．
〔竜胆瀉肝湯〕　ベーチェット病で外陰部潰瘍のあるものに用いる．

　眼症状に対しては，コルヒチンが第一選択である．漢方治療はあまり効果なく，その補助である．

（菊谷豊彦：日常診療での漢方治療のすすめ方．ライフ・サイエンス，1994）

サルコイドーシス

　サルコイドーシスは，原因不明の慢性全身性の非乾酪性類上皮細胞肉芽腫疾患である．病巣部ではTヘルパー細胞とマクロファージ細胞の集積が特徴的である．

　罹患部位は，肺門，縦隔リンパ節，肺，眼，皮膚，表在リンパ節などである．主要症状は，咳，息切れなどの呼吸器症状，霧視，羞明などの眼症状（ブドウ膜炎，網膜血管周囲炎など），丘疹や結節などの皮膚症状である．

　サルコイドーシスの治療は，副腎皮質ホルモンが基本である．また，患者の50～70％が2年以内に自然寛解する．したがって，ステロイドは広範な肺病変や心病変，神経病変，活動性の眼病変など生命や生活に重大な障害を及ぼすものに適応される．

〔人参養栄湯〕　肺サルコイドーシスで，食欲不振，疲労倦怠，咳嗽，息切れ，貧血などがあるものに用いる．
〔柴苓湯〕　ステロイド治療が必要なもので，柴苓湯併用はその副作用防止や脱ステロイドに有用である．
〔桂枝茯苓丸〕　瘀血があり，ブドウ膜炎などの眼症状のあるものに用いる．
〔温清飲〕　丘疹や結節などの皮膚症状や眼症状のあるものに用いる．
〔小柴胡湯〕　胸脇苦満があれば本方を用いてよい．

（原敬二郎：サルコイドーシス．漢方治療指針，緑書房，1999）

10. 小児疾患

麻　疹

　麻疹は感染してから 10〜11 日たって，感冒のような症状を呈して発熱する．この時期に口腔粘膜にコプリック斑ができる．この前駆期の熱は 1, 2 日で一旦は解熱し，ついで 1, 2 日ののちに高熱とともに発疹ができはじめる．その頃になると咳嗽が頻発し結膜は発赤し頭痛，食欲不振を訴える．発疹は針頭大から豌豆大の赤斑状皮疹で，まず顔面に生じついで全身に広がる．この発疹がすみやかに出そろって 1, 2 日で解熱するとともに，その発疹の色も退色するのは経過順調のしるしであり発疹が出しぶり，4 日たっても解熱しないのは他の合併症があることが多い．

　〔升麻葛根湯〕　麻疹の初期に用いて，発疹を促進し，経過を順調にする効がある．発疹が出そろうまで飲ましてよい．

　〔葛根湯〕　麻疹の患者は汗がよく出るので，葛根湯のような麻黄剤を用いる場合は少ないが，もし熱が高く出ても汗が出ず，脈浮数のものにはこの方を用いる．

　〔葛根黄連黄芩湯〕　高熱が出るとともに痙攣を起こすものがある．このような場合に用いるとよい．また高熱，咳嗽があって下痢するものに用いることがある．

　〔竹葉石膏湯〕　発病後にも熱が残り，口渇があり尿が少なくて濃厚なものに用いる．咳嗽があり声がかれるものにもよい．また熱が高くて不安でうわ言を言い，煩躁の状のあるものにもよい．

　〔小柴胡湯・柴胡清肝湯〕　発疹後には一般に小柴胡湯を用い，順調なものはこれで治る．また微熱が続き肺結核の続発が考えられるような場合にもこの方を用いる．頸部リンパ節腫脹，気管支炎，中耳炎などが併発した場合は小柴胡湯加桔梗石膏として用いる．小柴胡湯で効のない場合は，柴胡清肝湯で奏効することがある．

〔真武湯・四逆湯〕　麻疹には附子剤を用いることはほとんどないと古人は言っているが，筆者は急性肺炎と麻疹とが合併した重症患者に，この2方を用いて治したことがある．高熱がいつまでも続き柴胡剤で効のない時は附子剤を考えてみる必要がある．

〔小青竜湯合麻杏甘石湯〕　発疹後，気管支炎もしくは気管支肺炎を併発し，咳嗽，呼吸困難を訴えるものに用いる．

〔二仙湯〕　発疹が急に消退し肺炎あるいは脳症の徴候があって呼吸困難，チアノーゼを呈し，煩躁してまさに死せんとする危急の状を現わした時には速やかに此方を与えると，危機を脱することがある．

〔五物解毒湯〕　病状がほぼ治ったあと，全身に瘙痒を訴え小発疹を繰り返すことがある．このような場合に用いる．

麻疹はかなり重症な疾患であるので，治療後も，盗汗，食欲不振，全身倦怠感，微熱が続くことがある．風邪のときに用いたのと同じような調理の剤が用いられる．

〔補中益気湯〕　体力低下，微熱，盗汗，食欲不振などを目標に用いられる．

〔黄耆建中湯〕　盗汗，皮膚緊張低下，軟便，食欲不振などを目標に用いられる．

〔柴胡桂枝乾姜湯〕　微熱，盗汗，全身倦怠感，神経質などを目標に用いられる．

〔十全大補湯，人参養栄湯〕　食欲不振，全身倦怠などを目標に用いられる．

風　　疹

耳後部・頸部のリンパ節腫脹で始まり，その後発疹，軽度の発熱が加わる．2～3日で解熱し，発疹は色素沈着，落屑を残さず3～5日で消退する．

〔升麻葛根湯〕　発疹を伴う熱性病の初期，または流感の頭痛甚だしく脳症状のあるものに用いる．発疹を促進し，発疹が出そろうまで飲まして

〔葛根湯〕　発病初期で首から肩にかけて強ばり，熱が高く出ても汗が出ず，脈浮数のものに用いる．また，夜かゆみがひどくて眠れないものには石膏を加える．

〔麻黄湯〕　発病初期で悪寒，発熱，関節の痛みがあり発汗のないものに用いる．体力のないものには用いない．

〔大青竜湯〕　麻黄湯よりも一段と悪寒・発熱が激しく，煩躁状態の見られるものに用いる．体力のないものには禁忌である．

〔小柴胡湯〕　発疹後には一般に小柴胡湯を用いる．頸部リンパ節腫脹，気管支炎，中耳炎などが併発した場合は小柴胡湯加桔梗石膏として用いる．

〔竹葉石膏湯〕　高熱が下がった後，口渇を訴えるものに用いる．咳嗽があり声がかれるものにもよい．舌には白苔を認める．

流行性耳下腺炎

俗におたふくかぜという．江戸でははさみ箱と呼んだ．その形状から命名したものであろう．小児に多い病気で2，3週間の潜伏期の後に熱が出て，耳下腺が腫れ，この部に圧痛があり，物を噛むときに痛む．

睾丸炎または卵巣炎を併発することがある．

〔葛根湯〕　発病の初期で悪寒，頭痛，発熱などのあるときに用いる．

〔小柴胡湯加桔梗石膏〕　2，3日たって耳下腺が腫れて発熱し，舌に白苔ができ食欲があまりないものに用いる．

〔柴胡桂枝湯〕　睾丸炎や卵巣炎を併発したものに用いる．

水　　　　痘

小児にみられる伝染性の病気で，2週間ぐらいの潜伏期を経て，急に熱が出てやがて淡紅色で円形の丘疹ができる．この丘疹は全身の至るところにつぎつぎと出る．大きさは帽針頭大から赤小豆大でそれが水疱となり，1～2日で黒い結痂となる．多くは2週間ぐらいで全快する．

〔五苓散〕　かゆみの強いもの，口渇があるもの，夜間むずかってねむらないものに用いる．

〔桂枝加黄耆湯〕　軽症のものは本方だけでよくなる．

口　内　炎

　口内炎は乳幼児に多い病気で，カタル性口内炎，アフタ性口内炎，潰瘍性口内炎の別がある．カタル性口内炎では口腔粘膜，舌などが赤くはれ，痛みがあり口臭があり，よだれを流すようになる．アフタ性口内炎では，口腔粘膜や舌の所々に小さい黄色の斑点ができ，その周囲が赤くなり痛みが強い．潰瘍性口内炎は重症で口腔がいちめんに腫れ，白い膜ができ，化膿することもある．痛みも強く，高熱が出る．

〔調胃承気湯〕　カタル性口内炎では，数日間便秘して浣腸しても大便が出ないことがある．本方を用いて便通をつけると，治癒に向かうことが多い．

〔涼隔散〕　調胃承気湯を用いる患者よりも，さらに一段と炎症が強く，口腔粘膜の発赤腫脹がひどく，顎下のリンパ節も腫れ，疼痛が激しく，発熱，便秘のものに用いる．

〔三黄瀉心湯〕　口内炎の初期で，口舌が乾き，水分を欲しがり，便秘の傾向があるものに用いる．便秘の傾向のないものには黄連解毒湯を用いる．

〔甘草瀉心湯〕　胃腸炎があって心下痞硬，悪心，食欲不振あるいは下痢などのある患者の軽度の口内炎に用いる．

虚　弱　体　質

　ここでは滲出性体質，胸腺リンパ体質，神経関節炎体質を一緒にして虚弱体質として述べる．

　滲出性体質は2歳位までの幼児にみられ，一見すると肥えて丈夫そうであるが，水毒性の体質で，皮膚筋肉に締まりがなくぶよぶよで色が白く風

邪を引きやすく，風邪を引くと喘鳴があり，また湿疹やストロフルスにかかりやすい．

胸腺リンパ体質は3，4歳から7，8歳位までの小児に多く，扁桃やリンパ節が腫れ，胸腺も肥大している．この体質の小児には肥満型とやせ型とがあるが，ともに病気にかかりやすく，薬にも敏感に反応するものが多い．

神経関節炎体質は10歳前後のものにみられることが多く，神経質で原因不明の頭痛，腹痛，四肢の疼痛などを訴える．また，微熱が続いたりすることもある．喘息やリウマチ熱にもかかりやすい．

〔黄耆建中湯〕　滲出性体質の幼児に用いて体質を改善する効がある．これを飲ましていると，筋肉のしまりがよくなり，風邪を引かなくなり，抵抗力ができる．

〔麻杏甘石湯〕　滲出性体質の幼児で風邪を引くと喘鳴が続き，喘息性気管支炎の状になるものによい．とくに本方は小柴胡湯と併用して長期連用すると呼吸器系統の虚弱体質が改善される．

〔五苓散〕　ストロフルスによく効くので，滲出性体質のものに用いる機会がある．

〔大黄黄湯〕　滲出性体質の幼児にはよく湿疹ができる．俗に胎毒とよばれているものである．これにはこの処方がよい．

〔小柴胡湯〕　胸腺リンパ体質の小児で，扁桃やリンパ節が肥大しているものに用い，体質を改善する効がある．

〔柴胡桂枝湯〕　神経関節炎体質のものに用いる．これの服用で頭痛，腹痛，四肢痛が治るばかりでなく，喘息，リウマチ熱などにもかからなくなる．

〔六君子湯〕　胃腸が弱く，食欲不振で血色がすぐれず，気力に乏しいものに用いる．

〔小建中湯〕　六君子湯と同じく胃腸系の虚弱体質に用いられる．

〔半夏白朮天麻湯〕　本方はOD（起立性調節障害）に頻用される．

〔柴胡清肝湯〕　本方は小柴胡湯と同じく，胸腺リンパ体質の改善とくに扁桃炎，滲出性中耳炎を繰返す例に用いられる．

乳幼児下痢症

〔五苓散〕　比較的初期で口渇がひどく，飲むと吐く，吐くと飲むという状態のものに用いる．食欲不振，尿利減少があるがこれを飲むと口渇が止み，嘔吐も止まり，尿の出もよくなって下痢も止まる．なるべく早期に飲ませるとよい．さらに裏急後重を伴う場合には，本方に桂枝加芍薬湯を合方するとよい．

〔葛根湯〕　悪寒，発熱があって下痢し，裏急後重の強いものに用いる．

〔桂枝人参湯〕　発病当初にこの方を用いることがある．水様性の下痢で始まり，腹痛，裏急後重が軽く，悪寒が強く脈がしまっているものに用いる．胃腸が弱く，食欲があまりなく血色も優れないものに平素これを飲ませておくと体質が丈夫になる．

〔桂枝加芍薬湯〕　軽症の大腸炎で腹痛，下痢があって裏急後重を兼ねるものに用いる．

〔真武湯〕　腹痛はあっても軽く，裏急後重を呈するものは少ない．腹部は軟弱無力で，振水音を呈することが多い．急性よりも慢性の下痢に用いることが多い．真武湯は人参湯と比べ胃からくる症状が少なく，下痢が主である．

〔人参湯〕　衰弱して元気がなく，顔色も悪く，腹を圧するに軟弱無力で，脈にも力がなく下痢，嘔吐の止まないものに用いる．

〔参苓白朮散〕　嘔吐は止んだが，下痢が続き腹にガスが溜まり，いつまでも全快しないものによい．

〔半夏瀉心湯・生姜瀉心湯〕　心下部が痞えて抵抗があり，腹がゴロゴロ鳴って下痢するものに用いる．虚実は中ぐらいのものに用いる．さらに悪心・嘔吐を伴う場合には五苓散を合方するとよい．

熱性痙攣（ひきつけ）

中枢神経疾患とは関係なく発熱に伴ってみられる乳幼児の痙攣である．ほとんどの場合は7歳頃までに自然治癒する．

〔葛根湯〕　傷寒論では項背の強ばるものに用い，金匱要略では口噤して語するを得ず，剛痙をなさんと欲すというものに用いている．ここで剛痙というのは破傷風を指したもので，牙関緊急して口を開くことができないものに用いるのである．葛根湯はこの初期で口噤語るを得ずという程度のものに用いる．

〔大承気湯〕　葛根湯を用いる場合より一段と病勢が進み，しかも体力が充実している場合に用いる．

〔小柴胡湯〕　体力は中等度で上腹部が張って苦しく，舌苔，口中不快，食欲不振・悪心などを認めるものに用いる．

　乳幼児や少年に柴胡剤を用いるときに，胸脇苦満は，あまりはっきり現れないことが多く，腹部もあまり膨満していない．

〔柴胡桂枝湯・小柴胡湯合桂枝加芍薬湯〕　小柴胡湯に比べやや体力が劣るもので，自汗の傾向があり胸脇苦満とともに上腹部の腹直筋の緊張を認めるものに用いる．相見三郎氏は芍薬を増量した小柴胡湯合桂枝加芍薬湯を用い，てんかんに頻用した．

夜驚症・夜啼症

　夜驚症は小児の神経症の一種で，夜間突然にとび起きて，かけまわったり，あばれたり，泣いたりするが，翌朝自分ではそれらのことを覚えていない．

　夜啼症は一般に夜泣きと呼んでいるもので，乳児が夜になるとむずがって泣き，または不安，恐怖の状で泣いて眠らないのをいう．

〔桂枝加竜骨牡蠣湯〕　夜驚症で，寝ぼけてとび起き，不安，恐怖の状のあるものに用いる．

〔抑肝散・抑肝散加陳皮半夏〕　あばれたり，怒ったりするものによい．

〔芍薬甘草湯〕　夜泣きで，腹が痛むのではないかと思うような泣き方をするものによい．1服で泣き止んで眠ること不思議である．

〔甘麦大棗湯〕　ヒステリックに泣き叫ぶものによい．

〔柴胡加竜骨牡蠣湯〕　桂枝加竜骨牡蠣湯適応者よりやや体質丈夫な者

夜　尿　症

　睡眠中に自覚せずに尿を排泄する病気で、その頻度も種々で、毎晩数回もれるものもあれば、1週間に1, 2回のものもある。また1回に大量の尿が出るものもあれば、1回量の少ないものもある。夜間だけでなく、昼間もおぼえずに尿の漏れるものもある。

　〔小建中湯〕　虚弱な体質で、冷え症で栄養も血色もわるく、疲れやすい、だるいなどの症状があって夜尿症のあるものに用いる。このような患者には昼間でも尿のもれることがある。

　〔八味丸〕　筋肉の緊張はよくないが、肥えている。血色はあまりよくなく土色をしている。食欲はある。口渇もある。運動神経が鈍くて、動作が活発でない。このような患者の夜尿症に効がある。このような患者で昼間にも尿のもれるものがある。

　〔柴胡桂枝湯〕　本方を夜尿症に用いるのは、相見三郎氏の創見である。この方はストレスの解消に役立つので、ストレスによる夜尿症によい。種々の治療法で効果のないものが、本方で著効を得ることがある。この方は、腹証上では、胸脇苦満と腹直筋の緊張を認めることになっているが、小児の場合にはこれに拘泥しなくてもよい。

　〔葛根湯〕　葛根湯、麻黄湯などの麻黄剤が夜尿症に効くという話を亡友吉村得二氏に聞いたことがあり、昼間は尿が多くないのに、夜間になると尿が多く出るというものに用いて効を得たことがあった。患者は、筋肉の緊張がよく、血色もよく、食欲もあり活発な小児であった。

　〔白虎湯・白虎加人参湯〕　口渇が強くてよく水をのみ、ねぼけて、尿の大量を漏らすものによい。体格はがっちりした丈夫なものを目標にする。傷寒論に「三陽の合病は、腹満して身重く、以て転側し難く、口不仁にして面垢き、うわ言、遺尿云々」のものに白虎湯を用いるので、これをヒントに得たのである。

小児自閉症・登校拒否

　小児自閉症では，一般に体格は普通の小児と変っているところはない．その変っている点はその態度や行動様式と言語発達にみられる．

　人と目を合わせない (eye contact の欠如)，抱かれようとしない，他の子と協同して遊ぶことができない．一般の小児の好む絵とは異なる，奇妙な遊びを繰り返したりする．特に回るものや回ることに興味をもつ．それを妨げると異常な興奮を示す．

　言語発達では人との交流をもつ言葉の発達が遅れ，質的に異なった言葉（コマーシャル）に興味をもつ．言葉の意味を理解しようとしない．中でもおうむ返し言葉（反響言語）は有名である．社会性や意思疎通が回復してもコミュニケーションの言葉の回復は遅れる．またしゃべることができるにもかかわらず，しゃべらず，ジェスチャーで表現することが多い．

　漢方医学上，目をそらす，自分の殻の中に閉じこもる，耳ふさぎ動作，おかしな笑いなどは気の病を思わせる．

　次に朝起きが悪い，乗り物酔いがはげしいなど水の病が続く．

　五臓六腑で考えると異常行動は「肝と心」の亢ぶりを示唆する．

　以上のことから

〔**半夏厚朴湯**〕　梅核気がある場合に用いる．その他，気分の変化，恐怖症，不眠，神経過敏など．

〔**大承気湯**〕　腹力・脈ともに充実，腹満，便秘のある者に用いる．痙攣，興奮，目つきがぼんやりしている．

〔**甘麦大棗湯**〕　腹直筋は発作中は緊張．神経過敏，奇声，痙攣，一人笑い，その他急迫症状．

〔**六君子湯・四君子湯**〕　腹力・脈に力がない．食後に眠い，疲れやすいなどを参考．

〔**柴胡加竜骨牡蠣湯**〕　腹力充実，胸脇苦満，気分変化の大きさ，物事の興味喪失，興奮，癇症，独語などを参考にする．

〔**抑肝散**〕　腹直筋緊張，癇症，痙攣，情緒不安，強迫動作などを参考にする．

〔釣藤散〕 のぼせ感，肩こりのある心気鬱塞する者に用いる．不眠，癇症，怒りやすい，筋緊張異常を参考にする．
〔帰脾湯〕 腹力低下者の精神不安，不眠，抑うつ，言語障害などを目標に用いる．

本症に用いる方剤は極めて多く，治療においては証に合わせながら種々の方剤を選択する必要がある．

（本項は，野崎豊著：小児自閉症　漢方保険診療指針を参考にして記述した．ここに謝意を表します）

登 校 拒 否

登校拒否とは学校に登校できない状態が継続的あるいは断続的にみられるもので，身体疾患，精神疾患，怠学，非行，親の無関心・無理解や経済的理由によるものを除く．

漢方では補助的な愁訴がある場合に，その証に応じて治療を行う．登校拒否に対する特別な処方があるわけではない．

〔抑肝散・抑肝散加陳皮半夏〕 怒りっぽく，神経過敏であることを目標に用いる．この場合，四肢や腹部の筋肉が突っ張って，引きつれるようになり，これを抑制するのが抑肝散である．腹部では腹直筋が緊張している．抑肝散より虚証のものには陳皮，半夏を加える．この場合腹直筋に緊張は弱く，腹部大動脈の拍動を触れる．

〔釣藤散〕 朝の頭痛・頭重を目標に用いる．腹部は軟弱で腹筋の緊張は強くないことが多い．

〔加味逍遙散〕 虚弱な体質の女子で，精神不安，憂うつ感などの精神神経症状があり，脈も腹も緊張が弱く，腹診上軽度の胸脇苦満を認めるものを目標に用いる．瘀血徴候あるいは月経異常が見られることが多い．

〔桃核承気湯〕 思春期後期になると女子では下焦の瘀血症状を呈するものがある．体力があり，のぼせ，不安，興奮などの精神神経症状，便秘のある場合に用いる．左下腹部には抵抗・圧痛を認める．

〔柴胡桂枝湯〕 やや虚証のもので，自汗の傾向があり胸脇苦満とともに

に上腹部の腹直筋の緊張を認めるものに用いる．

〔桂枝加芍薬湯〕　虚弱な児童で反復性の臍仙痛や下痢，便秘がみられるものを目標に用いる．脈は弱く，腹部は膨満，腹直筋は拘攣して硬く突っ張り，棒を2本立てたように見える．

〔柴胡加竜骨牡蠣湯〕　体質的には実証で胸脇苦満，心下部の抵抗がある．臍上に動悸を認め，心悸亢進，不眠，煩悶，憂うつ感，神経過敏，集中力低下などの精神神経症状がみられる．脈は緊張強く，便秘の傾向がある．小児の場合の胸脇苦満はくすぐったがる場合が多い．

〔桂枝加竜骨牡蠣湯〕　柴胡加竜骨牡蠣湯の証に似て便秘せず，腹部膨満，胸脇苦満のないのが目標である．体力があまりなく，疲れやすいものに用いる．

〔補中益気湯〕　虚証で体力衰え元気がなく，食欲不振，全身倦怠，無気力などを認めるものに用いる．

小児自閉症

自閉症は発達障害の1つで，多くは3歳以前に発症する．難治であるが以下の処方を試みることがある．

〔抑肝散・抑肝散加陳皮半夏〕　自閉症児に見られる多動，興奮過多を目標に用いる．腹部では腹直筋が緊張しており，抑肝散より虚証のものには陳皮，半夏を加える．抑肝散の原典の保嬰撮要には「…子母同じく服す」とあり，母親が几帳面で怒りっぽいことが子供の症状に影響していることが多く，母子同服を勧めている．

〔六味丸〕　自閉症を一種の発達遅滞と捉えて用いる．原典の小児薬証直訣では小児の泉門閉鎖不全，足の発育の悪い歩行遅延，歯の生えるのが遅い，言語の遅れなどの腎虚証に用いている．腹部は，上腹部に比べ下腹部が軟弱である．

川　崎　病

　主として4歳以下の乳幼児に好発する原因不明の疾患で，発熱，発疹，眼球結膜の充血，口唇発赤，イチゴ舌，頸部リンパ節腫脹，四肢末端の発赤腫脹が特徴的所見である．冠状動脈瘤を合併し心筋梗塞を起こすこともあるので西洋医学的治療が優先される．漢方併用も有効と思われる．

〔黄連解毒湯〕　川崎病の初期．発熱，発疹，結膜充血，不眠などを目標に用いられる．

〔温清飲〕　黄連解毒湯と同様に用いられるが，やや急性期を過ぎた時に適している．

〔五苓散〕　本症の急性期の浮腫を目標に用いられる．前二方のいずれかと合方されることもある．

〔柴胡桂枝湯〕　本症の回復期に用いられる．胸脇苦満，食欲不振，反復性上気道感を目標に用いられる．

〔補中益気湯・十全大補湯・人参養栄湯〕　慢性期の体力低下，盗汗，食欲不振を目標に用いられる．

11. 外科疾患

わが国の外科は，近世に入り，鷹取流，吉雄流，桂川流，オランダ外科などの流派があってそれぞれの専門技術を競っていた．華岡青洲やその門人本間棗軒，鎌田玄台らは独自の工夫発明を行い，乳癌の手術や大腿切断術を世界にさきがけて断行し，漢薬による全身麻酔法を活用した．なお漢方内服や外用薬による外科的疾患の治療に優れたものがあった．本篇では主としてそれら内服薬と外用薬について述べることとした．

打　撲　傷

いろいろな原因による鈍力によって，皮膚にはあまり損傷がなく，皮下組織や組織臓器に傷害をきたすものである．昔は刑罰のため杖を以って打ったので杖傷として扱われていたが，最近では交通災害による打撲傷またむちうち症などが多く，重要性を加えている．その程度と症状によって，いろいろな処方が用いられる．

〔三黄瀉心湯〕　高い所から転落したり，突発的に打撲をうけたり，あるいは交通事故により追突などしてショックをうけた直後に，精神感動がはなはだしく，不安，恐怖，のぼせ，興奮などがあって，顔面紅潮して気分の落ちつかぬときや昏迷を起こしているようなときに，本方は，興奮を鎮め，出血を止め，吸収を早くする効がある．実熱の証すなわち体力があって，貧血のないものに用いる．

〔桃核承気湯〕　打撲後の腫脹と疼痛が激しく，または皮下に出血を起こし，便秘の傾向があって興奮しているものに用いるとよい．ことに会陰部の打撲によって尿閉を起こしているものなどにはよく効くことがある．これも実熱の瘀血症であって体力の衰えていないものによい．本方は左臍下腸骨窩部に瘀血があって，小腹急結の証を現わすことが多い．

〔通導散〕　これは昔体罰によって杖を以って打撲を加えられ，皮下の

出血が広範囲に及び，興奮により心下部に衝き上げるというようなとき用いられた．心下部より腹筋の緊張が起こり，胸苦しく圧痛のあるものには本方がよい．墜落，追突のときにもよく現われるが，本方の服用により黒便を下し，出血は早く吸収される．

〔鶏鳴散〕（千金方）　本方は打撲後の腫れと痛みの激しいものに用いるとよく奏効する．打撲直後の場合によい．

〔治打撲一方〕（香川家）　本方は打撲後の腫脹疼痛，筋骨の疼痛が長期にわたるものに用いる．

〔桂枝茯苓丸料〕　打撲による皮下出血が広範囲に及び，紫斑となり，下肢血栓症のように腫れたものなどに用いる．またむちうち症の軽度のものにも広く用いられる．むちうち症には，葛根湯加朮附合桂枝茯苓丸料としても用いられる．

〔楊柏散〕　打撲後の腫痛する場所に酢または卵白あるいはその両者を加えて，よく混和し，泥状となし塗布するときは吸収を促し，痛みを和らげ，回復を早める．皮膚の弱いものは酢によってかぶれを生ずるから薄めて用い，あるいは酢を用いないで卵白のみにし，または小麦粉を加え水で練って用いてもよい．

ヘルニア

一般にヘルニアとよんでいるのは，腹部ヘルニア，とくに外腹部ヘルニアを意味するものである．その部位によって鼠径ヘルニア，大腿ヘルニア，臍ヘルニア，陰嚢ヘルニア，陰唇ヘルニアなどとよんでいる．腹壁の先天性または後天性による抵抗減弱と腹圧の亢進によって起こる．またヘルニア内容が還納し得るか否かにより，還納ヘルニアと不還納ヘルニアとに分ける．不還納ヘルニアで嵌頓の危険あるものは根治手術をする必要がある．漢方で治療し得るのはつぎの如きものである．

〔小建中湯〕　小児の腺病性虚弱体質で，胃腸が弱く，疲労しやすく，痩せてしばしばヘルニアを起こすものは，本方を長期にわたって服用し，体質が改善されるとヘルニアが治るものである．

〔桂枝加芍薬湯〕　還納性ヘルニアで，しばしば腫瘤状となり，ときどき腹が張って腹痛を訴えるものに用いてよい．大人でも小児でも，痩せ型の老人などによく奏効する．

〔大建中湯〕　胃腸が弱く，弛緩下垂して，腹部軟弱で嵌頓を疑うほど激しい腹痛が起こり，あるいは腸の逆蠕動を認め，脈が遅くて弱く，手足や腹中が冷えるものには本方がよい．

〔柴胡桂枝湯〕　心下部と腹部全体が緊張しヘルニアを起こしてときどき腹痛を訴えるものには本方を長期にわたって連用し，体質が改善されるとヘルニアも治ることがある．

〔行気香蘇散・三和散〕　古名疝気といわれていたものの症で，胃腸の不安定によりガスが停滞し，大小便の通利が悪く，ヘルニアを起こし，腹部疝痛を起こすものに，これらの方のよいことがある．

〔大黄牡丹皮湯・防風通聖散〕　便秘して腹圧が高まる毎にヘルニアを起こすものには，これらの処方を選用し，便通の調整をはかるがよい．

肛門周囲膿瘍

表在性のものは全身症状が少なく，局所の疼痛腫脹が早く現われる．深在性のものは初めに悪寒・高熱が出て，しばらくしてから直腸肛門周囲に激痛が現われる．膿が形成されれば切開排膿した方が痛みは早く去る．漢方の薬としてはつぎのようなものが用いられる．

〔大黄牡丹皮湯〕　本方は初期に局所の腫脹疼痛が著しく，高熱を発し，便秘していて腫脹疼痛とともに尿閉を起こしているというような緊迫しているとき用いられる．本方で便通がつくと腫脹疼痛が速やかに去って，切開の必要のないことが多い．大黄と芒硝は 6.0 g くらい多い方がよい．本方は実証で，下部に緊張性の炎症や化膿症があり，腫脹，疼痛，発熱があり，便秘して下腹部に腫瘤または堅塊があり，体力の充実しているときによい．それゆえ体質の虚弱な者には用いられない．

大塚氏は肛門周囲炎で便閉と尿閉を起こした 57 歳の男性が，激痛のため眠れず，腹がはりさけそうだと苦しみ呻っているのに導尿した後本方を

用いたところ，3〜4回下痢の後膿汁を多量に下し，諸症速やかに軽快したという．

〔騰竜湯〕　本方は大黄牡丹皮湯に薏苡仁，朮，甘草を加えたもので，大体同じような場合に使われるが，やや病状が緩慢で，あるいは日数を経過して，慢性に移行する徴候ある場合によい．便通の具合によっては，大黄，芒硝を加減する．

〔托裏消毒飲・千金内托散〕　体質虚弱で前2方は用いられず，もしくは排膿後慢性に経過して痔瘻を残し，稀膿の止まないものに用いる．

〔十全大補湯〕　痔漏を残して排膿が止まず，貧血して全身衰弱の候あるものには本方を用いる．前方のときも，本方もともに伯州散を兼用するがよい．

痔　　　瘻

細菌による肛門部の化膿性炎症が拡大して直腸肛門周囲膿瘍となり，自潰するか切開排膿した後に瘻孔が生じたものである．瘻管開口の状態によって全痔瘻と不全痔瘻とに区別する．漢方で痔瘻に使われるものとしてつぎのような処方がある．いずれも相当長期間服用する必要がある．

〔当帰連翹湯〕　痔瘻を病む患者は多くの場合一定の体質的傾向がある．皮膚が浅黒く，枯燥して渋紙の如くなり，光沢に乏しく，いかにも悪液質に似て茶褐色を呈している．そのような痔瘻の患者に，本方を長期にわたって服用させるとよい．

〔秦艽防風湯〕　便秘の傾向があって，排便のときに疼痛を発し，ときどき膿がたまって，しかも体力は相当に充実しているというものによい．痔瘻ばかりでなく，痔核で痛み出血するものにもよい．通じの具合で大黄は加減する．

〔防風通聖散〕　肥満型実熱証の体質の者によい．大抵便秘がちで，これを以って排毒すると軽快する．

〔托裏消毒飲・千金内托散〕　瘻管が癒えず，膿がなかなか止まないもの，やや疲労衰弱の傾向のあるものに，これらの処方に伯州散を兼用する．

千金内托散の方は永びいて虚証のものによい．

〔帰耆建中湯・帰脾湯・十全大補湯〕　慢性に経過し，稀薄な膿が止まず，貧血して全身衰弱の傾向あるものには，これらの処方を選用し，伯州散を兼用するがよい．疲労衰弱貧血の程度は十全大補湯が最も高度である．

痔　　　核

肛門および直腸下部にある静脈の一部に静脈瘤性拡張が起こったものである．便秘や子宮卵巣の腫瘍による圧迫，妊娠のときなど，肛門や直腸静脈の還流を妨げ，うっ血を起こさせるときに起こる．漢方の内服は姑息療法であるが便秘を治し，下腹部の瘀血，うっ血を去ることにより治癒に向かわせる．

〔乙字湯〕　この処方は原南陽の経験方で，いろいろの痔疾患に用いられる．とくに痔核の疼痛，出血，肛門裂傷などによい．便通の状態によっては大黄を去るがよい．大塚氏はこれに桃仁，牡丹皮，魚腥草（どくだみ）を加えて用いた．

〔桂枝茯苓丸料〕　子宮や卵巣に障害があったり，下腹部に瘀血があって，臍下に抵抗圧痛を認める痔核には本方でよくなるものが多い．通じのないときは大黄を加える．

〔桃核承気湯〕　前方よりもさらに瘀血が顕著で便秘の頑固なものにはこの方を用いる．痔核で下腹のうっ血，充血，出血，小腹急結のあるものには本方がよい．

〔大黄牡丹皮湯〕　実熱の証で便秘がひどく，下腹部の緊迫感がつよく，肛門部が腫脹し，硬結状となり，疼痛はなはだしく，尿閉を起こすほどに緊迫した痔核には，本方の大黄，芒硝を $6.0 \sim 10.0\,g$ の大量にして，思いきって下すと脱然として緊迫感が軽快するものである．

私自身の体験であるが，数年前痔核脱肛を起こし，便意を催して上圊するも通せず，あたかも肛門部に密栓をつめたように緊迫し，張りさけんばかりの苦痛であった．辛じて排便すると脱肛し，これを納入するときの苦しみは言語に絶するほどで冷汗を流してやっと納まる．すると直ちに肛門

が痛み再び脱肛しそうになる．臍傍に拘攣をふれ，左右下腹部に抵抗と圧痛が認められる．よって本方の証として大黄，芒硝を各6.0ｇとし，これを1回に服用した．すると翌朝快便があり，肛門に堅く密栓をつめたようなものが一時に飛び出したという感じで，脱然爽快を覚え，この激しい痔核脱肛の苦痛から解放された．

その後私は快便のないときは桂枝茯苓丸料と桃核承気湯と大黄牡丹皮湯の3方を合せた製剤（駆瘀血丸）をときどき服用している．

〔清肺湯〕　それほど虚証でない痔の出血によく用いられる．ほかに大した苦痛がなく，ただ痔の出血をたびたび繰返すというものに用いてよい．これは温清飲に阿膠，槐花，地楡，側柏葉を加えた後世方である．方中の槐花は血熱を冷まし出血を止める．ルチンはこの花の有効成分である．

〔芎帰膠艾湯〕　痔の出血が長く続いて，やや貧血の傾向があり，虚証を帯びているものに用いて痔の出血を止め，貧血を回復させる効がある．

〔当帰建中湯〕　虚証の体質で貧血気味，痔核脱肛の痛みが激しく，疲労衰弱を加えたものには本方がよい．

〔忘憂湯〕　甘草一味の濃い温かい煮汁のことである．これをもって痔核，脱肛の患部を洗うと激しい疼痛は速やかに緩解する．温湿布するもよく，しかる後，紫雲膏をつけて脱肛を納めるとよい．

肛門脱・直腸脱

脱肛は初めのうちは硬い便の排泄のときだけで，排便が終れば自然に還納するものであるが，久しく時日を経過し，高度のものは還納が容易でなくなる．脱出した粘膜は赤くて疼痛を訴え，軟らかで形は多く輪状を呈する．

〔忘憂湯〕　脱肛を起こしてなかなか還納せず，痛みを訴えるものは，まず濃い甘草煎を以って洗い，あるいは温湿布し，局部が軟らかになったときに油脂剤を塗布して漸次還納をはかるときは容易に目的を達することができる．脱肛部の中央より圧迫せず，外側より圧迫を加えて還納するがよい．甘草は急迫を緩める力がある．痛みのひどいものほどよくきく．

〔補中益気湯・赤石脂湯〕　脱肛は多くは他の組織の弛緩をも伴っているものである．皮膚筋肉が弛緩し，虚弱な体質のものには，本方を長期にわたって服用させるがよい．補中益気湯に赤石脂 1.5 g を加えるとさらに効果的である．これを赤石脂湯と名づける．赤石脂は収斂，止血の作用がある．

〔提肛散〕　本方は補中益気湯に川芎，白芷，黄連，赤石脂を加えたもので，大体前方と用いる目標は同じである．粉薬として長期間服用するがよい．

〔当帰芍薬散〕　冷え症で貧血気味の婦人がときどき痔核脱肛を起こし，疼痛を訴え，稀薄な分泌物を出すというものに長く服用させるとよい．

〔当帰建中湯〕　虚証で貧血気味の人が，脱肛を起こして激しい疼痛を訴えるとき，本方のよくきくことがある．

35歳の男が脱肛を起こし数日間還納せず，痛みのため坐ることもできず，食事も入らずに困っていた．診ると肛門は赤いドーナツをつけたように脱肛して反転し，いくら納めようとしても痛むばかりで入らない．甘草煎を以って温湿布させ，軟らかになったところへ紫雲膏をつけて外側部より圧迫させたところ，容易に還納することができた．胃腸の弱い虚証の貧血している人であったので，当帰建中湯を服用させたところ，それで脱肛しなくなり治癒した．

〔六君子湯〕　痔疾脱肛があり，痔出血が続いて貧血がひどく，元気衰えて補血の薬が胸にもたれて食欲のないというものには本方を長く服用させてよくなることがある．

〔麻杏甘石湯〕　痔核から脱肛を起こして痛みがひどく，下腹が張って重苦しく感じ，痛みのため大便の出が悪く，あるいは咳するたびに肛門にひびいて痛みが激しくなるというものには本方がよく効くことがある．睾丸炎や痔核に用いて奇効がある．

〔百会の灸〕　弛緩性体質の人の脱肛で，なかなか治りにくいものには，百会（頭の頂点）の穴に灸を 10～12 壮ぐらい続けてすえるがよい．

閉塞性動脈硬化症

　本病は，バージャー病（閉塞性血栓性血管炎）と同じく四肢動脈の閉塞をきたす疾患である．症状は下肢の冷感，しびれ感，疼痛そして間欠性跛行である．
　〔当帰四逆加呉茱萸生姜湯〕　これの服用により，下肢の冷感が軽減し，跛行に至るまでの正常歩行の距離が延長する．
　〔八味地黄丸〕　前方と並び用いられる．

12. 整形外科疾患

五十肩（肩関節周囲炎）

　老年の男女に多くみられるもので，肩関節周囲炎とよんでいる人もある．この病気は肩関節のまわりの組織の退行変性によって起こり，運動制限を伴う疼痛がある．そのため患側の上肢を上にあげたり，後にまわしたりすることができなくなる．多くは1ヵ年または1ヵ年半で自然に治る．

　〔葛根湯〕　発病の比較的初期で，脈に力があり筋肉の緊張のよい消化器の丈夫な人に用いる．場合によっては，薏苡仁10.0を加えたり，朮4.0を加えたりする．

　〔二朮湯〕　この処方は，『万病回春』に出ていて，もとは朱丹溪から出ているという．『古今方彙』をみると，臂痛のところに「痰飲にて雙臂の痛む者及び手臂の痛む者を治す」とある．数年前，60歳あまりの男子の五十肩に葛根湯を用いたところ，食欲がなくなり，反って痛むという．この人は，平素から胃腸が弱く，大便は軟らかいのに快通しないという症状があった．そこで二朮湯を用いたところ，五十肩の痛みが急速によくなり，食欲も出て，大便が快通するようになった．この処方を用いる目標は，痰飲による疼痛であり，痰飲は水毒を意味するから，患者は水毒性体質で，筋肉の緊張がわるい．

　〔大柴胡湯〕　胸脇苦満がある肥満体の患者で，便秘の傾向のあるものに用いる．

　〔柴胡加竜骨牡蠣湯〕　大柴胡湯を用いるような患者で，神経質で，不眠を訴えるものによい．

　〔桂枝加苓朮附湯〕　虚弱な体質の冷え症の人で，貧血の傾向のあるものによい．

　〔加味逍遙散合四物湯〕　夜間，床に入ると，手がだるく痛み，あるいは蒲団に入れていると煩熱し，蒲団から出すと冷えて痛み，手のおきどこ

ろがなく，安眠のできないものに用いる．婦人に多くみられる．

頸肩腕症候群

頸や肩肢帯や上肢に同期的に苦痛を発現する病症を頸肩腕症候群と総称する．症状の主体は疼痛であるが，しびれ感，運動障害，知覚鈍麻，痙攣，萎縮などを伴う場合がある．

頸肩腕症候群の範疇に含まれる疾患としては，変形性頸椎症，胸郭出口症候群，肩関節周囲炎，肩甲肋骨症候群，手根管症候群などである．

〔当薬甘草湯〕 痛みに対して頓服的に用いて効がある．痛みやしびれが寒冷により増悪するものには附子を加える．

〔葛根湯〕 体力は中程度ないしやや実証で，後頭部，肩こり，肩甲間部痛があり，口渇や発汗を伴わない痛み，しびれに用いる．痛みやしびれが寒冷により悪化するものには白朮，附子を加える．

〔二朮湯〕 『万病回春』に「痰飲双臂痛む者，及び手臂痛むを治す」とある．水毒のある者を目標にするが，特別証にとらわれずに用いてよい．

〔大柴胡湯〕 実証で便秘傾向があり，胸脇苦満があるものに用いる．

〔桂枝茯苓丸〕 体力中等度で瘀血の所見を認めるものの肩のこりや痛みに用いる．

変形性膝関節症

変形性関節症の中で，もっとも多くみられるもので，五十歳以上の婦人に多い．軽いものは，運動にさいして鈍痛と腫脹がみられ，坐ることが困難になり，病気がすすむと水が関節内にたまるようになる．この病気は退行性の変化によるものであるが，つぎの内服薬がよく効く．

〔防已黄耆湯〕 この処方で腫脹，疼痛ともに去って，起居動作が自由にできるようになるものが多い．まれにこの処方に麻黄を加えた方がよい場合がある．多くは1ヵ月位の服薬で効が現われる．私の義母は80歳の年にこの病気で歩けなくなり，難渋したが，防已黄耆湯加麻黄の服薬2ヵ

月あまりで全治し,若い者に負けないほどの健脚になった.それから5年たった今年の春,無理をして少しまた膝が痛んだが,1ヵ月ほどの服薬で全治した.関節水腫を起こしているような場合でも,これの内服で水がとれる.

〔**越婢加朮湯**〕　変形性膝関節症の多くは,防已黄耆湯または防已黄耆湯加麻黄でよくなるが,まれにこれらで治らないものがある.このような場合に,この処方の効くことがある.場合によっては,防已黄耆湯をこれに合方して用いてもよい.

〔**桂枝茯苓丸料加薏苡仁**〕　軽症の変形性膝関節症のあった老婦人が転んで膝を打撲し,疼痛,腫脹ともにひどくなって,防已黄耆湯を用いて効なく,本方で治ったものがある.

腰痛症・椎間板ヘルニア

ひとくちに腰痛といっても種々の原因がある.変形性脊椎症,腰部椎間板症,腰部椎間板ヘルニア,骨粗鬆症,脊椎管狭窄症,腰椎分離・辷り症など疾患が含まれる.加齢とともに起こる物理的変化は不可逆的なものの場合がほとんどであるが,経験的に漢方治療により疼痛が軽減する.これらは大体は慢性的な腰痛であるが,椎間板ヘルニアの場合は,脊椎の椎間板が変形してヘルニアを起こし,神経を圧迫して急に激しい痛みを起こす.

〔**八味丸**〕　中年以降の腰痛には八味丸がよく用いられる.口渇,口乾があり,舌は苔なく乾燥していて小腹不仁を認める.胃腸虚弱のものには認められない.

〔**五積散**〕　上半身がほてり,下半身が冷えると訴えるものの腰痛に用いる.中年以降の女性に適応が多い.

〔**桂枝茯苓丸**〕　体力中等度から実証のものの腰痛でのぼせを伴うようなものの腰痛で,瘀血所見のあるものに用いる.

〔**調栄活絡湯**〕　ぎっくり腰,打撲などの急性期,亜急性期のもので,便秘するものに幅広く用いられる処方である.便秘のないものには大黄を去って用いるとよい.

〔当帰四逆加呉茱萸生姜湯〕　むかし，くっきり疝気とよんだ病気に，この処方がよく効くことがあり，このくっきり疝気は多分椎間板ヘルニアであろうと考え，椎間板ヘルニアの重症に本方を用いて著効を得た．この患者は，歩行はもちろん，寝返りも困難で，腰から右の下肢にかけてひどい疼痛があり，冷え症で，冷えると疼痛がはげしくなる．それに腹筋が緊張し，ことに下腹部で突っぱっている．これらを目的にしてこの方を用いたところ，10日目頃から急に軽快し，2ヵ月後には勤務ができるまでになった．その後，冷え症の患者の椎間板ヘルニアで，腰痛や坐骨神経痛のあるものに，本方を用いて数例のものに効があった．

〔桂枝茯苓丸料加薏苡仁〕　比較的頑丈な体格で，筋肉の緊張と弾力に富む患者で，瘀血の腹証のあるものを目標にして用いる．

〔葛根湯〕　頸肩腕症候群で肩から腕にかけて痛みとしびれのある者に用いる．発病初期で，脈にも筋肉にも緊張のあるものを目標とする．薏苡仁を加えてよいことがある．

〔二朮湯〕　五十肩のところでのべたように水毒性の体質で，筋肉の緊張に乏しく脈も弱く胃腸が丈夫でないものの腰痛症に用いる．

肩こりおよび頸・背のこり

肩こり，頸こり，背のこりをきたす疾患は多く，ほぼ全科にわたる．その原因の明らかなものはその原因を除去する方向に努力する必要がある．駆瘀血剤の奏効するもの，駆水剤の適応となるものなど多種多様であり，身体のゆがみの1つの部分現象として肩こり，頸・背のこりがあるので全身状態を把握した上で処方を選択する．

〔葛根湯〕　『傷寒論』に「大陽病，項背強ばること几几，汗無く悪風する者．」とあり，肩から項背部のこりを訴えるものに幅広く用いられる．慢性副鼻腔炎などで肩こりを伴うものには葛根湯加辛夷川芎が用いられる．

〔桂枝加朮附湯〕　冷え症のものや，冷えると症状が悪化するものなど附子剤の適応症があれば比較的気軽に使える処方である．

〔大柴胡湯〕　体格・体力とも充実した人で胸脇苦満が強く，便秘があり，舌はやや乾燥し白苔または黄苔を認める．頭重，不眠，めまい，耳鳴，高血圧を伴うことが多い．

〔加味逍遙散〕　比較的虚弱な人で疲労しやすく，神経質で貧血があり，主として中年以降の更年期の不定愁訴の中の1つに肩こりのあるものに適する．

〔二朮湯〕　平素から胃腸が弱く，比較的体力の弱い人で，筋肉のトーヌスは低下していて痛みのさほど激しくないものによい．

〔回首散〕　烏薬順気散に羌活，独活，木瓜を加えたもので，「万病回春」に「頸項強急し，筋痛み，或は頸を挫きて項を転ずることを得ざるを治す」とあるように寝ちがえの疼痛などに用いる．

むちうち症

車で衝突したり追突されたりして急激な加速や減速が起こったときに，重い頭部が前後に投げ出されるような運動が起こる．これが鞭を打ったときの先端の動きに似ているので，このときに起こる頸椎周辺の損傷をむちうち症と呼ぶ．大部分は単なる捻挫であるが，ときには椎間板損傷，骨折，亜脱臼などがみられることもある．ふつうは3週から6週以内に治ることが多いが，一部の例では難治で，治療に何年も抵抗し，後遺症を残すものもある．頑固な頭痛，項部痛，上肢痛のほかに，めまい，肩こり，視力障害，しわがれ声，頭皮や顔の異常感などの多彩な自律神経症状と，二次性のうつ状態などの心身症やインポテンツなどの生じるものもある．

受傷直後は捻挫であり，1つの疾患というよりも瘀血の状態と考えられる．慢性期に入ったものは瘀血の状態ならびに随伴症状により処方の選択をする．

〔桂枝茯苓丸料〕　比較的頑丈な体格で，筋肉の緊張と弾力に富む患者で，瘀血の所見のあるものを目標にして用いる．

〔治打撲一方〕　体力に関係なく幅広く，打撲，捻挫などで身体が痛む場合に用いる．

〔葛根湯〕　中期および慢性期になったもので，項部痛，頭痛，背部痛のあるもので，胃腸の丈夫なものに用いる．

〔苓桂朮甘湯〕　中期および慢性期になったもので，めまいを主症状とするものに用いる．

〔治肩背拘急方〕　この方は気鬱による肩背拘急に効がある．肩背両側に緊張感，疼痛感を訴え，苦労性で常に訴えの多いものの肩こり，むちうち症に応用される．

〔烏薬順気散〕　体力中等度のもので，初期に用いて奏効することがある．寝ちがえなどに用いられる．

骨 粗 鬆 症

閉経後や長期間の卵巣機能不全の女性に，骨量の減少を認め，エストロゲンの分泌と密接に関与していることが知られている．一般に骨粗鬆症が持続的な痛み，骨折など，明らかな臨床症状をもって顕在化してくるのは60歳代に入ってからが多いが，骨量の減少は閉経前後から始まっている．更年期から老年期にかけての腰痛，手足のしびれに古くから漢方薬が用いられており有効であることが知られている．

〔八味丸料〕　下半身の疲労脱力，多尿，頻尿，尿利減少，腰痛などを目標に用いる．地黄が胃に障ることがあり，胃腸の丈夫なものに用いられる．四肢のしびれを伴う時は牛膝，車前子を加えて牛車腎気丸として用いる．

〔当帰芍薬散〕　冷え症で，貧血の傾向があり，筋肉は一体に軟弱で，女性的であり，疲労しやすいものに用いる．

〔温経湯〕　瘀血所見があり，冷え症で，下肢に膨満感があったり，下肢がひきつれたりして，掌には煩熱があり，口唇が乾燥するものに用いる．

〔桂枝茯苓丸〕　体格中等以上で，瘀血の所見があり，のぼせがあるものに用いる．

〔十全大補湯〕　虚証で疲れやすく，貧血の傾向が強く，食欲不振，体

重減少を認め,皮膚が乾燥するものに用いる.

斜頸(神経性斜頸)

　先天性筋性斜頸は外科的治療によるが,軽症は専門的矯正マッサージを継続する.神経性斜頸は,神経症の者が緊張により,胸乳筋の発作性痙攣が起こり,そのために一過性の斜頸を現わし,それが頻繁に起こって患者を悩ますものである.

　この神経性斜頸には漢方治療でよくなるものがある.

　〔抑肝散加芍薬甘草〕　神経性斜頸を起こすような患者の腹証は大抵心下季肋下部が硬く,腹直筋も緊張し,左右の側腹筋が過敏である.筋脈の拘急を治すという本方で好転することがある.長期にわたって服用する必要がある.

　21歳の未婚の婦人,左側胸乳筋痙攣性収縮による神経性斜頸という診断で,1年の間それこそいろいろの治療をうけたが効かなかった.腹状が抑肝散の適応する状態であるので,この処方にさらに葛根を加えて与えたが,漸次好転し,3ヵ月で全く治った.この患者には針灸治療も併用した.

　〔柴胡桂枝湯〕　腹証や症状が大体前方に似ているが,やや実証で,前方の効かないときには本方を用いるがよい.胸脇苦満の証がはっきりしているものには本方を用いる.

　16歳の高校2年の女子であるが,この症例も右胸乳筋の頻繁な発作性痙攣による斜頸であった.恥かしいといって学校を休んでいる.学校で字をかくときにひどく首が右へ曲ってしまう.腹証は両腹直筋が板のように緊張していた.肩凝りがひどいので初め葛根湯を与えてみたが1ヵ月間で少しも効かないので,抑肝散加芍薬厚朴にしたところ,これで肩のこりはほとんど消失した.そこで学校へ行くようになったが,寒冷期に入って逆転した.胸脇苦満の証が強いので柴桂湯加厚朴にした.これをのんで一層経過がよくなったので約7ヵ月継続して全治した.

腱鞘炎・関節炎・関節痛・筋肉痛

　日常の外来診療では腱鞘炎，関節痛，筋肉痛を主訴として訪れる患者は多い．中には，慢性関節リウマチやSLE，多発性筋炎，尋常性乾癬，潰瘍性大腸炎などの基礎疾患に伴うものもあり，注意を要する．四肢の関節痛，筋肉痛は『傷寒論』『金匱要略』では，「骨節疼煩」「骨節痛」「歴節痛」「肢節疼痛」などと表現される．

　〔越婢加朮湯〕　実証陽証のものに適応となり，関節痛，筋肉痛の初期で，急激に発生し，患部に腫脹，熱感，圧痛のあるものに用いる．

　〔麻杏薏甘湯〕　越婢加朮湯の場合より多少腫脹軽度で痛みも緩和な場合に使用し，比較的体力のある人の亜急性期の痛みに対して用いられる．

　〔薏苡仁湯〕　疼痛，腫脹ともに軽度ではあるが持続しているものに広く用いられる．

　〔桂枝加朮附湯〕　やや虚証の人で，冷えや湿気により痛みの増強するものに用いられる．

　〔芍薬甘草湯〕　関節痛や筋肉痛で，筋の緊張を伴うものに用いられる．鎮痛作用増強のためには附子を加えて用いるとよい．

　〔疎経活血湯〕　皮膚はつやがなく，かさかさしており，やや浮腫傾向があって，寒冷や飲酒により増悪する．痛みは移動性で夜間に強い傾向がある．

13. 眼 科 疾 患

『病原候論』(610)に「眼は五臓六腑の精気の集まる所」と記載され，漢方治療に当っては眼疾は全身病の一現象とみて，証に随って全体的に治療を行うものである．

しかし症状によっては，眼科独自の手技に俟つものもあるが，現代眼科の治療によって難治とされた病証が，漢方治療によって比較的容易に治癒することもある．眼科疾患と漢方における瘀血，水毒，食毒などの関係は興味深い研究課題であろう．

漢方眼科の現代医学的研究は千葉大学医学部眼科の伊東弥恵治教授によって早くから臨床的研究が行われ，鈴木宜民教授をはじめ，同教室出身の伊藤清夫，藤平健，小倉重成各氏の臨床経験は漢方医学による眼疾患の治療に新しい領域を開拓したものというべきであろう．

結 膜 炎

結膜炎の原因は，ウイルス，細菌，クラミジア，アレルギー，物理化学的刺激などであるが，ウイルスによるものと花粉症によるアレルギー性結膜炎が最も多い．症状は，異物感，目脂，羞明，流涙，眼痛，瘙痒感，瞼結膜の充血，腫脹などである．流行性角結膜炎は俗に「ハヤリメ」と称し，昔はこれを「天行赤眼」または「疫眼」とよんでいた．

治療は，細菌やクラミジアに対しては抗生物質を使用する．ウイルス性のものに対しては特効薬はないので細菌の二次感染予防や角膜保護を目的として，抗生物質，ステロイド薬の点眼が用いられる．

アレルギー性結膜炎に対しては，アレルゲンとの接触をさけ，インタールやステロイドの点眼を用いる．

漢方治療は再発をくり返したり，アレルギー性のものが適応となる．証によっていくつかの処方を選用する．

〔葛根湯加川芎，大黄〕　これは原因の如何にかかわらず，太陽部位における炎症，充血を発散解毒する意味で，本病の初期実証のものに一般に用いられる．症状の激しいものはさらに黄芩3.0g，石膏6.0gを加えて急性症状の緩解するまで続ける．

〔越婢加朮湯〕　本症で眼瞼のびらん（糜爛），腫脹，充血，疼痛，分泌物や流涙のあるものは風水の証で「面目黄腫」「汗大いに泄る」などの証に該当するものとして，本方を用いる．脈は多くは沈んで小便は少ない．外見がいかにも汚く不潔にみえる．

〔小青竜湯〕　心下に水飲があって，その上方または表に溢れ出て，結膜に炎症，充血を起こし，流涙がはなはだしく，脈は多く浮の傾向がある．溢飲の証の1つである．アレルギー性結膜炎に最もよく用いられる．

〔麻黄附子細辛湯〕　これは虚弱体質，冷え症で陰虚証の者に起こった結膜炎で，症状はそれほど激しくはないが，なかなか治りにくい．脈は沈んで弱い．アレルギー性結膜炎によく用いられる．

〔瀉心湯〕　結膜炎で炎症，充血がはなはだしく，顔色も赤く，上気して気分が不安定で，便秘の傾向のある陽実証のものに用いてよい．

〔清上防風湯〕　同じように炎症，充血があり，上気して顔色が赤く，皮膚は浅黒く，面疱や顔面に発疱などのあるものには本方がよい．

〔明朗飲加減〕　苓桂朮甘湯に車前子，細辛，黄連を加えたもので，結膜炎の慢性証に多く用いられる．羞明，発赤，流涙があり，脈は沈んで心下部に拍水音を認めることがある．一方，動悸，眩暈などあるものによく奏効する．便秘のときは芎黄散を兼用する．

〔謝導人大黄湯〕　「外台秘要方」の処方で眼疾によく使われ，急性慢性を通じて，腫脹痒痛のあるものを解毒攻下する．諸方を用いて治せぬ場合に試みるとよい．

ブドウ膜炎

　虹彩，毛様体，脈絡膜を総称してブドウ膜といい，ブドウ膜炎は，前部ブドウ膜炎（虹彩炎，虹彩毛様体炎），中間部ブドウ膜炎（周辺性ブドウ膜炎），後部ブドウ膜炎（網脈結膜炎），汎ブドウ膜炎に分類される．

　原因は，細菌性，ウイルス，真菌，原虫などによる外因性のものと，病因不明の内因性のベーチェット病，原田病，サルコイドーシス，リウマチ疾患などがある．

　治療は，原因疾患が明らかになれば，その治療を全身的に行い，局所的には，ステロイド点眼や虹彩後癒着の防止のため散瞳薬を用いる．漢方治療は，全身的治療を目標に，清熱剤，柴胡剤，駆瘀血剤の併用が用いられる．

〔葛根湯加減方〕　初期に軽い頭痛，羞明，流涙などのあるときに用いる．多くの場合に川芎2.0g，大黄1.0g，黄芩3.0g，石膏6.0gを加える．

〔越婢加朮湯〕　充血があって，羞明，流涙のいちじるしいものには本方がよい．脈は沈である．

〔小青竜湯〕　炎症充血がはなはだしく，頭痛，羞明，流涙などの証があって，脈浮のときに用いる．さらに激しいときは大青竜湯にすることがある．

〔防風通聖散〕　眼目が赤く腫れ，疼痛があり，翳膜を生じて脈実数で体質の強壮な肥満体質の者には本方がよい．

〔謝導人大黄湯〕　『外台秘要方』の処方で眼目赤腫疼痛はなはだしく，角膜に雲翳を生ずるときに用いてよい．木通，車前子各2.0を加えるとさらによい．

〔小建中湯〕　虚証で疲れやすく，炎症充血は少なく，体力の衰えたものには本方で体力をつける．

〔小柴胡湯〕　胸脇苦満があり，炎症充血の初期刺激症状の去ったものに用いるとよい．

〔大柴胡湯〕　充実した体格の者で，胸脇苦満があり慢性に移行したものに用いる．

〔当帰芍薬散〕　充血などは少なく，冷え症で，むしろ貧血気味の人には本方がよい．

〔桂枝茯苓丸料〕　原因の如何を問わず，瘀血を目標に治療する場合が多い．臍傍，臍下に抵抗圧痛があり，充血，うっ血を認めたものには本方を用いる．

〔桃核承気湯〕　前方の症状が顕著で，紫赤色の充血著明なものには本方をもって下すがよい．

〔大黄牡丹皮湯〕　実熱証の人で，臍下に抵抗圧痛が顕著で，便秘の傾向のあるものには本方を用いて病毒を下すとよい．

〔竜胆瀉肝湯〕　眼痛，結膜充血，皮膚は浅黒く，腹直筋の緊張があるものに用いる．

〔黄連解毒湯〕　のぼせぎみで顔面赤く，精神不安があり充血強く出血を伴うものに用いる．

〔洗肝明目湯〕　実熱証で，炎症，充血などの刺激症状の強いものによい．

(山本昇吾：ブドウ膜炎．臨床医の漢方治療指針，メジカルビュー社，1999)

白　内　障

昔も白内障といった．俗名「シロソコヒ」．洋名の「カタラクト」は瀑布の意味で，瀑布の落下するように白く見えるので名づけた．

白内障は，水晶体が混濁して視力が障害される疾患である．最も多いのは加齢による老人性白内障であるが，そのほか，糖尿病，ステロイドによるもの，外傷性，先天性のものがある．

漢方治療の対象となるものは，老人性と糖尿病性白内障であるが，初期または未熟の時期である．成熟したものや他の白内障は手術治療を行った方がよい．

〔葛根湯〕　本方は他の眼科疾患と同じように初発のときに，肩こりや項背の強ばりを訴えるものに用いる．川芎2.0g，大黄0.5～1.0gを加え

て用いた方がよい．

〔三黄瀉心湯〕　顔面充血してのぼせ，頭痛を伴い，便秘がちな人に用いる．

〔防風通聖散〕　体質強壮で肥満者，腹部膨満して食毒や水毒があり，便秘のものには本方がよい．便通の具合によって大黄，芒硝は加減する．

〔柴胡加竜骨牡蠣湯〕　筋骨質のもので，神経過敏となり，胸脇苦満，動悸，不眠などあるときには本方を用いる．

〔苓桂朮甘湯〕　弛緩性体質の者で，胃内停水，めまい，動悸などを伴うものには本方に車前子 3.0 g を加える．便秘の者には芎黄散を兼用する．

〔助陽和血湯〕　老人や虚弱な体質の人で，発表攻下の剤を用いられないときは，本方に六味丸または八味丸を兼用させる．糖尿病によるものや老人性のものによく使われる．

〔補肝散〕　本方も虚証に用いられる．痛みも痒みもなく飛蚊症や多視症などのあるものによい．長期服用を必要とする．

〔滋腎明目湯〕　本方は，労神腎虚，血少なく眼痛，昏暗を治すというもので，心身極度に疲労し，あるいは久病で衰弱し，腎気精力衰亡し，貧血の結果視力にわかに衰えたものに用いて効がある．糖尿病性，老人性の白内障にもよく使われる．素問に眼は血を得て能く視るとあり，本方は四物湯をもって血を増し人参をもって元気を養い，その他の薬味よく頭目を清め滞気を散ずる．

〔茯苓飲〕　心下に停水のある胃下垂症，胃アトニー症の人は，本方をもって胃内の停水を去り，内障の緩解することがある．人参湯を用いてよいこともある．

〔八味地黄丸〕　糖尿病性のもの，老人性のものには最もしばしば本方が用いられ，効果あることが多い．

〔当帰芍薬散〕　虚証の体質者で，貧血，冷え症，全身倦怠，頭痛，耳鳴り，視力障害を訴えるものには，本方がよい．

〔民間薬〕　昔から白南天の実を 2～3 g 潰して煎用するとよいという．また，真珠を末として内服することもある．

緑　内　障

　漢名は「緑盲」,「青盲」,「緑風」,「雷頭風」などといって古くから本病の症候群を記録していた．俗名は「アオソコヒ」．眼球の内容が増して眼圧が高くなるために起こり，瞳孔が散大して青い色に見えるのでこの名称がある．

　本病の原因は未詳であるが，眼圧上昇のメカニズムから原発開放隅角緑内障と原発閉塞隅角緑内障に分けられる．他の眼病に続発するものを続発緑内障，先天性のものを先天緑内障という．

　急性原発閉塞隅角緑内障は急に目が痛み，激しい頭痛，嘔吐を伴い，視力朦朧となって光は霞の中にあるようで，光の周囲に外は赤の輪，内は青色の輪があるように見える．眼球結膜は充血し，角膜は混濁し，瞳孔が散大し，眼球は石のように硬くなる．前駆症を伴いしばしば発作を繰り返し進行する．急激な頭痛のもとに失明状態となる電撃性緑内障を古人は「雷頭風」といった．

　このような急性緑内障は，すみやかに眼科的治療が必要で，漢方の適応ではない．すなわち西洋医学的治療が基本であり，漢方治療適応は慢性期に経過したものである．

　〔越婢加朮湯〕　角膜の混濁があり，充血，頭痛などがあり，前駆症状と思われるときや刺激症状が比較的軽い場合に用いる．

　〔大青竜湯〕　実証に属する慢性炎症性緑内障で，炎症，充血が軽く，刺激症状は緩慢で，心下や腹部が緊張しているものには此方を長く服用させる．

　〔柴胡加竜骨牡蠣湯〕　緑内障にかかると神経症となり，不眠，動悸，精神不安などの神経症状が起こり，腹部に動悸が現れてくる．そのようなときには本方も用いられる．

　〔桃核承気湯〕　紅彩炎，毛様体炎，強膜炎などを併発し，刺激症状も強く，炎症充血がはなはだしく，便秘して瘀血が認められるものや，婦人の月経閉止期に発現したものには本方で瘀血を去るとよい．便秘しないときは桂枝茯苓丸料でよい．

〔八味丸料〕　慢性化したもの，老人に起こったものに用いることが多い．疲労，倦怠感，臍下の軟弱無力などの証を現してくる．
〔釣藤散〕　頭痛，めまい，肩こり，眼球結膜の充血などを目標にする．
〔五苓散〕　口渇，尿不利，頭重，上腹部振水音などのあるものに用いる．

眼 底 出 血

網膜出血が大部分である．昔「暴盲(ぼうもう)」といったのはこの種のものかもしれない．出血の程度により視力障害が起こり，視野が限定される．

大量に出血すると失明して回復も困難となる．

眼底出血を起こす疾患は，糖尿病性網膜症，高血圧網膜症，血液疾患，膠原病，ベーチェット病，サルコイドーシスなど内科疾患に起因するものがあり，眼科としてはブドウ膜炎，外傷，後部硝子体剥離，網膜裂孔などがある．

治療は，原因疾患を診断し，全身的な基礎疾患があれば，その治療が根本である．必要によって，光凝固術や手術療法が行われるが，これらの手術で根治することは困難なことが多く，漢方治療は再発防止や全身的調整に有用である．

〔三黄瀉心湯〕　高血圧による出血で，のぼせて顔面紅潮し，気分落ち着かず，興奮状を呈しているときは本方を用いるがよい．

〔黄連解毒湯〕　三黄瀉心湯を用いる場合に似ているが，それほど顕著でなく下す必要もないときには本方がよい．

〔温清飲〕　前方を用いたのち，時日が経過しても出血が続き，または吸収が遅く，病状が長びいているときには本方を用いる．

〔洗肝明目湯〕　前方よりさらに慢性化し，外傷による出血などに用いてよいことがある．

〔桂枝茯苓丸料〕　経過が長びき，腹証上，下腹部に瘀血の症状があれば本方を連用させる．

〔桃核承気湯〕　初発期ばかりでなくとも，便秘して急迫の状があり，腹

部に小腹急結の状があれば，瘀血上衝によるものとして本方を用いる．
〔小柴胡湯〕　体質改善の目的で本方を用いることが多い．桂枝茯苓丸料を合方することもある．
〔小建中湯〕　青年でも老人でも，虚証で疲れやすく，腹直筋が薄く緊張し，攻下の剤の適さない眼底出血に用いることがある．

中心性漿液性網脈絡膜症

　黄斑部の限局性漿液性網膜剥離であり，30～40歳代の男性の片眼に好発する．その本態は，網膜色素上皮層に血液網膜関門の機能が破綻し脈絡膜由来の漿液が網膜下に貯留して限局性に網膜剥離を起こしたものである．ストレス，過労，睡眠不足が誘因となることが多い．症状は中心暗点，変視症，小視症，軽度視力低下，軽度遠視などである．通常6ヵ月以内に自然治癒することが多いが，治癒傾向なく，再発を繰り返す場合には光凝固を行う．

〔小柴胡湯〕　体力的に本方証を呈するものは，体質改善の意味で長期にわたって服用させる．

〔大柴胡湯〕　やや実証の頑健な体質の人で，便秘がちで胸脇苦満の著しいものには本方がよい．

〔桂枝茯苓丸料〕　婦人などで月経異常を伴い，腹部に瘀血を認め，経過の長びくものには本方がよい．小柴胡湯や大柴胡湯と合方して用いてもよい．

　30歳のバーのマダムで，しっかりした体格である．1年前から視力障害を訴え，眼科では白内障と中心性網膜炎といわれた．有名な眼科専門医を歴訪したが，どこでも失明不治を宣告されてしまった．頭痛，肩こりがひどく，月経時にとくにひどい．人工流産を数回繰り返したことがある．下腹部臍傍に瘀血症状が顕著である．

　桂枝茯苓丸料を10日分服用すると，肩こりや頭痛，首すじの凝りがうそのようにとれ，20日の後には少し視力が回復し，1ヵ月後にはピンポンができるようになった．2ヵ月後には新聞が読めるようになり，4ヵ月の

後には左右とも視力0.9までに回復し，主治医はまさしく漢方による奇跡的治癒といったという．

〔桃核承気湯〕　前方の証で，症状がさらに顕著で，瘀血がさらにはなはだしく，便秘するものには本方がよい．

〔当帰芍薬散〕　冷え症で貧血気味の人，疲れやすい婦人などには，本方を用いる場合がある．

視神経炎・症

感染，自己免疫．脱髄など炎症によって発症するものが視神経炎で循環障害，変性など非炎症性機転に基づくものは視神経症とよぶ．これらの原因は特発性脱髄性疾患，自己免疫，ウイルス感染症，髄膜炎の波及，薬剤中毒，循環障害（虚血性神経症）などである．

症状は，高度の視力低下，中心暗点，眼痛，眼球運動痛などである．

治療は原疾患の治療が基本である．特発性の場合は自然回復の傾向がつよい．急性期も高度視力障害例には副腎皮質ホルモンが使用される．

漢方医学的には，水毒，瘀血に起因するものが多い．

〔苓桂朮甘湯〕　胃内に水分の停滞があり，立ちくらみ，頭重，動悸などの全身症状ある場合に適用すると有効である．

故藤平　健氏は千葉大眼科教室において，慢性軸性視神経炎に対する苓桂朮甘湯の臨床成績について報告された(日本眼科学雑誌，第55巻4号)．

藤平氏は本病患者49例につき，その全身症状を調査し，苓桂朮甘湯の証と認め本方を投与した結果，視力の良転したもの95.9%，偽似近視の軽減または治癒した者が70.9%，調節時間の正常に復帰したもの60%，諸種総合症状の軽快したもの88.5%の治療成績を得たという．

〔当帰芍薬散〕　貧血気味で，冷え症の弛緩性体質の人には，本方を用いる．

〔桂枝茯苓丸料〕　瘀血のあるもので経過の長びく場合は本方を用いる．便秘のときは大黄0.5～1.0gを加える．

〔桃核承気湯〕　瘀血がはなはだしく，便秘しているものには本方を用

〔小柴胡湯〕　中肉の青年，または痩せ型の体質の人で，胸脇苦満のある者には本方を加える．または苓桂朮甘湯を合方する場合がある．

偽近視（仮性近視）

　軸性近視は眼軸が長すぎるために起こるもので高度のものが多い．これは眼鏡によって矯正しなければならない．仮性近視は学校近視とか偽近視とかいわれ，弱い度の近視は大体がこれである．読書や裁縫など，目に近い仕事を続けると毛様体が緊張し，異常痙攣を起こし，水晶体の攣曲度が異常に増大しているために起こる現象である．

　漢方では古来水毒の一症候として，肉瞤筋惕すなわち筋肉の異常痙攣があげられ，とくに茯苓がこれを主治するといわれている．この毛様体筋の緊張も筋惕に相当する訳である．

〔五苓散〕　仮性近視を起こしているもので，口渇を訴えるもの，小便不利を伴うものには本方を与えるがよい．1ヵ月以上続ける方がよい．

〔苓桂朮甘湯〕　仮性近視の中で起立性眩暈を訴える場合は本方を用いるとよい．いずれも水毒性体質のものである．

　これら2方の使用による症例報告は「日本東洋医学会雑誌」第15巻第4号に故藤平　健氏が発表している．

　持田祐宏氏は偽近視の最も短期間に効率的な治療法は鍼療法であると述べている．

ドライアイ

　ドライアイは，涙液層の量的あるいは質的な異常に起因する角結膜上皮障害の総称であり，シェーグレン症候群，アレルギー疾患，加齢，生活環境など種々の原因によって生じる．根本的な治療法はない．対症療法として，人工涙液の点眼，ドライアイ保護用眼鏡，涙点閉鎖などある．

　漢方療法としては滋潤剤が用いられる．

〔麦門冬湯〕　皮膚枯燥し，のぼせて目の乾くものに用いる．

〔滋陰降下湯〕　皮膚が浅黒く枯渇して，便秘がちのものに用いる．

〔炙甘草湯〕　皮膚が枯燥し，疲労しやすく，手足の煩熱，口乾，動悸などのあるものに用いる．

眼不定愁訴としてのドライアイの症状を訴えるものには眼精疲労の処方を使用する．

眼　精　疲　労

眼精疲労はいわゆる「つかれ目」といわれるもので，視作業により，鼻根部，前額部不快感，眼痛，頭痛，めまい，目充血，肩こり，いらいら感などの愁訴を生ずる1つの症候群である．

原因は，屈折異常，調節障害，輻輳障害，眼疾患など視器に原因するものと，外部環境条件に関するもの，全身疾患に関するものに大きく分けられる．視器以外の全身疾患に関するもの，原因が不明なもの，眼心身症と考えられるものが特に漢方治療の適応である．

〔桂枝加竜骨牡蠣湯〕　かすみ目，のぼせ，足の冷え，不眠があり臍上に動悸，腹直筋緊張があるものによい．

〔葛根湯〕　眼痛，目に充血，肩こりなどがあるものに用いる．

〔桂枝茯苓丸〕　眼痛，充血，赤ら顔，冷えのぼせがあり，臍傍の圧痛（瘀血）があるものに用いる．

〔八味地黄丸〕　かすみ目，羞明，手足の冷え，口渇，腹証で小腹不仁（腎虚）があるもの．

〔黄連解毒湯〕　充血，眼痛，のぼせ，羞明，いらいらがあり，腹力中等度以上で便秘はない．

〔加味逍遙散〕　眼痛，頭痛，めまい，冷えのぼせ，不眠，疲れやすいなど女性で愁訴の多いものによい．

　　　　　（山本昇吾：眼精疲労．漢方治療マニュアル，六法出版社，1996）

鼻涙管狭窄・閉塞

　本症の原因は先天性のほか，昔はトラコーマが多かったが，現在では，閉経期以後の女性にみられる原因不明のものが多い．そのほか抗ヘルペス薬の点眼薬の副作用や，涙石やアレルギー性鼻炎に続発することがある．
　流涙症，涙嚢炎，慢性細菌性結膜炎の原因となる．
　治療は涙管ブジーや涙嚢鼻腔吻合術が行われる．
　漢方は鼻涙管閉塞そのものにはあまり効果がなく，鼻涙管狭窄や慢性涙嚢炎には効果がある．

　〔苓桂朮甘湯加車前子〕　本方は虚証の弛緩性体質の人で胃内に停水があり，めまい，動悸，上衝，頭痛などを伴い，慢性の涙管狭窄があって，涙がいつも流れて止まらないというものによい．もし便秘していて上衝の強いときは「芎黄散」を兼用するがよい．いろいろの眼疾患に用いられる．脈は沈緊である．

　〔五苓散〕　本方もよく眼疾患に用いられるが，体腔内に停水があり，のぼせ，嘔気，つばが出たり，頭痛を訴え，口が渇いて小便が少ないという場合で，涙の出るものに用いてよいことがある．脈は浮である．

　〔越婢加朮湯〕　本方の条文に汗が流れ出るという文章がある．これを涙が流れ出るということに転用して用いることがある．分泌物があって，ただれて汚く見える．また結膜には異常がなくて冬期に風に当たると流涙がとまらないというものにもよい．脈は沈で水毒のある水太りの人によい．
　大塚氏は，21歳の婦人が，わけもなくただ涙が流れ人前に出られないといい，対談中も涙がポロポロこぼれている．眼科では結膜炎というが，冷たい風に当たるとひどく，夏よりとくに冬に激しい．口が渇いて不眠症があり，下痢しやすいというのが，本方1ヵ月のんで涙のでない日が多くなり，10ヵ月のんでほとんど治って結婚したと報告している．

　〔小青竜湯〕　体内に水気があって，それが体表に溢れ出るというのが本方の目標の1つである．涙嚢炎で涙が流れ出てやまないのも溢飲の証である．アレルギー性鼻炎に伴って起こるものによい．

　〔止涙補肝湯〕　むかし「迎風洒涙（げいふうせいるい）」といったのは涙点，小涙管，鼻涙

管が閉塞し，特に寒い風に遭うときは涙が流れ出るものである．両眼縁がただれる．本方は血虚によるもので老人や虚証のものに用いられる．

〔収涙飲〕　本方は慢性症で，流涙の止まないものに用いる．比較的実証のものによい．ある期間連用する必要がある．

14. 耳鼻咽喉科疾患

難　　　聴

　難聴はその原因となった病気の場所によってさまざまである．外耳性のものは耳垢の塞栓や異物などによって起こり，中耳性のものは中耳炎によって起こる．内耳性のものは梅毒や結核が原因で高度の難聴が起こる．また耳硬化症や聴神経炎もこの部類に属し，老人の難聴は聴神経の萎縮によるものである．

　その他アデノイドによるもの，職業性難聴といって，常に強い騒音の中で働いている人に起こるもの，ストマイ難聴やカナマイ難聴など薬剤性のものもある．原因のわからないものも多い．難聴は天候や精神状態によって強弱があり，曇空や気圧や温度が高いとき，また不安興奮のときに増強する．

　漢方では難聴の原因を肝と腎に関係しているものであるとしていた．しかし難聴を治す特定の処方があるわけではない．

　〔小柴胡湯〕　かぜで熱があった後，あるいは咳嗽などが続いて難聴を来たしたとき，あるいは中耳炎後の難聴やアデノイドに伴うものなどにはよくこの証がある．多くの場合胸脇苦満を認め，心下部肝臓の辺が硬く張っているので，この部のうつ熱をさますとよくなるものである．うつ熱が激しく口渇があるものには石膏7.0gを加える．

　〔大柴胡湯〕　陽実証で体質の強壮なもの，肋骨弓下部および心下部が痞硬して，胸脇苦満の著しいものには本方を用いる．便秘の傾向のあるものによい．もし便通のあるものには大黄を去った方がよい．

　原因の如何にかかわらず，心下部の痞硬が緩解するときは難聴も自然と軽快するものである．

　〔柴胡加竜骨牡蠣湯〕　大柴胡湯と小柴胡湯の中間程度の胸脇苦満があって，心下部に抵抗を触れ痞満し，臍上または臍傍に動悸を認め，腹部大

動脈の亢進による神経症状があり，病気を気にし，のぼせ，不眠，煩悶の状のあるものに用いてよい．

48歳の婦人，毎年秋にかぜをひき，かぜをひくと長引き，咳嗽が続く．その結果いつも難聴をきたし，なかなか治らず，耳鳴りも起こりいつも不快でいらいらし，不眠に苦しむという．顔貌元気なく，心下部にやや抵抗があり，特に右側に胸脇苦満を認め，圧痛を訴える．臍上と臍傍に動悸を触れる．よって本方（去大黄）を与えたところ，10日間の服用で諸症状が好転し，難聴もきれいに治った．

〔苓桂味甘湯〕　本方の条文に「その面翕然として酔状の如く，時にまた冒す」とある．これはのぼせて顔がポッと熱気を帯び，酒に酔ったように呆然とし耳がつまったようであるというものに用いる処方である．やや虚証のものに多い．

〔三黄瀉心湯〕　のぼせ気味で顔面紅潮し，不安，興奮し，心下部の痞えを覚え，気分の落ち着かぬというものには本方のよいことがある．これは実証で脈に力があり，便秘の傾向がある．

〔防風通聖散〕　肥満壮実の体質の人で，便秘の傾向があり食毒，水毒のあるものによい．梅毒による難聴にも用いられる．

〔蔓荊子散〕　老人や婦人などの血燥からきた難聴で，上部に熱がうっ滞し耳鳴・難聴を訴え，あるいは膿汁の出るものに用いてよいことがある．慢性中耳炎後に起こり，長引いたものによいことがある．

〔鷓鴣菜湯〕　小児で回虫のために難聴を起こすことがある．これは駆虫剤によってよくなることがある．

〔灸法〕　耳の根元より頸項の間で，静脈の怒張したところ，あるいは凝りを探ってその上に灸する．壮数は多いほどよい．耳の病一切に応用してよいことがある．

菊池三通男氏の専門的研究がある．総合的発表として「日本医事新報」第2268号に「東洋医学において難聴はいかに扱われてきたか」として掲載されている．

〔八味地黄丸〕　老人性感音性難聴に用いられている．腎虚，腹証ではとくに臍下不仁を目標にして用いられる．

〔六味丸〕　八味地黄丸適応者より冷感が少なく，比較的若年者には六味丸が適している．

〔牛車腎気丸〕　八味地黄丸適応者よりさらに排尿障害，歩行障害，腰痛を伴う場合には牛車腎気丸が適している．

耳　　鳴

　外耳道や中耳の炎症性疾患，耳硬化症，迷路聴神経，脳，血液，心臓などのいろいろな病気によって起こる．高調，低調，雑音，楽音など様々で持続性，間欠性，拍動性などに分けられる．持続性高調性の耳鳴は治癒困難のものが多い．耳硬化症は治りにくい．

　耳鳴と眩暈はよく同時に発する．耳鳴から聾になることがある．耳鳴と水毒との関係を漢方では重視する．

〔苓桂朮甘湯〕　水毒上衝による耳鳴で，多く起立時眩暈を伴い，脈は沈緊を呈することが多い．心下部に振水音を認め，神経衰弱，神経質，ヒステリーなど神経興奮の兆がある．

〔苓桂味甘湯〕　慢性の中耳炎があった後，希薄な滲出液が出て難聴と耳鳴を兼ね，脈は沈んで微弱，足が冷えて顔面紅潮し，のぼせ気味で頭に物がかぶさったように重く，小便の少ないというものには本方がよい．

〔茯苓飲〕　胃下垂や胃アトニーなど胃の症状があり，胃内停水のために起こる耳鳴に用いる．虚証で貧血気味，脈も力なく心下部の膨満停滞感がある．

〔当帰芍薬散〕　いわゆる血の道といわれる婦人に発する耳鳴には本方のよいのがある．貧血していて手足が冷え，小便不利でやや虚証のものである．

〔三黄瀉心湯〕　動脈硬化によく現れる耳鳴で，上衝，眩暈を併発し，顔面紅潮，気分落ち着きなく，神経興奮しがちなものに用いる．脈は力があり陽実証である．

〔防風通聖散〕　本方も高血圧，動脈硬化症，肥満体質の者に発する耳鳴で，脈腹ともに充実し食毒，水毒が多く，便秘がちで頭痛，頭重，肩こ

りなどを訴えるものによい．

〔小柴胡湯合香蘇散〕　慢性中耳炎に併発した耳鳴，また感冒が治った後に耳管炎を起こして，耳が塞がったものには，本方の証がよく現われる．

〔大柴胡湯〕　強壮の体格で，腹力があり，胸脇苦満があって便秘がち，脳出血の後などに起こった耳鳴によいことがある．

〔柴胡加竜骨牡蠣湯〕　神経衰弱，神経質，ヒステリーなどに現われた耳鳴で，精神不安定，心悸亢進，不眠，眩暈を伴い，腹部に動悸を認め，胸脇苦満の証のあるものによい．

〔八味丸〕　老人性耳鳴や難聴には本方がよい．また慢性腎炎があって臍下が虚弱で，冷えやすく，倦怠感があり腰痛，口渴などを訴え小便不利，または自利するものによい．

〔炙甘草湯〕　バセドウ病に発する耳鳴には本方を用いることがある．心臓疾患で動悸，結滞のあるものにもよい．

〔十全大補湯〕　虚証で甚だしい貧血よりくる耳鳴には本方がよい．それほど虚していないときは連珠飲を用いることもある．

〔滋腎通耳湯〕　腎虚（老人性のもの，多房のもの）によって耳鳴と難聴を起こしたものに一般的に用いる．

〔釣藤散〕　本方は頭痛，眩暈，肩こり，肩背拘急，のぼせ感などをを目標に用いる．

〔柴胡桂枝乾姜湯〕　本方は柴胡加竜骨牡蠣湯適応者より虚証の者に用いる．

外 耳 道 炎

外耳道の皮膚にブドウ球菌が侵入して起こる．腫脹，疼痛，発赤をきたし咀嚼，談話によって増激する．前壁に生じたときは往々に顎関節部，耳下腺部，頰部から眼瞼に腫脹をきたし，後壁に生じたときは乳様突起部の浮腫性腫脹をきたして耳介が聳立する．癤が大きくて外耳道を充満するときは難聴をきたす．大体数日の後，膿潰して外耳道から排膿があって治癒

するものである．一般癤疽の療法に準じてよい．

〔葛根湯〕　初期1～3日，発赤，腫脹，疼痛し，悪寒，発熱のあるときに用いて上部の熱を発散させる．

〔十味敗毒湯〕　初期にそれほど発熱，悪寒がなく化膿しやすい体質の者には本方を用いる．

〔小柴胡湯〕　3～5日頃には本方に転じ，また皮膚の色が黄褐色の人には荊芥連翹湯を用いる．そして排膿散を兼用するのがよい．

〔托裏消毒飲〕　炎症，化膿が激しく乳様部の浮腫，腫脹などを認めたときは本方がよい．伯州散を兼用するとよい．

〔内托散〕　排膿が始まれば本方にする．あるいは，2～3日目から本方を用いた方がよいこともある．平素化膿症を起こしやすい虚証の人には，本方を平素から服用させていると化膿しなくなる．伯州散を兼用するとよい．

メニエール症候群

発作性に繰り返す眩暈，悪心，嘔吐に耳鳴りや難聴を伴い，身体のバランスがとれなくなる平衡障害などの症状が30分から数時間のあいだ持続し治ってはまた繰り返す．

本病は内耳の血行不全によって，内リンパ水腫を起こすためと考えられている．

動脈硬化症の場合と違って，脈拍や心臓の状態に変化はなく，血圧はむしろ低いことが多く，意識不明となることはない．

漢方では水毒や瘀血が気の上衝とともに起こってくる病態とみられている．

〔柴胡加竜骨牡蠣湯〕　本方は上衝を下し，停滞している気と水を順通するというものである．また胸満煩驚という病態は自律神経の失調を意味していて，腹部大動脈の亢進による腹部神経症状があり，上衝，心悸亢進，不眠，煩悶を訴えるものによい．

〔桂枝茯苓丸〕　本方は瘀血（血塞，うっ血，血凝滞）があって，気の

動揺によって神経症状が起こったものに用いる．メニエール症候群は内耳の血行不全，循環調節不全によって起こるといわれているが，この処方はそれらの循環不全を治すものと思われる．本病は婦人の更年期によく起こるものであるが，それはこの血行不全や自律神経失調と関係がある．大抵腹診すると臍傍から下腹部に抵抗と圧痛があり，赤ら顔でのぼせ症である．

50歳の肥った赤ら顔の婦人，半年前手洗いに起きたとたんにひどいめまいがして倒れ，2週間頭をあげられず，激しいめまいで苦しんだ．血圧は120 mmHgである．大学病院の婦人科や耳鼻科でメニエール症候群といわれた．その後つねにフラフラしてまっすぐに歩けない．耳鳴りがしていつも蟬が鳴いているようである．危なくて一人で外出できない．月経時にはめまいがひどい．臍傍臍下に抵抗・圧痛があり，瘀血がはっきりしている．桂枝茯苓丸料を与えたところ10日分飲んで再来のとき，横断歩道をまっすぐに駆け足で渡ることができ，足元がしっかりしたと喜んでいた．半年くらい続服してほとんどよくなった．

〔半夏白朮天麻湯〕　平素胃腸虚弱で，胃内に停水があり，この水毒が上衝して，眩暈や嘔吐，頭痛を発するものに用いる．痩せ型貧血性で，低血圧のものが多い．大塚氏は本方によってメニエール症候群といわれた者を何例も治したという．メニエール症候群は内耳のリンパ水腫といわれているが，胃内停水が動いて上逆し，内耳のリンパに影響を与えているのを本方によってその根本を治そうというものである．

〔釣藤散〕　この処方は中年以後の神経症で，頭痛，眩暈，肩こり，のぼせなどがあり，自律神経失調症でつねに気分がうっとうしいというものによい．

〔真武湯〕　体力の衰えた冷え症の人のメニエール症候群には本方を用いる．陰虚症で内部の水気が動揺して上衝し，めまい，心悸亢進，嘔気を発し身体がフラフラして倒れそうになるというものである．

〔柴苓湯〕　本方は小柴胡湯と，五苓散を合方したもので，腹力中等以上で，口渇，口苦，胸脇苦満，尿量減少，浮腫などを目標にして用いられる．

最近，本方はメニエール病に頻用されている．

〔沢瀉散〕　急激に起こった激しいめまいに用いる．静かに寝ていても天井がまわるというようなものによい．本方は沢瀉，朮の2味からできた簡単な処方である．およそ組み合わせの薬味の少ないものは，急激な症状のものに適する．古人は一本槍と称して，突然に起こった急迫的な病症のものには1，2味の単純な処方を用いている．

め ま い 感

めまい感は（メニエール症候群，前項参照），神経症，胃アトニー症，胃下垂症，高血圧症，低血圧症，血の道症，脳の貧血と充血，肩こりなどによって起こる．

〔苓桂朮甘湯〕　本方は心下部に停水があって，この部が膨満し，尿利の減少があり，めまいを訴えるものを治す．めまいとともに動悸を訴えるものもある．俗にいう立ちくらみによい．

〔半夏厚朴湯〕　不安神経症の患者にくるめまいに用いる機会がある．めまいのほかに，発作性に心悸亢進を訴えたり，のどに何かつまっているように感じたりすることがある．

〔半夏白朮天麻湯〕　胃下垂症，胃アトニー症の患者にみられるめまいに用いることが多い．同時に頭痛を伴うことがある．半夏厚朴湯証の患者のような不安感を伴うことは少なく，腹証では半夏厚朴湯証のそれより虚証で弾力に乏しい．半夏厚朴湯証では，腹壁に比較的弾力があって，軟弱無力というほどではない．

〔真武湯〕　低血圧の患者のめまいに用いることが多い．疲れやすく冷え症で，下痢しやすく脈は沈小弱または沈遅である．

〔当帰芍薬散〕　妊娠中のめまい，産後のめまいなどに用いる機会がある．腎炎にくるめまいにも用いることがある．頭に何かかぶっているように重くてめまいを訴えるものを目標とする．患者は冷え症で，血色のすぐれないものが多い．

〔加味逍遙散・女神散〕　血の道症，更年期障害のときにみられるめまいに用いられる．

〔瀉心湯・黄連解毒湯〕　のぼせ症の患者にくるめまいに用いる．脳充血，高血圧症，更年期障害などの患者にみられるめまいに用いる機会がある．患者の顔は赤味を帯び気分がいらいらして落ち着かない．また，不眠を伴うこともある．

〔柴胡加竜骨牡蠣湯〕　やや肥満体質で，上腹部が膨満し，胸脇苦満を認めるような患者で神経質で興奮しやすく，めまいを訴えるものによい．

〔連珠飲〕　本方は種々のめまい，めまい感に幅広く用いられる．処方構成上，苓桂朮甘湯と四物湯の合方であるので，眩暈，動悸，浮腫，顔色不良，臍傍の動悸などが亢進している．これらの目標のもとに用いられる．

急性・慢性中耳炎

中耳に炎症を起こしたもので急性と慢性とがある．化膿しない単純性のものは俗に「カラミミ」といっている．急性のものは，急性伝染病や鼻，喉頭の病気から続発することが多く，耳の中が痛み，耳鳴，難聴などを訴え，発熱，頭痛，食欲不振を伴う．小児は特に高熱を出す．鼓膜は赤く腫れ，穿孔性のものは破れて膿が出ると痛みはとれる．急性乳様突起炎を併発すると重態である．一時的に治ってしばしば再発し，慢性に移行しやすい．

ことに化膿性のものは鼓膜の穿孔部から絶えず膿汁が出てなかなか治らない．俗にこれを「耳ダレ」という．

漢方では一般に単純性も穿孔性も共通して治療することが多い．耳の痛みが激しいときは冷罨法を行い，化膿高熱のとき抗生剤の併用も考える．

〔葛根湯〕　初期に耳の中が痛み，悪寒，発熱，頭痛があり，脈は浮で力があるときに用いられる．また肩こりを訴えたり，脳膜炎様の症状を呈するときにも用いられる．もし嘔吐を伴うときは，半夏 5.0 g を加え，煩渇を訴える場合，穿孔性で排膿のあるものには桔梗 3.0 g，石膏 5.0 g を加える．

〔小柴胡湯〕　発病後数日を経過して，悪寒，発熱があり口苦く，舌に白苔があり，耳痛，難聴，膿汁の出るものに用いる．熱が強くて煩悶，口

渇を訴えるものには桔梗3.0g,石膏5.0gを加える.

〔大柴胡湯〕　数日を経過したもので頭痛,悪寒があり脈は沈んで力があり,腹部は膨満拘攣し,便秘の傾向がある陽実証の人に用いる.煩渇のあるものには石膏5.0gを加える.

〔涼隔散加石膏〕　大柴胡湯を用いる時期で,なお熱が続き,便秘して尿が赤く,煩渇が甚だしく,舌苔の著明なものには本方を用いる.

〔荊芥連翹湯〕　小柴胡湯を用いる時期を過ぎ,なお耳痛を訴え,分泌物が多く,熱も続くものには本方に蝉退,蔓荊子各2.0gを加える.本方を続服していると慢性に移行せずに治癒することが多い.

〔防風通聖散〕　肥満壮実の体質のもので,腹部膨満充実し,便秘の傾向があって排膿が甚だしく長引き,食毒・水毒の多いものには本方を用いるがよい.

〔苓桂五味甘草湯〕　疼痛も少なく,熱もそれほどなく,薄い滲出液が多く,上気して,頭が重く,難聴,耳鳴りなどがあって尿量の少ないものに用いてよいことがある.

〔蔓荊子散〕　慢性に移行したもので,上衝して内熱が続き,希薄な膿汁が続き,しかも難聴や耳鳴りがあるものに用いてよいことがある.長期服用の必要がある.

〔桂枝加黄耆湯〕　体質の虚弱な人で,慢性に移行し,薄い膿が長引き,なかなか治らないというものに長く内服させる.小児の場合に本方がよい.虚の甚だしいものには帰耆建中湯を用いる.

〔托裏消毒飲〕　慢性に移行して排膿の止まらないものに長期服用させる.虚証を呈しているものには千金内托散がよい.

〔伯州散〕　慢性化し排膿の続く場合にはこれらの処方に兼用させる.

〔灸法〕　曲池,手三里,養老,合谷などに灸を数十壮すえると疼痛が軽くなり,排膿が容易になる.

滲出性中耳炎

最近,耳鼻咽喉科疾患として,耳鼻科医を悩ましているのは滲出性中耳

炎である．

滲出性中耳炎には最近柴苓湯が用いられている．その有効率が注目されている．

〔柴苓湯〕　本方は体力中等以上の症例に用いられる．胸脇苦満，口渇，口苦，浮腫，尿量減少などが参考となる．

〔柴胡清肝湯〕　本方は小児腺病性体質の改善薬として有名である．一般に痩せ型，皮膚の浅黒い色，腹直筋緊張，胸脇苦満などが参考となる．

急性・慢性鼻炎

急性の鼻炎はくしゃみが出て鼻がつまり，鼻水が多く出るようになる．そして，鼻水は粘液性または膿性に変わってくる．多くは，頭痛，発熱を伴い，鼻声となり，食欲も減少する．感冒の始まりによく起こる．

慢性症は，急性のものが慢性化して起こることが多い．また先天性梅毒や腺病体質の者に発しやすい．鼻粘膜は慢性的に腫脹し，粘液性分泌，また膿性あるいは膿血性の分泌をきたし，鼻腔は狭窄するため呼吸が妨げられ，睡眠時に鼾を発する．

〔麻黄湯〕　幼児によくみられる鼻炎で，ひどい鼻づまりが起こり，哺乳困難を来たし，睡眠も妨げられる．このようなものに用いて鼻閉塞をよく通じる．年長のものでも鼻閉塞の激しいものに用いてよい．本方は鼻閉塞が主証で，鼻水は少なく，脈は浮で力があり，汗のないのが目標である．熱のないときは浮とならないこともある．虚弱の小児には注意して，分量を最小限度にするがよい．慢性症でも激しい鼻閉塞に用いられる．

〔葛根湯〕　かぜをひいて，急性鼻炎を起こしたとき，その初期に一般に用いられる．頭痛，発熱，悪寒，鼻閉塞，鼻汁などのあるときである．慢性症となったものでも用いてよい．発熱のないものでもよい．便秘のものには川芎3.0g，大黄0.5〜1.0gを加える．

〔小柴胡湯〕　急性症が日時を経過しても癒えず，亜急性または慢性症となり胸脇苦満の状があるものには本方がよく効く．

〔小青竜湯〕　鼻水やくしゃみが頻繁に出て，鼻水過多症となっている

ものには本方がよい．分泌物は水様希薄のことが多い．脈は浮で上衝気味のものである．

〔十味敗毒湯〕　粘液性または膿性の分泌物が多量に出るものには本方がよい．急性のものに用いると慢性に移行することを予防することができる．慢性症にも長期連用するとよい．

〔荊芥連翹湯〕　これは粘液性または膿性の分泌物のあるもので，皮膚の色が浅黒く，腹壁が緊張しているものによい．もし，鼻汁に血液を混じるようなときは牡丹皮2.0g，升麻0.5gを加える．

〔紫円〕　幼児の胎毒のある鼻閉塞に本方を与えて，胎毒を下すときは軽快することがある．

〔民間療法〕　鼻閉塞のとき鼻根部に温罨法を行うと一時的に効がある．民間療法として，葱の白い部分を刻んで温め，これを袋に入れて鼻根部を温罨法するとよい．

また，鼻閉塞の強いときは，項部の天柱穴辺が凝り，圧痛を訴えることが多い．この部を揉んだり，指圧したり，灸をすると鼻閉塞が軽くなる．

〔辛夷清肺湯〕　本方は体力中等度以上の鼻症状，膿性鼻漏，膿性後鼻漏，鼻閉塞を主目標に用いられる．

〔清上防風湯〕　本方は比較的体力が充実した人の膿性鼻漏・後鼻漏に用いられる．一般にのぼせ，顔色紅潮などが認められる．

アレルギー性鼻炎

本病の抗原は喘息と同じように動物の毛，綿，花粉，住居の塵埃，匂いなどで，食事では動物肉，卵，魚介類などがあげられている．発症の誘因として寒冷，光線，化学的刺激，内分泌失調，自律神経失調，過労，精神感動，ホルモンあるいはビタミン欠乏などがあるという．遺伝やアレルギー体質と関係が深く，気管支喘息と合併することも多い．発作時は水様の鼻汁が流れ，鼻が塞がり，反射性のくしゃみが頻発し，ひどくなると涙が流れ，顔中水をかぶせられたようになる．患者はいつも鼻の自覚症状があって，1年中かぜをひいているようであると訴えることが多い．

漢方的には水分（水毒）の代謝異常による体質的なものに多く，溢飲（水分が溢れるという意味）の証と見られるもので，証に従っていろいろな処方が選ばれる．

〔小青竜湯〕　心下部に水飲があって，表の邪気を伴い，この水飲が動揺して上昇し，くしゃみの頻発，鼻汁過多となり，甚だしいときは涙が出てよだれが流れ出すという．本病特有の発作となるものに本方の証が最も多い．

〔麦門冬湯〕　この処方は気の上逆によって，咽喉部の刺激感，乾燥感，痙攣性咳嗽などが起こるものによいのである．くしゃみの頻発する状態があたかも痙攣性咳嗽と似ていることから，これを大逆上気の証として，アレルギー性鼻炎のくしゃみに用いるのである．小青竜湯は鼻汁が流れるほどであり，本方はあまり鼻汁の多く出ないのが特徴である．その境界が判然としないこともある．小青竜湯証と思って効かないときに本方を与えて卓効を得ることが多い．

〔越婢加朮湯〕　アレルギー性鼻炎で顔が火照り，口渇を訴えるものに用いる．

〔葛根湯〕　本方は顔面や項背部に炎症充血症状があって緊張感があり，目，耳，鼻に及びその粘膜に炎症充血が起こるものに用いられる．アレルギー性鼻炎で常に肩凝りがひどく，かぜをひきやすく，くしゃみの頻発するものには本方でよいのがある．

〔当帰四逆加呉茱萸生姜湯〕　冷え症でかぜをひきやすく，凍瘡などのできやすい人で，アレルギー性鼻炎といわれているものには他の処方よりも本方で体質が改善され，くしゃみ頻発が治ることがある．

〔甘草附子湯〕　かぜをひきやすく，くしゃみが頻発し，背が冷えてゾクゾク寒気がし，鼻汁が流れるように出て，頭痛や上衝のあるものには本方のよいのがある．

〔麻黄附子細辛湯〕　陰証の鼻炎で本方を用いる証もある．

〔十全大補湯〕　全身的に衰弱の傾向があり，顔色も蒼く貧血していて皮膚も枯燥し，気血ともに虚しているというもので，鼻粘膜は乾燥しがちで，しかもくしゃみが頻発してアレルギー性鼻炎といわれていたものに本

方でよくなったものがある．

同じようなことで，それほどひどくないとき〔加味逍遙散〕を長期服用して体質が改善され治ることもある．

〔越婢加朮湯〕　本方は体力中等度以上の人が暑がり，多汗，尿量減少傾向，口渇などを目標に用いる．アレルギー性鼻炎のみならず，アレルギー性結膜炎を合併したものに適している．

〔大青竜湯〕　本方も越婢加朮湯と同様の目標で用いられる．

〔苓甘姜味辛夏仁湯〕　本方は小青竜湯証に似ているが，さらに麻黄にて胃腸障害を起こすもの，心下に胃内停水が認められるものに用いる．

副鼻腔炎（上顎洞炎）

漢名では鼻淵または脳漏とよんでいた．副鼻腔に膿のたまる病気を上顎洞炎または蓄膿症という．前頭部にある前頭洞や頰部にある上顎洞などによく起こる．

この病気は感冒や鼻炎が原因となり，急性症から慢性症に移行する．黄色または青味を帯びた膿汁が沢山出て，鼻閉塞，頭痛などを訴え，記憶力，思考力が減退し精神沈みがちになる．

急性症は比較的短期間で治癒するが，慢性症の中には相当頑固なものがある．鼻茸や肥厚性鼻炎を併発しているものは内服だけでは治りにくいことがある．証に応じた内服薬により意外に早期に治癒するものもある．

〔葛根湯〕　急性症の初期に用いるもので，発熱，頭重，鼻閉塞，膿汁流出，肩こりなどのあるものに用いるとよく効くものである．

〔葛根湯加味方〕　慢性に移行した場合によく用いられるものは，葛根湯加川芎，黄芩，桔梗，辛夷各2.0gである．内熱，便秘の傾向のあるものには石膏5.0g，大黄0.5～1.0gを加えるがよい．肥厚性鼻炎，鼻茸にも本方を連用してよいものがある．手術をして再発したり，症状のよくならないものにも用いてよい．鼻の病にはよく辛夷を加える．

〔荊芥連翹湯加辛夷〕　上顎洞炎に罹りやすい体質傾向のうちで，筋骨質で皮膚の色浅黒く，腹筋が緊張して腹診すると笑って手を払いのけるほ

ど過敏なものがある．手足の裏がしめりやすいものが多い．このような型のものに本方を用いる．また以上の目標を離れて葛根湯の効かないものに一応試みるがよい．

〔小柴胡湯〕　それほど強壮にみえない人，またやや虚弱の傾向のある者に発したものには本方がよい．桔梗，石膏各3.0gを加味したり，苓桂朮甘湯を合方して用いたりする．

〔大柴胡湯〕　筋骨質で強壮にみえる体格で，心下部が硬く張って胸脇苦満の証があり，肩こり便秘がちなものには本方を用いる．桔梗3.0g，石膏5.0gを加える．

〔防風通聖散〕　肥満体質者で美食家，脈腹ともに充実し，便秘の傾向のあるものには本方を連用させる．この体質を有する者の鼻茸や酒皶鼻にも用いられる．辛夷2.0gを加える．

〔四逆散〕　大柴胡湯の腹証に似て，心下部が堅く緊張しているが，それほど充実していないものに，四逆散に茯苓，辛夷，薏苡仁を加えて用いるとよい．

〔辛夷清肺湯〕　上顎洞炎や肥厚性鼻炎，鼻茸，嗅覚欠如症，鼻閉塞の甚だしいもので，前記の処方に応じず，熱毒があって疼痛を伴うものには本方を試みるがよい．

〔麗沢通気湯〕　鼻に香臭を聞かずというもので，嗅覚脱失に試みてよいことがある．

〔苓桂朮甘湯〕　慢性化し，胃アトニーの傾向があって，胃内停水を認め，めまい，立ちくらみなどあるものに用いてよい．また，葛根湯や小柴胡湯などに合方して用いる．胃内停水のあるもので，「茯苓飲」や「小半夏加茯苓湯」でよくなったというものもある．

〔半夏白朮天麻湯〕　これも慢性化したもので胃アトニー，胃下垂などのあるもので，常に胃の具合が悪く，胃内停水があり，発作的に頭痛やめまい，嘔吐を起こすようなものに本方を与えてよくなることがある．

〔補中益気湯〕　虚弱体質で疲れやすく，貧血性で慢性化したものに藿香，辛夷各2.0gを加えて長期服用させる．

〔十全大補湯〕　衰弱が一層進んで疲労しやすく，貧血しているものに

は本方を用いる.

〔桂姜棗草黄辛附湯〕　体質虚弱,冷え症のもので,あるいは慢性化して諸治療を行ったが効果がないというものには本方を用いてみるがよい. 大気一転の効を得ることがあるという.

鼻　出　血

　衄血は多くの場合,軟骨性鼻中隔の前端の血管が破れて起こる. 常習性の衄血はこの部位の怒張した血管が鼻をかんだりくしゃみをしたり, 頭部充血を起こしたりしたとき破裂して起こる. その他, 動脈硬化症, 心臓疾患, 貧血症, 白血病, 血友病, 紫斑病, 壊血病, びらん, 出血性鼻茸などの疾患よりくることが多い. また尿毒症発作の前駆症状として発したり, 婦人では月経障害による代償性衄血としてくる. 衄血が高度で急激なときは失神することがある. また頻回に反復するときは全身貧血に陥る.

〔瀉心湯・黄連解毒湯〕　のぼせやすく, 顔面紅潮して, 心気不安, イライラし, 感情の興奮しやすいものに用いる. 動脈硬化症, 脳充血などの場合にしばしば用いられる. 脈腹ともに力があり, 心下部に痛感があり便秘の傾向がある. 便秘のないものは黄連解毒湯または黄解散を用いる方がよい.

〔麻黄湯〕　流行性感冒, その他の熱性病で熱が甚だしく, 発汗なく鼻血が出るものに本方を用いて発汗させると衄血が止まる.

〔桂枝茯苓丸料〕　月経障害による代償性衄血に最もしばしば本方が用いられる. 実証で瘀血が多く, 症状が激しく便秘しているものには桃核承気湯がよい.

〔芎帰膠艾湯〕　婦人の代償性衄血や常習衄血のため貧血を来たし, 冷え症で虚証のものには本方を用いる.

〔三黄知母湯〕　三黄瀉心湯を用いる場合で, 病状が一層激しいものには本方を用いる. すなわち三黄瀉心湯に知母 3.0 g, 石膏 10.0 g, 甘草 1.5 g を加える.

〔荊芥連翹湯〕　慢性肥厚性鼻炎, 副鼻腔炎, 鼻茸などに起こる衄血に

は本方に升麻 0.5 g, 牡丹皮 2.0 g を加えて用いるがよい.

〔小建中湯〕　体質の虚弱なもので, 貧血して疲れやすく, 動悸を覚え, 脈腹ともに虚しているものには本方がよい. 壊血病, 紫斑病などの衂血には本方の証が多い.

〔帰脾湯〕　しばしば衂血を繰り返して甚だしく貧血を来たし, 顔面, 口唇まで蒼白となり, 食欲不振, 栄養衰えた白血病, 悪性貧血などに起こる衂血には本方がよい.

急性扁桃炎 (アンギナ)

漢名は「喉痺」といった. 連鎖球菌, ブドウ球菌, 肺炎菌などによって起こる. 症状によって3つに分ける. 1) カタル性アンギナは軟口蓋, 扁桃に発赤腫脹が起こる. 2) 腺窩性アンギナは, 扁桃に黄色の膿栓があって互いに融合して膜状を呈し, 悪寒戦慄を伴い 39〜40℃ の高熱を発し, 嚥下痛, 関節痛, 四肢痛などが起こる. 3) 濾胞性アンギナは扁桃濾胞が腫脹し表皮を透かして黄白色の斑点を呈する. 嚥下痛があって耳内に放散し, 高熱を発し, 全身症状が著しく, 食欲不振, 消化不良を起こし小児は初期に嘔吐を起こしたり, ひきつけを起こしたりする. 合併症として扁桃周囲炎・周囲膿瘍, 急性中耳炎, ときには口蓋麻痺, 声門水腫, 頸部リンパ節炎, 急性多発性関節リウマチなどが現われる.

冷流動食とし, 安静を守り, 黄柏水の含嗽をさせ, 化学療法も併用するとよい.

〔葛根湯〕　初期に発熱して咽痛のあるときにこれを用いて発汗させる. 熱が高くて苦しむときは桔梗 2.0 g, 石膏 10.0 g を加え, 嘔吐するときは半夏 5.0 g を加える. 大体本方は 1〜2 日間用いるもので, これで治らないときは次の如き処方に変える.

〔小柴胡湯・大柴胡湯〕　2〜3 日を過ぎ熱がなおさめず, 咽(頭)痛するものは桔梗 2.0 g, 石膏 10.0 g を加える. 体質が強壮のもので胸脇苦満がひどく, 便秘の傾向のあるものは大柴胡湯加桔梗, 石膏に大黄 1.0 g を加える.

〔清涼飲〕　大体前方でよくなるものだが，咽喉の腫脹，疼痛，炎症，充血などが甚だしく3～4日以上に及ぶものは本方がよい．

〔半夏散および湯〕　初期咽(頭)痛の甚だしいときに用いてよいことがある．湯として用いる方がよいであろう．

〔清咽利隔湯〕　腺窩性アンギナのとき，初め葛根湯で発汗した後に，黄色の膿栓を認めるようになったとき本方を用いる．

〔涼隔散加石膏〕　便秘して熱が続き，口臭があって内熱の甚だしいものには本方を用いる．石膏10.0gを加える．

〔駆風解毒湯〕　本方に桔梗2.0g，石膏10.0gを加えて，煎汁を冷やしたもので含嗽し，一方内服するときは咽喉に清涼を覚え，鎮痛消炎の効がある．2～3日目頃から用いてよい．咽喉部の炎症には石膏8.0gを加えるとよく効くといわれている．

〔排膿散〕　化膿して膿の出ないときに本方を飲むと，嘔気とともに穿孔して排膿することがある．

〔鍼刺法〕　化膿して暗紫色となり，凝血凝滞の候のあるとき，三稜針をもって局所を刺すと膿汁あるいは瘀血が出て疼痛は速やかに去る．

本間棗軒はこの方法および尺沢，あるいは足の少商に刺絡を施し瀉血を行うことをすすめている．

〔甘草湯〕〔桔梗湯〕　咽頭痛が激しい時に，甘草湯，または桔梗湯の煎液をうがいしながらゆっくりと服用すると一時的ながら，喉の痛みが軽快する．

〔升麻葛根湯〕　急性扁桃炎に本方を用いると炎症が軽快する．証にかかわらず，広く用いられる．本方と小柴胡湯の合方は急性期，慢性期のいずれにも用いられる．

扁桃肥大症（腺様増殖症）（アデノイド）

本病はリンパ体質の小児に多く，鼻閉塞を主徴とし，夜間いびき，睡眠不安，褥内煩悶を来たし，ときには突然蹶起するものがある．言語は閉鼻声となり，常に口腔呼吸をし，顔貌は遅鈍状を呈し，また歯列不正となり，

精神発育が遅れ，注意散乱，記憶や思考力の減退，頭重や頭痛を訴える．

合併症として慢性鼻炎や中耳炎，耳漏などを来たすことが多い．治療法として切除術が奨励されているが，漢方内服を試み，体質改善により好転するものがある．

〔葛根湯〕　鼻閉塞を主訴とし，頭重・頭痛を訴えるものに長期間服用させる．一般に体質の虚弱でないものによい．川芎，桔梗各 2.0 g，石膏 5.0 g を加える．

〔小柴胡湯〕　一般にアデノイドの症候があり，腹診上胸脇苦満を認め，頸部リンパ節が腫れたり，神経過敏の傾向があるものによい．桔梗 2.0 g，石膏 5.0 g を加えて用いることが多い．

〔小建中湯〕　体質虚弱でかぜをひきやすく，痩せ型で腹筋は薄く緊張し，疲れやすく，よく夜尿症などのあるものに長期間用いてよい．

〔荊芥連翹湯〕　体格は普通または一見して丈夫そうに見え，遅鈍型の小児で，慢性鼻炎や慢性中耳炎などの合併症を持っている．皮膚の浅黒いものに用いて体質改善をはかる．

〔黄柏煎〕　かぜをひくたびに扁桃腺が腫れて高熱を出し，また慢性の扁桃炎のあるものには黄柏一味を煎じた汁で，毎朝夕含嗽をさせるとかぜを引かなくなり，扁桃腺が腫れなくなる．半年でも 1 年でも続けさせるのがよい．黄柏の冷浸液または煎汁で含嗽をしてもよい．小柴胡湯を常用しながらこの含嗽を行えばさらによい．

嗄声および失声

嗄声（しわがれ声）は喉頭炎，ポリープ，肥厚，出血，結核，梅毒，癌腫などの潰瘍もしくは浸潤などによって起こる．その他軟骨膜炎，声帯麻痺によって発し，失声はヒステリーや神経衰弱症にくる．また痙攣性失声というのがあって，発声しようとするときに声門が痙攣性に密閉し，発声に要する呼気が出ないために失声を来たす．

結核，癌腫などによる嗄声は治癒困難であるが，次のごとき薬方を選用して症状の軽快することがある．

〔半夏厚朴湯〕　気管支炎で咳嗽が続き，その後で嗄声を来たしたり，失声を起こしたもの，あるいはヒステリー，神経衰弱に現れた失声に用いてよいことがある．

〔麦門冬湯〕　咳嗽が激しく続いて嗄声を来たし，甚だしいときは失声し，喉内に灼熱感や乾燥感などあるものに用いる．一般に桔梗，紫苑，玄参各 3.0 g を加える．

〔半夏苦酒湯〕　喉頭結核で咽痛が激しく，声の嗄れるものに用いる．炎症があって潰瘍に近い状態のときに試みるとよい．

〔甘草瀉心湯〕　神経衰弱，ヒステリーなどによる嗄声で胃腸障害があって心下痞鞕，精神不安などを訴えるものに本方のよく応ずることがある．

〔桔梗解毒湯〕　梅毒による失声には一般に本方がよく用いられる．

〔百合固金湯〕　喉頭結核その他の場合で，喉痛と嗄声にしばしば用いられる．

〔滋陰降火湯〕　結核による咽痛，失声で乾咳が甚だしく，皮膚浅黒く乾燥し，便秘の傾向のあるものによい．

最近では結核によらない喉頭炎に幅広く用いられる．

〔響声破笛丸〕　唱歌，演説などの発声過度のため嗄声を起こしたものに用いて効果がある．

鼾　声（いびき）

昔はいびきは病気として扱っていなかったようである．眠りに入ると咬筋その他の筋肉が緩み，下顎が下がって口が開いてくる．そして，舌が後下方に寄り空気の通りが狭くなり，軟口蓋の振動が起こっていびきとなる．酒を飲むと軟口蓋が軽い麻痺を起こしていびきをかきやすい．

病的にいびきを起こすのは鼻ポリープ，鼻中隔彎曲症，アデノイド増殖，鼻腔壁の疾患，扁桃肥大，脳出血時などである．

原因に従って治療がなされなければならないが，なかなか治り難いものが多い．それぞれの項で述べた薬方が用いられる．

〔葛根湯〕　鼻炎，鼻茸などで起こるいびきに本方で軽快するものがある．上顎洞炎などがあるときは川芎，黄芩，桔梗，辛夷各 2.0 g を加える．

　4歳の男子，常にかぜをひき，鼻がつまる．鼻汁が出て時々衂血を出す．耳鼻科で肥厚性鼻炎と扁桃肥大症といわれ治療を受けていたが治らない．この子は子供のくせに肩が凝り，ひどいいびきをかくので家中の話題となっている．項強と鼻閉塞を目標として葛根湯エキス末 1.0 g を 2回与えた．以来かぜをひかなくなり，鼻づまりは軽く，また呼吸は楽になり，あのひどいいびきもすっかり治ったと大変感謝された．

〔小柴胡湯〕　アデノイドや扁桃肥大症で，胸脇苦満の証があり，腺病性体質でいびきをかくときは本方がよい．桔梗 3.0 g，石膏 5.0 g を加える．

　33歳の男性，頭重と記憶力減退が主訴であるが，会社の仕事をしていると頸のところの力が抜けて，いつも頭に何かかぶったようだという．ひどい不眠症で眠るとひどいいびきをかくという．心下部が硬く胸脇苦満があり，臍上に動悸がひどくたかぶっているので柴胡加竜骨牡蠣湯を与えた．また，肩や首筋がひどく凝っているので，天柱と肩井に牛黄丸を貼布したところ，頭重や不眠症がよくなり，熟睡できるようになった．しかも今までひどいいびきをかいていたのがすっかりよくなったと家族が不思議がっているということである．

〔刺絡〕　肥満者で高血圧などのあるものは肩凝りと首筋の凝りがひどく，そのためいびきをかく者が多い．肩甲部の刺絡をし，防風通聖散や大柴胡湯などを内服するとよい．

　刺絡の代わりに天柱と肩井に牛黄丸を貼布して軽くなることもある．

〔辛夷清肺湯・小青竜湯〕　本方の内服によって，慢性鼻炎，慢性副鼻腔炎が軽快するといびきが軽快することがある．

咽喉頭異常感症

〔半夏厚朴湯〕　のどに何か引っかかっているということが，ひどく気にかかるのを目標とする．半夏厚朴湯は神経症の患者で気鬱，不安感など

のあるものによく用いられるので，このような患者に見られる咽喉頭異物感によく効く．

〔苓桂朮甘湯〕　心下部の停水が気の上逆とともに上部に動いて起こる病態に用いる．気の上衝性症状，特にめまい，身体動揺感に用いるが咽喉頭異常感症にも応用できる．尿利減少と足冷があり，腹部は軟弱，心下部に振水音を認める．

〔甘麦大棗湯〕　この方はヒステリーによく用いられるが，ヒステリー球がのどに攻め上げてくるものに効くことがある．体力は中等度あるいはそれ以下で，神経の興奮の甚だしいもの，筋肉の痙攣・硬直のある場合に用いる．腹部は両側腹直筋，特に右側に緊張を認める．

〔茵蔯蒿湯〕　山梔子には「咽中のふさがる」のを治す効がある．利隔湯，梔子豉湯などは食道炎，食道癌などによる嚥下困難に用いられる．そこでこれらもまた咽喉部の異物感に応用される．

〔茯苓飲合半夏厚朴湯〕　本方は名称の通り茯苓飲と半夏厚朴湯の合方である．半夏厚朴湯証のほかに胃内停水，鼓腸，胃にガスが充満しているなどがある場合に用いられる．

〔柴朴湯〕　本方は小柴胡湯と半夏厚朴湯の合方であるので，半夏厚朴湯証のほかに口苦，舌白苔，胸脇苦満などがある場合に用いられる．

実際の臨床では半夏厚朴湯を単独に用いることは少なく，上記二方の方が比較的多く用いられる．

〔麦門冬湯〕　本方は咳嗽に用いられることが多いが，咳嗽，咽喉頭乾燥感，嗄声などを伴う場合，本症にも適している．

〔麦門冬湯合半夏厚朴湯〕　麦門冬湯と半夏厚朴湯の二方の証がある場合に用いられる．

臭鼻症（悪臭性萎縮性鼻炎）

　比較的妙齢の女性に好発する．広濶顔貌の者がよく罹るといわれている．梅毒や結核によってもこれに似た鼻症状を呈することがある．梅毒によるものは梅毒性オツェーナと呼んでいる．他覚的には鼻腔内萎縮，痂皮形成，悪臭の3大徴候があり，自覚的には鼻閉塞感，鼻頭乾燥不快感，嗅覚脱失，開放性鼻声，前額部あるいは眼窩部の鈍痛，消化不良，精神機能障害などを訴える．分泌物は汚い緑色，帯黄緑色の痂皮となって鼻腔全壁に乾いて貼着する．悪臭は分泌物が乾燥するに従って生じ，腐敗した乾酪または南京虫を潰したときのような耐え難い嫌悪を催すが，患者は嗅覚を失うのでこれを自覚しないことが多い．

　本病は難治に属するので，漢方の証に応じて長期間内服するときは時に軽快することもある．

　〔加味八脈湯〕　本方は浅田家の常用したもので「鼻つねに悪臭があり，累年癒えざるを治す．また鼻塞香臭通ぜざる者に用ゆ．」とあって，真性臭鼻症，梅毒性オツェーナ，嗅覚消失症などによく用いられ，自他覚症状を軽減させることがある．鼻粘膜の乾燥，萎縮，痂皮形成などは地黄をもって血燥を潤すものである．

　〔加味逍遙散加地黄〕　同じような意味から若い女性の虚労を治し，体質改善を目標として本方を長服させてよいことがある．

　〔荊芥連翹湯〕　梅毒性のオツェーナで，体格は比較的よい方で，皮膚の色が浅黒いものには本方がよい．実熱の証である．

　〔辛夷清肺湯〕　上顎洞炎や肥厚性鼻炎，鼻茸，嗅覚欠如症，鼻閉塞の甚だしいもので，熱毒があって疼痛を伴うものには本方を試みるがよい．

　〔葛根湯加味方〕　嗅覚脱失したもので頭痛，肩・首筋のこりなどを訴えるものに葛根湯加川芎，黄芩，桔梗，辛夷が有効なことがある．

　〔麗沢通気湯〕　鼻に香臭を聞かずというもので，嗅覚脱失に試みてよいことがある．

　〔十全大補湯〕　栄養衰え，皮膚は枯燥し，疲れやすく貧血を来たしたものには本方がよい．気血を大いに補うとき好転するものがある．

〔炙甘草湯〕　前方ほどの衰弱には至らないが，栄養衰え，皮膚枯燥し，疲労しやすく，手足の煩熱があり，口乾き，大便秘結し心悸亢進を訴えるもので臭鼻症を呈するものに用いる．

〔外用薬〕　黄芩，杏仁を各等分粉末とし，胡麻油で練り鼻の中に塗ると乾燥感が緩和される．

嗅覚異常

嗅覚障害は主に呼吸性嗅覚障害と神経性嗅覚障害に分けられる．呼吸性嗅覚障害は鼻粘膜の腫脹・肥大などで鼻呼吸の障害の著しい場合に見られる．神経性嗅覚障害は鼻粘膜の慢性炎症などで嗅粘膜の機能が失われて起こり，慢性萎縮性鼻炎によるものが多い．慢性萎縮性鼻炎の中で悪臭を伴うものを悪臭性萎縮性鼻炎または臭鼻症と呼ぶ．

呼吸性嗅覚障害の治療は現代医学的には鼻粘膜の腫脹・肥大を軽減させることを目標としており，漢方でも治療は急性・慢性鼻炎やアレルギー性鼻炎と本質的に同じと考えられる．

嗅覚低下

ここでは主として嗅覚低下について述べてみる．嗅覚低下は鼻腔，副鼻腔の炎症によって起こることが多い．したがって，その治療の実体は鼻炎・副鼻腔炎と同一である．しかし，鼻炎，副鼻腔炎の処方だけにとどまらず，柴胡剤，補剤，人参剤などを併用する方が病気の回復は早い．

嗅覚低下で本人がとくに異臭を感じる場合には神経症，分裂病などを考慮する場合があるであろう．

〔辛夷清肺湯合小柴胡湯〕　慢性鼻炎，慢性副鼻腔炎で膿性の鼻汁を伴う場合には本併用例が適している．

〔苓甘姜味辛夏仁湯合補中益気湯〕　水様鼻汁を伴う慢性鼻炎，慢性副鼻腔炎，しかも体力低下例には本併用が適している．

〔小青竜湯〕　本方はアレルギー性鼻炎，慢性鼻炎などで水様鼻漏，く

しゃみを伴う場合に用いる．小柴胡湯を併用するのもよい．

15. 口腔疾患

中国では唐令に耳目口歯を一科目としていたが,後に口歯科が分かれた.わが国では室町時代末期から口歯科を専門とする者が現われ,口中書が撰述された.一般医書には口舌門,口歯咽喉門,歯牙門,歯門などが設けられている.

わが国では口中科に兼康流というのがあったが,これは丹波兼康の口中療法を継承したものである.五行配当により,口中は脾の主るところ,唇は胃,舌は心,歯は腎の主るところといって,内臓との関連性を論じていることは漢方治療の面から注目される.

口　　　臭

口から悪臭のある呼気を発散する状態で,本人を悩ませる.その原因としてあげられるものは

1) むし歯,歯髄炎,歯根膜炎,歯槽膿漏,口内炎などのある場合,また口中が不潔で歯垢や歯石のたまっているとき.
2) 鼻や咽喉頭部に慢性の病気,すなわち慢性喉頭炎,上顎洞炎,慢性鼻炎などのある場合.
3) 気管や肺に病のある場合.
4) 食道や胃に胃酸過多症,食道癌,胃癌,胃潰瘍,慢性胃炎などのある場合.
5) 糖尿病,慢性便秘,熱性疾患のある場合.
6) 血液疾患(白血病),顆粒白血球減少症などのある場合.
7) 食品,調味料,嗜好品によるもの.例えばチーズ,タマネギ,ニンニク,ニラ,アルコール,タバコなどの摂取による.
8) 原因不明の場合としてノイローゼ患者がよく訴える.

それぞれの原因治療をすることが原則であるから,各項を参照し,その

証に応じて薬方を選び用いるがよい.

一般に多いのは口内炎によるものと，胃炎によるものとである.

〔半夏瀉心湯〕　慢性の胃腸炎があって心下部が痞え，悪心，嘔気があり，舌はいつも白苔で被われ，つねに口中は苦く，口臭のあるものに用いられる.

〔甘草瀉心湯〕　これも胃腸炎があって腹が鳴り，醱酵性下痢を起こし，常に気分が悪く神経質となり，口内炎や口内潰瘍を起こしやすく，口臭を発するものに用いられる.

〔四君子湯・六君子湯〕　慢性胃腸炎で虚証に属し，胃下垂やアトニーがあり，常に胃腸に慢性の炎症があって体力衰え，貧血気味で口中が甘く感じるというものによい.

〔桂枝五物湯〕　口内炎，歯根炎，歯槽膿漏などで口臭のあるものには本方がよい.

〔黄柏煎液の含嗽〕　いかなる原因でも，この含嗽を長い間励行するがよい．口中の炎症を去る働きがある.

口　内　炎

口中粘膜や舌があれて痛む．ひどくなると潰瘍性または壊疽性の口内炎となる．また鵞口瘡，水癌などに伴う口内炎がある.

局所的原因としては口内粘膜の刺激（義歯，歯石，食物中の異物，魚の骨，胡椒，唐辛子など）その他いろいろの細菌によって起こる.

全身的原因としては胃腸疾患，急性熱性病，月経，妊娠，血液病，薬物中毒，ビタミン欠乏症，栄養失調症などのときに起こる.

口臭が起こり，粘膜の一部が赤くはれ，痛みを感じ，口内に広がり，高熱が出る．これらを症状によって 1) カタル性口内炎，2) アフタ性口内炎，3) 鵞口瘡，4) 舌炎，舌潰瘍，5) 歯肉炎などに分ける.

初期に熱があって，便秘して口内の熱が盛んで，舌苔や口臭のひどい場合と，舌苔がとれて熱がなく，体力の衰えた場合とがあり，症状に応じて処方が異なるものである.

〔三黄瀉心湯・黄連解毒湯〕　初期で口熱がはなはだしく，便秘がちのものに用いる．また黄連一味を細末とし，蜂蜜で練って服用するのもよい．黄柏末溶液で含嗽するのもよい．便秘の傾向がなければ黄連解毒湯加甘草が用いられる．

〔甘草瀉心湯〕　急性慢性胃腸炎に合併したもので，やや虚状を帯び，心窩部痞塞感，精神不安感を伴うものに用いる．しばしば口内炎を繰返し，胃腸の弱いものに本方を長期服用させると口内炎が出なくなることが多い．

〔涼膈散・加減涼膈散〕　実熱の証で，便秘がちで，体力はまだ衰えず，口内の熱気が盛んで口臭，粘膜の腫脹発赤のあるものによい．

実熱による口中の瘡に広く用いられる．便秘しないものは大黄，芒硝を去る．あるいは加減涼膈散を用いる．

〔温清飲加連翹〕　長びいた口内炎，潰瘍がしばしば繰返し，慢性化したものには本方を長期服用させるとよい．

〔附子瀉心湯〕　口内炎や鵞口瘡などで，陰陽虚実の中間型，やや慢性化したもので，前方の効かないときは本方でよいのがある．

〔清熱補気湯〕　日数を経て熱症状は去り，虚証で疲労衰弱の傾向がある．舌苔は全くとれて口舌無皮といって一皮剥いだように舌乳頭の消失したものによい．口中の虚熱をさまし，食欲をすすめ，よく胃腸の働きを補うものである．

〔清熱補血湯〕　潰瘍性の口内炎や産後の口舌びらんで，体力が衰え，また熱が去った後で潰瘍が現われ，痛みはなはだしく，飲食の不可能な場合に用いて著効を奏する．とくに婦人の血熱による慢性症に用いられ，よく血を潤して口内の創を治するものである．

49歳の婦人，産後に口内潰瘍が発生し15年間も治らず頬粘膜，懸壅垂，舌にまで潰瘍が拡がり，必ず2, 3個は交互に発生し，蚕蝕性で疼痛はなはだしく嚥下困難に苦しんでいた．初め実熱として加減涼膈散を与えたが効なく，全身の衰弱疲労感が加わった．産後に発生したことから血熱として本方を与えたところ，口内爽快を覚え，潰瘍面の回復早く，以後新潰瘍の発生がなく，40日間で頑固な慢性病から解放された．

〔葛根黄連黄芩湯〕　本方に紅花2.0, 石膏10.0を加えたものは, 小児の鵞口瘡やカンジダ性口内炎に用いられる.

〔清胃瀉火湯〕　実熱による口内潰瘍に用いられる.

〔梔子甘草豉湯〕　舌をペロペロ出して, 口のまわりをなめまわす病を弄舌といった. これは口唇に煩熱があって, 熱のため乾燥するものである. 梔子剤の応ずるものがある. 梔子豉湯か梔子甘草豉湯を試みるがよい.

〔葛根湯〕　鼻汁が流れて, 鼻の下がただれて赤くなり, 舌を出して上唇から人中のあたりをなめたり, 手甲で鼻下を横になでることを繰返すものがある. 横なで症ともよばれているのに本方でよくなるものがある.

唾　　石

舌下腺にできる石である. 昔の重舌という病名はこれに当たるものもあったと思われる.

〔梔子甘草湯〕　一婦人2, 3日前から舌の下にさらに小さい舌ができて痛み, 夜も眠れないという. 食道のポリープが山梔子と甘草で治ったので, これにもよいと思い与えたところ, 2日目にそら豆大の淡褐色の石が現われ, ピンセットで引き出した（大塚氏治験）.

〔梔子甘草枳実芍薬湯〕　一婦人, しばらく前から舌の下が小さくふくらんでいたが, 数日前より急に大きくなり痛みがひどくなり, 口をつぐむこともできないという. みると前例と同じく舌下腺の唾石である. 梔子甘草枳実芍薬湯という処方を作って与えたところ, 翌日になってそら豆大の唾石が自然に排出して治った（大塚氏治験）.

歯 根 膜 炎

歯の根もとを取巻いている歯根膜を中心に, 歯の周囲組織全体に炎症が波及してゆく病気で, 細菌の感染によって起こる. 多くむし歯から起こる. 感冒や全身病などが誘因となる.

〔葛根湯〕　発病の初めに一般的に用いられる. 多くは川芎, 黄芩各3.0

gを加える.

〔桂枝五物湯〕　本方は口歯科に広く用いられる．歯痛，歯根膜炎，歯槽膿漏，口内潰瘍など，口中の炎症疼痛によい．吉益東洞の愛用した処方である．

　栄養の悪い，元気のない婦人が，智歯が腐って膿がたまり，急性の歯根膜炎を起こし，ひどく痛むといって来院した．抜歯したが痛みが止まらず，胸の方まで痛みが放散するので桂枝五物湯を与えたところ翌日より軽快し3日間で全快した（中原高一郎氏治験）．

〔五物大黄湯〕　炎症が進み，化膿の徴候があるものに用いるとよい．

〔涼膈散・加減涼膈散〕　歯根がはれて痛み，熱をもち，便秘するものによい．歯槽膿漏で炎症がはげしく，便秘の傾向あるものに用いる．さらに症状のはげしいものには三黄瀉心湯に芒硝を加えて用いることがある．便秘の傾向がなければ加減涼膈散を用いる．

〔立効散〕　衆方規矩にある東垣の方で，牙歯疼痛を治する神方という．

　24歳の婦人，歯科医の治療をうくるもますます痛み，鎮痛剤も効かず，左の下の凹歯の疼痛のため眠れない．そこで立効散を一口ずつしばらく含んでのむようにしたところ，30分位で疼痛が軽快し，眠れるようになり，眼がさめたらすっかり痛みを忘れたという（大塚氏治験）．

う　歯

　口腔内の細菌の生産する乳酸の作用によって，歯牙硬組織が崩壊されて起こるものである．

　遺伝的素質，唾液の性状が粘液性，ゲラチン様物質を含有するもの，酸性のものなどはう歯を発生しやすい．また口腔に常住する細菌が，口中の含水炭素を醗酵させ，乳酸を生成して発することもある．

　妊娠時には歯牙の栄養が欠乏し，かつ唾液の変化を来たしてう歯を発しやすくなる．刺激によって疼痛を発する．糖分の摂取過剰は本病の誘因となる．

〔葛根湯〕　初期一般に本方を用いる．肩こりからくる歯痛によい．多

くは川芎,黄芩各3.0gを加える.

〔桂枝五物湯〕　本方は歯痛に対してしばしば用いられる.歯痛ばかりでなく,口舌のびらんに広く用いられる.

〔清胃瀉火湯〕　胃に熱があり,口中に熱を生じ口臭,舌苔があり,実証のものによい.

〔白虎湯〕　う歯があって,さらに歯肉炎を併発し,腫脹がはなはだしく,熱状があって,口渇を訴えるものには本方がよい.

〔桃核承気湯〕　実証の体質者で,上衝,肩こりがはなはだしく,便秘の傾向があり,左下腹部に急結の証のあるものに用いてよい.歯痛ばかりでなく歯肉炎にも用いられる.

歯　槽　膿　漏

歯の周囲の歯肉や歯槽から膿が出て,歯ぐきは紫赤色に腫れ,出血しやすくなる.歯石の刺激によって起こるもの,また動物性食品の過剰摂取,自家中毒による酸過剰症,全身的な慢性疾患(疼痛,リウマチ,糖尿病,腎臓病,肝臓疾患)などによって発生する.歯肉,歯槽突起が退縮してくるので,歯は弛んで動きやすくなり,歯ぐきを圧迫すると膿汁が出るようになる.

虚弱体質の人では歯肉部が乾燥し,貧血して辺縁が薄くなり,膿汁は少ない.肉食過剰の人では分泌物が多く,湿潤して赤く膿汁も多い.腎炎あるいは糖尿病などに併発した場合は,海綿状となり,出血しやすく暗赤色を呈し,膿汁は少ない.

局所的療法は歯科の範囲であるが,全身療法として次の如き薬方を選用する.有効なことがある.

〔葛根湯加川芎,大黄〕　初期に歯肉の腫れ始めたときに用いるとよい.

〔白虎加人参湯〕　身体が熱っぽく感じ,口渇を訴える者は本方で軽快するものがある.

〔桂枝五物湯〕　歯肉の腫脹,疼痛,発赤など局所症状の揃っているものに広く用いられる.

便秘の者は大黄を加え，炎症の激しいときは石膏を加える．

〔当帰連翹湯〕　分泌物が多く，膿汁の多い，紅赤色を呈しているものに用いる．

〔桃核承気湯〕　上衝，頭痛，肩こりなどがあり，瘀血があって便秘し，歯肉が紫色を呈するものには本方がよい．

〔防風通聖散〕　肥満体質の者で便秘し，ことに肉食過多の結果起こったもので，分泌物も多く，炎症も著明のものによい．

〔蘇子降気湯〕　体質の弱い人で，上衝と足冷えを訴え，心臓の悪い人などで本病を併発したものに用いてよいことがある．

〔排膿散・排膿散及湯〕　歯肉の紫色，腫脹，痛みなどがあり，膿汁を出しているものに用いて，気血の凝滞を疎通し，排膿の効がある．諸方に兼用してもよい．

〔甘露飲〕　和剤局方に「胃中客熱，歯肉腫爛，ときに膿汁を出すものによい」とある．長びいた本病に用いてよいことがある．

〔補中益気湯〕　結核性体質の虚弱者で，貧血して疲れやすいものには本方がよい．しばしば熟地黄，牡丹皮，茯苓，芍薬各 2.0 g を加える．

〔十全大補湯〕　貧血して衰弱の著しい人には本方がよい．

〔八味丸料〕　糖尿病に併発したものなどによく用いられる．疲れやすく，臍下不仁の証のあるものによい．

〔露蜂房〕　山蜂の巣であるが，本病の初期，中期に広く用いる．半分は焙り，半分は生のままとしてともにこれを粉末とし，2〜3 g を内服し，一方この粉末で歯みがきの代用とする．外用として歯肉にすりこむのがよい．

〔茄子の蔕の黒焼〕　本病のはみがきに用いるとよい．茄子の蔕を塩水につけておいて，これを乾してから黒焼にしたものである．

味　覚　異　常

口内炎，舌炎の治療に準じ，黄連解毒湯，三黄瀉心湯，甘草瀉心湯，涼膈散，加減涼膈散，清熱補気湯，清熱補血湯などから選用される．

16. 産科疾患

　わが国の産科は，奈良，平安，室町時代を通じてみるべき治療法もなく，禁厭，加持，祈祷などが用いられていた．江戸中期に及び賀川玄悦（1700～1777）に至ってはじめて，新機軸を拓くに至った．玄悦は独学を以って産科に手術を敢行し，母胎救生（回生術）の大発明をした．

　また中国においても古くから信じられていた胎児の位置は上首下臀で，分娩直前に急転回して，首より娩出されるという定説をくつがえして，胎児の正常位置は初めから下首上臀であることを観破して新説を樹て，わが国産科界に大革新の気風を鼓舞し，賀川流産科は一世を風靡するに至った．

　賀川家は諸種分娩機械を案出して母子双全の術を考案し，湯液薬方についても新生面が開拓されるに至った．以来専門的技術とともに衛生養生法や薬物による特殊の治療法が講ぜられるようになった．

妊 娠 悪 阻

　昔も悪阻といった．悪心して飲食を阻隔する意味である．妊娠中に形成される毒素による妊娠中毒症の一種とされている．貧血症，胃障害，子宮後屈，ヒステリー，神経症などは本病の素因をなすものである．その病勢の程度に従って軽症，重症，最重症の3型に分けられる．

　妊娠初期の早期空腹時に来る悪心，嘔吐は単に妊娠性嘔吐と称して何らの栄養障害を起こさず，後半期に至ると自然に治癒する．妊娠悪阻と称するものは病状が増悪してはなはだしく栄養障害を起こす．

　脈拍数が少なく，無熱で全身症状のはなはだしく侵されないものは予後がよい．もし脈が110以上になり，体温が38℃以上に及ぶもの，尿量減少し，尿中に大量の蛋白や円柱を証明するものは妊娠中絶を必要とするものがある．

〔小半夏加茯苓湯〕　本方は近代産婦人科の成書にも常に記載されているもので，悪阻に対する名方である．本方は大体において悪阻の初期で比較的軽症のものに一般的に用いられ，心下部の不快，心悸亢進，軽度の眩暈などを訴え，ときを選ばず悪心，嘔吐を起こし，多く胃内停水が認められる．初期のものには冷服させた方がよい．

〔二陳湯加減方〕　前方とほぼ同じ症状であるが，やや熱状をおび，粘痰を吐くというものによい．二陳湯に黄連，縮砂，連翹各 1.0 を加えたものである．

〔半夏厚朴湯〕　本方はやや時期が経過し，神経症状が加わった場合，あるいは神経質の者やヒステリーの傾向のあるものによく奏効する．このようなとき多く咽中に物あるを訴え，ときに発汗，尿意頻数，刺激性咳嗽，浮腫などを伴うことがある．

〔四苓湯〕　患者がひどく口渇を訴え，微熱があり，尿利は減少し，水を飲むときは忽ち吐出という場合に用いる．本方は味が淡白で飲みやすい．煎薬を嫌うものは散として与えるがよい．

〔伏竜肝煎〕　上記の処方で効がなく，病状のはげしいものには伏竜肝 4.0（カマドの焼土またはほうろく）を器に入れ，水 600 ml を加えて十分に攪拌し，清水となるのを待ち，上澄 500 ml を以って小半夏加茯苓湯を煎じて服用する．また便宜上小半夏加茯苓湯に伏竜肝 4.0 を加えて煎じてもよい．

以上の諸方は比較的初期で実熱の傾向あるもの，体力のはなはだしく衰えないものに用いる．これらは大体冷服させた方がよい．

〔人参湯〕　虚証のときに用いる薬方で，体質の虚弱な冷え症の婦人で，また平素から胃腸の弱い人に起こる．激しい嘔吐はないが，常に口中に生つばがたまり，しばしば唾を吐き，脈も遅くて弱く，腹も軟弱で下痢しやすく，ときどき腹痛を訴えるものに用いるとよい．これ以下は温服させた方がよい．

〔乾姜人参半夏丸〕　時期を経過し，やや重症に陥り，悪心，嘔吐が長く続き，全身衰弱の徴候が現われ，腹部は軟弱で，脈も細く弱く，飲食するときは忽ち吐出し，食事も服薬もできないというものによい．

〔烏梅円〕　重症になって，栄養が著しく衰え，飲食することができず，回虫を吐くことがある．胸中や咽喉に不快感があり，常に虫が咽に上るように覚えるというものに用いてよいことがある．

〔呉茱萸湯〕　重症で，食すれば忽ち吐し，頭痛，眩暈，不眠，煩躁の状を現わし，脳症状を惹起せんとするようなときに用いる．脈は沈遅で，腹部軟弱，心下部痞え，四肢冷感があるというものによい．

〔旋覆花代赭石湯〕　虚証になって，心下部，胃部に膨満感を訴え，軽い胃痛があって飲食物を吐き，呑酸，嘈囃を訴え，便秘の傾向あるものには本方がよい．

〔炒米煎〕（そうべいせん）　重症で，以上の諸方も効なく，湯液の味や匂いを嫌い，羸痩のはなはだしいものに炒玄米煎を徐々に服用させると，ときに妙効を発揮することがある．

妊 娠 中 毒 症

妊娠腎というものが，この代表的なものである．浮腫と血圧亢進と尿中蛋白の増加が主徴候で，むくみの高度なものほど重症である．

尿量が減少し，精神症状を現わすほどの重症になると視力も衰え，蛋白尿性網膜炎を起こし，胎児が死亡したり，子癇を誘発したり，胎盤の早期剥離を起こしたり，重大な症状を続発するようになる．腎炎やネフローゼに準じて治療を行う．

〔五苓散〕　のどが渇き，小便の出がわるく，浮腫があって血圧が高く，尿中蛋白の高度なものに用いる．また頭痛や嘔気のある場合に用いてよい．

〔柴苓湯〕　五苓散の証に似て胸脇苦痛があり，胸元が苦しく，微熱，頭痛，嘔気があって，食欲のないものには本方がよい．

〔茵蔯蒿湯〕　腹部ことに上腹部が微満し，心下部より胸部と心臓部にかけて苦悶や不快を訴え，胸がふさがったように感じ，口渇，便秘，小便不利，浮腫などがあり，裏にうつ熱のあるというものに用いる．五苓散と合方して用いることもある．

〔木防已湯〕　心下部が痞えて硬く，顔面は蒼黒く，腹が張り，喘息様

となり，動悸，呼吸困難を訴え，胸苦しくてときに浮腫，尿利減少，口渇のあるものに用いる．脈は沈緊である．

〔八味地黄丸〕　浮腫はそれほど著しくはないが，高血圧と蛋白尿が著明で，口渇，小便不利（あるいは夜間自利頻数のこともある），煩熱，腰脚痛などを訴えるものに用いてよいことがある．

〔分消湯〕　四肢や顔面に浮腫があるが軽度で，腹水が著明．腹部は硬く膨満し，脈が沈んで緊張のある実証のものに用いる．食後とくに腹満を訴える．

〔補気健中湯〕　実腫のときは前記諸方がよいが，本方はそれらの適応時期が過ぎて虚証となり，元気の衰えたものに用いる．浮腫は力がなくブヨブヨして，圧迫すると容易に陥没しそれがなかなか戻らない．

〔当帰芍薬散〕　一度妊娠中毒に罹った場合，この処方を平素常用していると再発予防の効果が期待できる．

弛緩性子宮出血

分娩直後に子宮の収縮が弱いため，胎盤の剥離面からの出血が止まず，重篤な失血症状を起こすもので，続発性微弱陣痛によることが多い．出血は多量で外に流出することもあるが，子宮腔内にたまって，急激に貧血症状を起こし，顔面蒼白，冷汗，衰弱死亡することがあるので救急の処置が必要である．

多産婦，急産，人工流産，陣痛催発薬濫用，双胎，羊水過多症，胎盤剥離不全あるいは一部残留，子宮腫瘍，発育不全，卵巣腫瘍，疲労などが子宮弛緩の誘因をなすものとされている．

子宮底に氷嚢を当て，マッサージをして子宮の収縮を促し，さらに産科専門の治療を必要とするが，つぎのような処方を用いるとこれを助けることができる．

〔独参湯〕　貧血がはなはだしく心臓衰弱を起こしたときに大量を与えるとよい．

〔人参湯〕　顔面蒼白，冷汗，心臓衰弱のとき独参湯を与えた後に続服

させるとよい.

〔茯苓四逆湯〕　貧血はなはだしく，ショック様症状を起こし，虚脱状となり，心臓衰弱し，脈微弱となり，四肢厥冷，冷汗などのあるときには本方を与える.

浅田宗伯の「橘窓書影」につぎの如き治験がある.

湯島明神下の谷口佐兵衛の妻四十歳ばかり，月経が多く下って止まない．ある日血塊を下すこと数回に及び，意識混濁して，手足は厥冷し，脈は沈微となり，冷汗が流れるようである．衆医は手を束ねてしまった．私はこれに茯苓四逆湯を与えたが，四肢厥冷が治って精神状態が平常になり，全治した．

〔帰脾湯〕　一応重篤症状が去り，なお貧血がはなはだしく，体力の回復しないものに長期服用させる．

〔芎帰膠艾湯〕　体力もそれほど衰えず，出血も少なく，貧血も軽度のものには本方を用いる．

〔十全大補湯〕　重篤症状の時期を脱し，全身の衰弱がひどく，貧血し，胃腸の働きも弱く皮膚枯燥してしかも熱状のないものによい．

〔当帰芍薬散〕　既往歴のあるものには本方を妊娠初期より続服させると予防できることがある.

産　褥　精　神　病

いわゆるマタニティーブルーと呼ばれるものである．産褥期の比較的早期に軽度抑うつ，涙もろさといった症状が出現する症候群であり，一過性である．出現頻度は高いが，予後はおおむね良好である．しかし中には重症化するものや初期うつ病がかくれているので注意を要する．

〔芎帰調血飲〕　万病回春の産後諸病門に出ている処方で，出産によって，精神的にも肉体的にも疲労の状を呈し，胃腸消化器も機能が衰え，あるいは産後の下り物が残っていたり，産後の出血が長びいて貧血したりして，感情が高ぶり，自律神経失調症状が現われている時などに用いる．産後一切の気血を調理するものとし調血の名を冠したものである．

〔半夏厚朴湯〕　気分がふさいで,咽喉,食道部に異物感がある時に効がある.
〔桃核承気湯〕　のぼせがち,便秘傾向で小腹急結を認めるものによい.
〔加味逍遙散〕　体質的には虚弱から中程度で精神不安,神経質でイライラしている.
〔女神散〕　体力中くらいからやや実証で,不眠,頭重,のぼせなどの精神不安があり憂うつである.便秘傾向がある.

流産癖（習慣流産）

　妊娠が繰り返し流産に終わるものを通常,反復流産と呼び,連続3回以上の自然流産を繰り返すものを習慣流産という.そのため子宝を恵まれず悩む人が多い.その原因として抗リン脂質抗体をはじめ自己抗体の関与が考えられているが,そのほか,腎臓疾患,結核症,子宮発育不全などがある.漢方では瘀血のために子宮位置異常を起こしたり,虚証で冷え症の婦人にこのようなものが多く,適方を与えるとよくこの習慣から脱することができる.

〔当帰芍薬散〕　習慣流産の場合,最も多く用いられるものは本方である.大体において虚証で貧血性,冷え症で神経症状を強く訴えるもので,これには平素から,または妊娠初期から続服させるとよい.

　35歳の主婦,いままで5ヵ月,7ヵ月,5ヵ月と3回流産して,その都度体力が衰え,疲労困憊していろいろと苦痛を訴えていた.痩せて疲れやすく,冷え症で貧血の傾向があった.ちょうど月経が止まり,妊娠かもしれないが,こんどこそ生みたいといって漢方治療を希望して来た.そこで当帰芍薬散を服用させたところ,ときどき腹痛や下腹の張りなど感じたが予定日まで発育し,無事男子を分娩した.以後本方をときどき常用していたら,みちがえるように健康体となり,その後2人の子を安産,その都度本方を出産するまで常用した.

〔桂枝茯苓丸料〕　もし患者が比較的赤ら顔で,それほど痩せたり疲れたりせず,下腹部に瘀血が停滞していて,内膜炎,付属器炎などの既往症

あるものには本方を常用させる．

ただし妊娠後は前方に切り換えた方がよい．

〔温経湯〕　陰虚証のもので，やや貧血性，冷え症で，手掌がほてり，口唇が乾くというものに用いる．発育不全，月経不順があるものである．

〔当帰散〕　妊娠中常に服すれば，胎児の発育がよく，出産は軽く，諸病を防ぐことができるという．金匱の方で，有持桂里が流産癖のものに1ヵ月から7ヵ月まで間断なく服用させて正期分娩を得たと発表している．

乳汁欠乏症

むかし乳難といわれたのは難産のことである．しばしば乳汁不足と誤って使われる．

乳汁の分泌が不十分で，自ら授乳哺育不能のものをいう．これは内分泌腺の機能障害や乳腺の発育不全，乳房のいろいろな疾患，萎黄病その他貧血，交感神経異常または急激な精神的刺激などによって起こる．

原因となる諸疾患を治し，栄養を高め，精神を安静にして恐怖，憂慮を除き，つぎのような漢方を選用するときは効果がある．

〔葛根湯〕　本方は乳腺の発育もよく，乳汁は十分出るべき状態にありながらうっ滞して出ないで，肩こりや背のこりなどを訴えるものに用いるとよい．葛根には乳汁分泌を促進させる効能があるようである．むかしは催乳のため葛粉で作った餅をよく食べさせた．

〔芎帰調血飲〕　産後の悪露を去り，血行をよくし，体力をつけて乳汁の分泌を盛んにする目的で，産後調理の剤として与える．

〔十全大補湯〕　貧血して元気衰え，疲労のはなはだしいものには本方で体力をつけるがよい．

〔蒲公英湯〕　乳腺の発育不十分なものには，早くより本方を与えるがよい．ただしたんぽぽの根は新しく太いものがよい．古書には本方を男がのんでも乳房が張ってくると書いてあるが，未だそれほどの効果は認められない．

〔乳泉散〕　産後乳汁の通じないもの，その体質のいかんを問わず，極

く上品の天花粉を葛餅の如くし，蜂蜜あるいは砂糖をつけて与える．葛餅に蜂蜜をかけて与えるのもよい．

〔催乳方〕　露蜂房，熟地黄を各等分，黒焼にして，糊で丸薬とし，梧桐子の大きさにして毎服50丸位，大麦を煮た湯で用いる．2週間位連用する．この期間は魚肉を禁ずるがよい．近来産婦の栄養は往年と異なり，直ちに動物性の蛋白や脂肪を摂取させる傾向があるが，昔の食養生は相当期間これらを禁じていた．粥と梅干や鰹節位で十分に母乳の分泌があったものである．一考を要すべきである．

〔大塚家方〕　白姜蚕を粉末にし，寒梅粉で丸薬にしたものである．寒梅粉は，もち米を大寒の季節に凍らせてから粉末にしたもので，この丸薬を1回に1匁（3.7g）ずつ，朝夕2回酒でのむ．産後100日以内にのむことが必要で，10日分のむうちに効果が現われる．もし10日分のみ終って少しも乳の出が増さなければそれ以上のんでも無駄である．大体70%位の有効率である．

〔民間方〕　蜜柑の葉をかげ干しにしたもの40g，もち米40g，甘草8g，以上三味を粉末にして混和し，湯でのむ．7日のむと効果があるという．船越敬祐が推奨している．

産 婦 乳 房 炎

産婦の哺乳期にしばしば発し，うっ滞性のものと細菌性のものと2種ある．

うっ滞性乳房炎は，乳汁のうっ滞によって起こり，多くは出産後間もなく起こる．発熱，腫脹，疼痛を発し，乳汁中に細菌を認めず，うっ滞が去れば治癒する．ときに感染を起こし，続発的に膿瘍を作ることがある．

細菌性乳房炎は化膿菌，レンサ球菌，淋菌などによって起こり，細菌は乳頭または乳輪の傷より入り，または血流を通じて来る．多くは発熱，悪寒，戦慄を以って始まり，乳腺に腫脹，疼痛があり，圧すると疼痛ははなはだしく，膿瘍を形成して波動が著明となる．炎症は他の分葉に進み，乳腺の大部を侵すようになる．

細菌性のものでは抗生物質の併用が必要である．

〔葛根湯〕　うっ滞性のものでも化膿性のものでも初期に悪寒，発熱，腫脹，疼痛，肩凝りなどを訴えるものに石膏5.0gを加えて用いる．

〔四物湯加麦芽〕　うっ滞性のものでも，硬くしこって痛みのあるものに，麦芽8.0gを炒ってつぶしこれを加えるとよい．麦芽1味を煎服すると乳汁の分泌が止まり，腫脹が消散することがある．

〔小柴胡湯〕　葛根湯を与えて熱がやや下がり舌苔，口渇があり，なお食欲不振のものに用いる．うっ滞性のものは大抵本方で治る．

〔十味敗毒湯加連翹〕　前二方を用いた後，体温がなお上昇し，発赤，腫脹，疼痛が続くものは化膿の疑いがある．本方に連翹3.0gを加えて与えるがよい．

〔托裏消毒飲〕　膿瘍を作ってなかなか開口せず，あるいは硬く腫脹するものは本方を多量に服用させる．

〔千金内托散〕　さらに時期が経過し，体力がやや衰え，排膿しない場合は本方を用いて開口排膿を早める．中黄膏を外用すると開口排膿を促進する．自潰後も続服すれば肉芽発生を早める．

〔排膿散〕　膿瘍を作り排膿しないとき，他の薬方で開口しないときは本方を与える．

〔中黄膏〕　本症の初期より中黄膏を貼付するときは，うっ滞性のものは消散を早め，細菌性のもので化膿したものでは開口を促進する効がある．

〔民間方〕　うっ滞性のものには，水仙の球根をすりおろし，少しの酢とうどん粉を混和して患部に貼用すると早く消散する．化膿の進んだものには効果は期待できない．

17. 婦人科疾患

　史記に扁鵲が邯鄲(かんたん)というところに至り，婦人を貴ぶことを聞いて「帯下医」となったと記されている．この帯下医というのは婦人科医のことで扁鵲は名医であったから処に随っていかなる専門医にもなり得たというわけである．

　「金匱要略」に初めて婦人を標榜し，「千金方」，「外台秘要」など婦人門を立てて詳論し，宋の陳自明は「婦人大全良方」を著した．

　病に男女の別はないが，婦人には経血と出産があり，婦人科特有の疾患として扱わなければならない理由である．

　わが国では織田・豊臣時代に中条流，乗付流，板坂流など女科の専門家があり，徳川時代に及んで賀川流がもっとも著明であった．

帯　　下

　婦人科の疾患にほとんどつきまとう症状で，むかしは婦人科医のことを帯下医といったほどである．俗におりものという．もともと健康な婦人でも多少の分泌物は性器にあるものであるが，婦人病にかかると増量し，性質が変わってくる．白帯下（白色），黄帯下（黄色膿様），赤帯下（淡褐色）などの色がついてくる．癌や流産後の遺残のあるときは異様な臭気をおびる．

　白帯下の原因としてはトリコモナス腟炎，カンジダ症，子宮内膜炎などがあり，黄帯下は炎症によるもので，血性帯下は赤血球成分が混じるものである．

　婦人の性器はつねに外からの汚染をうけやすく，腟炎，子宮頸管内膜炎，卵管炎，骨盤腹膜炎などに罹りやすく，いずれもこしけの原因となる．

　漢方治療がとくに有効なのは非特異性の帯下の場合であり，トリコモナス，カンジダや感染性炎症性の疾患による帯下は現代医学的治療が優先す

る．悪性腫瘍などによるものは手術療法，放射線療法などが行われる．

〔竜胆瀉肝湯〕　本方は膀胱，尿道，子宮など下焦における炎症に用いるもので，実熱の証に属する．体力もあり，脈も腹も力がある．よく子宮内膜炎，腟炎，トリコモナスなどの黄帯下，赤帯下に用いられる．

〔八味帯下方〕　本方は前方に比較すればやや亜急性から慢性症となり，少し貧血気味で，腹部もそれほど緊張していない．白帯下，黄帯下に用いられる．

〔桂枝茯苓丸料〕　急性慢性にかかわらず，下腹部に瘀血があって，抵抗圧痛のあるものには本方を用いてよい．

〔当帰芍薬散料〕　虚証で冷え症，貧血気味の患者の白帯下には本方を用いる．

〔清心蓮子飲〕　本方も虚状を帯びた，慢性化したもので，胃腸虚弱で，冷え症で，米のとぎ汁のような帯下が大量に下るというものに用いてよいことがある．

〔五積散〕　冷え症の婦人で，冷えのため薄い白帯下があるというものに用いてよい．田植などによって冷えたり，冷房病や運動競技などで冷えたりしたときに現われる白帯下にもよく用いられる．

〔加味逍遙散〕　当帰芍薬散を用いる型の帯下で，当帰芍薬散の効かないものに本方でよいのがある．当帰芍薬散よりはやや熱状のあるものによい．

〔薏苡附子敗醤散〕　うすい白帯下が永びいて，腹部軟弱，腰や足が冷え，陰虚証のものに用いてよい．脈沈緊であると「方輿輗」に記載されている．帯下によく薏苡仁が加えられる．

〔柴胡加竜骨牡蠣湯・桂枝加竜骨牡蠣湯・柴胡姜桂湯〕　「千金方」に「帯下を治する方として竜骨1味を用ゆ」とあり，方輿輗にも帯下に竜骨がよいと述べている．証を考察してこれらの処方を用いてよいことがある．

〔八味丸〕　色の浅黒い婦人で，下腹部が軟らかにふくれている白帯下に用いてよいことがある．

〔十全大補湯〕　産後とか流産後などに体力が衰え，元気なく貧血していて疲れやすく，脈も弱くて帯下の止まぬものには本方のよいのがある．

〔人参湯〕　裏に寒があり,冷え症のはなはだしい帯下に用いる.

　37歳の婦人が冷え症で困るという.冷えると小便が近くなり,帯下も多くなる.その帯下は水のようにさらさらして冷たい.よく頭重やめまいがあり,冷えると腰痛が起こり,腹がはる.大便は軟らかで,胃部に振水音があり,脈は遅弱である.人参湯を与えると身体中が温まって4〜5日で帯下がほとんどよくなった.胃腸の弱い婦人の帯下に六君子湯でよいのもある(大塚氏治験).

〔温経湯〕　比較的体力の低下した人で,貧血があり,冷え症であるが,しかし手掌がほてり,口唇乾燥があり,下腹が痛み帯下の止まらないものに用いる.橘窓書影の治験に,60歳の婦人が,月経様の出血が続いて,時に汚い水のような帯下があり,腰は氷か鉄の帯をしているように冷え,諸医は悪性の帯下不治の証としたが,温経湯に硫黄と竜骨の2味で丸薬を作って兼用させたところ,10日あまりで腰に温かみをおぼえ,汚水の下ることも減じ,子宮出血もすっかり止まったというのがある.

更年期障害と血の道症

　婦人の月経が閉止する45歳前後の年頃になると,卵巣の機能が衰えて萎縮し,他の内分泌臓器との協調が破れ,特に卵巣と密接な関係にある視床下部や脳下垂体,また副腎などに影響を及ぼして,血管運動神経障害や,精神神経系障害が起こり,全身にいろいろの苦痛が現われてくる.これを一般に更年期障害とよんでいる.昔から俗間で「血の道」といったのは大体これに相当しているが,血の道の方はもっと範囲が広い.血の道というものは婦人にのみ起こる病態で,婦人特有の生理である月経,妊娠,分娩,産褥,更年期などの生理現象や,流産や人工妊娠中絶,避妊手術などの異常生理によって発病し,特に器質的病変と認むべきものがなく,症状がすべて精神,神経症状であるのが特徴である.年齢的に必ずしも更年期と限らない.

　現代医学者で「血の道」症について新しい解釈を下しその治療法について論じたのは久嶋勝司教授である.漢方医学と現代医学との比較の下に意

義づけを行ったのは山田光胤氏であった．筆者もこの点について報告したことがある．

更年期障害や血の道に起こりがちの血管運動神経障害は顔面の紅潮，のぼせ，手足の熱感があり，発汗の後はたちまち冷感を覚え，心悸亢進が起こって動悸や心臓部圧迫感を感じる．めまいや耳鳴りを訴えたり，血圧が高くなったり低くなったり動揺し，また精神神経障害としてはひどく神経過敏となり，興奮しやすく，ヒステリックになったり，憂うつになったり，忘れっぽくなったりする．また注意の集中ができなくなったり，またひどく疲労しやすく物事がおっくうになったりする．漢方では気のうっ滞，血のうっ滞，水の停滞などの病理観によって処方を使い分ける．症状が似ているから鑑別しながら選択してゆかねばならない．

〔桂枝茯苓丸料〕　下腹両臍傍部に抵抗圧痛を認め，瘀血症状，骨盤充血症状のあるもので頭痛，腹痛，月経障害などのあるものに用いられる．実証で体力もあり赤ら顔のものが多く，便秘するものは大黄 0.5〜2.0 g を加える．症状が激しく小腹急結の症あるものは桃核承気湯にした方がよい．

〔当帰芍薬散〕　本方は虚証の婦人で貧血気味，腰脚が冷え，疲労しやすく，頭が重く，めまい，耳鳴り，動悸，下腹の痛みなどを訴えるものに用いる．

〔加味逍遙散〕　血の道症特有のとりとめのない神経症状があり，いらいらして怒りやすく，灼熱感と悪寒が交互に去来し，また四肢の煩熱や頭重，眩暈，顔面紅潮，盗汗，不眠，全身倦怠，食欲不振などがあり，前二方の中間型で，虚実半ばするものに用いる．

〔女神散〕　上衝と眩暈を目標とし，更年期障害，血の道症の婦人薬として昔から市販されていた．気をめぐらし，気を降し，うつを散じ，血熱をさますもので，脈も腹もそれほど虚してはいない．

〔四物湯および加減方〕　本方は婦人諸病の聖剤といわれ，貧血を補い，血行をよくし，血の道の諸神経症を鎮静させる能がある．腹も脈も軟弱で，皮膚枯燥するものが多い．本方を用いて下痢するものは禁忌である．

〔芎帰調血飲〕　本方は産後のいろいろの疾患に用いて貧血を補い，悪

露を去り，気血をよくめぐらし，産後に起こった血の道症による諸神経症にとくによい．脈腹ともに軟弱でしかも悪露停滞を認めるものに用いる．

〔柴胡加竜骨牡蠣湯〕　本方は肝気の高ぶりを鎮めるというもので，主訴は胸内圧迫感とつねに臍上または左臍傍に不快感を自覚し，腹部大動脈の拍動が亢進して動悸をふれ，また心下部につき上がる心悸亢進を発作的に起こし，のぼせ，頭痛，眩暈，不眠，疲労感などを訴える血の道症に用いてよい．

〔抑肝散加陳皮半夏〕　本方は神経症で一般に癇が強いといわれているものに用いる．いらいらして性急となり，興奮して怒りやすく，どうしても眠れないというもので，その腹証が一般に軟弱で左の臍傍から心下近くまで，腹部大動脈の拍動が亢進していることが多い．この腹証がなくとも用いてよいことがある．

前方は実証であるが，本方は虚証である．

〔半夏厚朴湯〕　本方は気剤といって，気分の塞っているのを開くものである．虚状のものに多く，咽喉部に異物がつかえているように覚え，それを気にする．あるいは咽に瘙痒感，刺激感を訴えることもあり，声が嗄れやすい．これを咽中炙臠（焼いた肉が咽にひっかかっている）といった．脈は多くは沈弱，腹も一般に軟弱で，心下部に拍水音を証明することが多い．

〔桂枝加竜骨牡蠣湯〕　虚証の体質傾向のもので，神経が高ぶり，のぼせ，頭痛，不眠，心悸亢進，夢交などがあり，驚きやすく汗が出やすく，盗汗が出たりし，臍下または胸腹に動悸のあるものに用いる．

〔甘麦大棗湯〕　本方はヒステリーの発作に対してよく用いられる．多く腹直筋の拘急があり，神経の興奮ははなはだしく，急迫して痙攣状を呈するもので，少しのことにも泣き悲しみ，不眠を訴え，生欠伸多く，はなはだしいときは昏迷または狂躁の状を呈するというものに用いる．

〔苓桂甘棗湯〕　臍下に動悸があって，これがときどき発作性に上ってきて心下部や胸中につきあがり，痛んだり，嘔吐したり，頭痛，めまい，のぼせなどを訴え，尿利が減少する．

〔黄連解毒湯〕　顔色が赤く，のぼせ，不眠を訴え，気分がいらいらし

て不安定で，心悸亢進，衄血などがあり，実熱のものによい．

〔**真武湯**〕　陰虚証のもので，患者はひどく疲れやすく，冷え症で，脈も弱く，腹部軟弱で水気が腸胃に停滞して，小便少なく，腹痛を訴え下痢しやすく，めまいや心悸亢進を訴えるものによい．

子　宮　癌

　昔は崩漏(ほうろう)といっていた．子宮から山くずれのようにただれて下るという意味である．あるいは漏下，崩中などもこの類似症であろう．頸癌と体癌とに分けられる．若い人には頸癌が多く，ヒトパピローマウイルスが頸癌の発生に大きく関与していることが明らかになった．高年者には体癌が多い．40～60歳の間に最もかかりやすく，未産婦より経産婦が多い．初期はほとんど苦痛はない．崩壊が始まると出血，帯下がある．夫婦関係の後に出血が起こったら注意すべきである．この時機に手術すれば経過がよいといわれている．出血のつぎに白帯下があり水様，肉汁様，進行すれば膿様となり，悪臭を放つ．また外陰部瘙痒を併発する．

　周囲の臓器に広がると疼痛が起こり，膀胱や直腸へ広がれば小便が近くなり，排便時疼痛を訴え，腹膜や骨盤に及ぶと疼痛は下肢に放散し，体部癌のときは陣痛のような痛みを起こす．

　ついには悪液質となり，蒼白または黄色となり，顔面浮腫状となり，衰弱が加わる．

　早期に発見された場合は手術するのがよい．Ⅲ・Ⅳ期の患者や高齢者には放射線療法が行われる．手術不可能な場合や，手術後再発を防止する意味でつぎの如き薬方が用いられる．

〔**桂枝茯苓丸料**〕　初期で未だ体力の衰えないとき，下腹部に抵抗圧痛があり，帯下が始まったというようなとき，服薬するとよい．薏苡仁10.0gを加える．

〔**芎帰膠艾湯**〕　出血があって，やや貧血状となり，下腹部に重圧感を訴え，性交時の疼痛，出血などあるときに用いる．

〔**十全大補湯**〕　手術不可能となり，貧血はなはだしく，体力衰え，悪

液質を起こしかけたものなどに用いて偉効を奏することがある．

〔帰脾湯〕　出血が続いて貧血がひどく，胃腸が弱くて前方をのむと胸にもたれるというものには本方がよい．

子宮付属器炎

　子宮付属器炎は通常付属器炎と呼ばれている．卵管炎，卵巣炎，さらに骨盤腹膜炎へと拡大することが多い．起炎菌はクラミジア，大腸菌，ブドウ球菌，レンサ球菌，淋菌などである．

　急性卵管・卵巣炎を起こすと，下腹部のはげしい疼痛と発熱があり，慢性になると卵巣の腫大や圧痛が残り，持続性の下腹部疼痛や腰痛を訴え，排便時や交接時に痛みが増す．多くは月経に先だち痛みが起こる．化膿すると卵管・卵巣膿瘍を形成する．

　さらに骨盤腹膜炎と拡大することが多い．

　急性期には，強力な抗生物質による婦人科の治療を行う．慢性症になったものが漢方治療の適応となる．

〔大黄牡丹皮湯〕　下腹部の抵抗圧痛が著明で，帯下も強く，炎症症状の激しいものに用いられる．

〔桃核承気湯〕　下腹部特に左側の下腹部に抵抗圧痛があり，腹痛を訴え，実熱証で神経症状が強く，帯下などがあって便秘しているものによい．

〔桂枝茯苓丸料〕　亜急性期から慢性症になって，炎症はそれほど激しくなく，下腹部に抵抗圧痛のあるものには本方を用いる．

〔竜胆瀉肝湯〕　慢性症でそれほど激しい炎症症状はないが，帯下が長びき，両臍傍肝経に沿って緊張のあるものには本方がよい．

〔折衝飲〕　亜急性または慢性に移行し，下腹部に抵抗圧痛があり，時々自発痛があって帯下を伴うものによい．付属器炎の永びいたものに本方を用いることが多い．

〔活血散瘀湯〕　大黄牡丹皮湯と桃核承気湯のつぎに用いるもので，下腹部の瘀血が強く，便秘するものによい．

月経異常（無月経・代償月経・過少月経・過多月経）

月経異常としてあげられるものは無月経，代償月経，早期月経，稀発月経，過少月経，頻発月経，過多月経，月経困難症などである．昔は無月経を暗経といい，代償月経は「逆行」または「逆経」といった．月経は月水，月信，天癸，経行などの別名がある．

ここでは無月経，過多月経，代償月経などについての漢方治療を述べ，月経困難症については別に述べることにした．

無月経には原発性と続発性無月経がある．

原発無月経の原因は，性機能の本質的欠陥をもつ性腺・性管系の先天異常に基づくものが8割を占めている．性管分化の異常，染色体異常，内分泌異常などである．

続発無月経は，生理的無月経を除いては，子宮，卵巣，下垂体，視床下部などいろいろの部位の障害によるので，その鑑別診断が重要である．

その他栄養障害を伴う諸疾患，機能的原因として精神の激動などがあげられる．

代償月経は周期的に鼻，胃，腸，肺などより出血して月経としての出血がない．

稀発月経は視床下部機能障害に基づくものが多い．

頻発月経は無排卵性と排卵性頻発月経がある．

現代医学の月経異常の治療法は，ホルモン療法が主であるが，漢方医学では，全身的な観点からその機能調整と下腹部の循環障害（瘀血）を駆瘀血薬を用いて治療する．

〔四物湯〕　子宮発育不全，卵巣の機能障害，子宮粘膜の萎縮などによって起こった無月経や月経閉止で，貧血気味のものに用いる．

〔加味逍遙散〕　一般原因による月経閉止で，体質虚弱，やや貧血状のものには本方を長期服用させる．前方の如く発育不全のものに用いられる．地黄，香附子各3.0gを加えるがよい．

〔十全大補湯〕　全身高度の疲労，長期の哺乳，分娩による多量の出血などのために起こった無月経で貧血，衰弱のものには本方がよい．もし本

方を服用しても食欲不振を訴えるものは，帰脾湯か補中益気湯にする．

〔桂枝茯苓丸料・桃核承気湯〕　下腹部の抵抗圧痛を認め瘀血のある無月経には本方がよい．便秘するものは大黄 0.5〜2.0 g を加える．もし症状が激しく，上衝，頭痛，顔面紅潮などもあるものには桃核承気湯がよい．月経過多症や代償月経の際にも本方が最も多く用いられる．

〔大黄牡丹皮湯〕　本方も駆瘀血剤で，無月経のため瘀血が下腹部に充満して腹満の著しいときに用いてよいことがある．

「方伎雑誌」に，一婦人が閉経 5 ヵ月に及び産婆も妊娠といって鎮帯までした．しかし 11 ヵ月になっても生れない．腹は大きくてまことに妊娠のようである．大黄牡丹皮湯を与え 4, 5 日にして紫血大いに下って 20 日間に及んだ．そして腹は平常の如くなり，翌月に経血があり，その後に妊娠したという．

〔大承気湯〕　承気は順気の意味があり，気を順らして月経の通じることがある．腹部膨満して力があり，便秘がちで実証のものに本方を用いる．

〔柴胡桂枝湯〕　心下部が拘攣緊張し，胸脇苦満の証があり，腹直筋の緊張している無月経には本方，あるいは大黄 0.5〜2.0 を加えて与えると，心下部がゆるみ月経が通じることがある．体質が一層強壮で，心下部の痞鞕のはなはだしいときは大柴胡湯にする．

〔当帰四逆加呉茱萸生姜湯〕　冷え症で，脈の沈んでいる者，寒冷により腰痛，下腹部の疼痛などを起こすものが閉経を起こしたときは本方で温めるとよいことがある．

〔半夏厚朴湯・香蘇散〕　精神感動，驚怖，悲しみなどによって起こった閉経には本方を試みるがよい．また香蘇散でよいこともある．想像妊娠で閉経を起こしたときにもよく説得してこれらの方を用いる．

〔抵当丸〕　下腹部に抵抗があり，陳旧瘀血のために物忘れをし，小便自利する無月経に本方を用いてよいことがある．

〔瀉心湯〕　代償月経で衂血，吐血，喀血などがあり，顔面紅潮して上衝，頭痛，不安などのあるものには本方を用いる．また月経過多症にも用いる．

〔黄連解毒湯〕　大体前方と同じ状態で，症状がやや緩症のものに平常から服用させているとよい．また長びいて習慣性となったものには温清飲を用いる．本方は月経過多症にも用いられる．

〔芎帰膠艾湯〕　代償月経のため貧血気味となり，冷え症で，虚弱体質のものには本方を連用させるがよい．月経過多症にもしばしば用いられる．

〔延経期方〕　本方は「方輿輗」の婦人経閉門に続方として載録されている．月経を延期させる経験方であるという．EPホルモン的性格のものである．しばしば用いて目的を達することもあるが，確率は100％というわけにはいかないようである．

〔附子理中湯〕　月経閉止には上記の如く，桂枝茯苓丸，桃核承気湯，大黄牡丹皮湯，抵当湯などの駆瘀血剤がよく用いられるが，これらの方剤が効かないものがある．大塚は全身発育の悪い貧血している冷え症の婦人に，全身の体力をつける意味で附子理中湯を1年間続けて初めて通じたことがあるという．

〔防已黄耆湯〕　色白で肥満し，水ぶとりで筋肉にしまりがなく，疲れやすいという婦人で，月経が2，3ヵ月に1日，あるいは経血が極めて少ないというようなものに，本方を与えてよいことがある．

月 経 困 難 症

　昔は月信痛(げっしんつう)といった．そして月経前に痛むもの，月経中を通じて痛むもの，月経後に痛むものに分けている．

　月経困難症は，子宮内膜症，子宮筋腫，付属器炎，子宮過度前後屈症と，子宮発育不全などの器質的疾患を伴う器質性月経困難症と，器質的疾患のない機能性月経困難症とに分けられる．機能性月経困難症の原因として，最近ではプロスタグランジンの関与が考えられているが，神経質の婦人，精神過労，ヒステリーなど精神的心理的因子によるものが30％位は認められる．

　機能性のものや若年者の場合が漢方治療の適応となる．子宮筋腫や子宮内膜症など器質的疾患がある場合には，西洋医学と併用するとよい．漢方

では血虚, 血実, 気虚, 気滞などに分けて治療方針を決めている.

〔当帰芍薬散〕　本方は発育不全や子宮口狭窄などによる月経困難で, 漢方的には血虚に属し, 貧血性で冷え症の婦人に多く用いられる.

〔桂枝茯苓丸料〕　子宮後屈や前屈などがあり, または子宮筋腫などのために起こるもので, 下腹部に抵抗圧痛があり, 血実に属するものによい.

〔桃核承気湯〕　これは炎症性困難症ともいうべきものに多く用いられる. 月経前に激しい腹痛を訴え, 開始とともに軽快するというのが多い. 下腹部に拘攣圧痛を認め炎症, 充血, 上衝などのあるものによい. 痛みの激しいときに当って2～3日本方で下し, 痛みが去ってから折衝飲の服用を続ける. これを数ヵ月繰り返すと多くは軽快する.

〔折衝飲〕　炎症性のもので内膜炎, 骨盤腹膜炎, 付属器炎などで, 亜急性または慢性となった困難症には本方がよい.

〔牛膝散〕　経血が少なくて, しかも下腹部に瘀血があり, 臍を中心に疼痛がはなはだしく, あるいは下腹や腰に引きつり痛み, ときに胸部までも痛むというものなどには本方がよい.

〔小建中湯〕　本方は気虚と血虚を補うものである. 多くは虚弱体質で, 発育不全型の困難症に用いられる. 疲れやすく冷え症で, 腹直筋が表面に浮んで拘攣している. 多くの場合これに当帰 4.0 g を加え, 当帰建中湯として用いる.

〔大建中湯〕　前方証がさらに進み, 虚状と寒状があって腹部軟弱となり, 疼痛の激しいものには本方がよい. 腹中に寒冷を訴え, 手足が冷え, 脈は多くは遅弱である.

〔正気天香湯〕　神経性月経困難症ともいうべきもので, 神経質のものや, ヒステリー, 気うつ, 気滞によるものには本方のよいことがある.

〔芍薬甘草湯〕　腹痛, 腰痛の著しい場合に用いる.

乳　腺　症

中年の婦人の一側または両側の乳房内に大小さまざまな, 硬いまたは軟らかい顆粒状結節が集合した硬結を触知する. 境界は不明瞭で表面は平滑

ではない．炎症症状や腋窩リンパ節腫脹はない．ときに軽い自発痛，圧痛，乳頭からの異常分泌をみることがあり，月経前に増強し，月経後に軽快または消失する．乳癌との鑑別が困難な例は専門医の精密検査が必要である．

〔桂枝茯苓丸料〕　中年肥りとなり閉経期となって下腹に瘀血が充満しているものには，本方ですみやかに消失または縮小する．便秘のものには大黄 0.5〜2.0 g を加える．

〔桃核承気湯〕　下腹の瘀血が一層顕著で赤ら顔，上衝，頭痛などを訴え，便秘のひどいものは本方がよい．

〔紫根牡蠣湯〕　前2方の用いられない長びいた乳腺症で，乳癌を疑わせるようなものには本方を試みるのがよい．

〔十六味流気飲〕　前方で効かない場合に，本方で意外によいものがある．気のうっ滞によって腫塊を生じたもので，病名のはっきりしない頑固な腫物に用いられる．

子宮下垂および脱出

昔は陰挺下脱といい，俗に茄子とよんでいた．子宮腟部が腟入口まで下垂し，さらに子宮の頸部や体部までも腟入口外に脱出する．部分子宮脱，全子宮脱とに分ける．

この病気は子宮の基靱帯の延伸，会陰筋の損傷あるいは機能不全などが原因となって起こる．漢方では弛緩性体質を治し，あるいは瘀血による圧迫を除くことにより軽快する．根治療法としては手術が必要である．

〔当帰芍薬散〕　冷え症で貧血気味，虚弱弛緩体質の婦人に用いて軽快することが多い．

〔桂枝茯苓丸料〕　比較的実証のもので，下腹部に瘀血があり，または腫瘤性の圧迫によるものには本方がよい．便秘していて，瘀血のはなはだしいものには桃核承気湯を用いる．

〔補中益気湯〕　脱肛と同じようなもので，虚弱弛緩体質のものに現われ，貧血していて疲労感のはなはだしいものには本方がよい．赤石脂 3.0

gを加えることが多い．

〔温経湯〕　胞門虚寒というのが目標で，虚証の婦人で，冷え症で月経不順，腰冷腹痛，上熱下寒，口唇乾燥，手掌煩熱などある子宮下垂には本方がよい．

〔当帰四逆加呉茱萸生姜湯〕　ひどい冷え症で貧血し，冷えると下腹が張って痛み，下垂がひどくなるというものには本方がよい．

子 宮 筋 腫

昔は癥癖または塊癖，血塊などという字をあてていたようである．子宮の良性平滑筋腫瘍で，婦人病の10～20%を占める．筋腫ができると一般に月経が長びき，月経痛，月経過多を来たす．粘膜下に発生したものは早くより内膜炎を起こして月経異常を来たし，子宮頸に発生したものは膀胱，直腸に圧迫症状を起こす．

粘膜下に発生した筋腫が，筋腫息肉となり，腟外に娩出され，根茎の離断によって腟外に排出されることがある．これを筋腫分娩とよぶ．筋腫があると月経閉止期が遅れ，月経痛を伴う．月経が閉止すれば多くは縮小して諸症状が消失する．まれには石灰質変性または悪性腫瘍に変化したり，軟壊して腐敗したりすることがあるが，本症は症状がなければ，とくに治療を要さない．

子宮筋腫に対する漢方内服による縮小消失の効果はあまり期待できない．まれに鶏卵大のものが漢方の駆瘀血剤の服用で消散したり，筋腫分娩を促進させて排出されることもあるが，高度の貧血をくり返す場合や，腫瘤が大きくなって，下腹部に触知できるようになったものは手術的に治療した方がよい．漢方は本症の随伴症状を軽減する有用な保存療法である．

〔桂枝茯苓丸料〕　本方は子宮筋腫に一般的に用いられ，腫塊の小さいものは本方の長期服用によって縮小することがある．別甲3.0g，大黄1.0～2.0gを加えることが多い．

〔桃核承気湯〕　左下腹部の抵抗圧痛が著明で，すなわち小腹急結の証のあるものは本方がよい．あるいは前方と合方する．

〔折衝飲〕　筋腫があって，月経痛，月経不順，下腹部の疼痛を発するものなどには本方を用いる．

〔抵当丸〕　筋腫があり，下腹部に膨満感を訴え，小便自利，物忘れなどするものによい．本方を2，3ヵ月のんで腫塊が小さくならなければさらに長期にわたって用いない方がよい．

〔芎帰調血飲〕　産後または流産後などに下腹に腫塊を生じ，筋腫の診断をうけたもので，本方1ヵ月服用により全く消散したものがある．

不　妊　症

昔は石女（せきじょ）などといった．俗にうまずめと称した．結婚して正常な性生活を営んで，満2年を経ても妊娠しないときは一応不妊症とみなされる．全く一度も妊娠しないものを原発不妊といい，一度妊娠し，後久しく受胎しないものを続発不妊という．

男子の陰萎，奇形，精子欠乏など男子側の原因によるものは男性不妊といい，女性側に原因があるものを女性不妊という．

女性不妊の原因は，内分泌性，卵管性，子宮性，原因不明不妊などに大きく分けられる．

漢方を服用するときはしばしば妊娠可能な条件が招来される．その対象となるのは，子宮および卵巣発育不全，冷え症，性感欠乏などによる不妊である．

〔当帰芍薬散料〕　本方は発育不全，冷え症，貧血，虚弱体質の不妊症によく用いられる．

〔当帰四逆加呉茱萸生姜湯〕　虚弱体質で，冷え症で脈は細く沈み，寒冷によって腹痛や腰痛を起こすものによい．

〔小建中湯〕　虚弱体質の婦人で，胃腸が弱く，疲れやすく，腹筋の緊張しているものには本方がよい．当帰3.0gを加える．

〔桂枝茯苓丸料〕　本方は体力中等度もしくはそれ以上の人で，のぼせて赤ら顔が多く，腹壁は充実し，下腹部に瘀血がうっ滞し，抵抗圧痛のあるものによい．

〔桃核承気湯〕　前方を用いる場合で，炎症，充血の症状がはなはだしく，実熱で便秘するものによい．

〔温経湯〕　本方は陰虚症の虚弱体質のもので，常に腰や足が冷え，手掌煩熱と口唇の乾燥を訴え，月経不順，帯下，不定期出血，腰痛，月経時下痢，下腹部膨満感などのあるものに用いる．

〔加味逍遙散〕　子宮発育不全，卵巣機能障害，ヒステリーなど，虚弱体質，貧血の傾向ある不妊症に長期服用させる．

〔十全大補湯〕　前方の症状が著明なもので，貧血や疲労衰弱のはなはだしいものには本方がよい．

冷え症

冷え症の原因と考えられるものを分けてみると，血液が足りない，すなわち貧血からくるものと，その反対にうっ血からくるもの，すなわち循環障害のために冷えるものもある．また体内に水分の偏在があり，その場所だけが冷えるというものもある．さらに胃腸が弱く，胃下垂やアトニーがあり，全体的に元気がなく，新陳代謝機能が衰えている場合によくこの冷え症が起こるものである．最近とくに問題とされているのは自律神経失調症で，冷え症の患者はこの自律神経の不安定なものに多いといわれている．

冷え方にもいろいろある．全身が冷えるもの，夏でも足袋をはき足が冷えて板の間に5分と立っておれないもの，頭だけが冷えるもの，背や胃の後，腰が冷えて氷を当てられたようだというもの，膝から下は水に浸しているようで，顔は火のようなものなどさまざまな冷えを訴えるものである．

最近は，冷房が普及してきたため，会社などで冷房による冷えを訴える者が多い．

〔当帰芍薬散〕　貧血性で虚弱者に多く，腰から足がとくに冷え頭痛，めまい，動悸などを訴え，婦人の自律神経失調による冷え症によく用いられる．

〔当帰四逆加呉茱萸生姜湯〕　これは手足の先が冷え，四肢末端にうっ血を起こし，凍傷を発する人にとくによい．脈が細く沈み，冷えると腹に

ガスがたまって張り，腹痛を起こすものがある．俗に寒腹とか雪腹とかいって，冷えると腹が痛むもの，すなわち寒疝というものに用いてよい．

〔苓姜朮甘湯〕　腰から足にかけてひどく冷え，腰に重い氷塊を当てているように感じ，尿が多量に出るものによい．上半身には異常がなく，下半身がとくに冷えるというものに用いる．

〔桂枝加附子湯〕　冷え症で，夏でも足袋をはなせない，板の間に出られない，冷えると腹が張って痛むというようなものによく効くことがある．寒冷のひどいのは附子を用いることが多い．

〔真武湯・附子湯〕　新陳代謝機能が衰えて生気に乏しく，疲れやすく，手足が冷え，悪寒を訴え，腹中に水分が停滞して，冷えると痛んだり，下痢したりするものによい．このような体質のもので，神経痛，リウマチなど手足に痛みを起こしたものには附子湯を用いる．

〔理中湯・附子理中湯〕　胃腸が弱く，胃下垂や胃アトニーがあって，痩せて元気に乏しく，貧血気味で，全体に冷えるというものには理中湯を長服させる．冷えのはなはだしいものは附子理中湯がよい．

〔四逆湯〕　手足厥冷のはなはだしいものには本方がよい．または下痢をした後で悪寒がして，寒くて何とも耐えられず，脈は沈んで細くて遅く，顔色蒼白で血色のない，触れてみると氷のように冷たく，疲労困憊の状を呈しているものに用いる．

〔清湿化痰湯〕　冷え症で，とくに背中がゾクゾクして痰が多く，あるいは肋間神経痛のような痛みが移動するものに用いることがある．

〔白虎湯〕　熱が裏にこもっていて，しかも体の表面が冷えるということがある．これは仮寒真熱というもので，熱厥ともよんでいる．この場合は脈が滑で，指先で玉を転がすように滑らかに速く拍つ．当帰四逆湯や四逆湯の場合の脈細にして絶せんとするものとは全く反対である．

子宮内膜症

子宮内膜症は子宮内膜組織が子宮内腔以外に異所性に発生し増殖する疾患である．好発部位は卵巣，ダグラス窩，直腸，腹膜など骨盤内である．

子宮内膜組織が子宮筋層に増殖するものは子宮腺筋症という．

症状は，月経困難症，腰痛，下腹痛，性交痛であり，不妊の原因となる．発生頻度は生殖年齢者の婦人の5～10%であると考えられ，好発年齢は30～40歳代で，近年著しく増加の傾向がある．

本症の治療は，ホルモン療法（偽閉経療法，偽妊娠療法），手術療法が行われるが，ホルモン療法の副作用も常に考慮しなければならない．副作用の少ない漢方療法は，とくに挙児希望の若い女性には第一選択である．

また，ホルモン療法との併用は，副作用軽減や効果を高める．

〔桂枝茯苓丸料〕　本方は腹痛，下腹圧重感を常に訴え，月経過多あるいは月経困難を伴うものに用いられる．便秘をするものは大黄0.5～2.0gを加える．

〔桃核承気湯〕　本方は前方よりさらに諸症状が激しく，炎症，充血などが著しく，左下腹部に硬い索状物を触れ，これを按ずれば急迫性疼痛を訴えるものに用いられる．

〔当帰芍薬散料〕　本方は虚症に属し，炎症，充血症状はなく，貧血気味で冷え症で疲れやすく，尿意頻数，腹痛，腰痛を訴えるというものに用いる．

〔加味逍遙散〕　本方も慢性症で虚証に属するもので，自律神経失調症状があって月経不順，腹痛などあるものによい．前方よりは力があり瘀血症状を認める．

〔芎帰膠艾湯〕　過多月経，頻発月経があり，貧血状を呈し，四肢熱感を覚え，左腹直筋の拘急があるが，腹部全体は軟弱の方で，下腹部に知覚鈍麻，四肢煩熱，下腹の疼痛などを訴えるものによい．

〔温経湯〕　比較的体力の低下した人で，冷え症であるが，手掌がほてり口唇乾燥があり，下腹部が冷えて痛むものに用いる．

月経痛が強い場合には，芍薬甘草湯を併用するとよい．

妊婦の感冒

感冒の原因の大部分は, リノウイルス, コロナウイルス, インフルエンザウイルスなどである. したがって治療法は, 安静, 保温, 解熱鎮痛剤, 鎮咳剤, 去痰剤などの対症療法が主体となる.

妊婦では, 胎児への影響が心配されるため, 西洋薬よりも漢方治療を希望するものが多い. しかしながら, 漢方は副作用は少なく, 催奇形性の報告は全くないが, 慎重に投与し, 長期連用はさけなければならない.

とくに, 附子は妊婦においては副作用が現われやすくなるので, 附子剤は投与しないことが望ましい.

〔桂枝湯〕　比較的体力の弱い人で, 感冒の初期で, 発熱, 悪寒, 頭痛があり, 脈は浮弱で自汗があるものに用いる.

〔香蘇散〕　胃腸の虚弱な者で, 不眠や気分が沈みがちな者の感冒の初期に用いる.

〔麦門冬湯〕　発作性に咳が頻発し, 喀痰が切れにくく, 顔面紅潮して, せきこむものによい.

〔参蘇飲〕　胃腸の弱い人で, 頭痛, 発熱, 咳嗽, 食欲不振などの感冒に用いる.

〔柴胡桂枝湯〕　感冒が長引いて, 微熱や盗汗が続くものに用いる.

〔竹筎温胆湯〕　比較的体力の低下した者で, 感冒, インフルエンザで微熱が長引き, 咳や痰が多くて, 気分がさっぱりせず, 不眠を訴える者に用いる.

妊婦の感冒には, 麻黄の入らない桂枝湯, 香蘇散, 麦門冬湯, 参蘇飲などがよく用いられる.

(菊谷豊彦:医療用漢方製剤の用い方. 南山堂, 1999)

18. 泌尿器科疾患

睾丸炎（副睾丸炎）

　睾丸が鶏卵の大きさに腫れ，触っても痛む．陰嚢の外傷，淋菌の感染あるいは流行性耳下腺炎にかかってそのウイルスが睾丸を侵したときなどに起こることが多い．

　淋菌によって起こったものは症状が激しく，比較的長く高熱が続くものである．流行性耳下腺炎によるものは症状が軽い．このほか結核性のものがあり漸進的で痛みはあまりない．梅毒によるものもある．

　原因に従ってそれぞれの治療を併用し，陰嚢に冷湿布を行う．漢方薬として用いられるものには次のようなものがある．

〔竜胆瀉肝湯〕　下腹部や陰部の炎症，充血，腫脹，疼痛に対し一般に用いられる．特に淋毒による睾丸炎によく用いられる．肝経の湿熱というのは多くが淋毒による尿道炎，膀胱炎，睾丸炎などに該当するもので肝経に沿って抵抗や圧痛が起こるものである．

〔桂枝茯苓丸料〕　下腹部に瘀血があり抵抗圧痛を認め睾丸の腫脹が長引くときに用いる．薏苡仁6.0gを加える．

〔騰竜湯〕　前2方より炎症，充血，腫脹，疼痛が激しく体質も強壮で病状も激しいものには本方がよい．便秘のないときは大黄，芒硝は減ずるか，除いてもよい．

〔大黄牡丹皮湯〕　騰竜湯と大体同じ証のもので，症状が一層激しく急迫症状を呈するものに用いる．騰竜湯より蒼朮，薏苡仁，甘草を去ったものが本方である．

〔小柴胡湯〕　流行性耳下腺炎による睾丸炎にはよく本方が用いられる．また結核性のものにもしばしば本方を用いる．長引いたものには桂枝茯苓丸料を合方して用いた方がよい．

膀　胱　炎

　漢名は白濁といっていた．いろいろな細菌，すなわち大腸菌，連鎖球菌，淋菌，ブドウ球菌，結核菌などが原因となる．現在では抗生物質投与がまず行われるが，慢性化したもの，症状が持続するが尿検査で異常所見を認めないものすなわち膀胱炎治療後の神経症状，膀胱神経症にも漢方治療は有効である．

　膀胱部の圧迫感と疼痛，特に排尿の終わりに甚だしく，括約筋の痙攣性収縮によって尿の滞留をきたすことがある．また尿意頻数があってしかも渋って少量しか出ない．尿は白く濁っている．尿管や腎盂にまで炎症が及ぶときは熱が出る．膀胱結石や異物，腫瘍などによって細菌感染を二次的に起こすこともある．慢性になると症状は急性ほど強くない．

　〔五苓湯〕　尿意頻数で尿が濁り，口が渇いて初期にそれほど症状の激しくないものによい．

　〔猪苓湯〕　最も多く用いられる処方で，急性の炎症が強く疼痛も甚だしく，出血を伴うものには本方がよい．

　〔竜胆瀉肝湯〕　炎症が強く，小便が渋って痛み，淋菌による炎症や婦人のバルトリン腺炎などを併発したものによく用いられる．

　〔大黄牡丹皮湯〕　体質のしっかりした便秘がちのものが，激しい症状を起こして膀胱括約筋が痙攣収縮しそのため小便がつまってひどく苦しむときには本方がよい．大黄，芒硝を 5.0 g 以上大量にしたほうがよく効く．

　〔八味地黄丸料〕　慢性症となったり婦人の産後または婦人科的手術の後に起こった膀胱炎で，小便が近く，排尿後不快感があり全身の疲労感や腰痛などのあるものに本方がよい．

　〔清心蓮子飲〕　平素胃腸が弱く貧血性で慢性症となり，八味丸などは胃にもたれるというものには本方がよい．少しでも動きすぎると膀胱症状が起こるというものにもよい．

尿　道　炎

　昔は五淋の中に含まれていた．尿道炎の代表的なものは淋菌性尿道炎である．非淋菌性尿道炎は淋菌以外のいろいろな細菌，双球菌，ブドウ球菌，連鎖球菌，大腸菌などによって起こるほか，いろいろな刺激，たとえば食物や薬物，機械的刺激などによって起こる．

　排尿時に熱感，痛みを感じ尿道口が赤く腫れ，膿様の分泌物が出る．

　本症も急性期には抗生剤が用いられるが，慢性期，再発を繰り返す例を中心として，漢方治療が適している．

〔猪苓湯〕　排尿痛や尿意頻数があり，出血を伴う尿道炎には本方が最も多く用いられる．

〔竜胆瀉肝湯〕　尿路の炎症が強く排尿時に渋り，帯下などあるものには本方がよい．

〔黄耆建中湯〕　尿が快通せず，排尿時に耐え難いほどの痛みを訴えるものに用いる．建中湯類は急迫性の症状のあるものによく用いる．

〔五淋散〕　慢性に経過し前記の処方の効かないものには本方がよい．

前　立　腺　炎

　基本的に尿道からの感染で，尿道炎に合併して起こり，尿道への機械操作の後に発症することが多い．急性の場合，悪寒戦慄を伴う高熱，排尿痛，頻尿を認め，しばしば排尿困難から尿閉になる．慢性化すると排尿違和感，残尿感，会陰部・下腹部鈍痛が持続する．

〔猪苓湯〕　排尿痛，尿の淋瀝，膿尿を目標に急性前立腺炎に用いる．刺激を緩和し，尿路を滑らかにする効がある．血尿を認める場合にもよい．

〔竜胆瀉肝湯〕　尿路の炎症が強く排尿痛，尿の淋瀝，頻尿，帯下などのあるものによい．脈・腹は力があり充実している．

〔五淋散〕　慢性に経過し頻尿，排尿困難，排尿時違和感などを目標に用いる．

〔八味丸〕　慢性化したもので腰部・下肢の冷え，脱力感などを訴える

ものによい．

〔清心蓮子飲〕　胃腸虚弱で八味丸を用いることができないようなものに用いる．冷え症で神経質な傾向がある．

前立腺肥大症

前立腺は膀胱の出口のところで，尿道を囲んでいる1つの精腺で，精液の一部を分泌する．

男性が60歳を過ぎると前立腺は次第に大きくなり，尿道を圧迫していろいろな症状を起こす．これを前立腺肥大症という．

排尿しにくくなったり，夜たびたび排尿に起き，あるいは尿がつまる．これが初期症状で，第2期には尿意があって排尿まで時間がかかり，尿が勢いよく出ないで残尿感がある．第3期は時々尿閉を起こし，排尿できなくなる．

治療は手術によるが，経尿道的に電気ループで切除する方法が最もよく行われる．漢方薬の内服で諸症状の好転することがあるから手術の前に服薬してみるべきである．第3期になったものが服薬後，尿閉を起こさなくなり導尿の必要がなくなることが多い．服薬2ヵ月にしてなお尿閉を起こすものは手術を勧めるのがよい．

〔八味丸および料〕　老人病の1つで，疲労倦怠感があり，胃腸は丈夫で，臍の下が軟弱無力となるか，または逆に緊張することもある．手足がだるく，口渇を訴え，排尿困難，残尿感のあるものには本方がよい．長く続ける．

〔騰竜湯〕　本方は大黄牡丹皮湯の加減方で，下腹部，陰部における炎症，化膿症，腫脹，疼痛，緊迫症状などを緩解するものである．前立腺肥大症の場合は多く大黄，芒硝を去って用いることが多い．もし便秘して排尿困難の激しいもの，実熱強壮の体質のものにはそのまま用い，あるいは大黄牡丹皮湯を用いる．

〔八味丸料合騰竜湯〕　八味地黄湯と騰竜湯（去大黄，芒硝）とを合方したもので，一般的に前立腺肥大のときにしばしば用いられる．私はほと

んどこの合方を用いている．体質と便通の具合によって大黄と芒硝を加減する．

　81歳の男性，しばらく前から尿の出が悪くなっていた．10日前から急に尿意頻数となり排泄が悪く，排尿痛があり諸検査の結果，前立腺肥大の手術をすることになった．毎日カテーテルを挿入して残尿をとっているという．大体コップに2～3杯700～1,000 ml くらいとるという．体格はよく，顔色は赤い方，脈は弦で血圧は200～120 mmHgあった．腹は臍傍が硬く，瘀血症状がある．八味丸料合膃竜湯（去大黄，芒硝）にして与えたところ，服薬5日目から残尿は450 ml となり，6日目には140 ml，7日目には120 ml，100 ml となり，1ヵ月後には全く残尿がなくなったという．大便の少ないときは駆瘀血丸（大黄牡丹皮湯と桃核承気湯を合わせた丸薬）を兼用した．以来2年以上になるが，服薬しているとほとんど排尿の困難や残尿感がないといっている．

尿 路 結 石

　尿路結石には，腎臓結石，尿管結石，膀胱結石などがあり，腎臓結石や尿管結石では激しい腰背部痛が起こる．疼痛は患側の腎臓部から起こって膀胱，尿道，大腿部に放散し悪心，嘔吐を伴うこともある．

　膀胱結石でも排尿痛と頻尿があり，尿が突然出なくなることがある．また運動によって，症状が増悪し，尿が混濁したり，血尿が出たりする．

〔猪苓湯〕　疝痛発作のない時期に，結石を排除する目的で使用する．口渇，尿利減少，尿の淋瀝，血尿などを目標にして用いるが，これらの症状が著明でないこともある．膀胱結石には本方を用いる機会が多い．血尿を認める場合に四物湯と合方して用いることもある．

　疝痛発作のある時期には芍薬甘草湯を合方して用いる．

〔桂枝茯苓丸・大黄牡丹皮湯・桃核承気湯〕　これらの処方は瘀血の腹証を目標にして用いる．尿路の結石には下腹部に抵抗と圧痛を訴えるものがある．このような患者には，疝痛発作のない期間も，桂枝茯苓丸料加薏苡仁10.0 g を用いるとよい．これで結石が排出されることがある．もし

下腹に抵抗と圧痛があり，便秘の傾向があれば大黄牡丹皮湯を用い，小腹急結の腹証があり便秘するものには桃核承気湯を用いる．激しい疝痛発作のある尿管結石に用いる機会がある．

〔大建中湯〕　疝痛発作時に用いる．腹痛甚だしく，腹部がガスのために緊満して苦しむものによい．このような場合には以上に挙げた薬方を用いても嘔吐しおさまらないことが多い．大塚はかつてこの病気にかかったとき疝痛発作に苦しみ，胸脇苦満，腹満，便秘を目標に大柴胡湯を用いたところ，腹痛はますます激しくなりついに飲んだ薬を吐いてしまった．そこで大建中湯にしたところ，30分ほどで腹痛が緩解して眠れるようになり，ついで赤小豆大の石1個とその半分大の石1個を排出した．それから30年になるが，その間1回も発作で悩んだことはない．

〔芍薬甘草湯〕　疝痛発作時に，腹筋が緊張して腹痛の甚だしい時に頓服として用いられる．

〔大黄附子湯〕　これも疝痛の発作時に用いる薬方で，脈の緊弦と脇下の偏痛（右または左の腹痛）を目標にして用いる．大建中湯証に似ているが，実証のものによい．

〔防風通聖散〕　肥満した患者で，腹部膨満，便秘を訴える患者に用いる．大塚は本方で，肥満した婦人の手術不能といわれた結石を排出させることに成功した．

〔八味丸料〕　時々疝痛発作を起こすけれども，普段は腰痛または腰背部倦怠感を訴えるものには本方を連用するとよい．これで左に3個，右に2個の結石のあった患者が，1ヵ年あまりの服薬で2個（大豆大のもの）が消失したことがある．

男子不妊・インポテンス

〔桂枝加竜骨牡蠣湯〕　本方は遺精，早漏，性欲減退などの漢方治療によく用いられる．大体が虚証の体質のもので疲労しやすく，腹も緊張に乏しく，下腹部は菲薄で軟弱である．また臍の上部に硬いすじが触れることがある．

48歳のやや痩せ気味，色白の男性，2，3年前より精力が衰え，疲れやすく，全く性欲が衰えてしまった．この患者は腹直筋がやや緊張し，臍部で動悸が少し亢進している．これに桂枝加竜骨牡蠣湯を与えると10日後に性欲が亢進してきた．しかし下痢気味となるので半夏瀉心湯にした．すると下痢は止まるがこれでは性欲が衰えるという．そこで二方を交互に飲むことにして2ヵ月くらいでよくなった．

〔柴胡加竜骨牡蠣湯〕　これは桂枝加竜骨牡蠣湯を用いるような患者で，実証で腹力があり，心下部が緊張して胸脇苦満の状がある．神経質で不眠や心悸亢進などのある性欲減退や早漏に用いられる．

〔八味丸〕　昔から強精剤とされているが，これは多くの老人の保健薬で，年齢的に衰えをきたし，脱力倦怠感を訴え，臍下が軟弱無力となったものによい．腰痛や夜間尿などを伴う．

〔桂枝加附子湯〕　足腰の立たない，小児麻痺や中風などに用いられるが，本方でインポテンスの好転することがある．附子は強精の効がある．

〔大柴胡湯・四逆散〕　実証で頑強・精力旺盛のように見えて，しかもインポテンスに悩むものがある．心下部に厚みがあって硬く緊張し，胸脇苦満の状のあるものには本方でよいことがある．四逆散を用いてよい場合もある．

〔当帰四逆加呉茱萸生姜湯〕　種々の治療を試み，しかも無効のものに本方の効くことがある．

〔抑肝散加芍薬〕　神経質で緊張のあまり不能となっているものには本方がよい．

尿　失　禁

尿失禁とは不随意な尿の排泄を意味する．現代医学的には膀胱の不随意収縮により尿意が激しく起こる切迫性尿失禁，咳・くしゃみなどによる腹圧の高まりに伴い，排尿筋が収縮しないにもかかわらず尿が排泄される腹圧性尿失禁，神経障害で尿意・排尿感覚がなく，ある程度尿が膀胱にたまると排泄される反射性尿失禁などに分類されている．漢方では証に応じて

処方を用いる．

〔八味丸〕　口渇，足の裏のほてり，腰から下の力が弱いことを目標に用いる．腹部は臍下が軟弱かまたは腹直筋が下部で緊張している．

〔補中益気湯〕　虚証で体力衰え元気がなく，食欲不振，盗汗などを認めるものに用いる．

〔清心蓮子飲〕　虚証で普段から胃腸が弱く地黄剤を用いると食欲がなくなったり，大便が緩むようなものに用いる．

〔小建中湯・黄耆建中湯〕　小建中湯は虚弱児童の夜尿症によく用いられる．疲れやすく，腹部は腹直筋が表面に浮かんで拘攣しているかまたは軟弱である．さらに虚しているものには黄耆建中湯を用いる．

〔猪苓湯合芍薬甘草湯〕　排尿痛，尿の淋瀝などに対する猪苓湯と筋肉の緊張を調節する芍薬甘草湯を合方して用いる．

〔芍薬甘草附子湯〕　芍薬甘草湯は急激な筋肉の痙攣と疼痛を目標に用いるが，さらに手足の冷えを認めるものに附子を加え尿路系の筋緊張を調節する目的で用いる．

〔四逆散・芍薬甘草湯〕　両処方とも切迫性尿失禁に用いられる．

尿　　　閉

本症では基礎疾患によって漢方治療を選択することが重要である．

〔八味丸〕　排尿異常に最もよく用いられる．疲労，倦怠感が強いが胃腸は丈夫で下腹部が軟弱か，また逆に下腹部で腹直筋の緊張しているものを目標とする．

〔桃核承気湯〕　会陰部を強く打撲したため，尿道が腫脹し，または尿道内に出血して血塊が尿道を塞ぎ尿閉を起こしたものに用いる．

〔大黄牡丹皮湯〕　大塚敬節氏は肛門周囲炎で便秘，尿閉となり腹が張り裂けそうに痛むものを大黄牡丹皮湯で下し著効をあげた例を報告している．

19. 皮膚疾患

扁鵲は「病応は大表に現わる」と喝破した．皮膚病は体外からの原因によるものと，体内の変化が皮膚に影響するものとがあり，現代でも「皮膚は内臓の鏡」とか「皮膚の告白」とかいわれているのは内因説と同じ考え方である．

皮膚疾患を漢方的に観察すると，その内因としては瘀血，食毒，水毒，性病毒などが考えられ，これらに因って新陳代謝障害が起こり，その反映が皮膚に現われると解釈されることが多い．そして病症の発現状況，患者の体質傾向を診察して病証を陰，陽，虚，実に分け，発表，攻下，中和，解毒，温補の方剤を選び全身的に治療するのが建前である．

漢方では皮膚病を湿性と乾性とに分け，その各々を陰証と陽証とに分類して治療方針を決定する．

A．**湿性**（滲出液の多いもの）
 1) 陽証（分泌物濃厚，外観汚なく，悪臭あり，結痂を作る）
  桂枝加黄耆湯，越婢加朮湯，桃核承気湯，大黄牡丹皮湯．
 2) 陰証（分泌物稀薄，外観汚なくない，悪臭はない，結痂を作らず）．
  桂枝加附子湯，四逆湯．

B．**乾性**（滲出液は少ない，あるいはない）
 3) 陽証（滲出液は少ないが，外観が汚ない）葛根湯，桂麻各半湯，黄連阿膠湯，白虎加人参湯．
 4) 陰証（皮膚に変化少なく，単に瘙痒のみ）苓姜朮甘湯，真武湯，薏苡附子敗醤散．

以上は大体の分類で，多くの中には混合型や移行型があり，合方や後世方を用いなければならない証がある．また同一病人で同一病状でありながらときには，温清飲がよく効き，ときには消風散の有効なことなどがあっ

て，皮膚疾患の治療はなかなかむずかしいことがある．

現代皮膚科でも，このような漢方的考え方，病態の観察が行われてきて，東洋医学的治療に接近してきたように思われる．すなわち湿疹の治療に当って「トリアムシノロンは，性格的に陽性の勝った人，外向的な人，肥満型の人，脂漏性の人，見るからに元気のよい人，どちらかといえば高血圧傾向の人などによい．またプレドニンやデキサメサゾンは性格的に陰性の勝った人，内向的な人，やせ型の人，元気の乏しい人，皮膚の艶のない人，どちらかといえば，低血圧傾向の人にはよく合う傾向がある」ということが現代医学でもいわれてきている．

これは漢方でいう陽証で実証の場合と，陰証で虚証の場合との指示を明らかにしたもので随証治療という訳である．

多 汗 症

普通では汗をかかないような状態でも，汗を多くかきやすい傾向の人を多汗症という．全身性多汗症と局所性多汗症とがあり，全身性多汗症では，神経質で精神の興奮を起こしやすい人，またバセドウ病や貧血，脳溢血，脊髄の病気のときに起こる．局所性多汗症では，手のひら，足のうら，腋の下，顔だけにつよく汗をかき，また腰以下にときには半身，顔半分に限って発汗するというものもある．腋臭(わきが)も多汗症の一症である．多汗症は不潔になりやすく，癰や水むしなどの誘因となり，乳幼児ではあせもとなる．

〔桂枝加黄耆湯〕　一般に体質の虚弱な者に起こる全身性多汗症に用いられる．しかし一見強壮にみえても，多汗症でつねにかぜを引きやすいというような者に用いてよいことがある．

58歳の男性，高血圧，動脈硬化症があり，心筋梗塞の徴候もあって，胸内苦悶を訴え，歩行時の呼吸困難や，心動悸を訴え，常に精神不安で愁訴が多く，夏でも冬でもかぜをひきやすく，毎月の半分以上は，かぜひきを繰返していた．常に自汗と盗汗があり，発汗のためかぜをひきやすいという．これに柴胡加竜骨牡蠣湯，柴胡姜桂湯，当帰六黄湯などを用いたがあまり効果がなく，桂枝加黄耆湯を与えたところ，自汗盗汗が大凡治り，か

ぜもひかなくなった．この例は一見しては陽実証にみえるが実は虚証であった．

〔防已黄耆湯〕　皮膚の色は白く，水肥りの婦人に多く見られる多汗症で，疲れやすく，小便が少ない．感冒などの後で悪寒がして，発汗が止まず，小便不利のものによく奏効する．また腋臭で腋窩に汗が流れ，水肥りのものによい．

30歳の未婚の婦人，腋窩に夏でも冬でも，流れるような汗が出て，上衣はいつも濡れている．自分では腋臭であると思いこみ，婚期を逸していた．肌の色は白く，水肥りの方であったので防已黄耆湯を与えたところ，15日間服用して腋窩の発汗が少なくなり，1ヵ月後にはほとんど治った．しかし服薬は6ヵ月間続けて全治した．

〔柴胡姜桂湯〕　虚弱体質のもので，頸から上に汗が多く，上衝の気味があり，微熱の続くものによい．結核性の盗汗にもよい．

〔当帰六黄湯〕　虚熱の盗汗で，多くは結核性の盗汗に用いられる．原因がはっきりせず，永く盗汗を主訴とするものに用いてみるがよい．

〔補中益気湯〕　病後やはなはだしい疲労のため，発汗しやすいものには，本方を以って皮膚に力をつけ，疲れを回復させる．

〔十全大補湯〕　大病後，貧血して，疲労の高度のもので，自汗盗汗のあるものには本方がよい．

〔補陰湯〕　手足の多汗症で，冬でも流れるほどひどく，疲労感がはなはだしく，腰痛を訴えていたものに本方を与えてよくなったものがある．

〔牡蠣散〕　体質の虚弱な者，または大病後の疲労によって，常に自汗が出て，夜床につくととくにはなはだしく，前諸方の効のないものによい．

汗疱状白癬（みずむし）

みずむしは昔は鵞雁風(ががんふう)といった．白癬菌の一種が寄生して起こる．頑固な皮膚病である．

表在性のものは，小さい白い水疱ができ，次第に破れてくるが，痒みが強い．

痒みがひどく、かくと湿疹のようになり、化膿菌の感染によって患部が強くはれ、リンパ管やリンパ腺の炎症を起こす。いったん治っても、また再発することが多い。湿性のものと乾性のものとがある。化膿性のもの、瘙痒の程度によって治方が異なる。

〔麻杏薏甘湯〕　本方は乾燥性のもので、痩せ型の人によく効くことがある。頭部にフケが多いというのを目標にして用いて有効のことが多い。

〔連翹湯〕　前方の効かない乾燥性のもので、病状がさらに激しいものに用いる。

〔十味敗毒湯〕　化膿性のもので、痒みもあり、滲出液の多いものによく用いられる。連翹3.0、薏苡仁5.0を加えることもある。

〔桂枝茯苓丸料〕　瘀血のある体質のもので、丘疹状をなし、紅暈を帯び、灼熱性瘙痒感のあるものには本方に薏苡仁5.0を加えて用いる。

〔桃核承気湯〕　前方の証で、炎症症状が著しく、便秘がちのものには本方がよい。

〔防風通聖散〕　肥満体質で食毒、水毒のある美食家、便秘の傾向あるものには本方がよい。

〔当帰芍薬散〕　血色が悪く、冷え症で、虚弱体質の婦人に発したものには本方に薏苡仁を加えて用いる。

〔薏苡附子敗醤散〕　虚証で、永年なかなか癒えない、乾燥して鱗屑のあるものによい。

〔三物黄芩湯〕　乾燥していて瘙痒、疼痛、皸裂を生じ、口渇があり、手掌足心に煩熱を訴えるものには本方のよいものがある。

〔紫雲膏〕　乾燥性のものには特によいが、湿性、化膿性のものでも意外に有効なのがあるから試みるがよい。

進行性指掌角皮症

昔は鵞掌風(がしょうふう)といった。鵞(あひる)の掌の如く硬くざらざらしているからである。従来は女性ホルモンの内分泌異常が主要因とされていたが、近頃は洗濯、炊事、拭き掃除などによる外的刺激による主婦湿疹と考える向

きがある．妙齢の婦人に比較的多い．

　よく使う側の手指の末節腹面の皮膚がまず乾燥して粗糙となり，質があらくざらざらしてくる．紅潮落屑を示し，次第に光沢を生じ指紋がなくなり，深い裂目を作って亀の甲羅のようになる．次第に拡大して手掌に及び，さらに他の手に拡がる．毎年冬になると悪化する．水仕事や土・藁仕事がよくない．ゴム手袋の下に木綿の手袋をはめるがよい．

〔麻杏薏甘湯〕　表の血虚により，皮膚枯燥を起こしたという病理であるが，指先が濡れたり冷えたり刺激により皮膚表面の血行障害を起こし，枯燥を現わしたもので，頭にフケが多いと訴える人には特によい．

〔加味逍遙散〕　虚弱体質の婦人，貧血気味で月経異常や神経症を伴うようなものに用いてよい．地骨皮3.0，荊芥2.0を加える．

〔桂枝茯苓丸料〕　しっかりした体格の婦人で，多血症，下腹部に瘀血があって抵抗圧痛があり，月経痛などを伴うものには薏苡仁6.0を加えて用いる．

〔薏苡附子敗醤散〕　冷えて体力の衰えた陰虚証のもので，脈も腹も軟弱で，貧血気味のものによく用いられる．本症のほか疣や水虫や強皮症などの慢性症にも用いられる．

〔三物黄芩湯〕　乾燥して瘙痒，疼痛，皸裂を生じ，口渇，手掌足心煩熱を訴えるものには本方がよい．

　22歳の婦人，両方の手足に数年前から水虫ができて表皮が乾燥し，ところどころ裂け，瘙痒と疼痛があり，口渇，手足煩熱を訴えたので，三物黄芩湯を与えたところ本方ですっかりよく治った（大塚治験）．

〔紫雲膏〕　一名を潤肌膏といって，皮膚の枯燥を潤すというものであるから，本症に最もしばしば用いられる．水虫，魚の目，疣，たこなどにもよい．

〔温経湯〕　陰虚証に属し，気血が虚して，寒冷を帯びるものによい．患者は手のひらがほてり，口唇が乾燥し，月経の異常や冷えのぼせを訴える．このようなものに発生した指掌角皮症に用いてよい．

　35歳の婦人，痩せ型で貧血性，鼻が塞って頭が痛み，手掌は乾燥して荒れてガサガサになり，皮が厚くなって表皮がむける．手が熱く感ずる．

唇がかわき，月経が不順で，やや下痢気味，温経湯を与えると7日分で鼻づまりがとれて，手に潤いがついてきた．さらに7日分のむと頭痛も手掌のあれもほとんどよくなった（大塚治験）．

〔当帰四逆加呉茱萸生姜湯〕　冷え症で毎年凍瘡ができ，手掌があれて皸裂を生じ床に入ると痒くなるという32歳の婦人に用いて，凍瘡もできず，手掌のあれも大体よくなり水仕事もできるようになったのがある．

蕁　麻　疹

漢名は癮疹(いんしん)といった．日本では「かざうるし」，「かざほろせ」などと称した．限局性の赤い腫れが忽然と発生して，激しい痒みを伴い，やがて忽然と消えて少しも痕跡を残さない．慢性のものではこれを繰返す．

皮膚の血管運動神経の障害により起こるもので，素因や誘因が加わると発病する．外因としては蚊，蚤，虱などの刺傷，蛾，蝶，毛虫，その他いろいろな植物とくにいらくさの接触によるもの，寒冷や熱気，肌着，冷水，薬剤などの刺激でも起こる．内因性のものはエビ，カニ，たけのこ，きのこ，貝類，マグロ，サバ，苺などの摂取によって起こるのもある．

胃腸障害のある人に起こりやすい．神経症，ヒステリーなどによる神経性のものもある．

〔桂枝麻黄各半湯〕　初期発疹が出て，痒みが強く，熱も少しある場合に用いる．

〔葛根湯〕　これも初期に一般的に用いられる．さむけや熱があり，赤く硬く広く腫れあがって，痒みの強い場合によい．熱がつよいときは石膏5.0gを加え，便秘気味のものには大黄1.0gを加える．発表剤であるから服用後一時かえってひどくなるようなこともあるが構わない．

〔十味敗毒湯〕　初期にも用いてよいが，中期にもよいし，体質的に繰返して発するものや体質改善の意味で用いるのにもよい．多くの場合連翹3.0を加え，便秘の傾向あるものには大黄0.5～1.0を加える．

〔香蘇散〕　魚をたべた後で起こったものにはこの処方がよい．方中の紫蘇葉は魚毒の特効薬である．またさらにこれを桜皮3.0を加えるとよ

い．

〔調胃承気湯〕　食事中毒によって起こった蕁麻疹にはこれで下すがよい．中毒が激しく，腹部膨満するものは大承気湯にする．

〔桃核承気湯〕　赤ら顔で体力のある婦人などで，発疹の色は赤味が強く，なかなか治らず，またしばしば繰返し，瘀血があって便秘の傾向あるものはこの薬方で下すとよい．程度の軽いものは桂枝茯苓丸料がよい．

〔大柴胡湯〕　強壮者で，胸脇苦満があり，心下部が硬く，病状が頑固で，しばしば繰返すものには，体質改善の意味で本方を与える．便秘の具合によって大黄を加減する．

〔小柴胡湯〕　それほど強壮者ではないが，胸脇苦満の証があって，心下部の緊張しているものは体質改善の意味で本方を長く与える場合がある．

〔茵蔯蒿湯〕　胃部から胸部にかけて苦悶を訴え，胃腸に熱がこもっているものに用いる．胸中苦悶や不安，不眠を訴えるものである．

〔防風通聖散〕　肥満体質で便秘がちの人が，しばしば蕁麻疹を繰返す場合，慢性化したものは本方で食毒，水毒などを下し，体質改善をはかるのがよい．

〔白虎湯〕　瘙痒感がはげしく，熱感があり，のどが渇き，不眠煩躁するものには本方がよい．また白虎加人参湯，白虎加桂枝湯を用いる．

〔八味丸料〕　老人などで口渇を訴え，小便の出が悪く，乾性，陰虚証の蕁麻疹に用いることがある．

〔消風散〕　発赤して分泌物があり，痂皮を作り痒みの強いものに用いる．血熱と血燥のあるものによい．

〔麻黄連翹赤小豆湯〕　蕁麻疹に浮腫をかね，尿が少なく，皮膚病性腎炎を起こしたときなどには本方を用いる．

〔黒焼療法〕　食事性アレルギーのもので，例えばマグロを食べると蕁麻疹を起こすというものには，マグロを黒焼きにして服用させるとよいことがある．

湿　　疹

　皮膚疾患の中で最も多いものである．原因としては血管神経の異常や新陳代謝に関する諸疾患があげられている．罹患しやすい体質のあるところへ，器械的な摩擦，汗，膿汁または薬品などの刺激が加わり，細菌が付着したりして発する．

　好発部位は頭部，顔面，陰部，手足の屈側などであるが，全身どこにでもできる．急性湿疹は，はじめ軽度の紅斑を発し，ついで小さな丘疹を生じ，水疱を作るようになり，局所は湿潤してくる．水疱は膿疱に変わりやすい．痒みをはげしく訴える．やがて黄色い痂皮ができ，糠のような皮片がとれて治る．

　慢性湿疹は，経過がさまざまで，再発しやすく，皮膚が厚くなって暗褐色を呈するようになる．痒みを伴う．

　湿疹に対して漢方では，内因として瘀血，水毒，食毒，性病毒などによるものとし，単に皮膚のみの疾患とせず，陰陽虚実という尺度によって発表解毒を行い，全身的に治療する．

　〔葛根湯〕　急性湿疹の初期で発赤，痒み，熱感などがあるものに用いる．分泌物はないか，あってもごく少ない．慢性のものにも用いられる．痒みが激しく熱感のはなはだしいものには石膏 8.0 を加え，便秘のものには大黄 1.0 を加える．

　〔越婢加朮湯〕　これは分泌物があって，局所が湿潤し，浮腫や小便不利や口渇のあるものに用いる．

　〔十味敗毒湯〕　広く湿疹や皮膚炎に用いられる．化膿の傾向のあるものや，アレルギー性体質のものに用いてよい．滲出液が多くて痂皮を作るようなものにはあまり効かない．連翹 3.0 g を加え，また便秘するものには大黄 1.0 g を加味する．

　〔調胃承気湯〕　宿便があって，腹部の膨満しているものには本方で下すのがよい．もし腹満のはなはだしいときには大承気湯を用いる．

　〔桃核承気湯〕　慢性化して局所にうっ血があり，濃厚な分泌物があって，みにくい痂皮ができやすく，痒みもひどく左の下腹に小腹急結，瘀血

症状のあるときは本方で下すとよい．

〔大黄牡丹皮湯〕　大体前方を用いるときに似ているが，外観症状が汚穢で，下腹部が膨満し，とくに右の下腹部に抵抗圧痛があるときは本方がよい．ときには二方を合せて用いることもある．

〔大柴胡湯〕　筋骨質で体格強壮にみえ，心下部が硬く緊張しているようなものに用いる．

〔防風通聖散〕　肥満卒中型の体質の人で便秘がち，食毒，水毒が腹に充満しているようなものには本方がよい．

〔白虎湯〕　痒みがはげしく，熱感があり，のどが渇くようなものには本方がよい．多く白虎加人参湯にして用いる．

〔清上防風湯〕　頭部や顔面に出て顔色が赤く，のぼせるというものには本方がよい．薏苡仁 6.0 g を加え，便通のないときは大黄 1.0 g を加える．

〔加味逍遙散合四物湯〕　虚弱の婦人で，貧血気味，慢性化し，分泌物も少なく，乾燥性で痒みを覚えるというものには本方がよい．

〔消風散〕　頑固な慢性湿疹で，諸方効なく，発赤して分泌物があり，痒みがひどく，結痂を作るというものには，本方を用いるべきである．

浅田宗伯の治験に，「婦人年 30 ばかり，年々夏になれば全身悪瘡を発し，肌膚は木の皮の如く，痒い時は稀水が流れ，諸医手を束ねて癒えない．本方を用いて 1ヵ月にて効果がみえ，3ヵ月にして全治した」という．すなわち本方の目標は湿疹で分泌物が多く，痒みがひどく結痂を作るものによい．

36 歳の男性，色の浅黒い人で，7 年前より湿疹にかかり，皮膚科や温泉に行ったが治らない，断食もしたが再発する．この人の湿疹は顔面一面と手足にひろがり，瘙痒がひどく患部からは分泌物が流れ，ところどころ結痂を作っている．口渇があり大便は 1 日 1 行ある．これに消風散を与え，砂糖，アルコール，牛肉，鶏肉，まぐろ，さばなどを禁じ，1 週間ごとに観察したが，約 6ヵ月で 9 分通りよくなった（大塚氏治験）．

〔温清飲〕　消風散の効くような症状を呈しているので，これを服用させ，一時効いたがそのうち効かなくなり，あるいは再発したようなときに

は，温清飲に転方してみるとよい．

〔当帰飲子〕　貧血性で皮膚枯燥があり，乾燥して分泌物少なく，発赤も少なくて瘙痒を主訴とする慢性湿疹によい．老人や虚証の人に効くことが多い．

〔真武湯〕　湿性の陰虚証の湿疹で，疲れ易く，貧血気味で，冷え症のもの，滲出液は稀薄で瘙痒を訴え，外見は著しい変化のないものに用いる．

〔馬明湯・紫円〕　小児の頭部湿疹には一般的に本方がよい．便通のない胎毒の多い児は紫円で下すとよい．

〔蛇床子湯〕　これは「外科正宗」の腎囊風（インキンタムシ）のところに記載されてあり，ただれ，痒みのはなはだしいときにこの煎汁で湿布し，または洗うものである．

面　　　疱

俗にニキビと称する．漢名は穀嘴瘡（こくしそう），または面粉刺（めんふんし）ともいった．青春期の発育盛りに，皮脂の分泌物が多くなるので起こる．顔に多く出るが胸や背中にもでる．胃腸障害，便秘などはその誘因となる．

面疱は，毛孔に一致して，粟粒ぐらいの大きさで，青黒い隆起した点となり，その周囲から強くおすと，角質と皮脂とからなる脂肪の小塊が出てくる．ここに細菌がついて感染すると，尋常性痤瘡となる．赤い円錐形の小さい丘疹ができて，さらに膿疱となり，皮下にしこりを作る．

〔清上防風湯〕　男女ともしっかりした体質の者で，顔面が紅潮し，にきびも赤く，あるいは黄褐色を呈し，隆起も赤味をおびているものに一般的に用いられる．薏苡仁 6.0 g を加え，便秘の者には大黄 1.0 g を加えるがよい．

28歳の婦人，5年前に結婚した．2年前から面疱ができるようになり，また小さいフルンケルが時々出て化膿する．さらに蕁麻疹もできるようになった．便通や月経は正常である．これに清上防風湯を与えると2週間ほどで蕁麻疹は出なくなり，面疱も減少した．そのうち便秘するようになっ

たので，大黄を 1.5g 加えたところ，大便が快通し，食欲も出て，2 ヵ月ほどで面皰はすっかり治った．

〔荊芥連翹湯〕　前方を用いる体質傾向の者で，鼻炎や上顎洞炎などのあるときは本方がよい．

〔桂枝茯苓丸料〕　うっ血性の体質の者，婦人で上衝があり，口唇が紫色で，下腹部に抵抗圧痛があり，月経異常などあるものには本方を用いる．薏苡仁 6.0g を加え，便秘のものには必ず大黄を加えるがよい．もし上衝やうっ血のひどいものは桃核承気湯を用いる．

面皰に桂皮の加味された処方を用いて，かえって多く発生することがある．注意を要する．そのようなときは大黄を加えて下すべきである．

〔当帰芍薬散〕　貧血性で冷え症の婦人などには本方がよい．薏苡仁 6.0g を加え，煎じて服用させた方がよい．

〔小柴胡湯〕　中肉中背のもので，心下部がつかえる感じがあり，一般に体質改善の意味で，本方に桂枝茯苓丸料や当帰芍薬散料などを合せて用い，よいことがある．

〔大柴胡湯〕　心下部が硬く張っていて，強壮の体質のもので，上記の処方で効のないものに用いる．

酒皶

漢名も酒皶または酒皶鼻といった．中年の男女に起こるもので，鼻の頭と両頬，額，顎などにも出る．寒暖の変化や飲酒のときに著明になる．

はじめ，毛細管が新生し，拡張して，そこが限局して赤くなる．やがて皮脂の分泌も盛んとなり，毛孔が拡張して丘疹や膿疱を作るようになり，さらに組織が増殖して，全体が腫れた塊りのようになってくる．一般に慢性の経過をとる．顔面や頭部の充血，胃腸障害，飲酒，貧血，婦人病などは誘因となる．

〔葛根紅花湯〕　頭部，顔面の充血，血管神経異常などによって発生したものには一般に本方が用いられる．しかし短時日で全治するというわけにはゆかないから，永く続ける必要がある．

〔黄連解毒湯〕　軽度のもので，発赤充血程度のものには本方で快方に向かうことが多い．

〔葛根黄連黄芩湯〕　前の二方を合せたようなものであるが，頭部や顔面が充血しやすいもの，アルコールの摂取過度の者などに用いてよい．

〔防風通聖散〕　肥満体質の人，酒のみで，肉食を好む者，頭部が充血して，本症を発したものには本方を長期にわたって連用させる．

〔外用薬〕　硫黄 1.0 g，杏仁 1.0 g，軽粉 0.5 g の割合に混和し，蜂蜜で煉り，毎夜患部に塗抹し，翌朝洗い去るとよいといわれている．但し数ヵ月続ける必要があるという．未だ経験していないがここに掲げておく．

肝　　斑（しみ）

顔，とくに目や口のまわりに現われる褐色から黒褐色の，形の不規則な色素斑である．指頭大から手掌大のものもあり，中年以後の女子に多い．強い日光にあたるとひどくなり，また過労や月経時に色が濃くなる．

直接の原因は日光の紫外線で，素因としては妊娠，卵巣，子宮の病気，副腎皮質障害，肝臓障害，精神的，肉体的過労などがあげられる．

〔当帰芍薬散料〕　虚弱な，貧血性で冷え症の婦人で，妊娠中より発生したものなどに用いてよい．しかし短時日で全治は困難なことが多い．薏苡仁 6.0 g を加える．

〔桂枝茯苓丸料〕　肥り気味で，下腹に抵抗圧痛のある，うっ血性の人に生じたものは本方でよいことがある．薏苡仁 6.0 g を加え，便通のないときは大黄 1.0 g を加える．

28歳の未婚の婦人，体格栄養はよい方で，1年前から顔に赤疹が出て，それが肝斑となり，両頬や眼の囲りに色素がついて目立ってきた．腹を診ると下腹部に抵抗圧痛が著明にあって瘀血の証である．1年前から月経が不順であった．桂枝茯苓丸料加薏苡仁を与えたところ1ヵ月位で見違えるほど顔の発疹としみがとれ，合う人毎にきれいになったといわれるという．腹証も軟らかとなり，肩こりや胸痛などもよくなった．これなどは実によく効いた例である．

〔桃核承気湯〕　前方よりさらに下腹の抵抗圧痛がはなはだしく，顔が赤くほてり，うっ血がひどく便秘の者には本方がよい．

〔加味逍遙散合四物湯〕　虚弱貧血性の婦人で，更年期近くになって現われたものには本方で快方に向かうものがある．

黒　皮　症

　婦人の顔や首の，比較的広い範囲の皮膚が，初めは赤く，後には紫色を帯びた褐色になる．表面はカサカサしてぬかのような粉がふいていることもある．

　粗悪な化粧品によることが多く，また栄養失調なども原因の1つになっているし，体質的なものもある．

　栄養が片よらず，日光の直射をさけた方がよい．なかなか治りにくいものである．好転した症例の代表的なものを掲げる．

〔黄連解毒湯〕　のぼせて顔が赤くなり，漸次黒色になったというものによいことがある．

　43歳の婦人，3年前の春急に顔が赤くなり，かゆみを訴え，皮膚科の治療をうけている間に顔一面が黒くなってしまった．リール黒皮症といわれた．便秘してのぼせるという．現在痒みはない．黄連解毒湯加大黄を与えたところ，黒色が次第に薄くなり，6ヵ月後にはほとんど正常となった（大塚氏治験）．

〔温清飲〕　黒皮症で皮膚が枯燥して松の木のように硬くなったものに本方のよいのがある．

　62歳の男，数年前から全身とくに顔面が真黒くなり，煤を塗ったようだといわれていた．皮膚は松の樹皮の如く，鮫の皮のように硬くてザラザラしている．温清飲をのみ始めると次第に薄くなり，3ヵ月位で顔面が最も薄くなり，皮膚がなめらかに軟らかになってきた．1年位のんで人からあまりいわれぬ位によくなった．7割程度よくなったようである．

〔加味逍遙散あるいは加味逍遙散合四物湯〕　更年期の虚弱貧血の傾向のある婦人には，これらの方で好転することがある．

44歳の婦人，3年前より顔面と首のところから黒くなり始め，今年は真黒くなってしまった．皮膚科で加療していたが肝臓が悪く，子宮萎縮を起こしたといわれていた．いろいろ治療して貰ったがよくならない．痩せ型で胃腸が弱い．加味逍遙散を与えたところ，20日分位のんだ頃黒いのが半減したので大変喜ばれた．それ以上はよくならなかったがあまり目立たぬ程度までになって廃薬した．

乾　　　　癬

青年期以後に発し，経過は長く，一進一退して再発しやすい．再発率70％といわれている．

初めは点状から大豆大で境界明確な紅斑または丘疹を作り肘，膝などの好発部位，または全身に左右対称的に発現し，やがて光沢ある銀白色の乾燥した厚い鱗屑を生じ，次第に増大する．

鱗屑は容易にはがれず，無理に剝離すると表面より点状の出血を起こす．痒みはあまりないが，ときには訴えることもある．乾癬の原因はまだはっきりしない．遺伝説，感染説，代謝異常説などあるが決定しない．動物性脂肪を制限して有効のことがあるので，脂肪の新陳代謝異常や内分泌障害説を信ずる人もある．

〔桂枝加黄耆湯〕　体質のあまり丈夫でない人に発したもので，病状もそれほど激しくない，初期に用いることが多い．

〔黄連阿膠湯〕　大体が虚証のものに用いられる．内熱があって，体液が枯燥するのを目標とし，患部が赤く，乾燥しているものを潤す意味で用いられる．

〔防風通聖散〕　肥満体質の頑健な人に発生したもの，便秘がちで腹も充実している場合で脂肪蛋白質を好む，食毒の多いものに用いられる．地黄3.0gを加える．

〔消風散〕　血熱をさまし，血燥を潤すのが主眼である．内部に熱があり，分泌物があって痂皮を形成し，地肌が赤く，痒みが強く，口渇を訴えるのを目標とする．

37歳の婦人，2年前に膝のところに湿疹が出て痒みがひどく，皮がむけた．それが次第に全身に拡がり，2ヵ月前に大学病院に行って薬をのんだら全身が鞠のように腫れてしまった．それでも皮膚の方は好転しない．

栄養は衰えていない．顔は赤いうるしを塗って，それがはげ始めたようで皮がむけている．着物を脱いでみると全身が同じように赤く光って皮が剥げ，カサカサになり，光っているところからは分泌物が出ている．病院では尋常性乾癬といわれた．

これに対して消風散を与えたところ，悪寒がきて38.8℃の熱が出た．これは瞑眩現象であったようである．その後気分がよくなり皮膚の方がどんどん消退し，赤いものも痒みも少なくなった．服薬40日後にはほぼ半減し，2ヵ月後にはちょっとみただけでは判らない程度によくなった．一時は自殺しようとさえ思ったと述懐された．この患者は6ヵ月ほど服薬して再発せずに済んでいる．

〔温清飲〕　皮膚の色は黄褐色で，渋紙のように枯燥し，分泌物は少なく，瘙痒がはなはだしく，かくと出血しやすく，慢性に経過したものによい．

前方よりもさらに内熱と枯燥が頑固なものである．両者の鑑別はむずかしいことがある．ときには二方を交互に用いてよいことさえある．つぎは消風散で悪化し，温清飲で好転した症例である．

49歳の婦人，10年前から顔が赤くなり，近頃は身体の方にもできてきた．顔と額とあごと口の囲りが真赤で，首から左右の上腕，前腕が一面に赤くなり，背中は少ない．下肢は右膝の下がひどく，痒みは少ない．尋常性苔癬といわれ治療したが治らないという．消風散で前の症例が好転したので，大体同じ証とみて消風散を与えた．すると服薬3日目頃から赤疹が猛烈に拡大し始め，ほとんど全身に及び，赤裸になったように拡がってしまった．

思うに本例の場合は結痂や瘙痒や分泌物は少なく，腹部の健康部は渋紙の如く茶褐色であったので，温清飲加荊芥，連翹，甘草に変方した．すると7日後にはみるみる平常の皮膚色に戻り，さらに10日の後には8分通りが平常となった．同方2ヵ月服用後はほとんど平常人と変らぬまでによ

くなった．あの赤く光っていた皮膚がよくも平常に戻ったものである．

　この患者が消風散で，このように悪化現象を呈したことは証の合わなかったことのほかに，患者は皮膚科の治療を一切中止し，漢方に切り換えた．副腎皮質ホルモン剤を用いていたものが一度にこれを切りかえると，よく症状が急転悪化現象を呈することがある．本例もこのことが考えられる．しかし温清飲によって直ちに好転したことは幸いであった．

　本患者はその後，足の方にだけ二度ほど同じような症状が発現したが，温清飲の服用でよくなった．

〔大黄牡丹皮湯〕〔桂枝茯苓丸料〕　瘀血の腹証あるもの，その程度と便通の具合により，これらの処方を選用すると効果のあることがある．

アレルギー性皮膚炎

　アトピー性皮膚炎，小児湿疹なども含まれている．アトピー性皮膚炎は，家族的にアレルギー素因のみられる，すなわちアトピーの上に発生してくるものと考えられている．好発部位は肘窩，膝窩，陰股，項，肩甲，上腕，手関節，顔面などに多く，紅斑落屑性の限局した皮膚の変化に始まり，苔癬化の傾向がある．そして皮膚は乾燥性の魚鱗癬様を呈している．小児湿疹とよばれているものは，主として乳幼児期に発生し，被髪頭部から顔に始まり，しだいに下方に拡がってゆく．多くは顔面頭部にみられるもので湿潤してびらん，痂皮を伴う．これは大体1年以内で治ることが多い．

　これらは本人が小児喘息をもっていたり，家族内に喘息や蕁麻疹を持っているものが多い．

〔治頭瘡一方〕　福井家の経験方で，頭瘡を治する代表的なものとされている．一般に小児胎毒によるとされているが，これは，すなわち家族的なアレルギー性の体質素因を意味しているものである．頭部，顔面，頸部，腋窩，陰部などに発赤，丘疹，水疱，びらん，結痂を作る．

　通じのあるものは大黄を去るがよい．1～2ヵ月連用するがよい．

〔馬明湯〕　大体前方と同じような頭部湿疹に用いられるが，口渇が強く，発疹が一層醜く，分泌物や痂皮のつよいときには本方がよい．

〔消風散〕　前記二方で効果の現われないものに本方を用いてよいことがある．

21歳の女性で美容師となったが，数年前からの皮膚炎で魚をたべると発疹し，毛糸がさわると炎症を起こし，痒みがひどくなる．新しい化粧品はすぐかぶれる．冬になると手足のひらがあれてヒビがきれ，手掌はざらざらになって割れる．アトピー性皮膚炎といわれていた．現在は顔の発疹がひどく，赤くはれて紫色になり，ただれて出血しているところもある．消風散を与えたところ，1ヵ月位で非常によくなり，その後はあまり出ないですむようになった．

小児ストロフルス

原因は明らかではないが，食事によるものや昆虫に刺されてから起こるものがあって，過敏状態に基づく素質的な因子があると見られている．

発作性に瘙痒を訴え，虫に刺されたような紅斑が躯幹，臀部，四肢などに多発し，中央が隆起し，頂点には水疱が認められ，2, 3日で消える．大体2週間以内で瘢痕を残して吸収される．痒みがひどいので神経過敏となり，睡眠が妨げられる．6～8月に多い．

再発しやすく慢性に傾き，小学校頃までには治るのが普通である．虫に刺されぬように注意し，食事では卵や牛乳，豚肉，カシワ，サバ，イワシ，ニシン，貝類，苺，バナナなどによってひどくなるものがあるから，誘因がわかれば注意するのがよい．

〔五苓散〕　夏期に起こる疾患で，水疱を持ち，肉上粟起という証によって海老塚氏が経験を発表してから，広く用いられるようになった．ストロフルスにはまず本方を用いて，効かないときには他方を考えた方がよい．それほど効く場合にははっきりする．

3歳の女児，腺病質で神経が強く，利発な子である．2年前から夜になると手足や背が痒くなり，家の者が交替でかいてやらないと寝つけない．夜通しかいている．ストロフルス特有の発疹がある．五苓散の末を1g宛2回与えたところ，翌日から痒みがきれいにとれ，薬を止めたらまた痒み

を訴え，服用すると必ず翌日からよくなるということであった．

4歳の女児，3年前から背と腹と足に粟粒のような発疹が一面に出て，鳥肌が立ったようである．それがとても痒くて毎晩床に入って1時間位かいてやらないと寝つけないという．これは傷寒論の肉上粟起に当るもので，五苓散末1.0g2回のむと，1ヵ月位で痒みも鳥肌もとれて皮膚がきれいになった．

〔桂枝加黄耆湯〕　発汗しやすい，疲れやすい体質のものに用いる．
〔十味敗毒湯〕　体質的素因を改善する意味で本方を長期間服用させる．

強　皮　症

病の進行の時期によって3つに分けられる．
1) 浮腫期には，対側性に浮腫状に腫れ，硬い革にふれるような感じがあり，わずかに紅潮する．
2) 硬化期には，境界不鮮明で次第に皮膚が硬化して，表面は平滑で一種の光沢があり，色素沈着または脱失もある．
3) 萎縮期には徐々に萎縮して薄くなり，細かに皺を生じる．皮下組織や筋肉も萎縮する．

顔にくると無表情になり，四肢にくると運動障害を起こす．強皮症など，一時軽快することもあるが，予後は悪い．原因は不明で，内分泌障害とされ，近頃は膠原病の一種と考えられている．現代皮膚科では下垂体前葉移植法，コーチゾンやACTHなどを投与しているが難治とされている．

漢方治療でもそれほど簡単には治らないが方証が合うと軽快するものがある．

〔加味逍遙散合四物湯〕〔十全大補湯〕　虚証の婦人に発したもので，内分泌障害や神経症状のあるものに長期服用させるとよいことがある．

〔桂枝茯苓丸料〕　瘀血によるもので，下腹部の抵抗圧痛を訴え，体力のあるものには本方がよい．薏苡仁10.0gを加えるがよい．

〔当帰四逆加呉茱萸生姜湯〕　凍瘡の後に両手に現われ，強皮症といわれた45歳の男性に，本方を長服させて好転したことがある．服薬すると

皮膚が軟らかになる．

〔薏苡附子敗醤散〕　慢性陰虚証となったものには本方がよい．本方は疣や指掌角皮症などの皮膚病に用いられるが，限局性強皮症に用いてよいことがある．

皮膚瘙痒症

　本来皮膚にはあまり変化がなく，痒みだけ強いものをいうのである．しかし掻くことによって皮膚は搔痕や剥脱，湿疹を起こしたり膿疱を生ずることもある．老人は皮脂が少ないため老人性瘙痒症を発しやすい．

　空気の湿温に関係し，冬期瘙痒症や夏期瘙痒症があり，婦人では，月経時，月経閉止期に起こるものがある．また神経障害，結核，尿毒症，黄疸，糖尿病および腎臓疾患，もしくは喫煙，茶，コーヒー，アルコールの濫用のために発するものもある．

　局所性瘙痒症は主に陰部および肛門に発し，肛門瘙痒症，陰門瘙痒症などと呼ばれる．

〔桂枝麻黄各半湯〕　初期で外見的症状は軽く強い瘙痒を訴えるもの，多少熱を伴うようなときに用いる．

〔黄耆桂枝五物湯〕　初期で皮膚が枯燥して皮脂が減少し，痛みを訴えるものによい．

〔大青竜湯〕　強壮な青年で，夜間に全身瘙痒を訴え，脈は浮いて力があり，煩躁するものに用いる．昼間はそれほど痒くない．

〔当帰飲子〕　一般に老人に多く，老人性瘙痒症というものによく用いられ，永年瘙痒を訴えるものによい．これは皮膚にはあまり所見がない．老人ばかりではなく，青壮年でも，皮脂乏しく枯燥しているものには用いてよい．

〔四物湯加荊芥・浮萍〕　前方を用いて効のないときに用いる．

〔温清飲〕　血熱によるもので，実熱の証，上衝多血性のものによい．皮膚が枯燥して渋紙のように茶褐色を帯びているものの瘙痒症によい．

〔白虎加桂枝湯〕　痒みがはげしく，熱感があり，のどが渇いてたまら

ぬものに用いる．

〔竜胆瀉肝湯〕　婦人陰門瘙痒症に内服させ，激しいものは局部を苦参湯で湿布するがよい．

〔八味丸料〕　糖尿病などの陰門瘙痒症に用いてよい．老人性のもので，疲れて口が渇き，皮膚枯燥するものによい．

〔真武湯〕　老人や虚人で冬期に多く，皮膚に少しも異常がなく，瘙痒のみを訴えるものに用いてよい．

　69歳の老婦人，痩せている．慢性腎炎があり，初秋の頃になると背から腰にかけてかゆみ，小さい発疹がでて，冬になるとひどくなり，5月頃には自然によくなるという．疲れてめまいがする．真武湯により痒みは大半減じ，3週間で発疹もすっかり治った．

〔苦参湯〕　かゆみのひどいとき，局所を洗浄するか，湿布薬として外用するとよい．

疣贅（胼胝・魚眼）

　俗にいうイボで，表皮の限局性増殖症であり，角層の肥厚に基づくものである．これは，1) 尋常性疣贅，2) 青年性扁平疣贅，3) 老人性疣贅の3種類に分けられる．1) と 2) は接触により伝染することがあるが，その原因はなお不明である．

　老年疣贅は皮膚の老年性萎縮に基づくものである．

　尋常性疣贅は一旦発生すれば長年月にわたって存し，小豆大から梅核大に至ることがある．

　往々にして突然消失することもある．青年性扁平疣は一夜にして発生し，なかなか癒え難いが，極くまれには急に消失することもある．いぼとり地蔵とか，疣とり水とか暗示療法で忽然と治ることもある．老人性のものは，全く消失することはなく，まれに上皮癌の根基となることがある．乳幼児によく発する水いぼ（伝染性軟属腫）というのがある．

〔薏苡仁煎〕　尋常性疣贅にも青年性扁平疣にも偉効があり，とくに青年性扁平疣によく効く．早ければ10日，遅くとも30〜50日位服用すると

よい．薏苡仁 20.0 g，甘草 1.0 g を 1 日量として煎用する．尋常性では 30%，青年性では 68% 治癒の実験報告がある．

〔薏苡仁夏枯草煎〕　もし前方で無効のものには，本方を試みる．梅核大に大きくなり，石のように硬くなったものは難治である．

〔麻黄杏仁薏苡甘草湯〕　尋常性疣でも青年性疣でもよい．前方の効のないものに用いる．

〔当帰芍薬散料加薏苡仁〕　痩せ型で，貧血性冷え症の婦人などに発したものには薏苡仁 10.0 g を加えて用いるとよい．

〔五苓散〕　乳幼児の水いぼには本方を用いるがよい．

〔外用〕　馬歯児（スベリヒコ）の汁を外用したり，イチヂクの白汁を外用したりする．紫雲膏を根気よく外用してよいこともある．

〔半夏汁の塗布〕　カラスビシャクの球根．すなわち半夏の生のものをすりつぶして局所に貼付すると 50～60%，5～6 ヵ月以内に治癒すると鳥取大皮膚科の吉田重春教授は報告している．生の半夏のないときは乾燥した市販のものを粉にして練って用いてもよいであろう．

〔施灸〕　あらゆる疣贅に施灸がよい．散在性にある小さい疣の場合，その最も大きいものに灸をして治ると，他の小さいものが自然に消失することがよくある．疣の上に灸を 10～20 壮位を繰返して施し，上の方から灰化したものを除去し，大体平らになった頃，その上に紫雲膏を貼用しておくと，きれいにとれる．カリフラワーのような，また，鼠の手のような疣にも，大豆大に突起してくるものにも，老人性のものにもこの方法がよい．ただし豌豆大以上に硬く拡がり，多発したものには施灸の不可能なものもある．紫雲膏を根気よく半年でも 1 年でも塗ってみるのがよい．

胼胝（たこ），魚の目，そこまめなどにもこの方法が用いられる．私は灸と紫雲膏によって多くの治験を収めた．

頑癬（いんきんたむし）

白癬菌によって起こるものである．湿疹と合併して発することが多く，痒みがひどくなる．

陰部や股の間にでき，下腹部や臀部にもひろがり，乳房の下や腋窩にもできる．発汗の多い時期に悪化し，頑固な経過をたどり，再発しやすい．中央は暗褐色で丘疹，小水疱，結痂，鱗屑などが混在し，周囲は赤くもりあがっている．

〔十味敗毒湯〕　湿疹と合併しているときは，一般に本方が用いられる．薏苡仁6.0gを加える．

〔越婢加朮湯〕　局所が湿潤していて醜汚にみえ，分泌があって悪臭のあるものには本方がよい．

〔大黄牡丹皮湯〕　経過が長びき，実証で便秘がち，暗褐色の痂皮ができ，悪臭のある分泌物が出で，痒みもひどく，なかなか治らないものには本方を用いてよいことがある．

〔桃核承気湯〕　瘀血があり，下腹に抵抗圧痛を認め便秘しているものには本方がよい．

〔竜胆瀉肝湯〕　主に婦人の陰部にできて，痒みがはげしく，痛みを伴うようなときに用いてよい．

〔柴胡勝湿湯〕　本方は両股や陰嚢の湿疹（たむし）の処方として『蘭室秘蔵』という本に掲げられたもので，夏および多湿の候に陰部や大腿内側，臀部に発疹し，痒みはなはだしく，再発を繰返すというものに用いてよいことがある．他の処方で効のないとき試みるのがよい．

75歳の男性，昨年の夏温泉で陰部湿疹に感染し，陰嚢から会陰部，大腿内側にまで拡がり，赤く地図状になっている．今年も7月からひどくなり痒みのため眠れない．いろいろ治療したが悪化するばかりであった．そこで柴胡勝湿湯を与えたところ，初めの7日間くらいは少し悪化したようであったが，10日目頃から快方に向かい，1ヵ月で80％よくなり，2ヵ月でほとんど消退した．このようにみごとによくなったのも珍しい．

顔面白癬（はたけ）

頭部白癬は昔は白禿風といった．世俗ではしらくも，顔面白癬は俗にはたけとよんでいる．ともに白癬菌によるもので7～8歳の男児に多い．頭

髪部や顔面に円い灰白色の斑点ができて拡がり，糠のようなものがついてくる．毛髪がぬけやすくなる．ときには水疱性，汗疱性白癬となり，膿疱を生じ，痂皮のできることもある．

〔清上防風湯〕　頭部や顔面が赤くなり熱を持って，痒みを覚えるようなときには本方を用いる．

〔十味敗毒湯〕　水疱や膿疱ができるようになって痒みを訴えるときには本方がよい．

〔麻杏薏甘湯〕　大体に浅在性の白癬で，患部が乾燥して，フケが多く出るものには本方がよい．

〔紫雲膏〕　患部に外用するとよい．

〔石膏〕　石膏一味を10g，食酢を倍に薄めて50mlに浸し，攪拌して一夜の後，その上澄液を患部に塗布するときは妙効を得ることがある．

このことは片倉鶴陵の『青嚢瑣探』に記載されているもので，大塚氏がこれを追試して大効を得，私もこれを試み即効を得た．

円形脱毛症（禿髪症）

昔は禿瘡または油風などといった．突然円形に脱毛し，周囲の毛も抜けやすく，悪性のものは手掌大から，頭部全体に及ぶ．さらに進んで眉毛，腋毛，陰毛に及ぶこともある．

ひどいときは胸や腹，背部の靆毛部にまでくることがある．

ほとんど自覚症がなく，また何らの前駆症もない．原因は判らないが栄養神経説が有力で，感染の心配はないとされている．その他植物神経機能異常説，局所栄養障害説，内分泌障害説，病巣感染説，アレルギー説，精神因子介入説などがあり，あるいはこれら諸因子の総和によるなどともいわれている．

自然治癒20％，再発30〜50％といわれ，悪性のものではなかなか難治のものがある．

脱毛症には粃糠性，老人性，若年性，瘢痕性，梅毒性，癩性，結髪性，萎縮性，無色症，抜毛癖（ヒステリー）などいろいろの脱毛症が分けられ

ている．

難治とされていた症例が，漢方の長期内服により，変調的に好転するものがあるから試みるのがよい．

〔大柴胡湯〕　しっかりした体質の人で，心下部が硬く張っていて，圧迫すると苦満を訴え，便秘の傾向のあるものに現われたものに用いる．

〔小柴胡湯〕　小児や青年期に発したもの，あるいはやや虚弱体質の傾向あるものに用いる．胸脇苦満を認めることが多い．

〔柴胡加竜骨牡蠣湯〕　筋骨質の人で，心下部や右季肋下部が硬く張って臍の周囲に動悸があり，腹部大動脈の亢進，神経の高ぶるような者には本方がよい．

〔桂枝加竜骨牡蠣湯〕　前方よりやや虚弱の傾向あるもので，多房や遺精，夢精などのため疲労しやすく，神経過敏の人には本方がよい．

〔神応養神丹〕　本方も虚弱体質の人に発したもので，とくに貧血の傾向あるものに用いてよいことがある．

〔防風通聖散〕　肥満体質の美食家に発生し食毒，酒毒，水毒などがあって便秘しているものには本方を用いるのがよい．

〔禿癬散〕　本方は浅田家の処方で，白癜風や陰囊湿疹などに用いられるが，円形脱毛症にも外用する．本方は四味を末とし，ハマグリの貝の中で，酢を加えて泥状に練り，患部に貼付するものである．このハマグリの貝の中で練るということが秘伝口伝とされている．

〔紫雲膏〕　限局性の場合はこれをすりこんでよいことがある．

〔民間単方〕　禿髪部に水蛭をつけ，血を吸わせると，そのところから新しい毛が生えてくるという．また禿髪部に小さい艾を以って無数の施灸をすることもよい．

白癜風（しろなまず）

昔も白癜風といった．近頃は尋常性白斑というようになった．そして糸状菌による白斑を癜風といっている．

尋常性白斑は中年に多く発生し，限局された後天性の色素脱失で，その

周辺は皮膚の色素が増強され，一層純白を増し，明確に周囲から境される．毛髪も白くなる．経過は極めて緩慢で，多くは周囲に向かって拡大し，大きさ，形，数などは種々雑多である．

その原因は明らかではない．おそらく栄養，自律神経の障害によって起こると考えられている．チフス，猩紅熱，神経痛，精神病，腐蝕外用薬の刺激，外傷，持続的圧迫，皮疹などによって発生が促進されることがある．

きわめて難治のものであるが漢方内服により時に好転することがある．

〔桂枝加黄耆湯〕　皮膚が弱く，発汗しやすい人に発生したもので，比較的初期のものに用いられる．

〔加味逍遙散〕　貧血性で月経不順，更年期障害で神経症状の強い婦人に発したものに与えてよいことがある．

〔桂枝茯苓丸〕　下腹部に抵抗圧痛があり，瘀血のあるものには本方に薏苡仁6.0gを加え，便秘のものには大黄1.0gを加える．

〔紫雲膏〕　すべて限局性の，小さいものにはこれを外用する．

〔禿瘡散〕　前述の如く，白癜風に対してもよく用いられる．

〔赤小豆エキス塗擦療法〕　新鮮な小豆をコップに1/3位入れ，蒸留水を小豆が水中に没するまで入れて一昼夜置き，翌日は小豆の膨大と共に水が減るから，更に小豆の表面が没するまで蒸留水を入れて更に一昼夜置き，小豆色となった水を他のコップにとり，前記の小豆の皮を剥ぎ，白実は捨ててその皮をコップに入れ，同様に蒸留水を小豆の皮が没するまで入れ一昼夜置き，その水液と前述のコップにとっておいた小豆色の水液とを一緒にして，これを白斑部に指先きでつけて30分～1時間，1日2, 3回塗擦する．発生後日の浅いものほど効果がある．これは北村精一教授が推薦している．

〔追風丸と三黄散〕　韓国の張重信氏の発表した処方と外用薬を紹介する．

『東医宝鑑』の白癜風のところに記載されている．追風丸（何首烏，荊芥，苦参，蒼朮，皂角各等分）を煎服し，外用としては三黄散（雄黄，硫黄，黄丹，南星，白礬，密陀僧）の粉末を昇汞にて調剤して患部に摩擦したところ，6週間目になって効果が現われ，外見上ほとんど目につかなく

なったので共同風呂に平気で入ることができるようになったという．患者は 22 歳の女性で，10 歳の頃から発病し，全身に拡がっていたものである．追風丸の分量は明示されていないが，日本の場合ならば大体各 4.0〜5.0 g 位でよいと思われる．

帯 状 疱 疹

昔は「火帯瘡」といった．春秋に多く，前駆症状なしに現われることが多いが，ときに神経痛，発熱，全身倦怠，食欲不振などがあって数日の後，皮膚に発赤が起こり，多くは偏側であるが，まれに両側にくることがある．

神経の分布区域に発生し，2, 3 日すると小さい水疱群が現われ，数日後に黒褐色の痂皮となり，大体 2, 3 週間で軽快する．重症の場合は月余に及び，水疱が大きくなり，または出血性，壊疽性になるものがある．

本症には神経痛，知覚異常，異常感覚，運動麻痺などが随伴して永く続いたり，局所のリンパ腺が腫脹したりする．この病気はウイルスによって起こるものと考えられているが，外傷，梅毒，脊髄疾患，その他砒素蒼鉛などの中毒によって起こることがある．

〔葛根湯〕　前駆症の時期で発熱などあって水疱の初期に用いるとよい．

〔小柴胡湯〕　水疱が現われ，熱があったり，胸痛が現われたりして，1, 2 週間は本方でよい．

〔大柴胡湯〕　体質の強壮のもので，心下部が硬くつまって，胸脇苦満の状があり，胸痛の激しいものには本方がよい．

〔十味敗毒湯〕　水疱が永びき，疼痛も続いて去らず，壊疽性になろうとするものには本方がよい．連翹 3.0 g を加える．

〔真武湯〕　長びいて疼痛がなかなか去らず，疲労してきたものによいことがある．

〔灸療法〕　痛みのある部位と，その痛む神経の根部に当る部位に鍼または灸をするとよい．

腋　臭（わきが）

　昔は胡気，狐臭などといった．これは腋の下，臍，陰部などに異型の汗腺があり，これをアポクリンとよんでいるが，この汗腺が思春期に入って異常に増殖し，かつ異常に機能が亢進して，揮発性脂肪酸を発生し，臭気を放つ．本症は思春期から20歳前後の男女に多く，壮年期になると薄らぎ，老年期には通常治ることが多い．

　腋臭に対する内服薬の効果は即効を期待しがたい．

〔防已黄耆湯〕　白色で，肌肉が軟らかく，俗にいう水ぶとりの体質の人で，疲れやすく，汗の多いというものに用いてよいことがある．

　30歳の未婚の婦人，14歳のときより，腋窩より汗が流れるほど出る．冬でも上衣に滲み出すほどであった．自分ではその臭気が気になって仕方がない．皮膚科ではこの種のものは手術しても無駄であるといわれた．

　皮膚の色白く，水ぶとりであったので，防已黄耆湯を与えたところ，服薬後だんだん発汗が少なくなり，尿量が多くなり，15日分をのみ終る頃はほとんど発汗が苦にならなくなった．それでもこの患者は6ヵ月間服薬を続け，全く治って廃薬した（多汗症のところでも引用した）．

〔竜胆瀉肝湯〕　肝臓機能に障害があり，皮膚の色は茶褐色で，腹直筋が緊張し，性病などを経過した，湿毒のある人に用いてよいことがある．

紅斑性狼瘡（SLE）（膠原病）

　いままでは結核性のものと考えられていたが，現在では膠原病の一種という考えに変わり，結核症も含めての病巣感染アレルギーとされるようになった．この膠原病は急性リウマチ熱，リウマチ関節炎，急性紅斑性狼瘡，結節性紅斑なども含まれるに至った．

　紅斑性狼瘡には，まったく全身症状を伴わない予後のよい慢性型と，強い全身症状を伴い，予後の悪い急性症とがある．またその移行型もある．

　慢性型は顔の両側，鼻にまたがって蝶のような形をした赤いまだらが出来て，その上に灰白色の鱗屑がみられる．日光に当ると軽い灼熱感が起こ

る．

　急性型は高熱が出て，頭痛，関節痛が起こり，赤い斑点が全身諸所にでき，顔面は丹毒のように赤くはれ，心内膜炎，胸膜炎，肺炎，腎炎などを併発して重篤状態を現わす．ときに眼底出血をみることもあって死亡率が高い．

　相見三郎氏は昭和42年10月，第23回日本東洋医学会関東部会に紅斑性狼瘡の漢方的治験と考察を発表し，数例の観察によれば，瘀血証が共通しているもののようであるといっている．本病の組織学的変化としてフィブリノイド変性など血管壁の変性による血液成分の漏出による組織傷害のみられることは，漢方の瘀血の概念の範疇に入れてよいと思うとして，駆瘀血剤，殊に桂枝茯苓丸の内服，紫雲膏の外用が有効であったという結論であった．

　この発表は日本東洋医学会誌第18巻第4号に記録されている．

　〔小柴胡湯〕　結核性体質として胸脇苦満の柴胡証を現わしているときは本方を用いることがある．瘀血の証を兼ねたものは桂枝茯苓丸料を合方する．ときに五苓湯を合方することもある．

　22歳の婦人，小児時に肺炎，猩紅熱を経過し，5年前に肋膜炎に罹った．1年前から顔面と手に発疹が始まり，同時に諸関節にリウマチ様疼痛を発し，肩や手指の関節が特に痛く，最近は全身の筋肉が痛むという．両脚にも発疹し，足関節は腫れて曲らない．足蹠をつくと痛むのでつまさきで歩いている．

　栄養や顔色はそれほど悪くはないが，脈は沈細数で何とも重病を思わせる．腹は左季肋下の抵抗圧痛が著しく，臍のまわりにも圧痛を訴え，その他全身の筋肉のどこを押しても痛いという．某大学病院で紅斑性狼瘡といわれた．

　食欲は衰え，口が苦く，小便が出ないというので，小柴胡湯に五苓散を合せた柴苓湯を与えたところ，食欲が出て全身症状が好転し，15日の後には2kg体重が増加した．1ヵ月の後には顔面や手足の発疹が約4分の1位に減少した．

　〔十味敗毒湯〕　本方を用いることもある．本方は大体小柴胡湯の適応

する体質傾向を有するもので，胸脇苦満があり，フルンクロージス，アレルギー性湿疹の体質改善によく使用される．

相見三郎氏の治験の中に，17歳の男子，手指の紅斑性狼瘡に用いた報告がある．左右の手指に濃い発赤があり，汚穢暗紫赤色で，血性滲出物の多い潰瘍を形成している．薏苡仁湯と紫雲膏を兼用し，良好な経過をとっていたが，瘭疽を発してより十味敗毒湯に変方し，2ヵ月間の続服で狼瘡の方も瘢痕を残して治癒したという．

〔**桂枝茯苓丸料**〕　結節性紅斑に用いてよいことが多い．腹証その他によって瘀血証を確かめて用いるものである．

大塚氏の治験，20歳の婦人で，2週間前より四肢と腰に疼痛を訴え，微熱が出て，下腿に数個の指頭大の隆起した紅斑があり圧痛を訴える．大便は3日に1回，月経が遅れがちで，左下腹部に圧痛がある．桂枝茯苓丸加大黄を与えたところ2週間で結節は消失した．

結節性紅斑には越婢加朮湯，防已黄耆湯加麻黄を用いて著効を得たことがある．

〔**桂枝茯苓丸料加減方**〕　結節性紅斑に桂枝茯苓丸料の加減方を用いた治験は相見氏の発表にもあるので引用してみる．

33歳の婦人で，手掌が赤くはれ，板状に硬化して切れている．足と顔もはれ，口内炎がひどい．リンデロンを8錠のむと症状は好くなるが忘れっぽくなるという．腹筋拘攣し，左下腹部に圧痛がある．桂枝茯苓丸料加黄耆・薏苡仁・大黄を投与したところ，服薬3ヵ月で全身症状よく元気になり，下腿の紅斑も大体よくなった．

20. 精神科疾患

不 眠 症

　漢方医学には，近代医学でいう睡眠薬に該当するものはない．だから不眠の治療にあたっても，それぞれの患者の病状を診察して，それに応じた薬を用いることになる．薬が患者の病症に適中すれば自然にねむれるようになり，薬の副作用や習慣性を顧慮する必要はない．

　〔黄連解毒湯・三黄瀉心湯〕　血色がよく，のぼせ気味で，気分がいらいらして落ちつかず興奮しやすい患者の不眠に用いる．高血圧症，更年期障害などのときにみられる不眠に用いる機会がある．便秘があれば三黄瀉心湯または黄連解毒湯加大黄を用いる．

　〔温胆湯〕　大病後あるいは仕事で無理がつづいて，疲れ神経過敏になっているものなどで些細なことに驚いて安眠を得ず，ときは気鬱の状となって，つまらないことに神経をつかって眠れないものに用いる．これに黄連 1.0 g，酸棗仁 5.0 を加えてよいことがある．

　〔甘草瀉心湯〕　本方は心下痞鞕，腹中雷鳴，下痢を目標して用いる他に，孤惑病にも用いられた．孤惑病については，『金匱要略』に「孤惑の病たる状は傷寒の如く，黙々眠らんと欲し，目閉づるを得ず，臥起安からず，甘草瀉心湯之を主る」とある．これによって本方を不眠に用いる．

　〔加味帰脾湯〕　この処方は貧血，健忘，動悸，神経過敏，不眠などで物忘れして困るというものによく，この症状があって眠れないものに用いる．老人に限らず，胃腸が弱く，顔色すぐれず，腹にも脈にも力がない患者の不眠に用いる．気分が沈んで眠れない者が目標である．

　〔竹筎温胆湯〕　せきと痰が多く出て眠れないものに用いる．肺炎などで一応下熱してから，痰が多く出て眠れないものに用いる．

　〔酸棗仁湯〕　『金匱要略』に「虚労，虚煩，眠るを得ず，酸棗仁湯之を主る」とあり，心身が疲労して眠ることのできないものに用いる．慢性病

の人，老人などで，夜になると眼がさえて眠れないというものによい．

〔清心蓮子飲・猪苓湯〕　胃腸のあまり丈夫でない人の夢精，遺精または尿道の不快感，尿の淋瀝などがあって，安眠のできないものに用いる．

〔三物黄芩湯〕　本方は手足の煩熱を目標に用いる処方であるが，夜床に入っても，手足が気持わるくぽかぽかやけて眠れないというものによく効く．類聚方広義に「夏になる毎に手のひらや足のうらが気持わるくやけて，それが夜間とくにひどく，そのために眠れないものを治す」とあり，筆者も，一婦人の不眠を手足の煩熱を目標に用いて著効を得たことがある．

〔柴胡加竜骨牡蠣湯〕　一見して丈夫にみえる肥満体質の患者で，神経過敏で不眠を訴えるものがある．このような患者で，上腹部が膨満し，胸脇苦満があり，臍部で動悸が亢進し，便秘の傾向があれば，本方を用いる．

〔桂枝加芍薬大黄湯〕　夜になると腹がはって安眠ができないというものによい．

〔朱砂安心丸〕　安眠のできないものに，煎剤に兼用する．

神経症（ノイローゼ）

　神経症は，これにかかりやすい一種の傾向があって，この傾向は，多分に遺伝的な素因によるもので，このような性格の人が感情を強く動揺せしめるような事件に直面することによって起こる．

　神経症は，突発的に起こったようにみえても，よく考えてみると，その前に準備状態がみられる．たとえばひどく疲れる，ねむれない，胃腸の調子がわるくなった，神経過敏になって，物に感じやすくなったというような訴えが先行していることが多い．

　神経症では，器質的に大した変化がないのに，自分では病感を特に強く感じるのが特徴であるが，しかしまた器質的な慢性の病気の基盤の上に，神経症が現われることがある．たとえば胃アトニー症，胃下垂症，肺結核などがあって，それに神経症が合併することもある．

20. 精神科疾患

　神経症の患者は，とかく苦労性で，病気についての苦情が多く，気が弱く，自分のからだに自信を失い，取越苦労が多い．

　症状としてよくみられるものは発作性にくる心悸亢進，はげしい動悸，不安感，胸内苦悶感，のどのふさがる感じ，めまい，からだのゆれる感じ，頭重，手足のしびれる感，肩こり，不眠などで，死の恐怖におそわれて，外出は不能，自宅でも留守番をしていることができなくなる．外出には同伴者を必要とし，ひどくなると，医師を間断なく呼び，看護婦を枕頭にはべらせているような場合もある．

　〔半夏厚朴湯〕　不安神経症に用いる機会が多い．この方は気のうっ滞を治し，気分を明るくする効がある．金匱要路に「婦人，咽中に炙臠（しゃれん）あるが如くは，半夏厚朴湯之を主る」とあり，咽中に炙臠あるが如しとは，のどにあぶった肉片が付着しているようだとの意で，これは気のうっ滞によるものである．徳川時代の医書に，梅核気とあるのも同じことで，梅のたねがのどにひっかかっている感じをいったものである．半夏厚朴湯を用いる目標にこの梅核気があり，それと同時に，発作性心悸亢進，めまいなどを訴え，不安が強くて，ひとりで外出することができないものがある．腹診すると，心下部がつかえて振水音を証明するが，振水音を証明しない場合にも用いてよい．ただし衰弱がひどくて，腹部が軟弱無力のものには用いないがよい．

　〔柴胡加竜骨牡蠣湯〕　栄養，血色ともによく，一見して病人らしく見えない人で，胸脇苦満，上腹部膨満があり，動悸，めまい，不眠，胸内苦悶，頭重，肩こり，不安感などのあるものに用いる．便秘がなければ大黄を去ってよい．

　〔桂枝加竜骨牡蠣湯〕　神経質で，興奮しやすく，疲れやすく，上気して，めまい，動悸などを訴え，早漏，夢精などのあるものに用いる．金匱要略に「精液を浪費した人たちは，下腹部がひきつれ，陰茎のさきが寒く，目まいがし，髪がぬけ落ちる．脈が極度に虚して芤遅であれば，完穀下痢か出血かのために体液を失った証拠である．精液を浪費した失精家の脈は芤動微緊で桂枝加竜骨牡蠣湯の主治である」と出ている．

　〔附子理中湯〕　冷え症で，血色わるく，腹に力がなく，脈も沈んで弱

く，全体に活気がなく，不安，めまい，などのあるものによい．

〔抑肝散〕　刺激に興奮しやすく神経過敏で怒りやすく，いらいらして落ちつきのないものに用いる．不眠のあるものにもよい．腹証上では，左の腹直筋が緊張しているのを目標にするが，必ずしも，これにかかわる必要はない．

〔帰脾湯〕　心身の過労がもとで，不眠，健忘，不安，恐怖を訴える患者で，胃腸弱く，貧血傾向のあるものに用いる．

〔苓桂甘棗湯・半夏厚朴湯合桂枝甘草竜骨牡蠣湯〕　神経性の心悸亢進を主訴とするものに用いる．

なお血の道症の項を参照のこと．

ヒステリー

ヒステリーは，これを起こしやすい一種の性格があり，このような人が，自分の希望や欲望がみたされない時にヒステリーの症状を現わす．

ヒステリー性の性格の人は，虚栄心が強くて，利己的で，わがままで，感情は変りやすく，暗示にかかりやすく，想像力が亢進し，空想的で，作りごとをいったり，誇張した表現をしたりする傾向が強い．

ヒステリー患者の精神状態は，刺激に感じやすく，喜怒哀楽の情がはげしく移り変わり，好悪愛憎が極端で，ずるくて，執念深く，陰険である．

身体症状としては，知覚障害や運動障害を起こし，皮膚にしびれ感を訴えたり，手や足が動かなくなったり，またはげしい痛みを起こしたり，痙攣を起こしたり，あるいは急に呼吸困難や動悸を訴えたり，食欲や性欲の異常を示すこともある．その他のぼせ，睡眠の障害，手足の厥冷など種々雑多な症状を呈するが，これらの症状は，統一をかき，解剖学的，生理学的に，矛盾に満ちているのが特徴である．またヒステリー患者は他人の見ているところと見ていないところとでは，ちがった症状を呈する傾向があって，人の見ているところでは，病気を重く表現するが，これは決して詐病ではなく，ヒステリーの特徴である．

ヒステリー患者は，常人の感じない香気を感じたり，常人のたべないも

のをたべたり，感覚が過敏になって羞明を訴えたり，音響をきらったりする．また運動障害としてヒステリー性痙攣，振戦，ヒステリー性麻痺，ヒステリー性拘攣などがあり，嚥下困難を訴え，あるいは手または足，あるいは半身または全身に麻痺を起こす．ところがこれらは一過性で，急に現われて急に消える．

ヒステリー発作に，大発作と小発作とがある．大発作のときは，癲癇様痙攣を起こして倒れるが，全くの人事不省になることはなく，決して危険なところには倒れない．小発作では，痙攣ののちに，意識が混濁し，のちに覚醒する．

ヒステリー患者は，夢遊病の如く種々の精神異常を呈することがある．

〔甘麦大棗湯〕　ヒステリー発作のあるものに用いる金匱要略に「婦人の蔵躁は，喜（しばしば）悲傷して哭（こく）せんと欲し，象（かたち）神霊のなす所の如く，数（しばしば）欠伸す，甘麦大棗湯之を主る」とあるように，ヒステリーの小発作，大発作ともに用いて効を得る．欠伸は発作の終り近くなって起こる．筆者は，漢方を独学で勉強していた頃，本方を用いて著効を得たことがある．その患者は，果たしてヒステリー性のものであったかどうかはっきりしないが，次のような症状のものであった．

患者は 10 歳位の女児で，運動会で転んではげしく頭部を打って 3 日間人事不省がつづいた．意識が回復してみると，右半身の不随があり，言語障害と尿の失禁がある．しかも一昼夜に数 10 回の全身痙攣を起こして意識が消失する．その時，尿を失禁する．こんな状態が 1 ヵ年あまりつづき，種々の手当も一切効かないという．筆者の診察中にも発作を起こし，やがて，しきりに欠伸をする．そこで，欠伸に目をつけて甘麦大棗湯を用いたところ，著効があり 10 ヵ月ほどで小学校に通学できるようになった．

〔苓桂甘棗湯〕　ヒステリー性のはげしい心悸亢進や腹痛発作に用いる．また下腹から胸にかけて，何物かが突き上がってくるように感じたり，失神状態になったりするものに用いる．浅田宗伯に，次の治験がある．20歳あまりの婦人で臍下に動悸があり，それが時々みずおちにつき上ってくる．その時は背がそり返って人事不省になり，手足は冷たく，呼吸もとまりそうになる．宗伯はこれを診察して，奔豚病であるといって，本方を用

いて著効を得た.

〔抑肝散加陳皮半夏〕　刺激に感じやすく，興奮しやすく，痙攣，不安，怒気などがあり，顔色が蒼く，臍の左側からみずおちにかけて動悸の亢進するものを目標として用いる.

〔半夏厚朴湯〕　食道痙攣を起こして，嚥下困難を訴えたり，発声不能を訴えたり，喘息様呼吸困難を訴えるものに用いる.

〔三黄瀉心湯・黄連解毒湯〕　のぼせる傾向があり，気分がいらいらして不安で，不眠のあるものに用いる．便秘の傾向があれば，三黄瀉心湯を用いる.

〔柴胡加竜骨牡蠣湯〕　肥満体質の人で，神経過敏で，興奮しやすく，胸内苦悶，動悸を訴え，便秘するものに用いる.

〔桃核承気湯・桂枝茯苓丸〕　月経不順があって，ヒステリー症状のあるものに用いる．腹証に注意し，瘀血の腹証のあるものを目標とする.

　一婦人，ヒステリー性格で時々発作を起こし，知覚障害，運動障害を起こし，頭痛，悪寒，めまいを訴えるものを診察し，38歳より閉経し，瘀血の腹証をみとめたので，桂枝茯苓丸を用いたところ，発作を起こさなくなった.

てんかん（癲癇）

　一般にてんかんとよばれている病気には，発作性に全身の痙攣や意識障害を起こす真性てんかんと，頭部の外傷，脳腫瘍，脳梅毒，中毒などのために全身の痙攣や意識障害を起こす症候性のてんかんがある.

　てんかんの発作は，突然，全身の痙攣を起こし，口から泡を吹き，意識の全く消失するものと，ただ瞬間的に意識がなくなるものと，朦朧状態になって，あちこちと歩き廻ったり，人を傷つけたりして，あとでそれを全然おぼえていないもの，ただ不機嫌になるだけのものなどいろいろである.

　痙攣発作は，2, 3分間ですむが，このさい川に落ちたり，火鉢に倒れかかったりして怪我をすることがある．この発作は年に1, 2回のものか

ら，月に何回，あるいは毎日何回というものもある．

〔柴胡加竜骨牡蠣湯〕　一般的に古くから用いられ，場合によっては釣藤鈎3.0，芍薬4.0，黄連2.0，甘草1.5を加える．大黄は便秘しなければ去って用いる．これを長期にわたって連用して，全治した例がかなりの数にのぼっている．

〔小柴胡湯合桂枝加芍薬湯〕　相見三郎博士は，本方でてんかん（癲癇）を全治せしめた多数例を報告し，筆者もそれを追試して，数例の患者がこれで全治した．

〔甘麦大棗湯〕　矢数道明氏は，幼時に脳膜炎にかかったことのあるてんかん患者に，柴胡清肝散，柴胡加竜骨牡蠣湯を用いて効なく，はげしい急迫性の発作と，その行動が神がかりの状態であることに眼をつけ，甘麦大棗湯を用いて著効を得た例を報告している．

老 年 期 痴 呆

高齢化社会を迎え，痴呆の予防・治療は医学的，社会的急務となっている．漢方医学でも痴呆の諸症状に対する薬物療法は古くから行われてきた．近年，動物を用いた基礎医学の分野でその有効性が立証されつつある．

〔釣藤散〕　いわゆる癇症という神経質のもので，上衝がひどく，朝方あるいは午前中に頭痛するというものを目標に用いる．記銘力低下，睡眠障害，自発性の改善などに用いられる．

〔当帰芍薬散〕　更年期の下垂体－卵巣ホルモン系の機能低下はエストロゲン欠乏を招来する．この時期を境に高次精神活動が低下する．冷え症や貧血を伴い，疲労しやすいなどを訴える．

〔黄連解毒湯〕　脳血管性痴呆で，高血圧，顔のほてり，のぼせなどを伴う．

〔抑肝散・抑肝散加陳皮半夏〕　神経質で癇が強く，怒りっぽく興奮して眠れないようなタイプの痴呆によい．

精神分裂症

精神病の中で，いちばん多くみられるもので，青壮年期に発病することが多い．

この病気は徐々にくることもあり，急激にくることもある．

徐々にくる場合は，神経衰弱とまちがえられるような症状で始まり，初めの間は，感情が鈍くなり，無気力となり，無精になり，頭が重い，疲れる，ねむれないというような症状があり，だんだん病気が進んでくると，ひとりごとをいったり，ひとりで笑ったり，しゃべったり，また1日中床にもぐり込んで，じっとしているものもある．

急激にくるときは，不眠や頭痛ののちに，突然に興奮状態となり，わけのわからないことをしゃべったり，乱暴したりする．また逆にだまりこんで，食事もとらず，身動きもしないで，ぼんやりとしているものもある．

またよく幻覚や妄想がみられ，あの人が自分の悪口を言っているとか，刑事が追ってくるとか，あの男が自分を殺しにきているというような，事実にないことがあるように見えたり，聞こえたり，考えられたりするようになる．

この病気は，数ヵ月で全治するものもあり，1，2年つづくこともあり，あるいは何回も再発して，慢性に経過して痴呆になるものもある．

〔三黄瀉心湯・黄連解毒湯〕　幻覚や被害妄想などがあって，落ち着きを失い，不眠，不安の状のあるものに用いる．便秘の傾向があるものには，三黄瀉心湯がよい．

〔柴胡加竜骨牡蠣湯〕　肥満型の患者で，興奮状態となり，頭痛，めまい，不眠，肩こり，便秘などのあるものに用いる．これに黄連2.0，芍薬3.0を加えることもある．

〔大承気湯〕　体力の頑強な人で，狂暴性を発揮するものに用いる．

〔桃核承気湯〕　精神が錯乱状となり，被害妄想などのあるもので，小腹急結の状であるものに用いる．女子で，月経異常のあるものが多い．

〔竜骨湯〕　この方は外台秘要の方で，浅田宗伯は，つぎのようにのべている．

「この方は失心風を主とす．その人，健忘，心気鬱々として楽しまず，或は驚搐眠らず，時に独語し，或は痴の如く狂の如き者を治す」．

この口訣によって用いる．

躁　鬱　病

躁鬱病は，躁病と鬱病とを総括した名称で，躁病は興奮と爽快な感情とを主徴とする病気であり，鬱病は沈鬱な感情を主徴とする病気である．この躁と鬱とが1人の患者に交互に現れることもあるが，躁だけのこともあり，鬱だけのこともある．

一般に躁病より鬱病の方が多い．この病気は青壮年に多くみられる．

躁病では，気分が爽快で，おしゃべりでさわがしく落ちつきがなく，無遠慮になり，人の迷惑など考えず，話は脱線し，やたらに物を買ったり，高価なものを他人にやったり，1日中じっとしておれず，動きまわるようになる．また怒りやすく，時々あばれることもある．

鬱病では，気分が暗く，何事にも悲観的で，口数も少なく，声も低く，厭世的，絶望的となり，自分はもう役に立たないと考え，自殺を企てたり，一家心中をしたりするようになる．

躁病は治りやすく，多くは2，3ヵ月で全快するが，鬱病はそれよりも永びくことが多い．また1回きりで全治するものもあるが，繰返すものもある．

〔三黄瀉心湯・黄連解毒湯〕　躁の状態でさわがしく，笑ったり，怒ったり，感情の動揺のはげしいものに用いる．

〔大承気湯〕　躁病の患者には，肥満体質の人が多く，このような患者で，便秘し，狂暴の傾向のあるものに用いる．

〔桃核承気湯〕　躁状態のもので小腹急結の状があるものに用いる．多くは月経異常と便秘を伴うものである．

〔竜骨湯〕　鬱の状態のものに用いる．筆者は，これを用いて数人の患者を治癒させた．

〔反鼻交感丹料〕　鬱の状態で，気がぬけたようになったものに用いる．

〔半夏厚朴湯〕　気鬱の状態で，厭世的でくよくよとし，気分の晴れないものによい．

慢性疲労症候群

近年注目されている疾患で，持続性，あるいは再発性の疲労感，易疲労で他の慢性疾患が除外されているものをいう．その他の症状として微熱，咽頭痛，頸部あるいは腋窩の有痛性リンパ節腫脹，全身の筋力低下，筋肉痛，運動後1日以上続く疲労感，頭痛，非炎症性関節痛，精神神経症状，睡眠障害などを訴える．本疾患は古典にいう「虚労病」や柴胡剤の適応に相当する部分が少なくない．

〔小柴胡湯〕　微熱，嘔気などがあり，胸脇苦満を認めるもの．半夏厚朴湯を合方することもある．

〔柴胡加竜骨牡蛎湯〕　小柴胡湯の適応で動悸，のぼせ，交感神経過緊張のもので，腹部動悸を触知する．

〔四逆散〕　本方は大柴胡湯よりは虚証で，小柴胡湯よりは実証のものを目標とする．腹証では，胸脇苦満が認められ，腹直筋が季肋下で拘攣している．

〔柴胡桂枝湯〕　ストレスによって発病する諸症に用いる．腹証では胸脇苦満と腹直筋の攣急を認めるものを目標とする．

〔補中益気湯〕　疲労しやすく，言語や眼勢に力がなく，あるいは微熱，食欲不振，盗汗，臍部に動悸の亢進などがあるものによい．

〔十全大補湯〕　消耗が続き，貧血，食欲不振，皮膚枯燥，るいそうなどを伴い，全身衰弱の著明なものに用いる．地黄で胃がもたれるものには適さない．

〔人参養栄湯〕　十全大補湯の症状で，不眠，咳嗽などを伴うもの．

〔加味帰脾湯〕　帰脾湯に山梔子と柴胡を加えた方で，帰脾湯の証で熱状のあるものに用いる．帰脾湯は貧血，健忘，動悸，神経過敏，不眠などのあるものに用いる．

〔黄耆建中湯〕　疲労倦怠が強く，腹痛，心悸亢進，盗汗，衄血，夢精，

手足の煩熱, 四肢の倦怠疼痛感, 口乾, 小便自利などの症状がある.

神経性食欲不振症

　神経性に食欲のなくなる病気で, 主に若い女性がかかる. この病気になると, 食事らしいものをせず, 果実とか菓子を少したべるだけで数ヵ月から数ヵ年もの間, 生活することがある. 月経は閉止することが多い. この不食症は江戸時代の医書, 随筆中にも散見するので, これらをまとめて, 昭和30年に, 大塚は「江戸時代の不食病について」と題して, 日本東洋医学会の総会で講演し, ついで, これらの治療例についてのべた.

　不食病では, 脈が沈小, 沈遅弱, 沈小弱のものが多いので, 附子剤の適応症のようにみえるが, 大塚の経験では, 附子剤の証ではない. 沈小の脈は, 気の沈欝によっても起こるので, 必ずしも附子剤の証ときめることはできない.

　不食病に, 古人は, 気のめぐりをよくする順気剤 (半夏厚朴湯など), 抑肝扶脾散, 駆瘀血剤, 延年半夏湯などを用いている.

〔小柴胡湯〕　『傷寒論』に小柴胡湯を用いる例に「黙々として飲食を欲せず」という条文があり, これにヒントを得て, 胸脇苦満を認めたものに用いる.

　つぎのような例がある.

　22歳の未婚の婦人, 約1ヵ年半前から米飯をたべると, 心下部に石が入っているように苦しいので, リンゴとパンを1片たべるだけである. 便通は10日もないことがあり, 月経は1ヵ年前からない. 体重32 kg, 脈は沈遅弱, 足が冷える, 肩がこる, 腹部は一体にやせて, 弾力がないのに, 右に胸脇苦満がある. また正中線よりやや左によって, 臍上に膨隆部と抵抗がある. 私はこれに小柴胡湯を用いた. 1服のむと強い腹痛を訴えて下痢をしたが, その痛みがやむと心下部が楽になって, 食がすすむようになった.

〔抑肝扶脾散〕　その名の通り, 肝のはたらきが強すぎて, 脾を抑圧するのを目標にして用いる方で, 肝も脾も現代医学でいうものと同じではな

い.『勿誤薬室方函口訣』には「此方は肝実脾虚を目的とす，その人，気宇欝塞，飲食進まず，日を経て羸痩し，俗にいわゆる痄労状をなすものに効あり」とある.

こんな例がある.

15歳の少女で，1年4ヵ月前までは，肥えていたが，やせたいと思って減食をしたところ，次第に食が減じ，どんどんやせて，30 kg位になった．患者は少量の食事でも，腹痛して苦しむ．果実も，牛肉も，魚肉もたべず，少量のアンパンだけをたべる．月経は13ヵ月間なく，便秘している．脈は沈小で，心下部に振水音を証明する．そこで，半夏厚朴湯を与えたが効がないので，抑肝扶脾散にしたところ，著効があり，食べすぎるほどに食が進み，4週間目から毎日便通があり，2ヵ月で48 kgとなった．

薬 方 解 説

安中散（あんちゅうさん）

　本方は血気刺痛を治する方剤で，やや虚状を帯び，慢性に経過した痙攣性疼痛によく奏効する．アトニー型が多く，心下部，腹部はそれほど緊張せず，一般に冷え症，貧血性で，やや衰弱の傾向があり，腹壁は菲薄で，臍傍に動悸を触れる．食後あるいは空腹時に心下部に軽痛あるいは鈍痛を発し，嘈囃を訴えるものが多く，時に酸水を吐し，夕刻不消化物を吐くものもある．また下腹から腰に牽引痛を発する場合もある．心下痞硬して，腹筋が緊張するものは柴胡桂枝湯加牡蠣，茴香の証であって，この証が遷延して，虚状を呈したものがすなわち安中散の証である．更に虚羸して腹部軟弱となり症状の激しいのは丁香茯苓湯の証である．

　慢性に来る心下部の持続性の軽痛あるいは鈍痛は胃潰瘍，十二指腸潰瘍，胃酸過多症，胃下垂症，慢性胃炎，幽門狭窄，胃の腫瘍，胃動脈硬化症，貧血，悪阻，ヒステリー，神経症（神経性胃痛），ニコチン中毒などに起因するとされているが，本方はこれらの諸疾患で上に述べた目標に従って応用される．古人が血気刺痛と指示したのは，これらの疾患に神経症を多分に加味し胃のうっ血を兼ねたことを意味するものと解される．

　方中の桂枝は，血脈を通じ，うっ血を順らし，腹痛を治する．延胡索は経を通じ心腹疼痛を鎮めるもので，神経性の疼痛を軽減させる．

　牡蠣は脇疼を去り，老痰を治すといわれ，酸を中和する能がある．縮砂は気滞を順らし痛みを止める．茴香は温剤で胃を温めて，胃寒による疼痛を去る．良姜は気を下し，中を温むといわれ，胃を温めて気を順らし，神経性疼痛を鎮める作用がある．

痿証方（いしょうほう）

本方は四物湯の去加方で，腰脚痿弱を治する．脚弱麻痺を訴えるものには四物湯，とくに地黄を主剤とするものが多い．腎は腰部を司り，地黄は腎を補うからである．

本方は発病の初期で，いまだはなはだしく虚証に陥らず，腹証なども相当力があり，脈もそれほど微弱とならないものである．腰以下痿弱して全く起立できないものは難治である．

方中の地黄は補血強壮の剤で腎を滋し，血を補い，骨髄を益すといわれ，当帰，芍薬はいずれも補血の働きがある．牛膝と杜仲は腰部の痿弱と筋骨の衰えを強める．知母と黄柏は解熱剤で熱をさまし，腎のはたらきを助ける．黄耆は肌肉を強め，蒼朮は健胃剤で脾を強くし，湿を燥かすものである．

以上の目標に従って本方は腰部痿弱の初期，大病後の下肢無力症，産後の脚膝痿弱，脚気の下肢麻痺，脊髄癆初期，脊髄炎，脊椎カリエス，小児麻痺などに応用される．

胃風湯（いふうとう）

本方は慢性に経過し，衰弱疲労の状を呈している虚証の下痢で，小腸とともに大腸や直腸部にも慢性の炎症があるものによいものである．すなわち日常胃腸の弱い人が，寒冷にあえば下痢を起こしやすく，便は軟便，不消化便，あるいは水様便，ときにはわずかに粘液や血液を混ずることがあってもよい．回数は2，3回でそれほど多くはない．脈は浮弦弱で腹も軟弱なのが多い．

本方は四君子湯より甘草を去り，四物湯より地黄を去ってこれを合わせ，それに桂皮と粟を加えたものである．茯苓，朮，人参は胃腸の水毒を去り，その機能を強化する．当帰，芍薬，川芎は出血を止め，貧血を補い，肝能を強める力がある．桂皮は諸薬を導き，粟は腸管の弛緩したものをひきしめる．

以上の目標に従って本方は慢性大腸炎，慢性直腸炎，潰瘍性大腸炎，冬期脱肛，冬期出血，半夏瀉心湯や真武湯に応じない慢性下痢症などに応用される．

茵蔯蒿湯（いんちんこうとう）

本方は黄疸の薬として有名であるが，黄疸の有無にかかわらず，つぎの目標のもとに用いる．

腹部ことに上腹部が膨満し，みずおちから胸中にかけて形容しがたい不快感があり，胸が塞ったようで，悪心を訴える．また，口渇があって，水を飲むのに尿量が少なく，便秘する．黄疸を起こすような場合には，尿は黄柏の煎汁のような色になる．定形的の場合は，以上の症状がそろっているが，時には口渇がなかったり，尿量の減少が著明でないこともある．

本方を構成する茵蔯蒿には消炎，利尿，利胆の効があり，黄疸を治する効がある．山梔子には，消炎，利尿，止血，鎮痛，利胆の効があり，大黄には緩下，消炎の効がある．そこで，これらの薬物の協力によって，裏にうっ滞する熱を去り，尿の出をよくし，大便の通じをよくし，肝炎，腎炎，ネフローゼ，浮腫，蕁麻疹，口内炎，歯肉炎，脚気，子宮出血，不眠症などを治する効がある．本方中の大黄は適宜に増減して，大便が快通する程度にする．

茵蔯五苓散（いんちんごれいさん）

本方は五苓散に茵蔯蒿を加えたもので，五苓散の証で，肝臓障害や黄疸などのあるものに用いる．茵蔯蒿湯は口渇，尿利減少，便秘，腹満などのあるものを目標に用いるが，本方の証では，口渇と利尿減少はあっても，便秘を訴えることはない．

本方は肝炎，腎炎，ネフローゼ，腹水などに用いられ，小柴胡湯に合方したり，大柴胡湯に合方したりすることもある．

なお五苓散の項を参照（344頁）．

烏梅丸（うばいがん）

　本方は回厥を治すために作られた方剤である．回厥とは回虫のために，腹痛や煩躁が発作的に起こり，手足の厥冷するのをいう．また本方は，厥陰病で，寒と熱の症状が錯雑して現われ，腹痛，嘔吐，下痢などのあるものにも用いる．また上半身が熱した下半身が冷えて，心下にさし込む痛みのあるものにもよい．

　本方は烏梅，細辛，附子，桂皮，人参，黄柏，当帰，山椒，乾姜，黄連からなり，烏梅には殺虫，解毒，清涼，収斂の効があり，山椒は腸の蠕動の痙攣を治し，駆虫の効があって，烏梅に協力し，また細辛，乾姜，当帰，附子とともに裏を温め，細辛は桂皮とともに附子に協力して新陳代謝をたかめて血行をよくし，人参は強壮，滋潤の効があって，嘔吐，下痢を止め，食をすすめる．黄連，黄柏は健胃，鎮静，消炎の他に上熱をさまし，烏梅，山椒に協力して駆虫の力を強化する．

　本方は以上の目標に従って回虫症，胃炎，胃酸過多症，胃潰瘍，腸疝痛，慢性下痢，血の道症などに用いる．

温経湯（うんけいとう）

　本方は金匱要略の婦人雑病門に出ていて，主として婦人の病気に用いられ，金匱要略によると，その目標は月経不順，子宮出血などがあって，冷え症で，下腹に膨満感があったり，下腹がひきつれたりして，掌には煩熱があり，唇口が乾燥するという点にある．

　本方は芎帰膠艾湯の地黄と艾葉を去ったものと，当帰建中湯の大棗を去ったものと，当帰芍薬散の茯苓，朮，沢瀉を去ったものと，当帰四逆加呉茱萸生姜湯の細辛，木通，大棗を去ったものと，麦門冬湯の粳米，大棗を去ったものと，桂枝茯苓丸の桃仁，茯苓を去ったものなどを一方にまとめたものとみなすことができるから，これらの方意を相互に参酌して，その応用範囲を考えるとよい．

　方中の麦門冬，当帰，人参，阿膠には滋潤，強壮の効があり，当帰，芍

薬，川芎，阿膠は補血，止血の効があり，半夏は麦門冬と組んで，気の上衝を治し，桂皮，生姜，呉茱萸は新陳代謝をさかんにして寒冷を去り，牡丹皮は桂皮と組んで瘀血を治し，甘草はこれらの諸薬の働きを調整する．

本方は更年期障害，血の道症，不妊症，手掌角皮症，湿疹，流産ぐせ，月経不順，子宮の不定期出血などに用いられる．

温清飲（うんせいいん）

本方は四物湯と黄連解毒湯の合方で，四物湯の温で血行をよくし，黄連解毒湯の清で血熱をさまし，瘀血を去るの意で温清飲と名づけた．

体質的には皮膚の色は黒褐色または黄褐色を呈し，渋紙の如く，皮膚枯燥の傾向があり，症状としては瘙痒甚しく，あるいは粘膜に潰瘍出没し，のぼせて出血の傾向がある．また神経興奮の症状があり，脈は一定しないが弱くはない．腹は柴胡の証に似て肋骨弓下部および腹直筋が緊張し，抵抗あるものが多い．いわゆる肝障害を伴い，神経症や，アレルギー性の疾患に用いられる．

当帰は血を生じ，血を潤すとあって，造血滋潤の能があり，芍薬は血脈を和し，血流をよくするという．川芎もまた血を潤し，血行をよくし，地黄は造血滋潤の剤である．これらは肝機能を増強し，肝血流をよくするものと解される．

黄連解毒湯の黄連をはじめすべてが清涼解熱の作用があり，血中の熱を清まし，また全身に波及した熱を解する．またこれは肝気を静めるといわれ，自律神経失調による興奮，心気不安，神経症などを鎮静させる効がある．

以上の目標により本方は諸出血（子宮出血，血尿，衂血，喀血），皮膚瘙痒症，皮膚炎，湿疹，蕁麻疹，面皰，肝斑，黒皮症，ベーチェット症候群，神経症，高血圧，肝障害，アレルギー性体質改善などに応用される．

高血圧でのぼせ，顔面紅潮，不眠，不安などのものは釣藤鈎，黄耆，魚醒草（どくだみ）を加える．湿疹で消風散の適応と思われて，しかも効果のないときは本法を用い，本方で効かないもので消風散のよいのがある．

温胆湯（うんたんとう）

　本方は弛緩性体質で，胃下垂やアトニー症のある虚証の不眠症に用いる．主治に病後虚煩とがあるが，やや虚証体質のものか，あるいは病後の疲れがまだ回復しないというもの，また胃下垂症などに現われている不眠症や神経症などを目標として用いる．

　本方の原方は二陳湯で，胃内停水を去る．竹筎は胃の熱を解し，かつ鎮静的に作用する．

　枳実は心下の痞えを去り，不安を静める能がある．本方に黄連と酸棗仁を加えると，神経の興奮をさらに鎮静させることになる．

　以上の目標によって本方は主として不眠症，驚悸症，心悸亢進症，気つ症，胃障害などに応用される．

越婢加朮湯（えっぴかじゅつとう）

　本方は越婢湯に朮を加えたもので，浮腫，尿利減少などの著明なものに用いる．そこで本方は腎炎，ネフローゼなどの初期の浮腫，脚気の浮腫，変形性膝関節症，関節リウマチ，急性結膜炎，フリクテン性結膜炎，翼状片，湿疹などに用いられる．

　大塚はかつて，一婦人が，ただわけもなく涙が流れ，対談中にも涙が流れるので，人前にも出られず，どのような治療をしても効がなく困却していたものに，本方を与えて，根治させたことがある．

　また翼状片を手術しても，再発して困っていたものに，本方を与えて，根治させたことがある．

越婢湯（えっぴとう）

　本方は大青竜湯中の桂皮と杏仁を除いたものであるから，表に邪があって，裏に熱のある場合に用いることは，大青竜湯と同じであるが，大青竜湯は無汗に用い，本方は自汗に用いる．およそ麻黄と桂皮と組んだ薬方は

無汗に用い，麻黄と石膏と組んで桂皮のないものは自汗を目標とする．そこで，本方は表邪はあるが，悪寒や発熱はなく，口渇，自汗，尿利減少などのあるものを目標にする．また杏仁がないから，喘鳴を治する効は弱く，浮腫を治する効がある．脈は多くは浮であるが，浮腫のある場合には必ずしも浮とは限らない．

そこで，本方はネフローゼ，腎炎の初期，関節炎，リウマチ，脚気，湿疹，リウマチ性紫斑病，結節性紅斑などに用いられる．

越婢加半夏湯は，越婢湯に半夏を加えた方で，喘鳴，咳嗽などがあって，顔に浮腫がみられ，口渇，尿利減少の気味のあるものに用いる．

延年半夏湯（えんねんはんげとう）

本方は慢性の胃障害があって，左季肋下部あるいは左乳房下部の疼痛，左の肩背にかけ凝り痛み，足冷を訴えるものに用いる．すなわち胃下垂や胃アトニー症，胃潰瘍などのある弛緩性体質者で，腹力弱く，しばしば左の腹直筋が緊張または敏感である．体力的にもやや衰弱状態で，胃性神経症の傾向のあるものが多い．

細野氏は 1) 慢性胃障害，2) 立位時の心窩部圧痛，3) 左肩こり，左背のしこりと圧痛，4) 足冷，5) 左腹直筋の緊張の5つを目標として用いることを提唱した．

本方は気をめぐらし，痰を化し，痞を除くという薬物を以て構成されている．すなわち枳実，前胡，檳榔子，別甲はいずれも痰を去り，気を順らし，痞悶を治し，半夏は鎮嘔，去痰，健胃剤で胃内の停痰を去り，桔梗は去痰剤で胸中の痰を除き，呉茱萸は健胃，鎮痛，利尿の効があり，寒を去り，疝痛を治すものである．

胃内および胸郭に停滞した水毒やガスなどによって凝結，緊張，疼痛を起こしたものを消散させるものと解釈される．

本方は以上の目標に従って，主として胃潰瘍，十二指腸潰瘍，胃酸過多症，慢性膵臓炎などに用いられ，また肩凝り症，神経症，胸痛，神経性食欲欠乏症（神仙労），善飢症，貧血症などに応用される．

黄耆別甲湯（おうぎべっこうとう）

　本方は補養の剤で疲労を治するものである．
　肺と脾と胆に作用して，表裏，気血交錯せる労咳と骨蒸熱を目標とする．秦艽扶羸湯の変方で，肺結核の経過中，特に感冒外感により病状が悪化し，シュープを起こしたような場合に用いてよい．すなわち弛張熱，稽留熱あるいは消耗熱が長びき，蒸々として発熱が続き，咳嗽は激しく痰が切れにくく，あるいは血痰を交え，自汗，盗汗，煩熱，食欲不振，漸次疲労を加えるものによく奏効する．表裏，気血交錯して柴胡剤などの時期を過ぎたもの，外感の時，発表の剤を過度に与えて肺気の虚耗した場合に使用する．ただし虚脱がはなはだしく下痢するものには用いられない．
　方中の地黄，知母は清涼解熱の働きがあり腎を滋して火を降し，天門冬は滋養強壮剤で肺を潤して熱を涼し，別甲，芍薬は肝の熱をさます．黄耆，人参，桂皮，茯苓，甘草などは脾胃と肺の虚を補い，陽を助けて皮膚の衛気を固くする．紫苑は鎮咳，鎮静の働きがあり，肺を潤して咳嗽を止め，秦艽，地骨皮は清涼解熱剤で骨蒸の熱を散ずる．桑白皮，半夏，桔梗などは去痰，鎮咳の作用がある．
　以上の目標に従って本方は肺結核，慢性気管支炎，肺炎，慢性マラリアおよびその類似症などに応用される．

黄芩湯（おうごんとう）

　本方は「傷寒論」に出ていて，太陽と少陽の合病による下痢に用いている．そこで下痢があって，食欲不振，心下痞硬，腹痛，裏急後重があり，他方には発熱，悪寒などの表証のあるものに用いる．
　嘔吐，悪心を伴う時には**黄芩加半夏生姜湯**を用いる．
　本方は黄芩が主薬であって，このものには，消炎，健胃，整腸の効があり，芍薬と組んで，腹痛，下痢をとめ，芍薬は甘草，大棗と組んで裏急後重を治する．また半夏と生姜と組んで，悪心，嘔吐を治する．
　本方は急性胃腸炎に用いられるが，あまり煩用される薬方ではない．

黄土湯（おうどとう）

　金匱要略をみると「下血，先便後血は此れ遠血なり黄土湯之を主る．亦吐血，衄血を主る」とある．この意味は，はじめに大便が出て，あとから血が出るのは，肛門の近くからの出血ではなく，肛門より遠くからの出血である．これはまた吐血や衄血にも効があるというものであるが，本方は腸出血と吐血と衄血だけに用いられるのではなく，痔出血，子宮出血，腎出血などにも用いられる．

　その目標は，陰証の出血で，脈微細または沈遅弱で，貧血，皮膚枯燥がみられ，腹力のないもので，手足厥冷または煩熱がある．

　黄土には止血と利尿の効があり，阿膠，地黄には止血，補血とともに，強壮の効がある．甘草は附子と組んで新陳代謝をさかんにし，黄芩，白朮は胃の機能をさかんにし，地黄が胃にさわるのを防ぐ．地黄は往々にして，胃腸にさわって，食欲減退，下痢などを誘発することがある．

　そこで本方は腸チフスの腸出血，直腸潰瘍，直腸癌，痔疾，子宮内膜炎，子宮出血，衄血，吐血などに用いられる．

黄連阿膠湯（おうれんあきょうとう）

　本方は「傷寒論」の少陰病で，心中煩して臥すことを得ずというのを目標にしている．心中煩して臥すことを得ざるものには，大黄黄連瀉心湯，黄連解毒湯なども用いられるが，黄連阿膠湯とこれらの処方との相違は，陰証と陽証との別にあり，黄連阿膠湯が陰証である点に注意するがよい．

　本方の脈は，沈微，沈小などを呈することが多く，皮膚の枯燥がみられ，血煩があって，心中煩，不眠などあるものを目標にする．

　黄連と黄芩には消炎の効があって，熱を去るとともに，鎮静的に働き，止血の効もある．芍薬は阿膠，卵黄と組んで滋潤の効があり，止血，鎮静の効もある．また阿膠と卵黄には強壮の効がある．

　そこで本方は，老人または病後の患者の不眠，諸種の出血，下痢（粘血便を下すもの），皮膚疾患に用いられる．皮膚病に用いる目標は，発疹が

主として顔面にみられ，隆起があまり目立たないほど低く，指頭でなでるとざらざらしていて，少し赤味を帯びて乾燥し，かゆみは少なく，糠のような落屑があり，風にあたったり，日光にあたるとわるくなる傾向がある．そこで，その目標は，温清飲の目標にも似ているが，温清飲の場合ほどに赤味が強くなく，熱感も少ない．

黄連湯（おうれんとう）

本方は半夏瀉心湯証に似ていて，腹痛のあるものに用いる．

目標は心下痞満，圧重感，食欲不振，悪心，嘔吐，腹痛，口臭などで，しばしば舌に黄色苔がみられる．便通は不定で，下痢することもあり，便秘することもある．

本方は半夏瀉心湯中の黄芩の代りに桂皮の入ったもので，黄連と人参は，消炎，健胃の効があり，半夏は乾姜の協力を得て，悪心，嘔吐をとめ，桂皮と乾姜は甘草，大棗の協力を得て腹痛をとめ，胃腸機能を回復させる．

本方の応用は胃炎，胃腸炎などである．

黄連解毒湯（おうれんげどくとう）

本方は陽実証の薬方で皆消炎の剤を以って成り立ち，充血を去り，精神の不安を除く効がある．また諸熱性病の経過中に用いて，日数を経過した残余余熱を解する．患者は炎症，充血による精神不安，煩悶を訴え，尿が赤く，あるいは諸出血を来たし，脈は沈んで力があり，心下部が痞えて抵抗がある．

方中の黄連，黄芩は炎症，充血を去り，心下の痞え，不安を治し，山梔子，黄柏は消炎に利尿を兼ね，黄連，黄芩に協力する．以上の目標に従って，本方は諸熱性病，喀血，吐血，衄血，下血，脳充血，ノイローゼ，精神病，血尿，皮膚瘙痒症などに応用される．

乙字湯（おつじとう）

　本方は原南陽の経験方で、いろいろな痔の疾患に用いられる。とくに病状がそれほど激しくないもので、虚実何れにも偏しない一般的病状を目標として使われる。

　方中の柴胡と升麻は下焦すなわち下腹部の湿熱を清解する能があり、当帰と甘草は緩和鎮痛と滋潤通和の能がある。黄芩は腸の熱を清解する。

　便秘のものは大黄を増し、自然便のあるものはこれを減じ、または除いてもよい。大塚氏は本方を痔核に用いるとき大黄を去り、桃仁、牡丹皮、魚腥草（どくだみ）を加えるという。以上の目標に従って本方は痔核の疼痛、痔出血、肛門裂傷などによく用いられ、また脱肛の初期軽症のもの、婦人の陰部瘙痒症、また皮膚病を治療して内攻の結果、神経症になったものなどに用いて奇効があるという。

葛根黄連黄芩湯（かっこんおうれんおうごんとう）

　本方は三黄瀉心湯中の大黄の代りに葛根と甘草を入れた方であるから、三黄瀉心湯証に似ていて、表熱証があり、裏実の候のないものに用いる。

　そこで「傷寒論」に「太陽病の桂枝湯の証を誤まって医者が下したために、下痢が止まず、脈が促であるものは、表証がまだ残っている。このような患者で、喘鳴があって、汗が出るものは葛根黄連黄芩湯の主治である」という条文によって、急性胃腸炎、疫痢、胃腸型の流感などに用いるばかりでなく、肩こり、高血圧症、口内炎、舌炎、不眠などにも用いる。

　方中の葛根は甘草と組んで、筋肉の緊張をゆるめ、黄連、黄芩と組んで、胃腸の運動を調整し、黄連は黄芩とともに、裏熱を去り、消炎、健胃、整腸の効がある。

葛根湯（かっこんとう）

本方は感冒の薬として有名であるが，感冒に限らず，発熱，悪寒のある場合に，脈が浮で力があり，項背部に緊張感のあるものに用いる．

発熱，悪寒のない場合でも，脈浮にして力があり，項背部に緊張感のあるものに用いる．そこで本方は感冒，流感，大腸炎，赤痢，結膜炎，角膜炎，中耳炎，外耳炎，鼻炎，副鼻腔炎，肩こり，五十肩，神経痛，蕁麻疹などに用いられる．

本方は桂枝湯に，麻黄と葛根を加味したもので，筋肉の過度の緊張を去り，血管を拡張して，血行をさかんにし，発汗，利尿の効がある．

胃腸の弱い者や筋肉の弛緩している者に，本方を用いると，脱力感がきたり，食欲が減退したりすることがある．

葛根加半夏湯（かっこんかはんげとう）

葛根湯証で，嘔吐，悪心のあるものに用いる．

藿香正気散（かっこうしょうきさん）

本方は消導の剤に属し，内傷と外傷とを兼治し，発散の効力がある．多く夏季に用いられ，内は生冷に傷られ，外は暑湿に感じ，胃腸内に宿食，停水があり，そのため腹痛，下痢，嘔吐，心下痞え，頭痛，発熱などがあって汗のないものに用いられる．よく暑と湿とを発散し，停水，宿食を消導する効がある．これらの諸症がなくても，夏期に常用して胃腸を調え，心身を軽快ならしめる効果がある．一方食滞による小児の明け方の咳嗽，眼疾，歯痛などに転用され，また青年性疣贅の顔面に多発するものに薏苡仁を加えて用いる．

方中の紫蘇葉，藿香，白芷などは表を解し，暑湿を発散し，白朮，茯苓，陳皮，半夏，厚朴などは宿食を消し，停水を去り，桔梗，大腹皮などはよく胸腹を疏通し，気を順らす．

本方は以上の目標に従って，夏季の感冒，中暑，夏季の急性胃腸カタル，小児の食滞による咳嗽および疣贅などに応用される．

加味逍遙散（かみしょうようさん）

本方は虚証体質に現われる肝障害症状，とくに婦人の神経症状を伴う諸疾患に用いられる．すなわち本方は少陽病の虚証で，病は肝にあるといわれている．小柴胡湯の証に似ていてしかも虚証に属し，胸脇苦満の症状は軽く，疲労しやすく，種々の神経症状を伴うものを目標とする．主訴は四肢倦怠感，頭重，眩暈，不眠，多怒，逍遥性（不定期）灼熱感，月経異常，午後の逆上感と顔面紅潮，また背部に悪寒や蒸熱感や発汗を起こすこともある．

方中の主薬は当帰，芍薬，柴胡であって，当帰は血を補い，燥を潤し，内部の痞えを散ずるという温性駆瘀血剤であり，補血剤でもある．芍薬は血脈を和し，中を緩め，痛みを止めるという緩和性鎮痙鎮痛薬で当帰とともに血症を治す．柴胡は胸脇苦満や往来寒熱，腹痛などを治す解熱健胃剤で，半外半裏，少陽部位にある肝の病（神経症の意味も含んでいる）の主薬である．牡丹皮は血を和し，瘀血を去る消炎性駆瘀血薬で，山梔子は心煩，身熱，灼熱感，黄疸などを治す消炎性鎮静止血薬で，また神経の不安や不眠を治すものである．また白朮，茯苓，甘草は健胃，利尿の効があり，薄荷は清涼の意で胸膈や胃口を開き，生姜と共に薬の吸収をよくする．

以上の目標に従って本方は，主として更年期障害，血の道症，月経不順，流産や人工中絶および卵管結紮後に起こる諸神経症状に用いられる．

また不妊症，結核初期症状，尿道炎，膀胱炎，帯下，産後口内炎，湿疹，指掌角皮症，肝硬変症，慢性肝炎，疳癪持ち（怒りやすい），便秘症などに応用される．

さらに指掌角皮症や水虫には地骨皮，荊芥各2.0gを加え，また婦人の頑固な皮膚病，乾性湿疹には本方と四物湯の合方がよい．

栝楼枳実湯（かろうきじつとう）

本方は胃中の熱と飲食停滞によって，二次的に生じた燥いた痰を潤し去るものである．

すなわち胃の熱と燥痰，膠痰（粘った濃い痰）というのが目標で，呼吸困難や咳嗽，胸痛があり，乾いた濃い粘った痰を吐くがなかなか出ない．臥すと胸苦しく，咳嗽すると胸にひびいて痛み，呼吸が止まるような気がする．内熱のため小便は赤く，脈は滑らかで力がある．早朝より正午ごろまで咳嗽の強いというものにとくによい．

痰に風痰，湿痰，燥痰，熱痰，寒痰，気痰，食痰，酒痰，欝痰，驚痰などの区別があるが，本方は寒痰のほかはみな用いてよい．とくに燥痰が目的である．

本方は小陥胸湯が原方で，肝と胃の熱をさまし，燥痰を潤し，飲食物の停滞を去るのが目的である．山梔子，黄芩は解熱消痰の剤で，肝臓の熱をさまし，当帰，甘草は肝を潤し，血行をよくし，胸中および胃中の熱をさます．栝楼，貝母は去痰剤で竹瀝，姜汁とともに膠痰を潤し，胸中のうっ滞を開く．陳皮，桔梗，砂仁，木香などは胸中心下の気を開き，痰飲の滞りを散じ，凝痰を潤し，肝と胃の熱を清解する．

以上の目標により本方は，主として急性気管支炎，慢性気管支炎，肺炎，胸膜炎，肋間神経痛，喘息，喘息性気管支炎，肺気腫，肺結核，脳溢血，喫煙家の咳嗽などに用いられ，また動脈硬化症，狭心症類似症，胃酸過多症，肩こり，高血圧，嚥下困難などで，乾いた凝痰があって胸痛と呼吸困難を伴うものに広く応用される．

甘草乾姜湯（かんぞうかんきょうとう）

本方は手足の厥冷，多尿，多唾を目標にして用いる．尿も唾液も稀薄である．医師の逆治または急激なショックなどで手足の厥冷を来たした場合には，煩躁の状を呈することがある．

本方は甘草と乾姜の2味からなり，甘草は急迫を治し，乾姜は一種の刺激興奮剤で，血行をさかんにする効がある．そのため本方は組織の緊張をたかめ，新陳代謝をさかんにする効がある．

本方は医師の誤治によって急激に手足厥冷，煩躁，吐逆，口内乾燥などを起こした場合に頓服として用い，また平素から冷え症で，尿意頻数，多

唾，めまいなどのあるものに用いる．また弛緩性出血，後陣痛にも用いることがある．

甘草湯（かんぞうとう）

本方は甘草1味からなり，「傷寒論」では「少陰病，咽痛の者は，甘草湯之を主る」となっているが，この咽痛は炎症は軽くして，急迫性の疼痛のあるものを目標にする．およそ本方は咽痛に限らず，腹痛，咳嗽などで急迫性のものを目標とする．

そこで急性咽喉炎，胃痙攣，反射性咳嗽などに用いる．また痔核，脱肛，瘭疽などで疼痛のはなはだしいものに，本方を濃煎した液で温湿布をしても効がある．忘憂湯ともいう．

甘草附子湯（かんぞうぶしとう）

本方は風と湿との衝撃によって起こるはげしい関節の疼痛を目標とする．風は外邪を指し，湿はその人の持前の水毒を指している．そこで平素から水毒のある体質の人が，外邪におかされて起こる病気，例えば関節リウマチまたはこれに類似の症状を呈するものに用いる．急性関節リウマチで，疼痛がはげしく，関節が腫れ，悪風，尿利減少などの症状のあるものは，本方の適応症である．

本方は甘草，朮，附子，桂皮の4味からなり，甘草は急迫を緩和して疼痛を治し，朮は水毒を去って尿利を増すばかりでなく，鎮痛の効があり，桂皮とともに健胃の作用もある．附子は新陳代謝をたかめ，血行をよくし，疼痛を治する作用がある．桂皮は外邪を去り，血行をめぐらし，諸薬を誘導して所期の効力を達するために協力する．本方はリウマチ，神経痛，感冒などに用いられる．

甘麦大棗湯（かんばくたいそうとう）

本方は神経の興奮のはなはだしいものを鎮静し，急迫性の痙攣を緩解する効がある．

患者は故なくして悲しみ，些細なことに泣き，はなはだしいときは昏迷または狂躁の状を呈する．ヒステリー，てんかん（癲癇），その他の精神病で発作がはげしく間断なく繰返すものによい．腹直筋は棒のように，または板のように硬くなっていることが多い．

方中の甘草と大棗は緩和剤で，非常に切迫した筋肉の拘攣，神経興奮，疼痛などを緩解し，小麦も緩和鎮静の効があって，特に脳神経の興奮のはなはだしいものを緩和する．このため，本方はヒステリー，舞踏病，神経症，小児夜啼症，不眠症，てんかん（癲癇），胃痙攣，子宮痙攣，痙攣性咳嗽などに応用できる．

帰脾湯（きひとう）

本方は虚証の者で貧血，心悸亢進，健忘，不眠あるいは出血などを目標として用いる．元来虚弱体質の者，あるいは病後の衰弱している時などに過度に精神を労し，その結果以上のような症状を発する場合に用いて貧血を回復し，体力を補い神経症状を治する効がある．患者は顔色蒼白，すべて貧血の状を呈し，脈も弱くして細く，腹も軟弱で一般に元気がはなはだしく衰えたものに用いてよく奏効する．また補中益気湯，十全大補湯など他の補剤が胸にもたれて飲み心地が悪いというものには本方のよいことがある．それ故胸脇苦悶のあるものや，炎症充血のあるものなどには用いられない．

本方中の人参，黄耆，白朮，茯苓，甘草の5味は健胃強壮を専らにし，竜眼肉，酸棗仁，遠志などは，鎮静に強壮を兼ねた作用があり，木香は気分を爽かにし，当帰は貧血を補うものである．

本方は以上の目標に従って，種々の出血，例えば腸出血，子宮出血，胃潰瘍，血尿などに用いられる．その他仮性白血病，再生不良性貧血，バン

チ病, 健忘症, 不眠症, 神経性心悸亢進症, 食欲不振, 月経不順, ヒステリー, 神経衰弱, 遺精, 慢性淋疾, 瘰れきの潰瘍が瘻となったものなどに応用される.

桔梗白散 (ききょうはくさん)

本方は劇薬巴豆を配合した吐下剤で, 去痰, 排膿の効がある.

実証で体力の充実している者に, 頓服として用いるもので, 常用薬ではない.

肺壊疽, 急性肺炎の初期, 咽頭ジフテリアの初期などに頓服として用い, 病勢を頓挫させる効がある. 用法, 用量は慎重を要する. 虚弱者, 老人, 妊婦, 慢性病で衰弱している者には禁忌である.

本方は巴豆, 桔梗, 貝母の3味からなり, 巴豆には峻下の効があるばかりでなく, 桔梗, 貝母と組んで, 去痰, 排膿の効が顕著となる.

芎帰膠艾湯 (きゅうききょうがいとう)

本方は諸種の出血, 特に下半身の出血を止める目的で用いる. うっ血の傾向があって, 出血が永びき, 貧血の傾向のあるものを目標とする.

地黄は阿膠, 艾葉とともに, 止血, 強壮の効があり, 当帰, 芍薬, 川芎, 地黄は補血の効があって, 貧血を治し, うっ血を去る. そのため, 本方は子宮出血, 痔出血, 腎膀胱出血, 腸出血などに用いられ, 流産の傾向のあるものに用いてこれを予防する効がある.

九味檳榔湯 (くみびんろうとう)

本方は脚気様症状を備えた, 水毒保持者に対し, またその特有の体質者に現われた種々の疾患に応用される. 脚気の腫満, 短気 (呼吸促迫) を目標とするが, 大体は現代医学の脚気診断と同じく, 心肥大し, 第2肺動脈音亢進し, 呼吸促迫, しびれ感, 血圧低下, 腱反射異常, 全身倦怠, 下肢

の倦怠，下肢浮腫などで，自覚症状は四肢厥冷，四肢関節硬直感，他覚的には顔面浮腫状，鼻尖光沢などが目標となる．脈は速脈で，腹は緊張していることが多い．

方中の檳榔子は気の滞りを破り，水を逐い，痰を去るという腱胃利尿薬で，橘皮は健胃去痰剤で，気を順らし，滞を導き，湿を燥すという．厚朴，木香，蘇葉，呉茱萸などはみな気を順らし，満を散じ，湿を除くものである．桂皮は血脈を通じ，茯苓は利尿の効があり，湿を去り水道を通ずる．

以上の目標に従って本方は主として脚気に用いられ，また神経症，心臓神経症，高血圧症，バセドウ病，胃腸炎，多発性神経炎，ヘルペス，リウマチ，疲労病，更年期障害などにも応用される．

荊芥連翹湯（けいがいれんぎょうとう）

本方は一貫堂森道伯翁の経験方で，一貫堂医学でいう解毒証体質（四物黄連解毒湯を基礎とする薬方によって体質改善をはかる）または腺病性体質を改善する薬方である．本来は蓄膿症，中耳炎などに用いられるもので，万病回春の耳病門，鼻病門にある荊芥連翹湯の加減方である．

同じ解毒証体質に用いられる柴胡清肝散は主に幼年少年期に，青年期に達すると本方を用いることが多くなる．本方の目標は，皮膚の色が暗褐色を示し，腹直筋が全体に緊張し，肝経と胃経に相当して腹筋の拘攣を認めることが多い．

本方中の四物湯は補血強壮の剤で補肝の作用があり，肝機能を補強する．黄連解毒湯は瀉肝の作用があり，柴胡を加えて肝の熱を清涼し，肝機能を盛んにするものと解される．

白芷は薬効を上部に作用させ，防風とともに頭痛を去り，荊芥，連翹，桔梗と協力して上方の頭部に停滞しているうつ熱をさまし，化膿症を抑制する．

本方は以上の目標をもって青年期腺病体質の改善，急性慢性中耳炎，急性慢性上顎洞化膿症，肥厚性鼻炎などに用いられ，また扁桃炎，衄血，面疱，肺結核，神経衰弱，禿髪症などに応用される．

桂枝去芍薬加麻黄附子細辛湯
(けいしきょしゃくやくかまおうぶしさいしんとう)

　本方は桂姜棗草黄辛附湯のことで陰陽の気がはなればなれになって，不調和を来たし，そのために起こる諸種の難治の疾患に用いる．『金匱要略』には「心下堅，大なること盤の如く」なっているものを目標にしているが，このような状態もまた，陰陽の気が分離しているために起こったものである．

　そこで本方は老人，虚弱者，慢性の諸病に用いられ，気管支炎，喘息，感冒，神経痛，リウマチ，腰痛，乳癌，バンチ病，上顎洞炎，脱疽，肺結核，浮腫，半身不随などに応用される．

　本方は桂枝去芍薬湯と麻黄細辛附子湯との合方で，表裏陰陽の気を調和する作用がある．

桂枝湯 (けいしとう)

　本方は傷寒論の最初に出てくる薬方で，血行をさかんにし，身体を温め，諸臓器の機能をたかめる作用があり，感冒のような熱のある病気に用いるときには，悪寒または悪風，発熱，頭痛があって，脈浮弱であるものを目標とする．この場合，汗が自然に，にじみ出るような状態のものもあるが，汗の出ていないものにも用いてよい．熱のない一般雑病に用いるときには，悪風や悪寒はないが，脈は弱である．

　本方の主薬である桂皮は，生姜とともに興奮の効があり，血行をさかんにし，からだを温め，諸臓器の機能をたかめる．芍薬には鎮静の効があって，桂皮の作用を調整し，甘草と組んで，異常緊張を緩和し，疼痛を治する効がある．大棗は甘草とともに，急迫を治し，強壮の効があり，また生姜とともに，矯味薬でもある．

　本方は感冒，神経痛，頭痛，寒冷による腹痛，虚弱体質，妊娠悪阻などに用いられる．

桂枝加芍薬湯（けいしかしゃくやくとう）

本方は桂枝湯中の芍薬の量を増量したもので，桂枝湯が太陽病の治剤であるのに反し，本方は太陰病の治剤である．

本方は冷え症で，腹満があって，腹痛するものを目標にし，腹筋は緊張している．下痢していることもある．

本方は大腸炎，慢性腹膜炎，直腸炎などに用いる機会がある．

本方に大黄を加えた薬方に**桂枝加芍薬大黄湯**（けいしかしゃくやくだいおうとう）があり，本方を用いるような場合で便秘の傾向のあるものに用いる．

桂枝加葛根湯（けいしかかっこんとう）

本方は桂枝湯証で，項部から背にかけて緊張するものを目標とする．葛根には，筋の緊張を緩解する効がある．

桂枝加黄耆湯（けいしかおうぎとう）

本方は，桂枝湯に黄耆を加えた方で，皮膚に水気を含んで，弾力に乏しく，盗汗，しびれ感などのあるものに用いる．

黄耆には皮膚のしまりをよくして，水気を去り，膿を排し，肉芽の発生をよくし，強壮の効がある．そこで虚弱児の感冒，皮膚病，盗汗，中耳炎，顔面神経麻痺などに用いる．

桂枝加附子湯（けいしかぶしとう）

本方は桂枝湯に附子を加えた方で，太陽病で，少陰の証を兼ねたものに用いる．本方は元来桂枝湯証を誤まって発汗し，汗がもれてやまず，そのため体液の損亡が大きく，患者は悪寒をおぼえ，尿は淋瀝して快通せず，四肢がかすかにひきつれる状態のものを目標に用いる方であるが，本方に朮を加えて，**桂枝加朮附湯**とし，朮と茯苓とを加えて**桂枝加苓朮附湯**（けいしかりょうじゅつぶとう）として，つぎのような病気に用いる．

神経痛，リウマチ，冷え症の腹痛，半身不随，小児麻痺．

桂枝加竜骨牡蠣湯（けいしかりゅうこつぼれいとう）

本方は桂枝湯に竜骨牡蠣を加えた方で，竜骨，牡蠣には鎮静，強壮の効があるので，虚弱な患者で，興奮しやすく，疲れやすいものに用いる．脈は大で力がなく，臍部では動悸が亢進していることが多い．

そこで本方は神経症，陰萎，早漏，夢精，チック病，遺尿症などに用い

る機会がある．

桂枝去芍薬加蜀漆竜骨牡蠣救逆湯（けいしきょしゃくやくかしょくしつりゅうこつぼれいきゅうぎゃくとう）

本方は火熱を身体に加えたために起こった反応を治する効がある．そこで火傷，湯傷などの患者に内服させて，全身症状ばかりでなく，局所の疼痛を緩解して消炎の効を発揮し，灸の反応熱を治し，炬燵，入浴などの過度によって上逆，不快，頭痛，悪心などを起こしたものを治する．

桂枝人参湯（けいしにんじんとう）

本方は人参湯に桂皮の入った方剤である．人参湯は，裏寒を目標に用いるが，本方は表熱裏寒のものに用いる．「傷寒論」では表に熱があって裏に寒があって下痢するものに用いることになっているが，人参湯証にして，心悸亢進のあるものなどにも用いる．

そこで本方は急性胃腸炎，神経性心悸亢進，心臓病，常習性頭痛などに用いられる．

桂枝茯苓丸（けいしぶくりょうがん）

本方は瘀血証を目標に用いる．腹診によって，下腹部に抵抗のある部位を認め，この部に圧痛があれば，瘀血証の目標とする．このような患者の腹部は一般に弾力に富んで，緊張のよいものが多く，貧血の傾向はなく，また軟弱無力のものは少ない．

本方中の牡丹皮と桃仁は，血液の渋滞を散じ，血塊を解き，桂皮はこれらの薬に協力して，その作用を強化し，芍薬はうっ血を散じ，筋肉の緊張を緩和し，以上の諸薬に協力して鎮痛の効を発揮する．茯苓は一種の緩和剤で利尿強心の効がある．

そこで，本方は婦人科的疾患，殊に子宮およびその付属器の炎症に用いられ，また月経不順による諸種の障害，月経困難症，子宮筋腫，打撲症，痔核，蕁麻疹，湿疹などに用いられる．

啓脾湯（けいひとう）

　本方は四君子湯を基礎として脾（胃腸消化器系統）を補い，健胃，利尿を図って更に消化の剤を配したもので，虚証で貧血性，脈腹ともに軟弱となり，食欲不振，水瀉性下痢が長びいて止まず，時に腹痛，嘔吐の気味あるものによい．大人でも脾胃虚弱の慢性胃腸炎や腸結核などにも用いてよいことがある．

　方中の人参，白朮，茯苓，甘草などは四君子湯で専ら脾胃を補う．すなわち，胃の働きを強め，食欲を進め，山査子，陳皮は食を消化し，蓮肉は胃腸を強めて泄瀉を止め，沢瀉は胃腸内の湿を消導して渇を止める．

　以上の目標に従って本方は小児消化不良症，慢性胃腸カタル，水瀉性下痢，腸結核，病後の食欲不振などに用いて胃腸を強壮にする．

五積散（ごしゃくさん）

　本方は気・血・痰・寒・食の五積を治すという意を以って名づけられたものである．貧血を補い，血行を盛んにし，諸臓器の機能を高める効能がある．一般に寒冷および湿気に損傷されて発する諸病に用いてよく奏効する．

　本方の目標は，顔色がやや貧血気味で，腰，股，下腹などが冷えて痛み，上半身に熱感があって下半身が冷え，脈は一般に沈んでいる者が多い．腹は多くは柔軟であるが，あるいは心下の硬いものもある．

　一般に有熱性疾患には用いられない．方中の蒼朮，陳皮，厚朴，甘草はすなわち二陳湯で，枳殻とともに胃内停水を去る．当帰，芍薬，川芎は四物湯の意で貧血を補い桂皮，乾姜，麻黄，白芷，桔梗などは寒冷を温め，軽い発汗の作用があり，血行をよくする．薬味複雑であるが，二陳湯，平胃散，四物湯，桂枝湯，続命湯，半夏厚朴湯などの意を合せ備えて諸病に応用される．

　すなわち急性慢性胃腸カタル，胃痙攣，いわゆる疝気，腰痛，白帯下，月経痛，心臓弁膜症，神経痛，リウマチ，脚気，中風，打撲，老人の軽い感冒などに広く応用される．

呉茱萸湯（ごしゅゆとう）

本方は発作的に濁飲が上逆して起こる諸症を治する効がある．濁飲とは汚濁された病的な水飲をさしている．そこで本方は片頭痛，吃逆，嘔吐，急性吐瀉病などに用いられる．

本方は腹証上は，心下痞硬または心下膨満がみられ，半夏瀉心湯や小柴胡湯，茵蔯蒿湯などの腹証に似ている．胃部に振水音を証明することがあるが，これは必発ではない．またこの部に寒冷を訴えるものがある．脈は沈遅のものが多い．殊に発作時には，この脈になることが多い．また発作時には，手足の厥冷，煩躁がみられる．

本方は呉茱萸，人参，大棗，生姜の4味からなり，呉茱萸は生姜と組んで血行をさかんにし，更に人参，大棗とともに，濁飲の上逆を治する効がある．

香蘇散（こうそさん）

本方は発表の剤で感冒の軽症に用いる．すなわち葛根湯では強きにすぎ，桂枝湯は胸に泥んで受け心が悪いというものによい．元来気のうっ滞を発散し，疎通する方剤で，感冒に気のうっ滞を兼ねたものに最もよい．脈は葛根湯や桂枝湯の証の如く浮とはならず，概して沈むことが多い．一般に舌苔は現われない．自覚症状として訴えるものは，胸中心下に痞塞の感があり，ときに心下や腹中に痛みを発し，気分が勝れず，動作にものうく，頭痛，頭重，耳鳴，眩暈などの神経症状を伴う．これがすなわち気のうっ滞に原因するものである．平常吞酸，嘈囃，嘔気など胃障害のある人の感冒によく奏効する．しかし自汗のあるものやはなはだしく衰弱している者の感冒には用いられない．また感冒でなくても気のうっ滞を治するが故に婦人科的疾患のうち，いわゆる血の道と称する諸神経症状および神経衰弱，ヒステリーなど官能的神経系統の疾患に用いてよい場合がある．

本方は香附子と紫蘇葉が主薬をなすので，香蘇散と名づけたもので，紫蘇葉は発汗剤で皮膚表面の邪気を発散する．兼ねて血行を良くし，軽く神

経を興奮させる能力がある．また特に魚肉中毒を治する働きがあるので，魚肉中毒による蕁麻疹を治する．香附子は諸うっ滞を疎通して神経を正常の活動に導き，陳皮は健胃，去痰の作用があり，同時に諸うつを散ずる．甘草は諸薬を中和し，兼ねて健胃の働きがある．

以上の目標に従って，本方は感冒の軽症，胃腸型の流行性感冒，魚肉の中毒，蕁麻疹，いわゆる血の道，月経閉止，月経困難症，神経衰弱，ヒステリーおよび柴胡剤，建中湯類の応じない腹痛などに応用される．

五苓散（ごれいさん）

本方は表に邪熱があって，裏に停水のあるものを治する効があり，口渇と尿利の減少を目標にして，諸種の疾患に用いられる．また水逆の嘔吐も，本方の目標である．水逆の嘔吐は，口渇と尿利の減少があって，水をのむとすぐに吐出し，また水をのみ，また水を吐くというものをいう．

熱のある場合では脈が浮数となり，汗は出ない．五苓散をのむと，尿利がつき，発汗して下熱する．水逆の嘔吐も，五苓散をのむと嘔吐がやみ，尿が出るようになる．

本方の沢瀉，猪苓，茯苓，朮は何れも体液の調整剤で，胃腸内の停水を去り，尿利をよくして浮腫を去る．沢瀉，猪苓は口渇を治し，茯苓とともに鎮静の効があり，桂皮は表熱を去り，気の上衝を治し，他薬の尿利の効を助ける．

本方は感冒その他の熱のある病気で，口渇，尿利の減少のあるもの，ネフローゼ，腎炎，心臓病，急性胃腸炎，陰嚢水腫，クインケの浮腫などに用いられる．

柴葛解肌湯（さいかつげきとう）

本方は同名異方があるが，一般に浅田家方が用いられている．外感で特殊の病態を呈し，麻黄湯，葛根湯の二証が解消せず，しかも少陽と陽明の部位に邪が進み，嘔や渇がはなはだしく四肢煩疼するのが目標である．

桂枝湯や麻黄湯で発表しても快癒せず，汗が出ないでかえって熱勢が加わり，柴胡の証も現われるが表証は去らず，口渇もある．陽明の証の如く，また白虎湯のようにもみえる．

熱が激しく頭痛，身体疼痛，衂血などがあり，上部に熱がうっ塞して，はなはだしいときは譫語狂躁の状を呈するに至ることもある．

頭痛，口渇，不眠，鼻乾き，または衂血，悪寒して汗なく，四肢痛み，脈は洪数というのが目標である．

本方は葛根湯と小柴胡湯とを合せて石膏を加えたもので，太陽と少陽と陽明と三陽の合病を治する．柴胡，黄芩，半夏，芍薬，甘草は心下部，肝部，胸脇を緩め，少陽の熱を解し，葛根，桂皮，麻黄，芍薬は太陽の熱を解し，石膏は陽明の熱をさますものである．

以上の目標を以って，本方は流行性感冒，肺炎の一証，諸熱性病の経過中現われる一証に用いる．また肝気高ぶり興奮して発狂するものにも用いることがある．

柴胡加竜骨牡蠣湯（さいこかりゅうこつぼれいとう）

本方は腹証上では，大柴胡湯または小柴胡湯に似て，胸脇苦満があり，心下部膨満の感があり，腹部特に臍上に動悸の亢進をみとめることが多い．症状としては神経過敏，興奮，動悸，息切れ，不眠などがあり，精神の錯乱，痙攣などを起こすこともある．便秘の傾向がある．

本方の柴胡は黄芩と組んで，胸脇部に働いて，この部のうつを開き，熱を解し，竜骨，牡蠣は，鎮静の効があり，胸腹部の動悸を静め，神経過敏，不眠，心悸亢進などを治する．桂皮は上衝を治し，茯苓には，鎮静，強壮，利尿の効があり，半夏，生姜とともに胃内停水を去る．大棗には利尿，強壮の効とともに急迫を治する効があり，生姜は諸薬の吸収を促し，健胃の効がある．大黄は，大便の通じをよくし，消炎の効がある．

以上の目標によって本方は神経症，てんかん（癲癇），ヒステリー，神経性心悸亢進症，陰萎，高血圧症，動脈硬化症，脳出血，心臓弁膜症，バセドウ病，不眠症などに用いられる．

柴胡桂枝乾姜湯（さいこけいしかんきょうとう）

柴胡姜桂湯ともよばれる．本方は柴胡加竜骨牡蠣湯証の虚証には用いる．そこで体力が弱く，血色すぐれず，心悸亢進，息切れ，口乾などがあり，脈にも腹にも力がなく，腹部で動悸が亢進し，または心下で振水音を証明し，柴胡剤であるにかかわらず，胸脇苦満は著明でないことが多い．また手足が冷えやすく，下痢または軟便になりやすい．

本方中の栝楼根には滋潤，強壮，止渇，鎮咳の効があり，牡蠣には鎮静の効があり，桂皮，甘草とともに心悸亢進を治する．乾姜は血行を促し，組織の機能を鼓舞し，甘草は急迫を治し，桂皮と組んで動悸を鎮める．

そこで，本方は肺炎，流感，肺結核，胸膜炎，腹膜炎，マラリア，神経症，血の道症，不眠症，胃アトニー症，胃下垂症などに用いられる．

柴胡桂枝湯（さいこけいしとう）

本方は小柴胡湯と桂枝湯との合方で，傷寒によって代表される熱のある病気に用いるときには，小柴胡湯証で表証のまだ残っているものを目標とする．そこで，小柴胡湯証にして，悪風，悪寒，体痛などのあるものに用いる．

一般に雑病に用いる時には，腹証に注目（腹診の項参照）して，胸脇苦満に腹直筋の攣急を兼ねるもので，腹痛のあるものに用いる．

また相見三郎氏の発明によって，ストレスによって発病する諸症に用いる．この場合には芍薬の量を多く，1日量5～6gを用いる．

そこで感冒，流感，胃炎，胃潰瘍，十二指腸潰瘍，気管支喘息，てんかん（癲癇）），夜尿症，胆囊炎，胆石症，神経症などに用いられる．

柴胡清肝湯（さいこせいかんとう）

本方は一貫堂経験方の1つである．小児腺病性体質の改善薬として，またその体質者に発した諸病に用いられる．原方は「外科枢要」の瘰癧門に

あって，その主治にあるごとく，肝・胆・三焦経の風熱を治すといっている．この三経絡は咽喉，頸部，耳前，耳中を絡っているもので，これらの経絡上に現われた風熱すなわち炎症を治するものである．

一般に痩せ型，または筋肉型で，皮膚色は浅黒く，あるいは青白いのもあるが汚くくすんでいるものが多い．腹診上では両腹直筋の緊張があり，肝経に沿って過敏帯を認め，腹診するとくすぐったいといって，手を払いのけるものが多い．

本方は四物湯と黄連解毒湯の合方すなわち温清飲に桔梗，薄荷葉，牛蒡子，天花粉（栝楼根）を加えたもので，温清飲は永びいた熱をさまし，血を潤し，肝臓の働きをよくするものである．桔梗は頭目，咽喉，胞膈の滞熱を清くし，牛蒡子は肺を潤し，熱を解し，咽喉を利し，皮膚発疹の毒を解す．天花粉は津液を生じ，熱を涼し，燥を潤し，腫れを消し，膿を排すというはたらきがある．

以上の目標に従って，本方は小児腺病体質の改善薬，肺門リンパ腺腫，頸部リンパ腺腫，慢性扁桃炎，咽喉炎，アデノイド，皮膚病，微熱，麻疹後の不調和，いわゆる疳症，肋膜炎，神経症などに応用される．

三黄瀉心湯（さんおうしゃしんとう）

単に瀉心湯ともいう．本方はのぼせ，顔面潮紅，気分の不安定などがあって，便秘し，脈に力のあるものを目標とする．腹診するに，胸脇苦満や腹直筋の攣急はなく，心下につかえる気分はあっても，表面の筋肉は緊張していないことが多い．しかし軟弱無力の腹ではなく，弾力と底力がある．

本方は大黄，黄芩，黄連の3味からなり，大黄は瀉下の効があるばかりでなく，黄芩，黄連とともに，炎症，充血を治し，鎮静の効があり，黄連と黄芩には健胃の効があって，心下のつかえを治し，黄連には止血の効ぎある．

そこで本方は脳充血，脳出血，喀血，吐血，衄血，子宮出血，痔出血などに用いられ，また切創その他の出血で，驚きと不安の状がある時に，頓服として用いて，気分を落着け，止血の効を発揮する．ただし出血が永び

いて，貧血が著しいもの，脈の微弱なものには用いないのがよい．

以上の他に高血圧症，神経症，不眠，胃潰瘍，胃炎，血の道症，更年期障害，皮膚病，眼病，てんかん，精神病，火傷などにも用いられる．

酸棗仁湯（さんそうにんとう）

本方は虚労，虚煩眠るを得ずというのを目標とする．そこで体力が衰えて虚熱が内にこもって眠れないものに用いる．このような患者は，腹にも脈にも力がない．

本方の主薬である酸棗仁は神経の強壮剤で，知母は内熱を去り，鎮静，滋潤，強壮の効があり，川芎は気うつを開いて気分を明るくして頭痛を治する効があり，茯苓には強壮，利尿，鎮静の効があり，甘草は，これらの薬物の効を調和する．

本方は不眠を治するのみならず，虚労からくる嗜眠にも用いる．

三物黄芩湯（さんもつおうごんとう）

本方は金匱要略の婦人産後病のところに出ていて，産褥熱で，四肢が煩熱に苦しむものを目標にしている．そこで産褥熱に限らず，四肢の煩熱を主訴とするものに用いる．四肢に煩熱のある場合には，患者は手足に気持わるい熱感をおぼえて，蒲団から外に出して，冷たいものに触れるのを好む．古人は，このような状態を血熱とよんだ．本方はこのような症状のものに用いる．

本方は地黄と黄芩と苦参の3味からなり，地黄には滋潤，強壮，補血，鎮静の効があって，血熱をさまし，黄芩には消炎，健胃の効があり，苦参には解熱，消炎，利尿，殺虫の効がある．

本方は産褥熱，肺結核，不眠症，汗疱状白癬，膿疱症，湿疹，口内炎などに用いる．

滋陰降火湯（じいんこうかとう）

　本方は陰を滋し，肝腎の火（熱）を降すという意味で滋陰降火湯の名がある．腎陰の水が虚乏するため，肝火，腎火ともに炎上して脾と肺を薫灼するのを滋潤によって消炎させるとの謂である．

　これを換言すれば，人体根源の元気たる腎水が枯れ，消耗熱を発し，体液の虚耗したのを滋潤によって解熱させるのである．肺結核の一症に用いられるときは，乾痰，喀痰少なく切れ難く，胸部の聴診上乾性ラ音の場合によく奏効し，多く増殖型の肺結核に効果がある．もし熱が高く，自汗，盗汗，咳嗽，喀痰が多く，食欲不振，下痢しやすい滲出型の場合には禁忌である．

　当帰，芍薬，熟地黄は肝の熱を潤し，天門冬，麦門冬は肺を潤し，地黄，知母，黄柏は腎中の熱を清涼し，白朮，陳皮，甘草，大棗は消化機能を調和する．

　以上の目標に従って，本方は肺結核の一症，乾性胸膜炎，急性慢性気管支炎，急性慢性腎盂炎，腎臓結核，腎臓結核，糖尿病，腎膀胱炎，夢精，遺精などに応用される．

紫雲膏（しうんこう）

　本方は華岡青洲が「外科正宗」の白禿瘡門にある潤肌膏を取捨して工夫創製したものである．

　よく肌を潤し，肉を平らかにするというもので，漢方外科のうちもっとも重要なものとされている．肌の乾燥，荒れ，潰瘍，増殖性の皮膚異常を目標とする．しかし必ずしも乾燥したものと限らないし，排膿や痒みのあるものにも効くことがある．

　当帰は筋肉や皮膚をよく潤す滋潤通和の剤で，内用外用ともにその作用がある．また排膿をよくし，肉芽の発生を促す．紫根はムラサキの根で，解毒，解熱，殺菌の効があり，肉芽の発生を促進する．総じていえば消炎，止血，殺菌，鎮痛，強壮，肉芽形成促進，傷臭防止除去など，広範な作用

がある.

以上の目標に従って本方は湿疹, 乾癬, 角皮症, 水虫, うおのめ, たこ, 膿痂疹, 面皰, 疣贅, ひび, あかぎれ, あせも, かぶれ, わきが, 円形脱毛症, 白癬風, しらくもなどの皮膚疾患, 外傷, 凍瘡, 褥瘡, 火傷, 螫刺, 潰瘍, 下腿潰瘍, 瘻孔, 痔, 痔瘻, 脱肛, 癭疽, びらん（糜爛）などの外科疾患に広く応用される.

紫　円 (しえん)

本方は巴豆を主剤とする下剤であるが, 代赭石, 赤石脂を加えることによって, その効力が峻烈にすぎないように手心を加えたもので, 幼少の者にも用いることができる.

本方は大黄剤を主剤とする処方と異なり, 裏熱を去る力がないので, 承気湯の代用にならない. 本方は主として胃腸内の内容を一掃するために頓服として用いられ, ヒマシ油の適応症とみられるものには, 本方がよく奏効する.

四逆散 (しぎゃくさん)

本方は大柴胡湯より虚証で, 小柴胡湯よりは実証のものを目標とする. そこで腹証では胸脇苦満がみとめられ, 腹直筋が季肋下で拘攣している. 本方は柴胡剤の証で, 手足の厥冷するものを治し, また俗にいう癇のたかぶるものに用いる.

本方は柴胡, 芍薬, 枳実, 甘草の4味からなり, 大柴胡湯の黄芩, 半夏, 大黄, 生姜, 大棗の代りに甘草を加えたものであるから, 嘔吐, 便秘などの症状はなく, 急迫性の心下痛はかえって強いことがある.

本方の応用は大柴胡湯および小柴胡湯に準ずるが, 胆嚢炎, 胆石症, 胃炎, 胃潰瘍, 鼻炎, 神経症, 血の道症などに用いる機会がある.

四逆湯（しぎゃくとう）

　本方は新陳代謝機能が極度に沈衰している場合に用い，その機能を振興させる効がある．そこで，本方を用いる患者は四肢厥冷，悪寒，顔色蒼白，下痢，嘔吐，腹痛などがあって，脈微また遅である．ところで裏寒外熱のものでは，顔面は潮紅を呈し，体表に熱感があるので，太陽病の桂枝湯証と誤まられることがある．このさい脈は浮遅弱となる．このような場合は，真寒仮熱であるから，四逆湯で裏寒を去れば，体表の仮熱は自ら消散する．

　本方は甘草，乾姜，附子の3味からなり，甘草乾姜湯に附子を加えたものとみなすことができる．附子は新陳代謝機能の沈衰を振興させる効が顕著であるから，本方は甘草乾姜湯の証に似て，新陳代謝の沈衰がはなはだしい場合に用いる．そこで本方は新陳代謝機能が亢進して病証が発揚性になった場合には用いない．

　本方は諸種の熱病，急性吐瀉病，虫垂炎，疫痢などに用いる機会がある．

通脈四逆湯（つうみゃくしぎゃくとう）

　四逆湯中の乾姜の量を倍加したもので，四逆湯証の激症に用いる．

四逆加人参湯（しぎゃくかにんじんとう）

　四逆湯に人参を加えた方で，出血多量などで体液が欠乏して，病勢のはなはだしいものに用いる．

茯苓四逆湯（ぶくりょうしぎゃくとう）

　四逆加人参湯に茯苓を加えた方剤で，四逆加人参湯証で，更に煩躁，心悸亢進，浮腫などの状がみられるものに用いる．

紫根牡蠣湯（しこんぼれいとう）

　本方は水戸西山公の蔵方であると伝えられている．無名の頑瘡，判然と病名のつかない頑固な悪性腫瘍，悪性の皮膚病などに用いられる．皮膚やリンパ腺の頑固な疾患で，諸治効なしというものによい．一定の証というものは規定し難い．頑固な慢性症となり，虚証に陥り貧血，疲労の傾向があるものが目標である．

方中の紫根は血熱の毒をさまし，頑癬悪瘡を治すといわれている．忍冬，升麻ともに熱を散じ毒を解し，諸悪瘡を治すもので，牡蠣は硬い腫瘤をやわらげる．黄耆は血を生じ，肌を生じ，排膿強壮の力がある．また当帰，芍薬，川芎は補血強壮の目的で組み入れられている．

以上の目標に従って本方は乳癌，乳腺症，頸部リンパ節腫，肺壊疽，全身リンパ節の腫瘤，黒肉腫，梅毒性皮膚疾患，ゴム腫，扁平コンジロームなどに応用される．

四君子湯（しくんしとう）

本方は胃腸機能のはなはだしく衰えた虚証のものに用いる．食欲不振，嘔吐，腹鳴下痢し，脈は洪大にして無力，あるいは細小にして頻数，腹力は一体に乏しく，心下に力がない．顔色痿白の兆があって，言語に力がなく，四肢倦怠するものを目標とする．本方中の人参は諸臓器の機能を盛んにし，朮は茯苓とともに胃内の停水を去り，かつ胃の機能を助け，甘草は諸薬を調和し，また胃の活動を盛んにする．

以上の目標に従って胃腸虚弱症，慢性腹膜炎，嘔吐，下痢，食欲不振，諸出血，遺尿，半身不随などに応用される．また種々の処方に加減方として広く使用される．

四物湯（しもつとう）

本方は婦人病の聖薬と称され，血行をよくし，貧血を補い，またいわゆる「婦人の血の道」と称する婦人科的諸疾患に起因する神経症状を鎮静する効能がある．しかし婦人に限らず，男性にもまた用いられる．本方はよく貧血を治するものであるが，涼血，滋潤の作用があるので，口唇が蒼白となるほど貧血が強度のものおよび胃腸虚弱にして大便の泄瀉しやすいものなどには用いられない．一般に貧血の症があって皮膚枯燥，脈は沈んで弱く，腹は軟弱で臍上に動悸を触れる者などを目標として用いる．

方中の地黄，当帰は造血，鎮静，滋潤の能があり，芍薬，川芎はうっ血

を疎通し，血行をよくする．

月経異常，白帯下，子宮出血，産前産後の諸病，たとえば血脚気，産後の舌びらん，産後の歩行困難，血の道，中風，皮膚病，諸貧血症などに用いられるが，多くの場合，本方にそれぞれの加減方として応用されることが普通である．産後の血脚気には，本方に蒼朮，木瓜各3.0，薏苡仁6.0を加える．

産後の歩行困難には亀板，石決明各3.0を加える．

小柴胡湯と合方して産褥熱に用いる．

苓桂朮甘湯と合方して**連珠飲**と称し，心臓病で，貧血，動悸，浮腫状のあるものを目標として用いる．

四君子湯と合方して**八珍湯**と称し，諸衰弱症，貧血して胃腸の虚弱なものに強壮補血剤として用いる．

梔子豉湯（しししとう）

本方は心中の懊憹と身熱とを目標に用いる．心中懊憹とは，心胸中にうつ悶の状があって，なんとも名状のできない状態をいい，しばしば不眠を訴える．身熱とは，悪寒をともなわないで，身体に熱感をおぼえるものをいい，体温は必ずしも上昇していなくてもよい．またその身熱は，身体の一部に限局していることもある．腹診するに，心下部には，堅硬膨満などの状はなく，さりとて軟弱無力というほどでもない．

本方は山梔子と香豉の2味からなり，山梔子には消炎，止血，鎮静の効があり，香豉にもまた鎮静の効がある．そこで2味合して，心中の懊憹を治し，身熱を消すのである．

本方は肝炎，黄疸，皮膚病，不眠，口内炎，痔核，食道炎などに用いる．

梔子甘草豉湯（ししかんぞうしとう）

梔子豉湯に甘草を加えた方剤で，梔子豉湯証で急迫の状のあるものに用いる．

梔子生姜豉湯（シししょうきょうしとう）

梔子豉湯に生姜を加えた方剤で，梔子豉湯証で嘔吐の状があるものに用いる．

炙甘草湯（しゃかんぞうとう）

　本方は別名を復脈湯ともいい，心悸亢進と脈の結滞とを目標にして用いるが，脈の結滞のない場合にも用いてよい．

　本方を用いる患者は，栄養が衰え，皮膚が枯燥し，疲労しやすく，手足の煩熱，口乾などがある．

　本方の甘草は桂皮と組んで心悸亢進を治し，地黄，麦門冬，人参，麻子仁，阿膠には滋潤，鎮静，強壮の効があり，麻子仁には緩下の効もある．人参にはまた健胃の効もあり，大棗と生姜は諸薬を調和して吸収を促す．

　本方はバセドウ病，心臓病，産褥熱，肺結核などに用いる機会がある．

芍薬甘草湯（しゃくやくかんぞうとう）

　本方は急迫性の筋肉の攣急を目標に，頓服として用いる方剤で急迫性の筋肉の攣急を目標とする．

　本方は芍薬と甘草の2味からなり，筋肉の急迫性攣急を治する効がある．

　本方は以上の目標に従って，四肢の疼痛，腎石，胆石などの疝痛発作などに頓服として用い鎮痛の効がある．

芍薬甘草附子湯（しゃくやくかんぞうぶしとう）

　芍薬甘草湯に附子を加えた方で，芍薬甘草湯証で，四肢の厥冷，悪寒などのあるものに用いる．

十全大補湯（じゅうぜんたいほとう）

　本方は慢性諸病の全身衰弱すなわち虚証に用いるもので，貧血，食欲不振，皮膚枯燥，るいそう（羸痩）などを目標とする．脈も腹もともに軟弱で，皮膚は艶なく，はなはだしいのは悪液質を呈してくる．病勢が激しく活動性のもの，熱の高いものなどには用いられない．また本方服用後に食欲減退，下痢，発熱などを来たすものには禁忌とすべきである．

本方中人参，白朮，茯苓，甘草は健胃の力が強く，食欲を進め，消化吸収を盛んにする．当帰，芍薬，川芎，熟地黄は補血，強壮，強心の能があって，貧血，皮膚枯燥を治し血行をよくする．黄耆，桂皮はこれらすべての作用を一層強化するものである．

本方は以上の目標をもって，諸種の大病後または慢性病などで疲労衰弱を来たしている場合，諸貧血病，産後および手術後の衰弱，痢疾後，マラリアの後，癰疽，痔瘻，カリエス，るいれき，白血病，夢精，諸出血，脱肛などに用い，また久病（長患い）後の微熱や，視力減退などにも広く応用される．

十味敗毒湯（じゅうみはいどくとう）

本方は華岡青洲の家方で癤，癰を発しやすいフルンクロージスおよび湿疹の治療に用いられる．フルンクロージス，あるいは湿疹が一種の毒素によって起こるものと仮定すれば，本方は解毒臓器の機能を盛んにして，その毒素を解除する効がある．本方は常に連翹を加味して用いられる．本方中で解毒的に効のある薬物は荊芥，防風，桔梗，柴胡，川芎，桜皮などであると考えられる．

その他の茯苓，甘草，独活，生姜などは補助的な薬物である．連翹はまた有力な解毒薬として加味されるものである．

本方の応用としては，癤，癰の初期に解毒剤として用いられ，軽症であれば，そのまま内消する．内消しない場合も，その毒性を挫くことができる．フルンクロージスに対しては体質改善の目的で用いられ，湿疹に対してもしばしば著効がある．蕁麻疹にも応用される．

また本方に石膏を加えて結核性ならびに梅毒性の頸部リンパ節腫に用いてしばしば効がある．

本方は小柴胡湯の応じる体質で解毒の効を求める場合に適する．この意味で癤，癰，湿疹の他，肺門結核症，腎臓炎，糖尿病，梅毒，いわゆる水虫，神経衰弱症など種々の疾患に応用することがある．

潤腸湯（じゅんちょうとう）

　本方は虚証の傾向ある弛緩性の常習便秘，またときには弛緩と緊張と同時にある場合でもよい．体液枯燥により，腸内に熱をかもし，腸管が乾いて潤いを失ない，常習性便秘を来たしたもので，コロコロした兎の糞の如きものとなり，皮膚枯燥，腹壁弛緩，糞塊を触知するなどを目標とする．

　方中の当帰，熟地黄ともに性は温で，血の燥きを潤し，新血を生じ，乾地黄と黄芩とは性寒で血の熱をさまし，燥きを潤す．麻子仁，杏仁，桃仁はみな腸を潤し，気血の凝滞を破って通利させる．枳殻，厚朴は腸管内のガスをめぐらし，大黄と黄芩は腸の熱をさまして通利をよくする．滋潤粘滑性下剤である．本方は古方麻子仁丸の去加方である．

　以上の目標に従って本方は常習性便秘，特に老人の便秘症，高血圧症，動脈硬化症，慢性腎炎などに合併した便秘で，他の下剤のよく奏効しないときに用いてよい．

小陥胸湯（しょうかんきょうとう）

　本方は心下部がつまった感じを訴え，この部を按圧すると硬くて痛み，あるいは胸苦しく，あるいは呼吸促迫があり，あるいは咳嗽ときに胸痛を訴え，喀痰が切れにくいものを目標とする．熱のある場合には，脈が浮滑になることが多い．

　本方は黄連，半夏，栝楼実からなり，黄連には，消炎健胃の効があり，また炎症，充血による精神の不安を治する効があり，半夏には去痰，利尿の効があり，栝楼仁には鎮咳，鎮静，鎮痛の効がある．

　本方は諸種の熱病特に肺炎，気管支炎，胸膜炎，胃炎，肋間神経痛などに用いられる．

小建中湯（しょうけんちゅうとう）

　本方は一種の強壮剤で，平素から身体の虚弱の者で疲労しやすいもの，

または平素は頑丈であった者が無理を重ねて、ひどく疲労しているようなときに応用の機会がある．腹診すると、腹壁が薄くて、腹直筋が腹表に浮かんで、緊張しているものと、腹部が軟弱無力で、腸の蠕動が腹壁を透して望見できるものとがある．後者の場合は、大建中湯の腹証と区別がむずかしい．

　症状としては疲労倦怠を主訴とするもの、腹痛を主訴とするものがあり、心悸亢進、盗汗、衄血、夢精、手足の煩熱、四肢の倦怠疼痛感、口乾、小便自利などの症状がみられる．

　本方は桂枝湯中の芍薬を増量して、膠飴を加えたもので、膠飴と大棗には滋養強壮の効があり、甘草と組んで急迫症状を緩和し、更にこれに芍薬を配合すると、鎮痛の効が強化され、桂皮は甘草と組んで心悸亢進を治す．生姜には健胃の効があって、薬液の吸収を促す．

　本方は応用範囲が広く、殊に乳幼児に用いる場合が多く、虚弱児童の体質改善、夜尿症、夜啼症、胃炎、小児の感冒、麻疹、肺炎などの経過中に、急に腹痛を訴える場合などに用いられる．また慢性腹膜炎の軽症、肺結核の軽症で、経過の緩慢な場合、カリエス、関節炎、神経症、乳児のヘルニア、喘息、紫斑病、フリクテン性結膜炎、眼底出血などにも効がある．

黄耆建中湯（おうぎけんちゅうとう）

　小建中湯に黄耆を加えた方で、小建中湯証で、更に虚状のものを目標とし、盗汗のひどいもの、慢性中耳炎、痔瘻、癰、寒性膿瘍、下腿潰瘍、るいれき、カリエスなどに用いられる．

当帰建中湯（とうきけんちゅうとう）

　小建中湯の膠飴を去って当帰を加えた方剤で、婦人病からくる下腹痛、子宮出血、月経困難症、産後衰弱して下腹から腰背にひいて痛むものに用いる．また男女を問わず、神経痛、腰痛、慢性腹膜炎にも応用する．

　本方の証で、出血はなはだしい者には、地黄と阿膠を加え、衰弱のはなはだしい者には、膠飴を加える．

小柴胡湯（しょうさいことう）

熱のあるものに本方を用いるときは少陽病の熱型である往来寒熱または身熱があって，胸脇苦満のあるものを目標にする．その他に口苦，舌白苔，咽喉乾燥，食欲不振，心煩，悪心，嘔吐などを訴えることもある．

熱のない一般雑病に用いるときには，胸脇苦満を目標にする．小児には特に本方の適するものが多い．一体に胸脇苦満のある患者は，腹部にある程度の緊張があり，軟弱無力ということはない．もし脈が微弱で，腹力のない場合には，本方を用いない方がよい．

本方は応用範囲が広く，諸種の熱性病，感冒，流感，咽喉炎，耳下腺炎，肺炎，胸膜炎，気管支炎，肺結核，リンパ節結核，肝炎（黄疸），胃腸炎などに用いられる．

本方の主薬である柴胡は，黄芩の協力を得て胸脇部に働き，消炎，解熱とともに胸脇部のうっ滞を疎通する効がある．半夏と生姜は悪心，嘔吐を止め，食をすすめ，柴胡，黄芩に協力する．人参は甘草，大棗とともに，胃の機能をたかめ，胸脇部の充塞感を緩解する．

本方に小陥胸湯を合した柴陥湯（さいかんとう）は，小柴胡湯証に似て，心下部が特に硬くふくれて，この部に圧痛があるものを目標に胸膜炎，肝炎などに用いられる．

小青竜湯（しょうせいりゅうとう）

本方は表に邪があって，裏に水毒のあるものに用いる．多くは平素から胸脇に水毒のあるものが，外邪に誘発されて起こる諸種の症状を治する．このような患者は感冒にかかると，気管支炎または喘息性気管支炎を起こして，咳嗽が頻発し，喘鳴，息切れを訴えて，泡沫様の痰を喀出する．

本方は気管支炎，気管支喘息，百日咳，肺炎，胸膜炎（滲性のもの），アレルギー性鼻炎，関節炎，結膜炎などに用いられ，またネフローゼ，腎炎などの発病初期の浮腫に用いることがある．感冒などで，まだ咳嗽が残り，浮腫が現われたというような場合によい．浮腫が永びいたものに用い

ると，かえって悪いことがあるので，注意を要する．

桂皮は麻黄と組んで表邪を去り，麻黄，細辛，半夏は水毒を去り，利尿の効があり，乾姜は，裏の寒を去り，五味子は，麻黄，細辛とともに咳嗽を治する．芍薬は桂皮と組んで，血行を促し，うっ血を去る．

小青竜加石膏湯（しょうせいりゅうかせっこうとう）

小青竜湯証で，煩躁のあるものに用いる．

小半夏加茯苓湯（しょうはんげかぶくりょうとう）

本方は嘔吐を目標に用いるが，五苓散の水逆性の嘔吐と区別しなければならない．本方も，胃内停水があって，嘔吐のあるものに用いるが，五苓散証のようなはげしい口渇はなく，悪心がある．冷服．

半夏は生姜と組んで胃内停水を去って，嘔吐を治する効がある．

本方は妊娠嘔吐，諸種の嘔吐，急性胃腸炎などに用いられる．

浄腑湯（じょうふとう）

本方は小柴胡湯と五苓散とを合方した柴苓湯を取捨して三稜，莪述の磁気の剤，山査子，黄連などの苦味健胃剤を加味したもので，実熱証に属する方剤である．脾胃のうつ熱を解するのが目的で，腹中特に腹膜系にうっ積した実熱を治するものである．主治にある小児の癖塊というものは小児の結核性腹膜炎で生じた硬結を意味したものと解される．すなわち結核性腸間膜癆の初期で寒熱往来して，口渇，小便赤渋，腹部膨満し硬結を触れ，高熱が持続して体力が未だはなはだしく衰弱していない場合に用いて大効がある．かかる時は一般柴胡剤では効果が薄く，本方の優れた能力が発揮出来る．高熱が下がって後，身体が痩せ，栄養の益々衰えるにもかかわらず，腹部のみ膨満して食欲の亢進するのはいわゆる「脾疳」と称するもので，虚状を呈したものには**消疳飲**（しょうかんいん）がよい．

方中，小柴胡湯の意を以って心下胸腹部，少陽の熱を解し，五苓湯の意を以って腎・膀胱の熱を解し，利尿を図り口渇を治し三稜，莪述を以って

硬結を軟らげ山査子，黄連を以って食積を散じ健胃を図る．

以上の目標に従って本方は慢性腹膜炎の初期，実熱の盛んなる時期，硬結と腹水を兼ねたるもの，いわゆる脾疳症といわれる結核性腸間膜癆の体力がはなはだしく衰えていないもの．幼児急癇（ひきつけ）で腹部膨満して硬く，ときどき高熱を発するものなどに応用される．

消疳飲（しょうかんいん）

本方は浄腑湯の虚証に用いるもので，腸間膜結核のため腹部膨満し，蛙の腹の如くになり，癖疾といって結核性腹膜炎による硬結を起こし，食欲だけは進むが四肢はますます羸痩し，顔面はあたかもミイラの如くになる．

初期には寒熱往来して高熱が続き，小便赤く，口の渇きを訴える．この初期や中期には浄腑湯がよく，その後解熱して日久しく経過し，虚状を帯び，熱なく口渇も少なくなり，腹部のみ膨満して食を欲することはなはだしきものは本方の証である．

方中の人参，茯苓，甘草は脾の虚を補い，体力をつける．神曲は消化を助ける主要の剤であるが本品のないときは省くもよい．縮砂，青皮ともに芳香健胃剤，黄連および胡黄連は苦味健胃剤で消炎の能がある．

消風散（しょうふうさん）

本方は内熱があって，分泌物が強く，瘙痒のはなはだしい皮膚病に用いるものである．すなわち頑固な湿疹で，分泌物があって痂皮を形成しその外見が汚穢で，地肌に赤味を帯び，痒みが強く，口渇を訴えるものを目標とする．

本方はその血熱をさまし，血燥を潤うのが主眼である．方中の当帰，地黄は血燥を潤し，苦参は血熱をさまし，瘡疥の瘙痒を治す．知母と石膏も血熱をさまし，渇を除く．牛蒡子と蝉退は風熱を治し，瘡毒を解すといわれている．荊芥，防風もまた風を去り，瘡疥を治す，木通は血脈の渋滞を通利するという．

以上の目標に従って本方は頑固な湿疹，蕁麻疹，水虫，あせも，皮膚瘙痒症，苔癬，夏期に悪化するいろいろの皮膚疾患に応用される．本方の証と思われ，しかも効なきときは温清飲を試みるがよい．

真武湯（しんぶとう）

　本方ははじめ玄武湯とよばれ少陰病の葛根湯とも称され，応用が広い．「傷寒論」では太陽病篇と少陰病篇とに，本方が出ていて，太陽病篇では，太陽病を発汗したが治らず，熱が出て，心下部で動悸がし，めまいを訴え，ふらふらして倒れそうになるものに用いることになっているが，このような例は少なく，むしろ発汗しても熱が下がらず，さむけがあり，足が冷え，脈の弱いものに用いることがある．

　本方は新陳代謝が沈衰しているために，水毒が腸胃に滞留して，あるいは腹痛，下痢を来たし，あるいはめまい，心悸亢進などの症状を呈するものを治する．

　腹部は軟弱で，時々ガスのために膨満し，脈は沈微または遅小弱，浮弱遅などを現わし，倦怠疲労感がはなはだしく，手足が冷えやすく，あるいは悪寒があり，一体に生気に乏しい者を目標にする．

　真武湯の下痢は慢性のものが多いが，急性のものにもみられ，下痢は水様便で，裏急後重はない．排便の直前に，腹痛を訴えることがある．

　本方は茯苓，朮，芍薬，附子，生姜の5味からなり，附子と生姜は，新陳代謝を振興し，血行を盛んにして，身体を温める．茯苓と朮は体液の分布を調整して腸胃に停滞する水を消し，その結果下痢，めまい，心悸亢進を治し，芍薬は胃腸の運動を調整する．

　本方は諸種の熱病，内臓下垂症，胃腸弛緩症，慢性腸炎，腸結核，慢性腎炎，蕁麻疹，湿疹，脳出血，脊髄疾患による運動，知覚麻痺に用いる．

神秘湯（しんぴとう）

　本方は呼吸困難を主訴とし，比較的痰は少なく，気うつの神経症を兼ねた気管支喘息に用いられる．一般に腹力弱く，心下部もそれほど緊張せず，わずかに胸脇苦満を認め，喀痰は少なく，呼吸困難が多いのを目標とする．

　本方は麻杏甘石湯より石膏を去り，半夏厚朴湯より半夏と茯苓と生姜とを去り，その2方を合せて柴胡と陳皮を加えたものである．方中の麻黄は汗を発し，風寒を去り，喘咳を治し，杏仁は胸内の水毒を去り，麻黄と協力し，風痰喘咳を治すとされている．陳皮は気を順らし痰を消し，鎮咳去痰の剤，厚朴は去痰の剤で気逆を降し，喘を治す．蘇葉は表を発し，風寒を去り，厚朴とともに気を下す．柴胡は表裏の熱を去り，胸脇の邪を逐う．甘草は諸薬を調和し，急迫を緩和する．小柴胡湯証の体質者に発する喘息に用いることが多い．

　以上の目標に従って本方は気管支喘息，小児喘息，肺気腫などに応用される．

秦艽別甲湯（じんぎょうべっこうとう）

　本方は結核症の中の特殊な型に用いられる．咳嗽，喀痰，高熱はなく，胸部に所見があるが激しい病状を現わさない．微熱が続いて，なかなか全治せず，いわゆる増殖型の結核ともいうべきものによい．結核が滞在しているところへ外感をうけ，微熱が長く続いて，胸部に「ラ」音を聴取するが咳嗽はほとんどないというものを目標にする．脈はそれほど力はない．現在抗生物質の療法が広く行われ，激しい症状はなくてしかも空洞などのあるものに用いてよいことが多い．

　方中の秦艽は解熱薬で，虚労骨蒸の熱を治す．別甲も骨蒸の熱（結核熱）を解し，柴胡，地骨皮，青蒿，烏梅，知母などはみな肺中の熱をさまし，骨蒸労熱を治すものである．茯苓，白朮を加えて用いるのがよい．青蒿は市場にないので省いてもよい．

　肺結核の一症，肺炎の後遺症，胸膜炎の後遺症などに応用される．

参苓白朮散（じんれいびゃくじゅつさん）

　本方は脾胃すなわち消化器系に作用するもので，四君子湯と原方とし，脾胃の虚を補い，湿を除き，留滞をめぐらし，気（ガス）を調整する作用がある．平素胃腸虚弱にして食が進まず，泄瀉しやすいもの．また熱がなくて疲労しやすく食欲不振のものおよび大病後に疲労がはなはだしく食欲欠損の者などに用いられる．結核症に滋陰降火湯や黄連解毒湯などの苦寒の剤を用いて水様下痢を起こしたときは，速やかに本方によって脾胃を補い泄瀉を治する．また貧血衰弱した婦人の白帯下，崩漏，下血などにも妙効あることがある．馬場辰二氏は腸内醱酵性消化不良症に特効があると発表されている．

　方中の人参，白朮，茯苓，甘草は四君子湯で脾胃の虚熱を補い，山薬，薏苡仁，扁豆，蓮肉などは皆脾を補い湿を除く．砂仁は胃を開き，桔梗は肺を和し，泄瀉を止める．

　以上の目標に従って本方は慢性胃腸カタル，大病後の食欲不振，下痢，腸結核の一症，白帯下，下血，腸内醱酵性消化不良症などに応用される．

清上防風湯（せいじょうぼうふうとう）

　本方は上焦の実熱を清解，発散するのが目的で，上焦の熱気が強く，頭面に瘡を発するを治するものである．荊防敗毒散では軽きにすぎ，防風通聖散では強きにすぎるという場合に用いるものである．

　黄連，黄芩，山梔子はいずれも実熱を清解し，白芷，桔梗，川芎，防風，荊芥などは皆上焦，頭面に作用して駆風，解毒，排毒の能があり，連翹は枳殻とともに化膿毒を消散させる．

　本方は上の目標に従い，青年男女に発する実証の面疱（にきび），頭部湿疹，眼目充血，酒皻鼻などに応用される．

清心蓮子飲（せいしんれんしいん）

　本方は心と腎の熱を冷まし，かつ脾肺の虚を補うのが目的である．思慮憂愁に過ぎ，すなわち精神過労によって脾と肺を損じ，酒色過度の不摂生により脾と腎をやぶり，虚熱を生じた場合によい．主として慢性泌尿器科疾患で体力の衰えた場合に応用される．目標としては，過労するときは尿の混濁を来たすという慢性淋疾や腎膀胱炎，また排尿時力がなく後に残る気味ありと訴えるものなどによく奏効する．白淫の症と名づける婦人の帯下，あたかも米のとぎ汁のようなものを下すもの，糖尿病で虚羸し，油のような尿の出るもの，腎臓結核で尿が混濁し虚熱のあるもの，遺精，慢性腎盂炎，性的神経衰弱，虚熱による口内炎などにも応用される．

　麦門冬，蓮肉は心熱を清めかつこれを補い，地骨皮，車前子は腎熱を涼し，よく利尿の効がある．人参，茯苓，甘草は脾胃を補い，消化の機能を高め，一方人参，黄耆，黄芩，地骨皮，麦門冬と組んで腎水を生じ，利尿をよくし，肺熱を清涼させる．

清熱補気湯（せいねつほきとう）

　本方は慢性胃炎のある虚証の人が，胃の虚熱のため舌が爛れ，舌乳頭が消失して，一皮剥いだようになり，口中不快を覚えるものに用いる．口舌無皮状というのが目標である．乳頭が消失して一皮剥いだようになるか，あるいは舌に皸裂を生じたり地図状にあれたりすることもある．あるいは麻痺感があったり，痛みを訴えたりする．脈も腹も虚軟のものが多く，または心下部痞えて口中苦く，渋くて渇いて不快なりと訴えるものである．

　本方は脾胃の虚を補う剤と，血を潤し，燥を潤す剤とで構成されている．すなわち人参，白朮，茯苓，甘草は四君子湯で，脾胃を補うものである．当帰と芍薬は血虚を補い，五味子，麦門冬，玄参は津液枯燥を潤すものである．升麻は咽喉や口中の熱をさまし，諸薬を引いて上昇させる．

　以上の目標により本方は，口内炎や鵞口瘡で熱盛期を過ぎて，舌が赤く一皮むいたようになったとき，産後や悪性腫瘍などで気血虚して舌が赤く

ただれたとき，慢性胃炎の一症として舌にしびれ感が起こり，味を覚えずと訴えるときなどに応用される．

清熱補血湯（せいねつほけつとう）

本方は血虚と血中に燥熱があり，そのため口舌に瘡を生じ，潰瘍を作り，びらんし，痛みはなはだしく，なかなか癒えないものに用いる．患者は貧血性で，体力も衰え，皮膚枯燥して血熱のあるものが目標である．

本方は血虚を補い，血を潤し，血中の燥火を解するもので，当帰，芍薬，川芎，熟地は四物湯で，血虚を補い血燥を治する．五味子，麦門冬は津液を生じ，枯燥を潤し，玄参，知母，黄柏はとくに胃中の熱を解し，玄参はとくに口内や咽喉の熱を治し，滋潤させる効がある．柴胡は肝の熱をさまし，牡丹皮は血中の熱をさます．

以上の目標に従って本方は口内潰瘍，鵞口瘡後期の口内や舌のびらん，産後の口舌びらん血燥によるもの，腎盂炎後の口舌爛れ，ベーチェット症候群の口内潰瘍，梅毒症口内炎などに応用される．

清肺湯（せいはいとう）

本方は慢性の経過をとっている胸部疾患で，胸部に熱が残り，咳嗽，喀痰が長引きなかなか止まぬものに用いる．痰が多く，激しい咳が続き，しかも痰は粘稠で切れにくい．長引くと咽が痛んだり，声が嗄れたり，ムズムズしたりする．痰が出るまで激しい咳が続くことが多い．

本方は混雑した内容であるが，天門冬と麦門冬と五味子が肺を潤し，肺の熱をさまし，乾いた痰を潤して喀出を容易にさせる．貝母，杏仁，桑白皮，桔梗，陳皮，茯苓などはその去痰の作用を助ける．黄芩と山梔子は主として胸中の熱をさまし，当帰と甘草は血を潤し，気の上逆するのを和らげる．本方証は麦門冬湯の証に似ているが，痰の切れは麦門冬湯よりはよく，その量が多い．上逆は軽い．

以上の目標に従って，慢性気管支炎，慢性咽喉炎，肺炎，肺結核，気管

支拡張症，気管支喘息，心臓性喘息などに応用される．

千金内托散（せんきんないたくさん）

　本方は皮膚の化膿性炎の比較的初期あるいは数日後に応用して，膿の醸成，排出を促し，また潰瘍の治癒を助ける効がある．例を癰に採れば，癰の初期，発赤腫脹して疼痛する場合は，まず十味敗毒湯あるいは荊防敗毒散の如きを用いて毒性を挫き，内攻を防ぐ．ついで膿点を現わして来たならば，本方を用いて，炎症の限局と稠膿の醸成を促す．膿熟すれば切開あるいは自潰によって排膿するが，排膿後も本方を続用すれば，腐肉の脱出を計り，新肉の成長を促す．

　本方中の人参，当帰，川芎，白芷などは滋養剤で，醸膿，新肉の成長を助ける．桂皮と黄耆は病毒を体表に導いて内攻を防ぎ，以上の滋養剤の薬効を増進させる．桔梗，防風は解毒消炎的に働く．厚朴は他の諸薬が若干胃に停滞して食欲を害する恐れがあるので，この場合は健胃剤として加味されているものと考える．甘草は諸薬の調和剤であって，諸薬の偏した性質が甘草によって，それぞれ調和されて渾然たる一方剤と成って所期の効を奏するのである．加味方としては反鼻がしばしば用いられる．反鼻は醸膿の力が薄弱な場合に加えられる．

　本方の応用としては諸化膿性炎症，すなわち癰，面疔，化膿性乳腺炎，化膿性中耳炎，耳漏，膿胸，肛門周囲炎，痔瘻，カリエス，皮膚の潰瘍などで，その薬効は醸膿と新肉の生成を促すにある．

旋覆花代赭石湯（せんぷくかたいしゃせきとう）

　本方は生姜瀉心湯の虚証に用いる．症状としては心下痞硬，呑酸，嘈囃などがあって，特に噯気が多くて，生姜瀉心湯を用いても，効のないものによい．生姜瀉心湯証に似ていて便秘しているものに用いると，大便が快通し，逆に下痢しているものに用いると，下痢の止むことがある．また本方の腹証が大建中湯の腹証に似ていて，胃腸の蠕動が亢進している場合が

ある．しかしこのような腹証を呈しているときでも，腹痛を訴えることはない．

本方は旋覆花，大棗，代赭石，甘草，人参，生姜からなり，旋覆花には健胃の効があり，代赭石と組んで，噯気を治し，また補血，止血，収斂の効がある．人参には健胃，強壮，滋潤の効があり，半夏は生姜と組んで，嘔吐を治し，さらに，これに強壮，緩和の効がある大棗を配し，甘草はこれらの諸薬の働きを調和する．

本方は胃炎，胃酸過多症，胃低酸症，胃アトニー症，胃癌，胃潰瘍，胃拡張などに用いる．

走馬湯 (そうまとう)

本方は作用のはげしい下剤であって，体力の強壮な人に突然に起こった病気に頓服として用いる．例えば卒中風，脚気衝心，尿毒症，破傷風の痙攣発作，打撲墜下などで胸内苦悶または人事不省に陥った場合に，本方を用いて危篤を救うことがある．

本方は劇薬の巴豆に杏仁を配合したもので，巴豆は峻下剤である．大黄も下剤であるが，多くは炎症性のものに用いる．巴豆は大黄よりはるかにはげしい作用があり，非炎症性の急卒な疾患に用いる．これが巴豆と大黄との区別であるが，備急円のように，この両者を配合したものもある．杏仁は巴豆に協力して病毒の排除を助ける．

本方は前記のような危急の場合に用いて起死回生の効をあらわすが，作用がはげしいので，濫用してはならない．巴豆剤による下剤は，冷水または冷い粥をのむと緩解する．

続命湯 (ぞくめいとう)

続命湯は，大青竜湯の生姜の代りに乾姜を用い，大棗の代りに当帰，人参，川芎が入ったもので，大青竜湯証に似て，血虚の状のあるものに用いる．

『金匱要略』には「古今録験の続命湯は，中風，痱にて，身体自ら収むること能はず，口言うこと能はず，冒昧にして痛む処を知らず，或は拘急して転側すること能はざるを治す」とあり，これによって，本方は脳出血，脳軟化症などによる半身不随，言語障害などに用いられ，また顔面神経麻痺にも効がある．また本方は気管支炎，気管支喘息，神経痛，関節炎，浮腫などにも用いられる．

疎経活血湯（そけいかっけつとう）

本方は，経を疎開し，経を通利し，血を活かすという方名で，筋絡中の滞血をめぐらし，風湿を去るという意味である．瘀血と水毒があり，そこに風寒が加わり，筋肉，関節，腰部などに疼痛を発し，とくに腰より以下に発した痛みを目標にして用いる．

本方は四物湯の加味方である．当帰，芍薬，川芎，地黄，桃仁は，四物湯加桃仁で，下腹部の滞血をめぐらし，茯苓，蒼朮，陳皮，羌活，白芷などは威霊仙，防已，竜胆とともに腰脚の風と湿を去る．牛膝はとくに湿を除き，腰脚の疼痛を治す働きがある．

以上の目標に従って本方は筋肉リウマチ，痛風，漿液性膝関節炎，腰痛，坐骨神経痛，下肢麻痺，脚気，浮腫，半身不随，高血圧症，産後の血栓性疼痛などに応用される．

蘇子降気湯（そしこうきとう）

本方は上衝する気を引き降ろすという意で，足冷と咳逆上気して呼吸困難するものが目標である．体質の虚弱な人や老人に多く，下焦（臍より下）に力がなく，そのために小便が少なく，上気して痰が多くなり，呼吸促迫する．実際には脈は弦緊洪で，腹も全体に力があって柴胡別甲湯証に似て，心下痞鞕のあるものの方が効果がある．

方中の蘇子，前胡，厚朴，陳皮，半夏はみな上逆する気を降し，痰を除くものである．気がよくめぐれば痰もまたよく順って滞らなくなる．半夏

厚朴湯が原方で気剤に属する．またよく表を発し，外の寒を散ずる．当帰は血を潤し，甘草は急を緩める．桂皮は上衝の気を引き下げる．

以上の目標により本方は慢性気管支炎，喘息性気管支炎，肺気腫などに用い，また古人は耳鳴，吐血，衄血，歯槽膿漏，口中腐爛，走馬疳（水癌），水腫，脚気などに応用した．

大黄附子湯（だいおうぶしとう）

本方は温下剤の代表的な処方である．温下剤は温めながら下すもので，附子と細辛という温める作用の強い薬物に瀉下の作用のある大黄を配したものである．

『金匱要略』には「脇下偏痛，発熱し，其の脈緊弦なるは，此れ寒なり，温薬を以って之を下せ，大黄附子湯に宣し」とあって，右または左の脇下が痛んで，発熱し，脈が緊弦であることを目標にして，本方を用いることになっているが，脇下は広く腰から下肢にまで及ぶと考えてよく，また必ずしも偏痛でなくてもよい．緊弦の脈は寒冷が裏にとじこめられていることを示すものである．

本方は胆石の疝痛発作，尿管結石の疝痛，坐骨神経痛，虫垂炎，肋間神経痛，陰嚢ヘルニア，腸疝痛などに用いられる．

本方に芍薬甘草湯を合した**芍甘黄辛附湯**（しゃかんおうしんぶとう）は，吉益南涯の創方で，坐骨神経痛や椎間板ヘルニアなどに用いられる．

大黄牡丹皮湯（だいおうぼたんぴとう）

本方は一種の駆瘀血剤で，桃核承気湯証に似ていて，急迫症状は少なく，桂枝茯苓丸証に似ていて，それよりも実証で，便秘するものによい．

本方は腹診によって，下腹部に抵抗圧痛を証明し，便秘がある．この腹証は右下腹に現われることが多いが，別に，これに拘泥する必要はない．

本方は虫垂炎に用いられるが，このさいには疼痛が盲腸部に限局し，発熱，口渇，便秘があって，脈が遅緊であるものを目標とする．脈が洪数で

あれば化膿している徴候であるから，本方で下してはならない．

本方は下半身の炎症性疾患に用いられることが多く，虫垂炎の他に，肛門周囲炎，結腸炎，直腸炎，赤痢，痔疾，子宮および付属器の炎症，骨盤腹膜炎，横痃，淋疾，淋毒性副睾丸炎，腎盂炎，尿管結石，膀胱炎などにも用いる．

大建中湯（だいけんちゅうとう）

本方は裏に寒があって，腸が蠕動不安を起こして腹痛するものに用いる．腹診すると，腹部は軟弱無力で弛緩し，水とガスが停滞しやすく，腸の蠕動を外から望見することができる．蠕動の亢進がはげしいときには，腹痛を訴え，ときに嘔吐することもある．腹中は冷え，脈は遅弱で，手足は冷えやすい．しかしガスの充満がはなはだしいときには，腹部が一体に緊満状となって，腸の蠕動を望見できないこともある．

この方は山椒，乾姜，人参，膠飴の4味からなり，山椒，乾姜は一種の温性刺激薬で，弛緩した組織に活力を与え，これを緊張させる効があり，人参は胃腸を強壮にする効とともに，消化吸収を促し，膠飴は急迫症状を緩和し滋養の効もある．

本方は腸管蠕動不穏症，腸狭窄（ことに癒着によるもの），腸弛緩症，尿路結石，ダグラス窩膿瘍，虫垂炎，限局性腹膜炎，回虫による腹痛などに用いられる．

本方は用量が多過ぎると，浮腫，乾咳，膀胱炎などを誘発することがある．

大柴胡湯（だいさいことう）

本方は小柴胡湯証に似て，それより更に実証で，便秘の傾向のあるものに用いる．腹診するに，胸脇苦満の程度は，小柴胡湯証のそれよりも強度のものが多い（皮下脂肪の多い肥満した婦人では，注意して診察しないと，体表が軟らかくて，胸脇苦満を見落とすことがある）．また心下部のうっ

塞感が激しく,この部の抵抗も強い.脈にも腹にも力があり,舌は乾燥気味である.

本方は小柴胡湯の人参と甘草の代りに枳実,芍薬,大黄があり,枳実は芍薬と組んで筋肉の緊張を緩解し,苦味健胃の効もある.これによって,心下の緊張とうっ塞感が去る.大黄には瀉下作用とともに消炎の効がある.

本方は応用範囲が広く,小柴胡湯に準ずるが,特に高血圧症,肝炎,胆石,胆嚢炎,胃炎,喘息,赤痢,肥満症などに用いられる.

大承気湯（だいじょうきとう）

本方は陽明病を代表する薬方で,熱病に用いるさいには,腹満,潮熱,便秘,譫語があって,脈沈遅で力のあるものを目標とするが,一般雑病に用いるときには腹満,便秘で脈に力のあるものを目標にする.この場合は,大柴胡湯証にまぎらわしいが,本方の証では胸脇苦満は著明でなく,臍を中心として腹部が膨満している.舌は乾燥していることが多い.熱のある場合には,黒苔のみられることもあるが,一般雑病では,舌苔のないことが多い.

承気は順気の意で,気のめぐりをよくすることであり,これによって腹満,便秘が治するのである.本方は厚朴,枳実,大黄,芒硝からなり,厚朴,枳実は腹部の緊満を治し,大黄,芒硝には消炎,瀉下の効がある.そこで腹満,便秘の者でも,脈弱のものには禁忌である.例えば腹水,腹膜炎などによって,腹満を起こしている者には用いてよい場合は,ほとんどない.

本方は急性肺炎,腸チフスなどの経過中に,頓服として用いることがあり,肥満症,高血圧症,精神病,常習便秘,破傷風,脚気衝心,食傷などに用いられる.

小承気湯（しょうじょうきとう）

大承気湯中の芒硝を去った方で,大承気湯よりも,症状の軽微なものに用いる.

大青竜湯（だいせいりゅうとう）

本方は麻黄湯証に似て、表の実熱証であって、しかも裏に熱を伴うものを治する。その目標は悪寒、発熱、脈浮緊、筋痛、関節痛、腰痛などがあって、煩躁のあるものである。これを麻黄湯証に比するに病勢が一段とはげしく煩躁状態を呈するに至った場合である。このような場合には、麻黄湯を与えても発汗しないものである。

このような状態は体力の旺盛な人の流行性感冒、肺炎その他の急性熱病の初期にみられることがある。

本方は麻黄湯に石膏、生姜、大棗を加えたもので、石膏は裏熱を散じ、煩躁を治する効がある。

本方は急性熱病の初期、結膜、角膜などの急性炎症で自覚症状の激しいもの、急性関節炎、肺炎、流感、丹毒、急性にきた浮腫などに用いられる。

大防風湯（だいぼうふうとう）

本方は気血の両虚を補うのが目的で、気血の虚損による下肢の麻痺痿弱を治する剤である。

下肢に気血の流通しない症としては慢性関節リウマチ、あるいは股関節炎などで股関節が腫れた痛み、下肢が枯槁して細り、関節の強直を発して屈伸不能となるのを「鶴膝風（かくしつふう）」と名づけ、本方がよく用いられる。また産後の衰弱により、あるいは栓塞を併発して下肢麻痺を起こしたもの、脊髄癆で下半身の麻痺を惹起したものにもしばしば用いられる。かつ脳溢血の下肢麻痺、脚気の麻痺、慢性に経過した脊髄炎の下半身麻痺などに総べて虚証のものに用いて、血行をよくし、筋骨を強壮にし、毒を順らし、寒と湿を去る効がある。実証のものには用いられない。

方中の当帰、芍薬、川芎、熟地黄はよく血を補い、血行をよくし、白朮、人参、甘草は脾を補って筋肉に力をつけ、防風、羌活は諸風を除き、湿気を去り、骨節筋肉の疼痛を去り、牛膝、杜仲は筋骨を強壮にして腰脚の痛みを治し、黄耆は筋肉に力をつける。附子は疼痛を和らげ、寒と湿を去り、

活力をつける．

　以上の目標に従って本方は慢性関節リウマチ，股関節炎の強直，半身不随，脊髄癆，脊髄炎，産後脚気，産後の痿躄などに応用される．

托裏消毒飲（たくりしょうどくいん）

　本方はやや虚状を帯びた化膿性疾患の解毒と強壮とを兼ねた方剤で，解毒とともに膿を消散させる効がある．癰疽をはじめ，いろいろの化膿症の4～7日ごろに用いることが多く，病毒を消散させ，あるいは体力を補って内攻を防ぎ，排膿を促進し，肉芽を生ぜしめる．本方証のさらに進み，体力の衰えたものは千金内托散である．初期で体力充実し，炎症充血のあるものは葛根湯や十味敗毒湯が用いられる．

　本方はその後の時期によい．

　方中の当帰，芍薬，川芎は四物湯の意で，血を補い，人参，白朮，茯苓，甘草は四君子湯で気を補い，補血強壮を計る．金銀花は癰疽を主治し，膿のいまだ成らないときはこれを消散させ，すでに化膿したものはよくこれを排除する．桔梗，白芷，皀角刺は協力して排膿または消毒の力をたすける．黄耆は皮膚肌肉の強壮を計り，肉芽の発生を助長させる．

　以上の目標に従って本方は癰疽，化膿性リンパ節炎，多発性筋炎，横痃（そけい部リンパ節炎），カリエス，耳漏，乳様突起炎の後遺症などに応用される．

治頭瘡一方（ぢづそういっぽう）

　本方は日本の経験方であって，中和解毒の効があるとされ，小児の頭瘡で，分泌物，瘙痒，痂皮を認めるものを目標として用いる．大体小児の頭瘡というが少年や大人でもよい．顔面，頸部，腋窩，陰部などに発赤，丘疹，水疱，びらん，結痂を作るもので，実証で下剤の適応するものが多い．便通のあるものは大黄を去る．小児頭瘡は短期間では全治困難なものが多いので，ある期間（3～4ヵ月）の連用が必要である．

方中の連翹,忍冬は諸悪瘡を治し,防風は瘡を治し,瘀滞を消し,頭目の熱を清涼する.紅花は瘀血を去り,蒼朮は湿を乾かし,川芎は諸薬を引いて上部に作用させるものである.

以上の目標に従って本方は主として小児頭部湿疹,胎毒下し,諸湿疹などに用いられる.

竹葉石膏湯(ちくようせっこうとう)

本方は麦門冬湯中の大棗の代りに,竹葉と石膏とを加えたものであるから,麦門冬湯証に似て,体力が衰え,皮膚,粘膜は枯燥して滋潤に乏しく,口舌は乾燥して,口渇を訴えるものを目標とする.

本方は肺炎,麻疹,流行性感冒などで,回復期になって,なお余熱が去らず,咳嗽,口渇,多汗,盗汗などのあるものに用いる.このようなさいは尿は濃くて着色しているのを普通とする.また肺結核,糖尿病にも用いることがある.

調胃承気湯(ちょういじょうきとう)

本方は一種の緩下剤で,胃腸の機能を調整する効がある.本方は大黄,芒硝,甘草の3味からなり,大承気湯中の枳実,厚朴の代りに甘草を用いたものとみなすことができる.甘草には枳実,厚朴のように腹部膨満を治する効はないが,大黄,芒硝の働きを調整して徐々に効力を発揮させる効がある.

本方は急性熱病の経過中に,便秘し,悪寒せずに発熱し,口舌が乾くものに頓服として用いる.その他常習便秘,殊に老人の便秘,小児食傷などに用いる.

釣藤散(ちょうとうさん)

本方は中年以後の神経症で,やや虚状を帯び,頭痛,眩暈,肩こり,肩

背拘急などを主訴とするものに用いる．いわゆる癇症という神経質のもので，上衝がひどく，常に訴えが絶えず，朝方あるいは午前中に頭痛するというものを目標として用いることが多い．

本方は竹葉石膏湯の去加方で，虚証で気が上逆し，上部にうっ塞するのを引き下げ鎮静するものである．主薬の釣藤鈎は肝気を平らかにするというもので，神経の異常興奮や異常沈滞を調節する．人参，茯苓は元気をつけまた精神を安定させる．菊花，橘皮，半夏，麦門冬などはみな気の上衝を下し，防風，菊花は上部の滞気をめぐらし，熱をさます．石膏は精神を安んじ，うつ熱をさますものである．

以上の目標により本方は神経症，頭痛，めまい，肩こり，更年期障害，動脈硬化症，高血圧症，慢性胃炎，脳動脈硬化症，メニエール症候群などに応用される．

猪苓湯（ちょれいとう）

本方は尿路の炎症を治し，利尿を円滑にする効があり，尿の淋瀝，排尿痛，尿利の減少，口渇を目標として用いる．そのため膀胱炎，尿道炎，淋疾，尿路結石，腎盂炎，腎炎などに用いる．また不眠に用いる．

本方は五苓散の桂皮と朮の代りに，滑石と阿膠を入れたものである．猪苓，茯苓，沢瀉は利尿の効とともに，鎮静作用があり，滑石は尿路の刺激を緩和して利尿を円滑にし，阿膠もまたこれに協力するとともに，止血，強壮，鎮静の効がある．

抵当湯および丸（ていとうとうおよびがん）

本方には，陳旧の瘀血を去る力があり，小骨盤腔内の滞血，血腫，血塊，栓塞，血栓などを駆逐する剤で，患者は下腹部に膨満感があり，この部を按ずれば抵抗を触れ，圧痛があり，小便快通し，大便の色が黒く，物忘れし，種々の神経症状を伴うものに用いる．脈は多く沈である．

本方中の水蛭，虻虫はともに凝血，血塊を溶解する働きがあり，栓塞を

去り，古くなった非生理的血液を排除する．大黄は凝結した老廃物を通利する下剤で，かつ消炎，健胃の効がある．

本方は以上の目的に従って，月経閉止，精神病，子宮筋腫，脱疽などに用いる．

桃核承気湯（とうかくじょうきとう）

本方は桂枝茯苓丸に似た駆瘀血剤であるが，桂枝茯苓丸証よりも，急迫状の徴候がみられ，便秘の傾向があり，腹診によって小腹急結（腹診の項をみよ）をみとめた場合には，本方を用いる．

本方は調胃承気湯に桂皮，桃仁を加えた方剤で，桂皮，桃仁は局所の瘀血を去り，血行の障害を疎通する効がある．大黄と芒硝は瀉下の効があって，堅塊を解くの効があり，甘草は急迫を治する．

本方は婦人に用いることが多く，月経困難症，月経不順よりくる諸種の疾患，月経時に精神異常を呈する者，胎盤残留して下血の止まない場合，胎児が母胎内で死んで娩出しない場合，産後発狂状となるもの，くも膜下出血，痔核，前立腺炎，会陰部の打撲，眼疾，歯痛，尿道狭窄，骨盤腹膜炎などに用いられる．

当帰飲子（とうきいんし）

本方は四物湯に瘡疹を治する薬剤を配したもので，血燥を治し，風熱を解するものを目的としたものである．特に老人に多くみられ，血燥により皮膚枯燥し，風熱を兼ねて，皮膚に種々の発疹を生じ，分泌物が少なく，瘙痒を主訴とするものに用いてよく奏効する．

方中の当帰，芍薬，川芎，地黄は四物湯で，血を潤し血行をよくし，防風，荊芥は駆風とともに瘡毒を解し，瘀熱を発散する．蒺藜子は皮膚瘙痒を治し，黄耆，何首烏はともに皮膚の栄養強壮剤である．

以上の目標に従って本方は皮膚瘙痒症，痒疹その他の皮膚病で，膿疱や分泌物が少なく，枯燥と瘙痒を主訴とするものに応用される．

当帰四逆湯（とうきしぎゃくとう）

　本方は当帰建中湯の加減方ともみるべきもので「手足厥寒，脈細にして絶せんとする」ものを目標とする．

　本方は古人が疝気腹とよんだものに用い，腹部は一体の虚満の状を呈し，腹直筋は緊張して，腹診によって，腹表に抵抗を証明するが，力を入れて按圧すると底力がなく，腹にガスがたまりやすい．

　本方は当帰建中湯の生姜の代りに，木通と細辛とを加えたもので，利尿と裏を温める効が顕著である．

　本方は凍傷，腸の疝痛，坐骨神経痛，慢性腹膜炎，子宮脱，開腹術後の癒着からくる腹痛その他の疼痛，下腹部を中心にして腰部，下肢などに波及する疼痛，性慾減退などに用いられる．

当帰四逆加呉茱萸生姜湯（とうきしぎゃくかごしゅゆしょうきょうとう）

　本方は，当帰四逆湯に呉茱萸，生姜を加えたもので，永年にわたって裏に寒のあるものに用いられ，その応用は当帰四逆湯に準ずる．

当帰芍薬散（とうきしゃくやくさん）

　本方は「金匱要略」によれば，妊娠中の腹痛，婦人の諸種の腹痛に用いることになっているが，婦人に限らず，男性にも用いられ，その目標は老若男女を問わず，冷え症で，貧血の傾向があり，筋肉は一体に軟弱で，女性的であり，疲労しやすく，腹痛は下腹部に起こり，腰部あるいは心下に波及することがあるが，腹痛がなくても，本方を用いてよい．また頭冒，頭重，めまい，肩こり，耳鳴，動悸などを訴えることもある．本方は場合によって，食欲を害する人があるので，食欲不振，悪心，嘔吐のある人にはよくないことがある．

　本方は当帰，川芎，芍薬と組んで腹痛を治し，貧血を補い，血行をよくして冷え症を治し，茯苓，白朮，沢瀉と組んで，利尿を調整し，頭冒，めまい，動悸を治する．

　本方は妊娠中の諸種の障害，例えば浮腫，習慣性流産，早期破水，痔疾，

腹痛, 膀胱炎, 腰痛などを治し, 妊娠中に本方を持続して服用するときは, これらの障害を未然に防ぎ, 産後の肥立をよくする効がある. また月経不順, 月経困難症, その他の婦人科的疾患に応用する場合が多い. その他慢性腎炎, 半身不随症, 心臓弁膜症, 脚気, 凍傷などにも用いられる.

騰竜湯 (とうりゅうとう)

本方は竹中文輔の家方で大黄牡丹皮湯を加減したものである. 下腹部, 骨盤腔, 陰部などに炎症や化膿症があり, あるいは腫脹, 疼痛を訴えるときに用いられる. 実証で急迫症状のあるものによいのであるが, 慢性症で便秘のないものでは大黄, 芒硝を去ってよい.

方中の桃仁は瘀血を破り, 血燥を潤し, 牡丹皮は硬結を破り, 血を調和させる. 冬瓜子は瘀血を去り, 薏苡仁は化膿を防止し, 瘀血を去る. 甘草を加えて急迫を緩め, 蒼朮とともに胃の気を助ける.

以上の目標に従って本方は肛門周囲炎, 睾丸炎, 虫垂炎, 前立腺炎, そけい (鼠径) リンパ節炎, 骨盤腹膜炎などに用いられ, また子宮癌の初期, 子宮筋腫, 子宮内膜炎, 腎石症, 前立腺炎などに応用される.

前立腺肥大で尿閉を来すものに大黄, 芒硝を去加し, 八味丸料と合方して用いることが多い.

二陳湯 (にちんとう)

本方は, 胃内停水によって悪心, 嘔吐を発するものに用い, その他痰飲 (水毒) による諸病に広く応用される. すなわち心下の水気, 胃内に停水があって熱を生じ, その水が動いて悪心, 嘔吐, あるいは眩暈, 心動悸, 心下部不快などを訴えるものである.

本方は後世方の基本の1つで, 本方を基として痰飲を治す処方が多く作られている.

本方は小半夏加茯苓湯に陳皮と甘草を加えたもので, 半夏の君薬で湿を燥かし, 痰を利し, 茯苓は佐薬で水をめぐらし, 陳皮は臣薬で気を順らし

痰を下す．甘草は使薬で脾胃を補う（503頁，君臣佐使の項参照）．

以上の目標をもって本方は主として嘔吐，悪心，眩暈，頭痛，悪阻，気うつ，食傷，二日酔，脳溢血などに広く応用される．

女神散（にょしんさん）（安栄湯　あんえいとう）

本方は気をめぐらし，気を降し，うつを散じ，血熱をさますというもので，更年期における精神安定剤の役目を果たすものである．上衝と眩暈を目標とし，更年期障害や血の道症で虚実半ばし，また産前産後に起こった自律神経症候群の中で，のぼせとめまいを主訴とするものに用いる．脈も腹もそれほど虚してはいない．

本方の当帰，川芎は血を順らし，よく血を補い，桂皮は上衝を治し，木香は諸気を降し，うつを散ず．丁香はよく気をめぐらし，香附子は気を開き，檳榔子は胸中の滞気をめぐらす．

白朮，人参，甘草は脾胃を補い，黄連は心胸間の邪熱をさまし，黄芩は裏の熱を清解する．

以上の目標に従って本方はいわゆる血の道症，更年期障害，産前産後の諸神経症に応用される．

人参湯（にんじんとう）（理中湯　りちゅうとう）

本方は胃腸の機能の衰弱を治する効がある．

本方を用いる患者は，胃腸が虚弱で，血色がすぐれず，顔に生気がなく，舌は湿潤して苔がなく，尿は稀薄で量が多く，手足は冷えやすい．また唾液もうすくて口にたまり，大便は軟らかく，下痢しやすい．また嘔吐，めまい，頭重，胃痛を訴えることもある．脈は遅弱，弦細のものが多い．

腹診するに腹部は一体に軟弱無力で，振水音を証明するものと，腹壁が菲薄で硬く，腹直筋をベニヤ板のように触れるものとある．人参湯には，このちがった2種の腹証がある．

本方は人参，白朮，乾姜，甘草の4味からなり，これらは共同して胃の

機能を高め，胃内停水を去り血行をよくし，新陳代謝を旺盛にする．

本方は胃腸炎，胃アトニー症，胃下垂症，胃拡張，悪阻，小児自家中毒症，弛緩性出血などに用いられる．

桂枝人参湯（けいしにんじんとう）

人参湯に桂皮を加えたもので，「傷寒論」では協熱下痢（表に熱があって，裏に寒があって，下痢するもの）に用いているが，人参湯証にして，心悸亢進のあるもの，頭痛のあるものなどに応用する．

附子理中湯（ぶしりちゅうとう）

人参湯に附子を加えた方で，人参湯証で，手足厥冷，悪寒，脈微弱のものに用いる．

排膿散と排膿湯（はんのうさんとはいのうとう）

排膿散は疼痛を伴う化膿性の腫物で，患部が緊張，堅硬の状態を示すものに用いる．そこで癰，疔，癤，リンパ節炎，瘭疽などに用いる機会があり，寒性膿瘍や慢性の腫物には不適なことが多い．

本方は，枳実，芍薬，桔梗からなり，枳実は患部の緊張を緩和して堅硬を柔らげ，芍薬は枳実に協力して緊張を去り，疼痛を軽減し，桔梗は化膿を防止し，あるいは膿を排する．

排膿湯は排膿散を用いる前（これらの腫物の極めて初期），または排膿散を用いて，大勢のくじけた後に用いる．

本方は排膿散の枳実，芍薬の代りに，大棗，甘草，生姜を配したもので，大棗と甘草は急迫を緩解し，これに生姜を配してこれらの諸薬の吸収を促進する効がある．この2種の薬方は，四逆散と小柴胡湯との関係に比較すると興味がある．

麦門冬飲子（ばくもんどういんし）

本方は金匱の麦門冬湯の変方と見ることが出来る．すなわち麦門冬湯から半夏，粳米，大棗を去って滋潤，清涼，鎮咳の薬味を加えたもので目的

は血燥を滋潤するものである．消渇（糖尿病の如きもの）の症，口渇，多尿，皮膚枯燥し，身体羸痩し，咳嗽を兼ねたものによく用いられる．また老人などの感冒後，津液が枯燥し，血熱を兼ね乾咳が長びき，夜床に入って温まると咳喘のはなはだしいものによく奏効する．

方中の麦門冬，人参，甘草などは咳逆を治する主薬で，地黄，知母にて血燥を潤し，葛根は表を発して渇を止め，栝楼根は燥を潤して渇を止め，痰を開く．五味子，竹葉は津液を生じ，渇を止め咳嗽を治す．茯苓は痰涎を化すの意である．

以上の目標に従って本方は皮膚の枯燥した糖尿病，慢性急性気管支炎，肺結核の一症などに応用される．

麦門冬湯（ばくもんどうとう）

本方は強壮，滋潤の効のある麦門冬，人参，粳米に，去痰，利尿の効のある半夏を配し，更に急迫を治する作用のある大棗と甘草とが伍しているから，大病後あるいは慢性諸病，老人，虚弱者などで身体が枯燥し気が上逆して，咽喉不利のあるものを治する．麦門冬は半夏と伍するときは，気の上逆を下す作用がある．

本方は気管支炎，肺炎などで一応解熱してから，発作性に咳嗽が頻発し，顔面潮紅して喀痰が切れ難く，そのために嘔吐を誘発したり，音声が嗄れたりするものに用いる．また咽喉炎，喉頭結核，気管支喘息，百日咳，肺結核，糖尿病，脳出血，高血圧症，妊娠咳にも用いる．

肺結核の喀血時に，本方に黄連，阿膠，地黄を加えて用い，脳出血で脈共大，上逆感のある者に石膏を加えて用いる．

八味丸（はちみがん）

腎気丸ともいい八味地黄丸ともいう．

本方は腎の機能の衰微を目標にして用いる方剤である．ここで腎というのは，近代医学の腎臓を指すばかりでなく，生殖器をも含めていう．

八味丸は，下半身の疲労脱力，多尿，頻尿，尿利減少，尿の淋瀝，腰痛などを目標として用いる．手足に煩熱を訴えることがあるが，冬期は手足の厥冷を訴えることがある．口渇または口乾を訴える．舌には苔がなく，乳頭が消失して紅く乾涸の状になっているものもある．

本方の患者には消化障害のないのが特徴で食欲不振，下痢，悪心，嘔吐などのあるものには用いないがよい．またこれを用いて，これらの症状を訴えるものも本方の適応ではない．八味丸の腹証には2つの型がある．1つは小腹不仁で，1つは小腹拘急である．前者では臍下は脱力しているが，後者では腹直筋が恥骨の付近で硬く突っぱっている．ともに八味丸を用いる目標である．

本方は老人に応用する機会が特に多い．本方を構成する地黄，山茱萸，薯預（山薬）にくは強壮，強精，滋潤の効があり，茯苓には強壮，鎮静，利尿の効があり，沢瀉には利尿，止渇があり，牡丹皮には血のうっ滞を散じ鎮痛の効があり，更にこれらに配するに，諸機能の沈衰を鼓舞する桂皮と附子がある．そこで本方は膀胱炎，前立腺肥大，腎炎，腎硬化症，高血圧症，糖尿病，脳出血，陰萎，尿崩症，腰痛，坐骨神経痛，産後または婦人科の手術後にくる尿閉または尿失禁，脚気，帯下，遺尿症，白内障，難聴など応用範囲は広い．

本方で腰痛がはげしく，尿の不利するものには，牛膝，車前子を加えて，**牛車腎気丸**(ごしゃじんきがん)として用いることがある．

八味帯下方（はちみたいげほう）

本方はやや貧血気味で，腹部もそれほど緊張充実せず，帯下を主訴とする婦人科的疾患に用いられる．本朝経験方で帯下を治す妙剤といわれている．淋毒性のものでもトリコモナスによるものでもよい．はなはだしい炎症や充血はなく，亜急性，慢性の経過をとっているものによいようである．

本方中解毒作用のあるものは山帰来と金銀花である．いずれも毒を解し，瘡毒を治し，熱を散ずるものとされている．当帰，川芎は血を補い，一方瘡瘍を解毒し，茯苓，木通，陳皮はいずれも湿熱を除き，水毒を去るもの

である．便通のあるものは大黄を去ってもよい．

以上の目標により本方は諸帯下，白帯下，黄帯下，淋毒性帯下，トリコモナス帯下などに応用される．帯下で実熱に属するものは竜胆瀉肝湯の方がよい．

半夏厚朴湯（はんげこうぼくとう）

本方は気のうっ滞を散じて，気分を明るくする効があるので，神経症特に不安神経症に用いる機会が多く，また咽中が塞がる感じ，または梅核気と古人がよんだ症状で，咽中に何か球状のものがひっかかっていて，それが気になるというのも，本方を用いる目標である．本方を用いる患者は胃腸が弱く，胃部の停滞感，腹部の膨満感などがあり，胃内停水，ガスの滞留などが見られ，これと上記の症状とが表裏一体となしていると考えられ，本方を用いることによって，これらの胃腸の障害も，神経症状もともに消散する．

本方を構成する半夏と茯苓は胃内停水を去り，悪心，嘔吐を治し，体液の循流を調整する効がある．厚朴は筋の緊張，痙攣を緩解し，腹満を治し，気分のうっ滞を疎通する．蘇葉は軽い興奮剤で気分を明るくし，胃腸の機能を鼓舞する．生姜は茯苓，半夏に協力して，その効を助け，胃腸の機能をさかんにして停水を去り，嘔吐を止める．

本方は神経症，血の道症，気管支喘息，食道痙攣，気管支炎，百日咳，妊娠悪阻，胃炎，胃下垂症，食道憩室，胃アトニー症などに用いる．

半夏瀉心湯（はんげしゃしんとう）

本方は心下痞硬（鞕），悪心，嘔吐，食欲不振を目標として用い，腹中雷鳴して下痢するものにも用いる．舌には白苔のあることもあり，ないこともある．

半夏は胃内の停水を去り，乾姜と組んで悪心，嘔吐を止め，黄連は黄芩とともに胃腸の炎症を去る．黄連と黄芩は苦味健胃剤でもあり，人参は乾

姜と組んで，胃腸の血行をよくして機能の回復を促す．甘草と大棗は諸薬を調和してその協同作用を強化する．

本方は胃腸炎，胃潰瘍，胃下垂症などに用いられる．

生姜瀉心湯（しょうきょうしゃしんとう）

本方は半夏瀉心湯中の乾姜の量を減じて生姜を加えたものである．そこで半夏瀉心湯証で噯気，食臭を発し，腹中雷鳴，下痢するものが本方の目標であるが，これらの症状は，胃腸内での醱酵が盛んなためである．しかし下痢がなくても，本方を用いてよい．本方も胃腸炎，醱酵性下痢，胃酸過多症，胃拡張などに用いる．

甘草瀉心湯（かんぞうしゃしんとう）

本方は半夏瀉心湯中の甘草の量を増加したもので，半夏瀉心湯の証で腹中が雷鳴して不消化下痢を起こし，あるいは下痢せずに心煩して気分不穏を覚える者を治する．甘草を増量したのは，甘草には急迫症状を緩和する効があって，心煩，気分不穏を除くからである．

本方は胃腸炎，口内炎，神経症，夢遊病，不眠症などに用いられる．

半夏白朮天麻湯（はんげびゃくじゅつてんまとう）

本方は脾胃を補い，胃内停水を利尿して導くのが目的である．「痰厥の頭痛」と主治にあるが，これは平素胃腸虚弱で，アトニーの傾向のあるものが，外感や内傷などによって胃内停水が毒性を帯び，いわゆる水毒となって逆上しその結果特有の発作性頭痛，眩暈を発するもので，本症の頭痛は多く眉稜骨より脳天の泉門部，天庭，百会穴の辺りに最もはなはだしく，足冷，嘔気を訴える．本症は呉茱萸湯証に似ているが，呉茱萸湯は本方証より更に激症で，本方は頭痛，眩暈を主とし，呉茱萸湯は頭痛，嘔吐を主とする．また本方は発作性の症状がなくても，脾胃虚弱者の食後に手足倦怠と嗜眠を訴えるものにも応用される．

本方中の人参，黄耆，甘草，白朮などは脾胃を補い，半夏，蒼朮，茯苓，陳皮などは脾湿を通利するとて胃内停水を利尿によって消導する．麦芽，神麹は脾胃を助け宿食を消化し，乾姜の辛熱を以って脾胃の寒を去る．

以上の目標に従って，本方は頭痛，眩暈，慢性胃腸虚弱者の発作性頭痛，食後の嗜眠，手足倦怠を訴える者，低血圧者の頭痛，眩暈あるいは胃腸虚弱者にみる虚証の高血圧に発する諸症に応用される．

白虎湯（びゃっことう）

本方は解熱，鎮静止渇の作用があり，身熱，悪熱，煩熱などの熱症状に用いる．この場合脈は浮滑数または洪大で，口中乾燥，口渇を訴える．身熱，悪熱，煩熱と称する症状は，自覚的に身体灼熱感があって苦しく，通常悪寒を伴わず，他覚的にも病人の皮膚に掌を当てると灼熱感がある．本方は陽明病で未だ承気湯を用いるに至らない時期に用いる．

本方は知母と石膏が主として清熱に働き，甘草と粳米は調和剤で知母と石膏に協力する．

本方は，感冒，流行性感冒，麻疹，丹毒，猩紅熱，チフス，日本脳炎などで，高熱，口渇，煩躁のあるもの，日射病，糖尿病，精神病で興奮し，煩渇のあるもの，かゆみの強い湿疹などに用いる．

白虎加人参湯（びゃっかにんじんとう）

白虎湯に人参を加えたもので，白虎湯証で高熱のため，体液を消耗して，口渇のはなはだしいものに用いる．

白虎加桂枝湯（びゃっかかけいしとう）

白虎湯に桂皮を加味したもので，白虎湯証で表証があり，上衝の気味のあるものに用いる．

茯苓飲（ぶくりょういん）

本方は胃内停水を去り，充満したガスを消す作用があるので，胃炎，胃下垂症，胃アトニー症，胃拡張などに用いられる．『金匱要略』には「心胸中に停痰，宿水あり，自ら水を吐出して後，心胸間虚し，気満ちて食する能わざるを治す．痰気を消し，能く食せしむ」とあり，胃にガスが充満して，そのためにたべられないという病状を目標にして本方を用いる．噯

気，悪心，胸やけを訴えることもある．腹証上では心下痞鞕があり，人参湯証よりもやや実証のものを目標とする．

本方を構成する茯苓と朮は主として胃内停水を去る．人参は胃の機能を高め，橘皮，枳実は苦味健胃の効があり，これらが協力して，停水を去り，ガスを消し，食欲をすすめ，胃部の停滞感を去る．生姜は諸薬を調和し，薬効を助ける効がある．

茯苓沢瀉湯（ぶくりょうたくしゃとう）

本方は五苓散の猪苓の代わりに甘草と生姜が入ったもので，口渇と尿利減少があって，嘔吐を起こすことは，両方に共通であるが，嘔吐の模様が違っている．五苓散にみられる水逆とよばれる嘔吐は，口渇があって，水をのむと直ぐに，その水を吐くのが特徴で，茯苓沢瀉湯では，口渇があって，水をのんでも，直ぐに吐くことはまれで，朝食を午後になって吐くというように，飲食してから吐くまでの間に時間の余裕がある．したがって五苓散の嘔吐が頻々と繰返して起こるのに反し，茯苓沢瀉湯の嘔吐は，1日1，2回のことが多い．

本方は胃炎，幽門狭窄，胃癌，胃拡張などで，嘔吐のあるものに用いる．

附子湯（ぶしとう）

本方は，真武湯の生姜の代りに人参を入れたもので，悪寒，手足の寒冷などを目標とすることは，真武湯と同様であるが，下痢に用いることはなく，身体の疼痛，関節痛などを目標とし，脈は沈である．

人参は朮，附子と組むことによって，疼痛を治する効があり，本方は神経痛，リウマチなどに用いられる．このさいには桂枝加附子湯，麻黄加朮湯などとの鑑別が必要である．

附子粳米湯（ぶしこうべいとう）

本方は大建中湯と同じく，腹部に寒冷を覚えて，疼痛がはげしい場合に

用いるが，大建中湯は腸の蠕動不安による疼痛を主とし，本方は腹中が雷鳴して切痛するものを治する．嘔吐は，大建中湯の場合と同じく，あることもないこともある．

本方は附子，半夏，甘草，大棗，粳米の5味からなり，附子は乾姜よりも高度の温性刺激薬で，鎮痛の効があり，半夏，粳米は嘔吐を止め，甘草，大棗は急迫症状を治し，附子と組んで疼痛を緩解する効がある．

本方は腸の疝痛，胃痙攣，腹膜炎などに用いる．本方と大建中湯とを合して解急蜀椒湯（かいきゅうしょくしょうとう）と名づけ，この2方の証が合併して現われた場合に用いる．

分消湯（ぶんしょうとう）

本方は消導の剤で，気を順らし，食滞を去り，水腫を治するのが目的である．一般に腹水鼓腸の初期で実証のものに用いる．その目標は心下部が痞鞕し，小便短少，便秘の傾向があり，その腫脹に勢いがあって充実し，食後飽悶を訴え，噯気，吞酸，少し食しても心下部の飽悶感に苦しむというものに用いてよい．

方中の蒼朮，厚朴，陳皮は平胃散の意で脾胃を健にし，宿食，停水を消導し，白朮，茯苓，猪苓，沢瀉は四苓湯で利水を図り，停水を去る．枳実，香附子，大腹皮，砂仁などは気を順らし，鼓腸を治する作用がある．

以上の目標に従って本方は滲出性腹膜炎，腎臓炎の浮腫，腹水，鼓腸などに応用される．

平胃散（へいいさん）

本方は宿食を消化し，胃内停水を去るものである．自覚症として食欲不振，腹部膨満，心下痞塞，食後に腹鳴して下痢を訴える．脈も腹も未だはなはだしく衰えぬものに用いる．貧血を来たし，腹筋が極度に弛緩した虚証のものに用いてはならない．

本方は蒼朮を以って胃内停水を去り，陳皮，厚朴を以って胃の機能を助

け，食滞を順らす．甘草は諸薬を中和し，健胃の働きがある．

本方は右の目標をもって，急性慢性胃カタル，胃アトニー，胃拡張などに応用される．また平胃散に芒硝を加えて産後に胎盤の残留するものに用いることがある．

不換金正気散（ふかんきんしょうきさん）

平胃散に藿香，半夏を加えたもので，平胃散の症に更に外感を兼ねたものに用いる．

胃苓湯（いれいとう）

平胃散と五苓湯の合方で，急性腸炎によく用いられる．下痢，口渇，微熱などを目標とする．またネフローゼに用いて効がある．

変製心気飲（へんせいしんきいん）

本方は本朝経験による処方で，宝慶集の分心気飲を変製したものである．胸膈心下に水気のうっ滞したものを治すもので，心臓性喘息の一証によく用いられる．腹診上，心下部鳩尾（みぞおちの所）穴のところに動悸を触れるが，これは水気の動揺する徴である．心臓性喘息で心下部が硬く，肩背こわばり，呼吸困難があり，心下部に当って動悸するものを目標にして用いるとよい．また肝肥大や浮腫などがあって，木防已湯が効いていたものが，しばらくして効かなくなったときに，本方に変えるとよいことがある．

本方は分心気飲の変方で，茯苓，半夏，木通などは利水剤で，よく心下の水を利し，桑白皮，蘇子，別甲，枳実などは去痰の効があり，胸中の痰を去り，咳嗽を治す．

以上の目標に従って本方は心臓性喘息，慢性気管支炎，狭心症類似症などに応用される．

防已黄耆湯（ぼういおうぎとう）

本方は，表が虚して体表に水毒の多いものを治する方剤で，色が白く，

肉が軟らかく, 俗に水ぶとりと称する体質の人で, 疲れやすく, 汗の多い傾向の人に用いる. また下肢に浮腫が多く, あるいは膝関節が腫痛するものに用いる. 有閑婦人で肥えている人にこの証がよくみられる.

本方は防已, 黄耆, 甘草, 朮, 生姜, 大棗からなり, 防已と朮は利尿鎮痛の効があり, 黄耆は体表の水を去って, 皮膚の栄養をよくする効があり, 大棗と甘草は矯味に兼ねるに諸薬の調和をはかる効があり, 生姜は健胃の効がある.

本方は変形性膝関節症, 多汗症, 肥満症, 下腿潰瘍などに用いられ, また月経不順に用いて, 月経を通じることがある.

防風通聖散（ぼうふうつうしょうさん）

本方は肥満症で実証の中風体質者に最もしばしば用いられ, 高血圧, 動脈硬化症を招来する原因としての腸性自家中毒物（食毒）, 腎性自家中毒物（水毒）および先天的後天的梅毒, あるいは淋毒など種々の毒物を大小便および汗より排泄しあるいはこれを解毒させる. 脈は力があって充実し, 腹は臍を中心として膨満し, いわゆる重役型の太鼓腹を呈するものに用いてよい. 特に心下部の緊満しているものは大柴胡湯加石膏の行くところである. いかに血圧が高くとも, 痩せ型で顔色の蒼白なもの, 腹筋拘攣し, またはなはだしく弛緩しているものには用いてはならない. また本方は服用して著しく食欲が衰え, あるいは不快な下痢を起こすものもまた禁忌である.

本方は大正年間から昭和初期にかけて森道伯翁が盛んに用い, 肉食奨励のために生じた自家中毒的病態に対して奏効したものである.

本方の大黄, 芒硝, 甘草は調胃承気湯で, 胃腸内の食毒を駆逐する. 防風, 麻黄は皮膚を開達して病邪を発散し, 桔梗, 山梔子, 連翹は解毒消炎の能がある. 荊芥, 薄荷葉は, 頭部の熱を清解し, 白朮は滑石とともに水毒を腎膀胱より排泄する.

黄芩, 石膏は消炎鎮静的に作用し, 当帰, 芍薬, 川芎は血行を調整する. このような体質のものはアシドーシスの傾向が強く, 本方はこれをアルカ

ローシスにする働きがあるものと解釈される.

　本方は以上のような目標に従って高血圧,脳溢血,動脈硬化症,肥満症,脂肪心,慢性腎臓炎,糖尿病,丹毒,頭瘡,眼病,蓄膿症,酒皶鼻,皮膚病,喘息,胃酸過多症,脚気,梅毒,淋疾,痔疾などに広く応用される.

補気健中湯（ほきけんちゅうとう）

　本方は虚証の浮腫,腹水,鼓腸に対して,ときに大効をとることがある.実腫のときには柴苓湯,分消湯,五苓湯,木防已湯などを用いるが,虚証で元気衰えたものには本方がよい.あるいは小建中湯や補中益気湯などの甘味の剤を与えて,かえって浮腫の増加したときにも,本方を用いるとよい.浮腫は力なく軟弱で,圧迫による陥没がなかなか戻らないものである.

　本方は四君子湯と平胃散とを合方して甘草を去り,黄芩,沢瀉,麦門冬を加えたもので,虚の中にわずかに実熱がある.人参,白朮,茯苓は四君子湯より甘草を去ったもので,脾胃を補い,健胃の能がある.蒼朮,厚朴,陳皮は平胃散より甘草を去ったもので,胃内の停水を去るものである.甘草は水分をたくわえて浮腫を助長する作用があるので,これを去るのである.黄芩は内熱を去り,沢瀉,麦門冬ともに利尿の効がすぐれ,白朮,茯苓,蒼朮と組んで水をめぐらす.厚朴は気をめぐらす.

　「医林集要」の**補中治湿湯**は本方より沢瀉を去り,当帰,木通,升麻を加えたものである.

　以上の目標に従って本方は浮腫,腹水,鼓腸,肝硬変症,慢性腹膜炎,慢性腎炎,ネフローゼ,心臓弁膜症による浮腫などに応用される.

補中益気湯（ほちゅうえっきとう）（医王湯　いおうとう）

　本方は小柴胡湯を用いたい場合で,しかも,疲労しやすく,腹壁の弾力の乏しい虚証のものに用いる.一般に脈は軟弱で手足倦怠,語言や眼勢に力がなく,あるいは微熱,食欲不振,盗汗,臍部に動悸の亢進などがあるものによい.病勢が激しく,熱状が発揚性のものには注意を要する.

人参, 白朮, 陳皮, 甘草は健胃強壮の効力があり, 黄耆, 当帰は皮膚の栄養を高めて盗汗を治し, 柴胡, 升麻は解熱の効能がある. 生姜, 大棗は諸薬を調和し薬力を強化する.

以上の目標に従って本方は虚弱者の感冒, 胸膜炎, 肺結核, 腹膜炎, 夏痩せ, 病後の衰弱, 神経衰弱, 脱肛, 子宮脱出, 虚労, 陰萎, 半身不随, 多汗症などに応用される. 肺結核で咳嗽のある場合は, 五味子, 麦門冬を加える. これを**味麦益気湯**(みばくえっきとう)と称する.

慢性脱肛には赤石脂を加え**赤石脂湯**(しゃくせきしとう)と名づけ用いられる.

麻黄湯 (まおうとう)

本方は太陽病の表熱実証で裏に変化のないものに用いる. その目標は悪寒, 発熱, 脈浮緊で汗なく, 発熱に伴う諸関節痛, 腰痛, 喘咳などの症候のあるものである. このような症状は感冒や流行性感冒その他の熱性病の発病初期にみられるものである. 本方は発汗と利尿の効があり, これを服用して発汗して諸症の軽快するものと, 尿量が増加してよくなる場合とがある.

本方は表実証に用いるもので, 表が虚して汗が自然に出て, 脈が浮弱または沈弱のような場合には用いないがよい.

本方は麻黄, 桂皮, 杏仁, 甘草の4味からなり, 麻黄と桂皮は協力して血管を拡張して血行を旺盛にし, 発汗を促す作用がある. 杏仁は麻黄と協力して喘咳を治し, 甘草は桂皮と組んで強心的に働き, 麻黄と組んで利尿の効を発揮する.

本方は感冒の他, 関節リウマチの初期, 喘息, 鼻炎などに用いられ, 乳児の鼻塞, 哺乳困難にも効がある. ただし老人, 幼児などで体力の弱い者には注意して用いなければならない.

麻黄加朮湯 (まおうかじゅつとう)

麻黄湯に朮を加えた方で, 表熱証で, 湿 (水毒) を挟むものを治する効があり, リウマチ, 関節炎, 急性腎炎, ネフローゼなどに用いられ, また一酸化炭素中毒にも効がある.

麻黄細辛附子湯（まおうさいしんぶしとう）

本方は少陰病で発病初期, 表証のあるものに用いる. そこで虚弱者や老人などの感冒, 気管支炎, 気管支喘息などに用いられる. 本方の目標は悪寒, 微熱, 脈沈細, 全身倦怠, 無気力, 嗜臥などである. これに対して本方を用いると, 悪寒が去り, 気力は回復し, 諸症軽快する. また虚弱者の咳嗽で, 時に背部に悪寒を覚え, 稀薄な水様の喀痰を吐き, 尿も稀薄で量が多く, 脈沈細, 貧血性, 無気力の者にも, 本方はよく奏効する.

附子, 細辛はいずれも温薬であって, 血行を盛んにして身体を温め, 温感を生じさせる. そこで麻黄に附子, 細辛を配合して脈沈細で無気力のものを治するのである.

本方は防風, 川芎を加えて, 頭部の冷痛に苦しむものを治する.

麻杏甘石湯（まきょうかんせきとう）

本方は麻黄湯の桂皮の代りに石膏を加えたものであるから, 麻黄湯のような表証がなく, そのため悪寒を訴えることなく, 裏に熱があるから, 口渇, 自汗を伴うことがある.

本方の石膏は清熱剤で, 麻黄, 杏仁と協力して熱を解し, 鎮痛の効があり, 喘咳, 自汗を治する. 麻黄, 杏仁は血行を盛んにして水分の停滞を疎通し, 喘咳を治する. 甘草は諸薬を調和して, その薬効を助ける.

本方は気管支喘息, 喘息性気管支炎, 百日咳に用い, 痔核の疼痛に用いて奇効を奏する. また乳幼児の感冒によく用いられる.

麻杏薏甘湯（まきょうよくかんとう）

本方は麻杏甘石湯の石膏の代りに薏苡仁を入れたものである. 薏苡仁は筋肉の緊張を解き, 水毒の停滞を疎通して鎮痛の効を発揮する. そこで, 薏苡仁は麻黄, 杏仁と合して, 筋肉や関節の病毒を駆逐して鎮痛の効をあらわし, 甘草はこれに協力してその効を強化する.

本方は筋肉リウマチ，関節リウマチ，疣贅，汗疱，進行性指掌角皮症などに用いられる．

麻子仁丸（ましにんがん）

本方は緩和な下剤で，常習便秘の者，殊に老人，病後の人などで，体液が枯渇して皮膚や粘膜に滋潤の不足して便秘するものによい．尿量が多くて，大便が硬いというのは，本方を用いる目標である．

本方は麻子仁，芍薬，枳実，厚朴，大黄，杏仁の6味からなり，麻子仁は粘滑性の下剤で，大黄の瀉下作用に協力し，芍薬，枳実，厚朴は腸管の緊張を緩和して蠕動を調整し，杏仁は一種の粘滑剤として働く．

木防已湯（もくぼういとう）

本方は腹証上では，心下痞堅があり，呼吸促迫，喘鳴，浮腫などがあって，血色すぐれず，尿利減少のあるものを目標とする．このような症状は，心臓弁膜症で代償機能が障害された時にみられ，肝肥大や肺水腫の徴候がみられることもある．症状のはげしいときは横臥できないものもある．脈は沈緊ということになっているが，必ずしもこれに拘泥しなくてよい．

本方は木防已，石膏，桂皮，人参の4味からなり，木防已は桂皮と組んで浮腫を去り，尿利を増し，石膏は人参と組んで，煩躁，口渇，心下痞堅を治する効がある．

本方は心臓，腎臓の疾患で以上の徴候のあるものに用い，また喘息に用いることもある．

木防已去石膏加茯苓芒硝湯（もくぼういきょせっこうかぶくりょうぼうしょうとう）

本方は木防已湯を用いて，一旦軽快したものが，再び症状が悪化したときに用いることになっているが，私は本方で効験を得た例をもたない．

増損木防已湯（ぞうそんもくぼういとう）

木防已湯に桑白皮，蘇子，生姜を加えた方剤で，本間棗軒が好んで使用

した．利尿をはかり，喘鳴を治すために加味したものである．

薏苡仁湯（よくいにんとう）

　本方は関節リウマチの亜急性期および慢性期に入った場合によく用いられる．麻黄加朮湯や麻杏薏甘湯よりもやや重症で，熱感，腫脹が去らず，慢性症に移行しようとするものが目標である．外来で訪れる程度の亜急性期のものによい．桂芍知母湯の手前に用いる．漿液性の関節炎や結核性の関節炎でも，水がたまって腫脹，疼痛のあるものには用いてよい．

　本方は麻黄加朮湯と麻杏甘石湯とを合して杏仁を去り，当帰と芍薬とを加えたものである．表の水の動揺を治すのが麻黄加朮湯で，当帰，芍薬，薏苡仁は血燥を潤すものである．

　以上の目標に従って本方は多発性関節リウマチ，漿液性関節炎によく用いられ，また結核性関節炎，筋肉リウマチや脚気などにも応用される．

薏苡附子敗醤散（よくいぶしはいしょうさん）

　本方は古人が腸癰とよんだ病気のために設けたもので，この腸癰は今日の虫垂炎にあたる．ところで，この頃の虫垂炎には，本方の適応症は少ない．本方は一体に腹壁は軟弱で，盲腸部に限局して腫瘤をふれ，脈弱数，顔面蒼白で，気力衰微しているものを目標とする．このような患者は，すでに患部に化膿の徴候があり，本方が適中すれば，尿量が増加し，腫瘤は吸収され，諸症軽快する．

　本方は薏苡仁，附子，敗醤の3味からなり，薏苡仁は諸種の膿瘍に用いて，膿の吸収，排泄を促す効がある．敗醤も同様に膿瘍の解消に有効である．附子は新陳代謝を振興して，これらの薬効を助け吸収を促す効がある．

　本方は虫垂炎，限局性腹膜炎，肺膿瘍，指掌角皮症，帯下のあるものなどに用いる．

抑肝散（よくかんさん）

　本方は出典に異論があったが，大塚氏の考証により，薛鎧の「保嬰撮要」に記載されたのに始まるという．神経症で刺激症状が激しく，一般に癇が強いといわれている．肝気の高ぶりによる興奮を抑え，鎮静させるところから抑肝散と名づけられた．本方は本来小児のひきつけに用いられたもので，肝気高ぶり神経過敏となり，また興奮して眠れないというものを目標とする．腹証は左の腹筋が拘攣している．神経系の疾患で，左の腹が拘急し，突っぱり，四肢の筋脈が攣急する病気には何病でも用いられる．

　この証が慢性化し，腹筋が無力化して，左の腹部大動脈の動悸がひどく亢進してきた場合は陳皮，半夏を加える．

　方中の釣藤鈎に鎮痛鎮痙の作用があり，漢方ではこれを肝木を平らかにするという．釣藤鈎と柴胡と甘草が一緒になり，肝気の緊張を緩解し，神経の興奮を鎮める．当帰は肝の血流をよくし，貧血を治し，川芎は肝血をよく疎通させる．茯苓と白朮は停滞した水飲を去るものである．

　以上の目標に従って本方は主として癇症，神経症，神経衰弱，ヒステリーなどに用いられ，また夜啼，不眠症，癇癪持ち，夜の歯ぎしり，てんかん（癲癇），不明の発熱，更年期障害，血の道症，四肢萎弱症，小児麻痺，陰萎症，悪阻，くる（佝僂）病，チック病，脳腫瘍症状，脳出血後遺症，神経性斜頸などに応用される．

抑肝散加陳皮半夏（よくかんさんかちんぴはんげ）

　本方は四逆散の変法である抑肝散に陳皮，半厚を加えたものである．抑肝散は肝経の虚熱という虚証の小児が脳神経の刺激症状を発生したものを鎮静させる効があり，左の脇腹が拘攣するのを目標とする．本方すなわち陳皮，半夏を加えたものは転じて成人ことに中年以後の更年期前後に発して神経症状が著しく，全体に虚状を呈し，脈腹ともに軟弱で，腹直筋の緊張は触れず，ただ左の臍傍から心下部にかけて大動悸が湧くが如く太く手に応ずるものを目標として用いる．これは「肝木の虚と痰火の盛」なる貌

として，この腹状が現われ，心悸亢進，胸さわぎ，恐怖，頭痛，のぼせ，眩暈，肩凝り，不眠，全身倦怠などの神経症状を伴うものに偉効を奏することがある．これは浅井南溟の口伝によるところである．

方中の釣藤鈎は鎮痙薬で，肝木を平にして手足の拘攣を治する効がある．当帰は肝血を潤し，川芎は肝血を疎通して血行をよくし，柴胡，甘草，釣藤鈎と組んで鎮静の働きが強化され，肝気の高ぶるのを緩解する．茯苓，白朮は利尿の効があり胃中の水飲を消導し，陳皮，半夏は去痰剤で痰飲を去る．

以上の目標に従って本方は神経衰弱症，ヒステリー，婦人更年期障害に発する神経症，中風，夜啼，疲労症，不眠症，四肢痿弱症，悪阻，小児の癇症などに応用される．

利膈湯（りかくとう）

本方は食道の途中が狭くなり，ふさがって嚥下困難をきたし，嘔吐，粘痰を吐し，口渇を訴えるものを目標とする．咽喉痞塞感，嚥下困難，通過障害などあるものによい．本方を服用すると，粘稠なのりのような痰を吐き出して，胸中が爽快となり，通過障害がよくなることが多い．

方中の半夏は痰飲による嘔吐を治すものであるが，一方水飲を利し，逆気を下し，湿痰を去る能がある．山梔子は心胸間のうつ熱を解し，痞えを押し開いて気を下す．附子は陽をめぐらし，壅塞を散じ，経をめぐらし半夏と山梔子の働きを強化する．

浅田家では乾姜 3.0 g，甘草 2.0 g を合方して用いている．また茯苓杏仁甘草湯を合方するときは胸膈内の停飲を去る効力が増すものである．

以上の目標に従って本方は食道癌，胃癌，食道狭窄，食道ポリープ，食道痙攣などに用いられ，また噴門痙攣，食道憩室，咽喉痞塞するものなどに応用される．

六君子湯（りっくんしとう）

本方は四君子湯と二陳湯との合方で，胃腸虚弱にして四君子湯の証で力があり，胃内停水のあるものに用いる．心下部痞え，食欲不振，疲労しや

すく，貧血を呈し，脈も腹もともに軟弱で，日常手足の冷えやすい虚証のものを目標とする．

方中の人参，白朮，茯苓，甘草はすなわち四君子湯で，胃腸の機能を高め，消化吸収をよくする．陳皮は人参とともに食欲を進め，半夏は白朮，茯苓とともに胃腸内の停水を去る．

以上の目標に従い本方は慢性胃腸炎，胃弱症，病後の食欲不振，嘔吐，慢性腹膜炎，悪阻，小児虚弱者の感冒，神経衰弱，胃癌，胃潰瘍(止血後)などに応用される．

香砂六君子湯 (こうさりっくんしとう)

本方に香附子，砂仁，藿香を加えたもので，六君子湯の証で，特に心下痞塞を訴え，気うつし，食欲不振，宿食を兼ねるものに用いる．一般にこの加減法が多く用いられる．

柴芍六君子湯 (さいしゃくりっくんしとう)

本方に柴胡，芍薬を加えたもので，六君子湯の症で腹直筋の拘攣，あるいは腹痛のあるものに用いられる．

竜胆瀉肝湯 (りゅうたんしゃかんとう)

本方は膀胱および尿道における炎症に用いるもので実証に属し，急性あるいは亜急性の淋毒性尿道炎，バルトリン腺炎，あるいは膀胱炎などで，小便渋通，帯下，膿尿，陰部腫痛，鼠径腺の腫脹するものなどに用いる．一般に体力未だ衰えず，脈も腹も相当力があるものである．

車前子，木通，沢瀉は利尿作用があって，尿道，膀胱の炎症を去る．当帰，地黄は血行を盛んにし，かつ渋痛を緩和し，竜胆，山梔子，黄芩は消炎および解毒の効がある．

以上の目標に従って本方は急性あるいは亜急性淋疾，尿道炎，膀胱炎，帯下，陰部痒痛，バルトリン腺炎，子宮内膜炎，下疳，横痃，睾丸炎，陰部湿疹などに応用される．

一貫堂の竜胆瀉肝湯は，本方を基本としたもので，本方に芍薬，川芎，黄連，黄柏，連翹，薄荷，防風を加えたものである．やや慢性症となった

ものに用いる.

苓甘姜味辛夏仁湯（りょうかんきょうみしんげにんとう）

　本方は小青竜湯に似て, 喘鳴, 咳嗽, 水腫に使用する方剤であるが, 小青竜湯中の麻黄, 桂皮, 芍薬の代りに, 茯苓, 杏仁を加えた薬方であるから, 発熱, 悪寒, 頭痛, 身体疼痛などの症状がなく, 貧血の傾向があり, 脈は弱く, 手足は冷えやすく, 息切れ, 貧血がある. そこで本方は喘鳴, 息切れ, 貧血があり, 冷え症で, 疲れやすいものを目標に用いる.

　肺気腫, 慢性気管支炎, 気管支喘息, 心臓弁膜症, 慢性腎炎などに本方を用いる機会がある.

　本方は茯苓, 甘草, 乾姜, 五味子, 細辛, 半夏, 杏仁の7味からなり, 五味子は半夏, 杏仁とともに喘咳を治し, 乾姜, 細辛は一種の熱薬で, 血行をよくし, 前記の諸薬と協力して喘咳を治する働きを助ける. 茯苓は利尿の効があって, 浮腫を去り, 甘草は以上の諸薬の働きを調和し, 茯苓と組んで, 動悸, 息切れを治する.

苓甘姜味辛夏仁黄湯（りょうかんきょうみしんげにんおうとう）

　本方は苓甘姜味辛夏仁湯に大黄を加味した方剤で, 苓甘姜味辛夏仁湯証で, 便秘して顔面が酒に酔ったように上気しているものを目標とする.

苓桂味甘湯（りょうけいみかんとう）

　本方は手足が冷えて, 上気して顔が赤くなり, 頭冒の状となり, 咳嗽, 動悸を訴えるものに用いる. 脈は沈小である. 麦門冬湯に似たところがあるが, 麦門冬湯のようなせき込む強いはげしいものではない. 本方の目標に, 尿利の減少があり, この点では苓桂朮甘湯に似ている.

　本方は苓桂朮甘湯の朮の代りに五味子の入ったもので, 五味子は桂皮と組んで, 上気, 頭冒（頭に何かかぶっている状）を治し, 咳嗽を治する効もある. 茯苓は桂皮, 甘草と組んで, 動悸を治し, かつ尿利をよくする効がある.

　本方は気管支炎, 滲出性中耳炎などに用いられる.

苓姜朮甘湯（りょうきょうじゅつかんとう）

　本方は水中に座するが如き腰冷感と尿が清澄で量の多いのを目標に用いる．口渇を訴えることはない．脈は沈弱である．

　本方は茯苓，乾姜，朮，甘草の4味からなり，乾姜は甘草と組んで寒冷と多尿を治し，茯苓は朮と組んで，水分の偏在を調整する．

　そこで，本方は当然に，腰脚の冷感，腰痛，坐骨神経痛，遺尿，夜尿症，帯下などに効果がある筈であるが，大塚の経験では，著効をみたことがない．

苓桂甘棗湯（りょうけいかんそうとう）

　本方は奔豚症を目標に用いる．奔豚症は今日のヒステリー性の心悸亢進に相当するもので，発作性に下腹部から胸に衝きあげてくるはげしい動悸を訴え，呼吸がとまりそうに覚え，時には人事不省になることもある．また発作時に，はげしい腹痛を訴えることもある．

　本方を構成する桂皮は甘草と組んで心悸亢進を治し，茯苓と大棗は桂皮と甘草に協力するとともに，鎮静，利尿の効がある．

　本方はヒステリー発作，神経性心悸亢進症，不安発作のある心臓神経症，子宮痙攣，胃痙攣などに用いられる．

苓桂朮甘湯（りょうけいじゅつかんとう）

　本方は胃下に水毒が停滞し，尿利減少して，気上衝し，めまい，身体動揺感，心悸亢進などのあるものを目標として用いる．これらの症状は真武湯証に似ているが，真武湯証は陰証であり，本方は陽証であるから，脈に力があり，腹部には振水音を証明しても，腹力があって，軟弱ではない．

　本方は茯苓，桂皮，朮，甘草からなり，茯苓と朮は水分の偏在を調整して尿利をよくし，桂皮，甘草は心悸亢進を治する．

　本方は胃下垂症，胃アトニー症などにみられる神経症，とくにめまい，動悸，動揺感，心臓疾患によるめまい，諸種の眼疾などに用いられる．

良枳湯（りょうきとう）

　本方は心下部あるいは腹部に痙攣性の疼痛を発し，嘔吐を伴うものに用いる．虚証で弛緩性体質のもので，慢性に経過したものが多い．脈も軟弱，腹壁も菲薄である．心下部あるいは臍傍に堅塊があって，疼痛がそこから突きあがるようなものによい．

　本方は苓桂甘棗湯に半夏，枳実，良姜を加えたものである．苓桂甘棗湯の痛みは，臍傍より心下に突きあがるものである．これに嘔吐をともなったものが本方の証で，半夏を加えて逆気を下し，枳実は気の滞りをめぐらし，結実を破るといって堅塊を軟らかくする．良姜は寒を散じて胃を暖める．

　以上の目標に従って本方は主として胃拡張症，胃潰瘍，十二指腸潰瘍，胃癌，胃下垂症，胆石症，膵臓炎，遊走腎などに応用される．

連珠飲（れんじゅいん）

　本方は本朝経験方で本間棗軒の家方である．貧血によって起こる諸症状に対して用いられる．動悸，眩暈，耳鳴，顔面蒼白，浮腫などが目標である．貧血が高度となって口唇，眼結膜，爪の下まで蒼白となったものや，貧血と胃腸虚弱で下痢しやすいものには用いられない．このようなときは四君子湯や帰脾湯がよい．

　本方（四物湯を含んでいる）をのんで下痢したり，心下部にもたれて食欲不振となったりするものは適応症ではない．そのようなときには参苓白朮散を与え，下痢を早く治すべきである．

　本方は苓桂朮甘湯と四物湯とを合せたもので，古方と後世方の合方である．当帰，芍薬，川芎，地黄は四物湯で造血剤，苓桂朮甘湯は気と水の上衝と動悸を鎮めるものである．

　以上の目標に従って本方は貧血症，貧血によるめまい，動悸，耳鳴，心臓弁膜症，萎黄病，十二指腸虫症の貧血などに応用される．

薬物解 – 総論

薬品の名称

漢方医学に用いる医薬品は，主として天産物で，いわゆる漢方薬の生薬であって，多くは植物界から来ているので「草根木皮」と概称される．これらの漢方薬は奈良，平安時代から江戸時代に至るまで，漢方医学の学派によってその名称を異にするものが，なかなか多い．漢方医学に従事するものは，これらの名称の相違と，その常用の別名を知らなければならない．本書はその主なるものを収載している．

〔冠名〕　　薬名には，それにいろいろな文字を冠して，その産地，品質，調製法などを示す．その主なるものつぎの如し．

生（しょう）　　新鮮品であって，乾燥品でないことを示す．
乾（かん）　　乾燥したもので生品でないことを示す．
生乾（しょうぼし）　　加工しないで，そのまま乾かしたもの．
熟（じゅく）　　加熱，煮沸などの加工を施したもの．
製（せい）　　きざんだもの，または加熱などの加工法を施したもの．
山（さん）　　山地に産するもの，主に中国四川省産を示す．
川（せん）　　中国四川省産をいう．
蜀（しょく）　　中国四川省産をいう．
土（ど）　　土産，国産の意で，多くは代用品をいう．
胡（こ）　　中国で，北西地方，ペルシア，アラビヤ産をいう．
和（わ）　　日本産の代用品をいう．
真（しん）　　日本産で，中国産と同一または近似のものをいう．
唐（から）　　中国産をいう．
古渡（こわたり）　　以前に輸入された品質の優秀なものをいう．
肉（にく）　　軟かい肉質の多いもの．
霜（そう）　　1. 黒焼　　2. 白色霜状の昇華物

貯　蔵　法

　漢方薬はカビと虫の害を受けやすい．これの予防には，防湿，防虫，遮光，冷蔵を必要とする．冬は寒気と，空気が乾いているため，ほとんど害を受けないが，夏期には，ことにわが国は湿度が高いため，カビと虫の害を受けやすい．近年は，少量にはすべてブリキカンに入れ，殺虫，殺カビ剤を入れて密閉しておく．薬剤は四塩化炭素またはクロロホルムがよい．二硫化炭素も用いるが，引火性があるので注意を要する．

調　製　法

　漢方薬は，これを片手盤（さしこみ）で薄片に切り，両手盤にかけて細切し，粉末（中粉）を去り貯える．今はみな坐切品として市場に販売される．

　〔修治〕　漢方薬はその方剤により，不要部を捨て，加熱，水洗などの加工を施さなければならない．今は調製品が市販されて，修治の必要がなくなっている．

調　剤　法

　〔第一〕　1日分を1包とし，例えば10日分を作るには，各薬品を10日分ずつ秤量し混和して10包に分かち，小袋に入れて患者に交付する．

　〔第二〕　1日分を3包とし，10日分は30包として，その都度煎出させる方法で，調剤は多くは用紙を30枚並列して，秤量せずに大小の匙にて目分量で配合する．

　いずれの場合でも，附子のような劇性の漢方薬，石膏，滑石，芒硝，薏苡仁，玉阿膠の如き比重の異なるものは，よく注意して秤量しなければならない．

煎　　　出

　煎出器は，陶器製がよいが，通例アルミニウムのやかんでよろしい．これに生薬を入れ，約20倍の水を入れて，弱火で約30分煎じ，それを通例

半量に煮つめ，熱いうちにカスを去る．瀉剤は，短く，補剤は長く煮る．ことに附子剤の如きは長く熱して，成分の有効化を期待する．

薬性（やくしょう）

漢方薬には（寒），（熱），（温），（涼），（平）の薬性があり，用薬の目安となる．これは各薬品に確定しているものではないから，学者はこれに拘泥してはならない．本書は主として，1963年版の「中華人民共和国薬典」によった．

凡　　　例

この薬物篇には，多くの漢方医書に記する生薬類および薬店でよく取扱う民間薬を加えて，約430種を記載した．記載の順序は漢名のアイウエオ順によったが，索引に便するため

　　牛（ご）を牛（ぎゅう）に　　｜　石（しゃく）を石（せき）に
　　地（ち）を地（じ）に　　　　｜　青（しょう）を青（せい）に
　　赤（しゃく）を赤（せき）に　｜　白（びゃく）を白（はく）に

など，便宜に従って合併した．

　各薬品には

〔原〕　基原となる動植鉱物名を記載し，その産地と薬用部分名を明示した．（局）は日本薬局方収載品である．

〔選〕　必要ある場合に選品法を記載した．

〔用〕　応用　まず寒熱温涼平の薬性を述べ，つぎにその **作用**，つぎにその **病名** を記載した．

薬物解 – 各論

阿膠（あきょう）　（膠）（外）〔原〕牛，馬，羊，豚などの動物の皮および骨から作ったニカワ質．中国山東省阿県に産するものが良いので阿膠の名がある．〔選〕原料および製法の差によってクシデ，スズリデ，三千本，ゼラチン，玉阿膠があり，通例クシデまたは玉阿膠を用いる．〔用〕（平）鎮静，鎮痛，止血剤で，疼痛，出血，小便不利，不眠に用いる．

阿仙薬（あせんやく）　（局）百薬煎，児茶，ガンビル．〔原〕マレー群島産，アカネ科の低木：ウンカリア属の葉および若枝の水製エキス．多少粘土を含む．通例長方形のものを用いる．〔用〕（微寒）収斂，解熱，清涼剤で，胃腸炎，止血，下痢に用いる．

硫黄（いおう）　昇華イオウ（局）〔原〕天然の硫黄で，通例昇華硫黄を用いる．〔用〕（温）緩下剤で，また皮膚病に外用する．

萎（いずい）　玉竹〔原〕各地に野生するユリ科の多年草：アマドコロの根茎．〔用〕（平）滋養強壮剤で，陰萎，糖尿病に用いる．

伊豆縮砂（いずしゅくしゃ）　（局）〔原〕各地暖地に野生するショウガ科の多年草：ハナミョウガの種子．〔用〕芳香健胃剤で，縮砂に代用する．

威霊仙（いれいせん）　（威）（外）〔原〕各地に野生するキンポウゲ科の多年草：テッセンまたはセンニンソウの根．〔用〕（温）利尿剤，鎮痛剤，通経剤で，頭痛，神経痛，リウマチ，関節痛，痛風に用いる．

茵蔯（いんちん）　茵蔯蒿（いんちんこう）　（因）（外）〔原〕各地に野生するキク科の多年草：カワラヨモギの果穂，または若い茎葉（綿茵蔯）．〔選〕通例果穂を用いる．中国においては綿茵蔯を用いる．〔用〕（微寒）消炎性利尿剤，解熱剤で胆汁の分泌を促進し，黄疸の聖薬といわれる．

烏頭（うず）→附子（ぶし）（p.427）

烏梅（うばい）　フスベウメ（梅）．（外）〔原〕各地に栽培するバラ科の

高木：ウメの未熟果の燻製．〔選〕黒色で酸味の強いもの．〔用〕（温）清涼剤，解熱剤，駆虫剤で，胃腸炎，下痢，腹痛，回虫に用いる．

烏薬（うやく）　　天台烏薬（婺）（外）〔原〕中国産，クスノキ科の低木：ウヤクの根．〔用〕（温）芳香健胃，鎮痛，整腸剤で，頭痛，腹痛，下痢に用いる．

禹余糧（うよりょう）　　ハッタイ石．〔原〕泥鉄鉱の固塊．〔用〕（平）収斂，止血，止瀉剤で，止血，下痢に用いる．

茴香（ういきょう）　　（局）小茴香（懐，茴）〔原〕各地に栽培するセリ科の多年草：ウイキョウの果実．〔選〕江戸時代，本品を大茴香，蒔羅を小茴香と称したことがあるから注意すべきである．〔用〕（温）．芳香健胃剤，去痰剤，駆風剤で，胃炎，胃痛，腹痛に用いる．

延胡索（えんごさく）　　（局）玄胡索（延）（索）〔原〕中国産，ケシ科の多年草：エンゴサク属植物の塊茎．〔用〕（温）鎮痛，通経剤で，頭痛，腹痛，月経痛に用いる．

黄耆（おうぎ）　　（局）黄芪（樭）（耆）（芪）〔原〕中国産，マメ科の多年草：カラオウギの根．〔選〕軟らかで，やや甘味があるもの（綿黄耆）．和黄耆と称するものは質硬く苦く，別物である．〔用〕（微温）止汗，利尿，強壮剤で，体表の水毒を去る．虚弱者，栄養不良，自汗，盗汗，体腫，小便不利に用いる．

黄芩（おうごん）　　（局）（芩）（空）〔原〕中国産，シソ科の多年草：コガネバナ，一名コガネヤナギの根．〔選〕鮮黄色の苦い根，老根は黄緑色板状．〔用〕（寒）消炎解熱剤で，充血または炎性機転による心下痞，胸脇苦満，心煩，下痢に用いる．

黄精（おうせい）　〔原〕各地に野生するユリ科の多年草：ナルコユリの根茎．〔用〕（平）滋養強壮，解熱剤で，病後の衰弱に用いる．

黄土（おうど）　　竈心土，竈中黄土，伏竜肝〔原〕カマドの中の焼土，素焼のカワラケの粗末を用いる．〔用〕（微温）温精鎮嘔，収斂，止血剤て，出血，吐血，衄血，妊婦嘔吐に用いる．

黄柏（おうばく）　　（局）蘗皮　柏皮（柏）〔原〕山地に野生するミカン科の高木：キワダの樹皮の表皮を去ったもの．〔用〕（寒）消炎健胃，収

斂剤で，胃腸炎，腹痛，黄疸，下痢に用いる．またその粉末を打撲傷に外用し，その煎液を洗眼剤とする．

黄連（おうれん）　（局）（連）〔原〕山地に自生し，または栽培するキンポウゲ科の多年草：オウレンの根茎．〔用〕（寒）消炎性苦味健胃剤で，充血または炎症があって心中煩し，消化不良，動悸，精神不安，心下痞，吐，下，腹痛に用いる．

桜皮（おうひ）　（外）〔原〕各地に栽培するバラ科の高木：サクラの樹皮．〔選〕しばしば桴皮を代用する．〔用〕鎮咳，収斂剤で，瘡腫に用いる．

王不留行（おうふるぎょう）　〔原〕各地に栽培するナデシコ科の1年または2年草：ドウカンソウの種子．〔用〕（平）駆瘀血剤，鎮痛，利尿剤で月経不順，瘡腫に用いる．また催乳の効がある．

遠志（おんじ）　（局）小草（遠）（要）〔原〕中国産，ヒメハギ科の多年草：イトヒメハギの根．〔用〕（温）強壮，鎮静，去痰剤で，気管支炎，動悸に用いる．

槐花（かいか）　槐米（槐）〔原〕中国産，マメ科の高木：エンジュの花蕾．〔用〕（微寒）収斂，止血，鎮痛剤で，各種出血，高血圧，脳溢血，子宮炎，下痢に用いる．

槐角（かいかく）　槐実〔原〕中国産，マメ科の高木：エンジュの果実．〔用〕（寒）収斂，止血，鎮痛剤で，各種出血，高血圧，脳溢血，子宮炎，痔疾に用いる．

薤白（がいはく）　〔原〕各地に栽培するユリ科の多年草：ラッキョウの鱗茎．〔用〕（温）温性健胃，整腸，鎮咳，去痰剤で，慢性胃炎，心臓喘息，胸背痛に用いる．

艾葉（がいよう）　（艾）（外）〔原〕各地に野生するキク科の多年草：ヨモギ（モグサ）の葉，〔選〕茎の少ない，綿のようなのがよい．〔用〕（温）温性の収斂止血剤で，吐血，出血，衄血，腹痛に用いる．

夏枯草（かごそう）　（局）〔原〕各地に野生するシソ科の多年草：ウツボグサの花穂．〔用〕（寒）消炎，利尿剤で，腫物，ルイレキ，眼病に用いる．

訶子（かし）　訶梨勒ミロバラン（渋）（外）〔原〕東インド産，シクンシ科の高木：テルミナリアの果実．〔用〕（温）収斂，鎮痛剤で，出血，下痢，喘，咳に用いる．

何首烏（かしゅう）　（外）〔原〕各地に野生するタデ科の多年草：ツルドクダミの根．〔用〕（温）緩下，強精，強壮剤で，神経衰弱，腺病質に用いる．

莪朮（がじゅつ）　（局）（我）〔原〕東インドその他暖地に栽培するショウガ科の多年草：ガジュツの根茎を湯通ししたもの，「弘法の石芋」の名あり．〔用〕（温）芳香健胃剤，興奮剤，駆風剤で，消化不良，胸腹痛に用いる．

藿香（かっこう）　排草香（藿）（婆）（外）〔原〕各地に野生するシソ科の多年草：カワミドリの葉．〔用〕（微温）芳香健胃剤で，胃腸炎，消化不良，嘔吐，腹痛に用いる．

葛根（かっこん）　（局）（葛）（斎）〔原〕各地に野生するマメ科の藤本：クズの根．〔選〕皮を剥き，サイコロ状に細切したもの（角葛根）．〔用〕（平）発汗，解熱，緩解剤で，熱性病，感冒，項背が強急するに用いる．

滑石（かっせき）　白陶土　唐滑石　凍石（滑）（別）〔原〕天然鉱物の陶土，すなわち高陵土（カオリン）の一種で，主として含水ケイ酸アルミニウムから成る．〔選〕鉱物学の滑石，すなわちタルク（局）（含水ケイ酸マグネシウム）ではない．中国から輸入する（唐滑石）．汚白色の土塊，ほとんど無臭．〔用〕（寒）消炎性利尿，止渇剤で，膀胱，尿路の病に用いる．

瓜蒂（かてい）　苦丁香　甜瓜蒂（蒂）〔原〕各地に栽培するウリ科の1年草：マクワウリの未熟果の果柄．〔選〕甚だ苦い．あぶって，粉末とし用いる．〔用〕（寒）吐剤で胸中の毒を去るに用いる．

栝楼根（かろこん）　（局）栝楼根　天花粉（栝）（瑞）〔原〕各地に野生するウリ科の多年草：キカラスウリの根．〔選〕味淡白で苦くない．〔用〕（微寒）解熱，止渇剤で，虚証の口渇に用いる．また催乳の効がある．

栝楼実（かろじつ）　栝楼実　栝楼仁（楼）（外）〔原〕各地に野生する

ウリ科の多年草：キカラスウリの種子．〔選〕柿の種形で，中の子仁を栝楼仁という．またウリ科のカラスウリの種子．土瓜実（王瓜実）を代用する．〔用〕（寒）消炎性解熱，鎮咳，去痰，鎮痛剤で，心臓喘息，胸痛に用いる．

乾薑（かんきょう）　干姜　乾生姜　ショウキョウ（局）（永）〔原〕各地に栽培するショウガ科の多年草：ショウガの根茎（フルネ，ヒネショウガ）のコルク皮を去り，石灰汁につけて乾かしたもの．〔選〕日本薬局方の生姜に相当する．「三河干姜」または「黒姜」と称するものはコルク皮を去り，熱湯に入れて後，乾かしたものである．〔用〕（熱）新陳代謝機能の減退したのを振興する熱薬で，陰虚証で，水毒が上昇し，嘔吐，咳，眩，厥冷，煩躁，胸腹冷痛，腰痛するに用いる．

甘遂（かんずい）〔原〕中国産，トウダイグサ科の多年草：ユーホルビアの根．〔用〕（寒）駆水剤，峻下剤で，大小便不利，水腫，胸腹痛に用いる．

甘草（かんぞう）（局）国老（甘）〔原〕中国に産するマメ科の多年草，カンゾウの根，〔選〕円筒状で，甘く苦味の少ない太いものがよい．通例火にあぶって熱を通し，炙甘草（シャカンゾウ）として用いる．〔用〕（平）緩解　鎮咳　去痰　鎮痛剤で，急迫症状に用い，胃痛，骨折疼痛，咽痛，腹痛，下痢に用いる．

款冬花（かんどうか）（款）〔原〕中国産，キク科の多年草：フキタンポポの花蕾．〔選〕わが国ではキク科の多年草：フキの若芽，フキノトウを和款冬花と称し，代用する．〔用〕（温）健胃，鎮咳，去痰剤で，気管支炎に用いる．

桔梗（ききょう）（局）（吉）（図）〔原〕山野に自生するキキョウ科の多年草：キキョウの根．〔選〕そのまま乾かしていたものを「生干」と称し，充実した重いものを用いる．〔用〕（微温）去痰，排膿剤で，粘痰あるもの，腫瘍に用いる．

枳殻（きこく）（奴）（枳）〔原〕各地に栽培するミカン科の小高木：ミカン，またはナツミカンの果皮．〔選〕キジツ(枳実)に代用する．〔用〕（微寒）枳実と同様である．

枳実（きじつ）　（局）（洞）〔原〕各地に栽培するミカン科の小高木：ダイダイまたはミカンの未熟果．〔選〕小形のものを半切して乾かし，香味の強いものがよい．球形のものは久丸と称し香味がうすい．〔用〕（寒）芳香苦味健胃剤で，胸満，胸痛，腹満，腹痛，咳，痰に用いる．

亀板（きばん）　亀甲（板）〔原〕カメ類の動物：イシガメの腹甲を亀板，背甲を亀甲と称する．〔用〕（平）補血強壮剤，解熱剤で，肺結核，産前産後の衰弱に用いる．

菊花（きくか）　甘菊花（女）（外）〔原〕各地に野生するキク科の多年草：リョウリギクの黄花．〔選〕なるべく総苞を去り芳香ある花瓣を用いる．〔用〕（微寒）清涼　解熱　鎮痛剤で，頭痛，眩暈に用い，眼病薬とする．

橘皮（きっぴ）　陳橘皮　陳皮（貴）（外）〔原〕各地に栽培するミカン科の小高木：ミカンの黄色の果皮．〔選〕新しいもの．青色の果皮を青橘皮と称する．〔用〕（温）芳香健胃　鎮嘔　鎮咳　去痰剤で，嘔吐，吃逆（しゃっくり）に用いる．

牛黄（ごおう）　（局）〔原〕インドその他にいる牛，山羊，羚羊などの反芻獣の胆嚢中に病的に生ずる凝結物で，市場品は北米産が多い．〔選〕球形のもろい軟塊で，爪にこすればよく黄染する．〔用〕（涼）解熱，鎮痛，鎮痙，解毒，強心剤で，小児驚癇に用いる．

牛膝（ごしつ）　（局）（膝）（倍）〔原〕各地に野生するヒユ科の多年草：イノコズチ（フシダカ）の根．〔用〕（平）利尿，強壮剤で，月経不順に用いる．

牛蒡子（ごぼうし）　大力子　悪実（力）（外）〔原〕各地に栽培するキク科の2年草：ゴボウの種子．〔用〕（寒）解熱　解毒　利尿剤で，浮腫，瘡毒に用いる．

羌活（きょうかつ）　（羌）（外）〔原〕中国四川省羌地産の独活をいう．わが国においてはウコギ科のウドの若根を代用する．〔用〕（温）ドッカツ（独活）（p. 424）と同じ．

杏仁（きょうにん）　（局）杏子（杏）（徳）〔原〕各地に栽培するバラ科の小高木：アンズの子仁．〔用〕（温）鎮咳，去痰，利尿，駆水剤で，胸

間の水毒を駆逐し,呼吸困難,喘,咳,胸満,胸痛,浮腫に用いる.
金銀花(きんぎんか)　忍冬花(外)〔原〕各地に野生するスイカズラ科の多年草:スイカズラの花.〔選〕しばしば忍冬を代用する.〔用〕(寒)浄血,利尿,解毒剤で,瘡腫に用いる.
枸杞子(くこし)　紅実〔原〕各地に野生するナス科の小低木:クコの漿果.〔選〕酒に入れて枸杞酒を作る.〔用〕(平)消炎,滋養,強壮,強精,利尿剤で,虚弱者,肺病,糖尿病に用いる.
苦参(くじん)　(局)苦辛(苦)〔原〕各地に野生するマメ科の多年草:クララの根.〔用〕(寒)健胃　利尿　解熱　鎮痛　殺虫剤で,瘡腫,水腫に用いる.
瞿麦(くばく)　石竹子(句)〔原〕各地に野生するナデシコ科の多年草:カワラナデシコの種子.〔選〕円板状で重い.〔用〕(寒)消炎,利尿剤で,通経,淋疾,水腫に用いる.
荊芥(けいがい)　(局)仮蘇(仮)(荊)(静)〔原〕中国産で,多少栽培するシソ科の1年草:ケイガイ,一名アリタソウの果穂(荊芥穂),〔選〕茎葉の少ない香気の強いもの.〔用〕(温)発汗　解熱　解毒剤で,頭痛,眩暈,瘡腫,皮膚病に用いる.
鶏子黄(けいしおう)　卵黄〔原〕鶏卵の黄味.〔選〕通例卵白を去る.〔用〕(平)滋養強壮剤で,栄養に用いる.
桂皮(けいひ)　ケイヒ(局)桂皮　肉桂　官桂　桂心　陽旦(桂)(枝)(官),〔原〕中国南部,ベトナム,セイロンに産するクスノキ科の高木:桂の枝の皮.〔選〕厚薄にかかわらず,辛味が強く,甘味があって,渋味のないものを用いる.通例　広南およびセイロン桂皮を用いる.日本産ニッケイの根皮は香気がよいので屠蘇に入れる.〔用〕(大熱)発汗,解熱,鎮痛剤で,頭痛,発熱,逆上,悪風,体痛に用いる.
決明子(けつめいし)　(局)ハブ茶(決)〔原〕各地に栽培するマメ科の1年草:エビスグサの種子.〔用〕(平)消炎,緩下,利尿剤で,肝臓病,眼病に用いる.
芫花(げんか)　〔原〕中国産,ジンチョウゲ科の低木:フジモドキの花.〔用〕(温)瀉下,駆水,利尿剤で,心臓喘息,咳,水腫に用いる.

玄参（げんじん）　（㐂）　〔原〕各地に野生するゴマノハグサ科の多年草：ゴマノハグサの根．〔用〕（微寒）消炎，解熱，鎮静剤で，熱性病，咽喉痛に用いる．

胡黄連（こおうれん）　黒黄連（胡連）〔原〕中国産，ゴマノハグサ科の多年草：ピクロリザの根．〔選〕わが国では，当薬（センブリ）を代用する．〔用〕（寒）消炎，健胃，解熱，整腸剤で，肝臓病，眼病，自汗に用いる．

胡麻（ごま）　巨勝子　芝麻（別）　〔原〕各地に栽培するゴマ科の1年草：ゴマの種子．〔用〕（平）緩和　粘滑剤で，緩下に用いる．

琥珀（こはく）　〔原〕アフリカその他においてマツ科の高木から流出した樹脂が，土中に埋没して化石したもの．〔用〕（平）収斂，止血，利尿，鎮静剤で，諸出血，尿道炎，膀胱炎，リウマチ，月経閉止に用いる．

五味子（ごみし）　（局）北五味子　玄及　会及（玄）（会）〔原〕各地に野生するモクレン科の藤本：チョウセンゴミシの果実．〔用〕（温）収斂　鎮咳　去痰剤で，咳嗽，口渇に用いる．

呉茱萸（ごしゅゆ）　（局）（呉）〔原〕中国原産，各地に栽培するミカン科の小高木：ゴシュユの果実，採集後1ヵ年を経て悪臭を去ったもの．〔選〕小粒で辛味の強いもの．〔用〕（大熱）健胃，利尿，鎮痛剤で，頭痛，嘔吐，胸満，胸痛に用いる．

膠飴（こうい）　飴糖〔原〕粳米または糯米を蒸し，麦芽および温湯を加えて糖化し，ろ液を蒸発して固塊としたもの．〔選〕蔗糖の入らないもの，赤飴または水飴を用いる．煎剤には他薬を煎じ，ろ液に溶かして用いる．〔用〕（温）滋養，緩和，鎮痛剤で，急迫症に用いる．甘草に類し，ことに陰虚証に用いる．

紅花（こうか）　（局）紅藍花（紅）〔原〕インド原産，わが国で栽培するキク科の2年草：ベニバナの花弁．〔用〕（温）駆瘀血剤で，婦人病，産前産後，腹痛，月経不順に用いる．

香豉（こうし）　豆豉　淡豆豉（豉）〔原〕黒大豆を発酵したもの．〔選〕通例納豆を乾かして代用する．〔用〕（寒）消炎，解熱，健胃，消化剤で，胸中煩するに用いる．

香附子（こうぶし）　（局）莎草（莎）〔原〕各地に野生するカヤツリグサ科の多年草：ハマスゲの塊茎．〔用〕（平）芳香健胃，鎮静，鎮痛駆瘀血剤で，消化不良，下痢，腹痛，月経不順，婦人病に用いる．

粳米（こうべい）　玄米（粳）（別）〔原〕各地に栽培するイネ科の1年草：イネ（ウルシネ）の種子．〔選〕精白しないもの．〔用〕（涼）滋養強壮緩和，止渇剤で，口渇，煩躁に用いる．

厚朴（こうぼく）　（局）（朴）〔原〕中国産，モクレン科の高木：シナホウノキの枝皮（唐厚朴），または山地に自生するモクレン科の高木：ホウノキの枝皮（和厚朴）．〔選〕通例和厚朴を用いる．〔用〕（温）収斂健胃　整腸剤で，胸腹部筋肉の緊張，膨満，腹痛，下痢，喘咳，嘔吐に用いる．

藁本（こうほん）　（蒿）（本）〔原〕各地に野生するセリ科の多年草：カサモチの根茎．〔用〕（温）鎮痙　鎮痛剤で，頭痛，腹痛に用いる．

犀角（さいかく）　水犀角（犀）〔原〕アフリカに産するサイ科の二角獣：アフリカクロサイの鼻角．〔選〕粉末または屑片として用いる．インドに産する一角獣：インドサイの鼻角は烏犀角または本犀と称し，甚だ高価である．しばしば水牛角の粉末を代用する．〔用〕（寒）解熱解毒剤で，麻疹，痘瘡に用いる．

柴胡（さいこ）　（局）胡（柴）〔原〕山地に自生するセリ科の多年草：サイコー名ミシマサイコの根．中国産はホソバミシマサイコの根．（唐柴胡）〔選〕日本産を賞用する．〔用〕(微寒)解熱剤で，胸脇苦満，寒熱往来，呼吸器病に用いる．

細辛（さいしん）　（局）（細）〔原〕山地に自生するウマノスズクサ科の多年草：ウスバサイシンの根．〔選〕市場品は，葉と茎がついている．〔用〕（温）解熱，鎮咳，鎮痛剤で，咳嗽，胸満，胸痛に用いる．

酢（さく）　苦酒　酷〔原〕常用の米酢で，酢酸約4％を含む．〔用〕（温）消炎　収斂剤で，薬物の浸出剤とする．

山査子（さんざし）　（査）（外）〔原〕中国産，バラ科の小低木：サンザシの果実．〔用〕(微温)健胃，消化，整腸剤で，食欲不振，腹痛，下痢に用いる．

山慈姑（さんじこ）〔原〕各地に野生するユリ科の多年草：アマナの鱗茎．〔用〕（平）滋養強壮，強心，解毒剤で，心臓病に用いる．

山梔子（さんしし）（局）梔子（梔）（丹）〔原〕各地に野生するアカネ科の低木：クチナシの果実．〔用〕（寒）消炎，解熱，利尿，止血剤で，充血，衂血，吐血，黄疸に用いる．

山茱萸（さんしゅゆ）（萸）〔原〕中国産，ミズキ科の高木：サンシュユの果実．〔選〕種子を去る．軟らかい果肉で，酸味と渋味のあるもの．〔用〕（微温）収斂性強壮剤で，陰萎，遺精，尿利頻数に用いる．

山椒（さんしょう）（局）蜀椒 川椒 秦椒（椒）〔原〕各地に野生するミカン科の低木：サンショウの成熟した果皮．〔選〕多少の種子を含む．栽培種のアサクラサンショウはトゲのない種で，粒が大きくて大きさがそろって，種子を含むこと少なく香味がよいので高価である．種子を椒目という．〔用〕（熱）温性健胃，整腸，利尿，駆虫剤で，慢性胃腸炎，胃腸弛緩症，胃下垂，胃アトニー，回虫症に用いる．

山豆根（さんずこん）広豆根〔原〕中国産，マメ科の低木：クララ属またはキマメ属の根．はなはだ苦い．〔用〕（寒）消炎，解熱，解毒剤で，咽喉痛，腫毒，瘡瘍，腹痛，下痢，癌腫に用いる．

山薬（さんやく）（局）薯蕷（山）（蕷）〔原〕各地に野生するヤマノイモ科の多年草：ナガイモまたはヤマノイモ（ジネンジョウ）の根．〔用〕（平）滋養，強壮，止渇，止瀉剤で，腸炎，遺尿，盗汗，遺精に用いる．

酸棗仁（さんそうにん）（酸）（外）〔原〕中国に産するクロウメモドキ科の小低木：サネブトナツメの種子．〔用〕（平）収斂性神経強壮剤，鎮静剤で，神経性不眠症，多眠症に用いる．

三稜（さんりょう）荊三稜（稜）〔原〕各地に野生するカヤツリグサ科の多年草：ウキヤガラの塊根．〔用〕（平）駆瘀血剤，鎮痛剤で，月経閉止，月経不順，産後腹痛，子宮病，催乳に用いる．

紫苑（しおん）（苑）（外）〔原〕各地に栽培するキク科の多年草：シオンの根．〔選〕紫黒色で柔軟である．日本産は硬い．〔用〕（温）鎮咳，去痰，鎮静剤で，慢性気管支炎，肺結核に用いる．

紫根（しこん）〔局〕紫草〔原〕各地に野生するムラサキ科の多年草：

ムラサキの根．〔用〕（寒）解熱，解毒，利尿剤で，瘡腫に用いる．また紫雲膏として外用する．

紫蘇子（しそし）　蘇子（外）〔原〕各地に栽培するシソ科の1年草：シソの種子．〔用〕（温）解熱，鎮咳，健胃，利尿剤で，喘咳，神経症に用いる．

紫蘇葉（しそよう）　蘇葉（蘇）（水）（甦）〔原〕各地に栽培するシソ科の1年草：シソの葉．〔選〕両面紫で新しいのがよい．〔用〕（温）発汗，解熱，鎮咳，利尿剤で，感冒，神経症，喘，咳に用いる．

紫陽花（しようか）　八仙花〔原〕各地に栽培するユキノシタ科の低木：アジサイの葉．〔選〕わが国でジョウザン（常山）に代用する．〔用〕（寒）解熱 催吐剤で，マラリア発作を止めるに用いる．

柿蒂（してい）　（柿）（外）〔原〕各地に栽培するカキ科の高木：カキの果実のガク片．〔用〕（温）吃逆（シャックリ）に用いる．

地黄（じおう）　（局）芐（コ）（地）〔原〕中国原産，各地に栽培するゴマノハグサ科の多年草：ジオウの根．〔選〕生のものを生地黄，乾かしたものを乾地黄，蒸して乾したものを熟地黄という．通例乾地黄を用いる．〔用〕（寒）補血強壮，解熱，止血剤で，貧血症，虚弱者に用いる．

地骨皮（じこっぴ）　（籙）〔原〕各地に野生するナス科の小低木：クコの根皮．〔選〕枸杞葉も同様に用いる．〔用〕（寒），清涼，解熱，強壮，鎮咳剤で，煩熱に用いる．録

地楡（じゆ）　（印）〔原〕各地に野生するバラ科の多年草：ワレモコウの根．〔用〕（微寒）収斂，止血剤で，吐血，下血，赤痢病に用いる．

地竜（じりゅう）　蚯蚓〔原〕環形動物：ミミズの全体．〔選〕そのまま乾かした，赤い中にドロ（蚯蚓泥）の入っているものを用いる．〔用〕（寒）解熱剤で，感冒に用いる．

蒺藜子（しつりし）　（蒺）〔原〕各地の海岸砂地に野生するハマビシ科の1年草：ハマビシの果実．〔用〕（温）強壮剤で，神経症，眼病に用いる．

鷓胡菜（しゃこさい）　マクリ（局）海人草〔原〕南国の海中に自生する紅藻類，フジマツモ科の海草：マクリの全草．〔選〕砂を去って用いる．

〔用〕（寒）駆虫剤で，回虫，蟯虫，胎毒，腹痛，唾沫を去るに用いる．

車前子（しゃぜんし）　（局）茉苢（苢）（車）〔原〕各地に野生するオオバコ科の多年草：オオバコの種子．〔用〕（寒）消炎，利尿，解熱，強壮剤で，眼病に用いる．

沙参（しゃじん）　〔原〕各地に野生するキキョウ科の多年草：ツリガネニンジンの根．〔用〕（微寒）鎮咳，去痰剤で，気管支炎に用いる．

䗪虫（しゃちゅう）　蟅虫　地鼈　土鼈虫〔原〕昆虫類，ゴキブリ科の小虫：ユーポリファガの雌虫．〔用〕（寒）駆瘀血剤，通経剤で，月経閉止，腹痛，陳旧瘀血に用いる．

蛇床子（じゃじょうし）　（㕮）〔原〕中国産，セリ科の１年草：クニジウムの果実．〔選〕わが国ではセリ科の２年草：ヤブジラミの果実の鉤毛を去って代用する．〔用〕（温）消炎，収斂，強精剤で，陰萎，陰中痒痛に用いる．

芍薬（しゃくやく）　（局）（芍）（餘）〔原〕各地に栽培するキンポウゲ科の多年草：シャクヤクの根．〔選〕なるべく皮付の生乾芍薬を用いる．〔用〕（微寒）収斂，緩和，鎮痙，鎮痛剤で，腹満，腹痛，手足攣急，下痢に用いる．

赤（しゃく）→赤（せき）（p. 418）

石（しゃく）→石（せき）（p. 418）

朱（しゅ）　朱砂　丹砂　辰砂　赤色硫化水銀（局）（辰）〔原〕赤色の硫化水銀（HgS）．〔選〕昔は天然の丹砂一名辰砂を用いた．〔用〕（微寒）鎮静　鎮痙剤で，驚癇に用い，また丸剤の丸衣とした．

茺蔚子（じゅういし）　益母子（茺）〔原〕各地に野生するシソ科の２年草：メハジキの果実．〔用〕（微温）利尿剤で，水腫に用いる．

十薬（じゅうやく）　（局）蕺菜〔原〕各地に野生するドクダミ科の多年草：ドクダミの花期の地上部．〔用〕（微寒）消炎，利尿，解毒剤で胎毒，瘡腫に用いる．

縮砂（しゅくしゃ）　（局）東京縮砂　砂仁（宿）（砂）〔原〕東インド産，ショウガ科の多年草：アモムム属の果実．〔選〕種皮を去る．伊豆縮砂も代用し得るが如し．〔用〕（温）芳香健胃剤で，食欲不振，噫気，嘔

吐,腹痛,下痢に用いる.

朮(じゅつ) 蒼朮(p. 419)および白朮(p. 426)を見よ.

女貞(じょてい) 女貞子 〔原〕各地に野生するモクセイ科の低木:ネズミモチの果実.〔用〕(平)解熱,強壮剤で,肺結核,水腫に用いる.

青(しょう)→青(せい)(p. 417)

小麦(しょうばく) (別)〔原〕各地に栽培するイネ科の2年草:コムギの種子.〔選〕しばしば小麦粉(ウドン粉)を用いる.〔用〕(寒)栄養,消炎,緩和,鎮静,止渇剤で神経症,自汗,盗汗に用いる.

生薑(しょうきょう) (局)生姜 乾生姜(薑)(姜)〔原〕各地に栽培するショウガ科の多年草:ショウガの根茎.〔選〕生のヒネショウガ(フルネ)が本来の漢方剤の生姜であるが,保存にも貯蔵にも困難なので,通例,フルネのコルク皮を去り,石灰汁につけて腐敗を防ぎ乾かしたもの,すなわち乾生姜,一名乾姜を生姜と称し代用する(p. 408).乾(生)姜を用いる場合は生姜の三分の一量を用いる.生の生姜は味もよくその薬効は乾生姜と異なるものである.生姜汁は,ヒネショウガをワサビオロシでおろして汁を取る.〔用〕(温)健胃,鎮嘔剤で,水毒の上逆による嘔気,咳,シャックリ,悪心,噫気に用いる.「嘔家の聖薬」といわれ,諸薬の香味をよくし,食欲を増進し,胃に受容しやすくする.

消石(しょうせき) 焔消 硝石 硝酸カリウム (局)(硝)〔原〕硝酸カリウム(KNO_3)であるが,古方の消石は芒消の別名なりという.〔用〕(大寒)消炎 利尿剤とする.

升麻(しょうま) (局)(升)(周)〔原〕各地に野生するキンポウゲ科の多年草,サラシナショウマまたはオオバショウマの根茎.〔選〕黒色の硬い軽い根塊.苦い.赤褐色のものは赤升麻で別物である.〔用〕(微寒)解熱 解毒 鎮痛剤で,身熱 無汗 頭痛 咽喉痛 麻疹 瘡腫に用いる.

商陸(しょうりく) (劇)(商)〔原〕各地に野生するヤマゴボウ科の多年草:ヤマゴボウの根.〔用〕(寒)利尿 駆水剤で,腎臓炎,水腫に用いる.

常山(じょうざん) 恒山(恒)〔原〕中国産,ユキノシタ科の低木:ジ

クロアの根．〔選〕わが国の紫陽花を代用し得るが如し．〔用〕（寒）解熱，催吐剤でマラリアの発作を止めるに用いる．

蜀漆（しょくじつ）　常山苗〔原〕中国産，ユキノシタ科の低木：ジクロアの茎葉．〔選〕わが国の紫陽花を代用し得るが如し．〔用〕（平）解熱，催吐剤で，マラリア発作に用いる．

辛夷（しんい）　〔原〕各地に栽培するモクレン科の高木：モクレンまたはコブシまたは同科の小高木：タムシバの花つぼみ．〔用〕（温）解熱，発散，鎮痛剤で，鼻炎，蓄膿症，歯痛，頭痛に用いる．

神麴（しんきく）　神曲（麴）〔原〕小麦粉，赤小豆粉，杏仁，青蒿汁，蒼耳汁，蓼汁を練合せて黄白のカビを生じたもの．〔選〕市場品は中国からの輸入品で，3〜4 cmの長方固形品．また酒麴を代用する．〔用〕（温）健胃　消化剤で，胃腸炎に用いる．

秦艽（じんぎょう）　（芁）〔原〕中国産，リンドウ科の多年草：ジンギョウの根．〔用〕（平）解熱，利尿，鎮痛剤で，肺結核，関節痛，黄疸に用いる．

秦皮（しんぴ）　〔原〕中国産，モクセイ科の高木：フラキシヌスの樹皮．〔選〕トネリコの樹皮を代用．〔用〕（寒）収斂　止瀉，健胃剤で，熱性下痢に用いる．

沈香（じんこう）　伽羅（沈）（㵎）〔原〕インド産，ジンチョウゲ科の高木：アキラリアの材の樹脂を含む部分．〔選〕黒褐色で，燃やして特異の芳香あるもの．〔用〕（微温）健胃　鎮痛　鎮静剤で，嘔吐腹痛に用いる．

水蛭（すいしつ）　〔原〕環形動物，ヒル類の小虫：ヒルの全体を焼灰に入れて乾かしたもの．〔用〕（平）駆瘀血剤，凝血溶解剤で，陳旧瘀血，月経不順，子宮筋腫に用いる．

津蟹（ずがに）　蟹〔原〕甲殻類，イワガニ科の動物：モクズガニの全体．黒焼（津蟹霜）として用いる．〔選〕しばしば鼷鼠霜を代用する．〔用〕（寒）排膿，強壮剤で，瘡腫に用いる．

青橘皮（せいきっぴ）　青皮（青）（童）〔原〕各地に栽培するミカン科の小高木：ミカンの果皮の青いもの．〔選〕多くは内面の白色部を除い

てある．〔用〕（温）芳香健胃，鎮嘔，鎮咳，去痰剤で，胃腸炎，嘔吐，気管支炎に用いる．

石韋（せきい）　〔原〕各地に野生するウラボシ科の多年草：ヒトツバの葉．〔用〕（微寒）利尿　止血剤で，膀胱炎，尿道炎，淋疾に用いる．

石決明（せっけつめい）　千里光〔原〕貝類，アワビ科のアワビの貝殻．〔選〕粗末とする．〔用〕（平）解熱　利尿　鎮静剤で，眼病，肺結核に用いる．

石膏（せっこう）　（局）白虎（膏）（羔）〔原〕天然の軟石膏，含水硫酸カルシウム　$CaSO_4・2H_2O$，センイ石膏で，100～120°に熱すれば1.5分子の結晶水を失って「焼石膏」（ギプス）となる．〔選〕粗末とする．〔用〕（大寒）清涼，解熱，止渇，鎮静剤で，身熱があって舌に白苔があり，口舌乾燥して，渇して水に飲みたがるに用いる．

石斛（せっこく）　（斛）〔原〕各地に野生するラン科の多年草：セッコクの全草，〔用〕（寒）解熱　鎮痛　強壮剤で，口渇，陰萎，関節痛に用いる．

石榴（せきりゅう）　石榴皮　サグロヒ〔原〕各地に栽培するザクロ科の高木：ザクロの根皮または樹皮．〔選〕根皮をよしとする．〔用〕（温）駆虫剤で，条虫，回虫に用いる．

赤小豆（せきしょうず）　赤豆〔原〕各地に栽培するマメ科の1年草：アズキの種子．〔用〕（平）利尿剤で，水腫，脚気に用いる．

赤石脂（せきせきし）　カオリン（局）桃花石（赤）〔原〕多少酸化鉄を含む白石脂，すなわち白陶土（カオリン）である．〔用〕（温）収斂　止血　止瀉剤で，胃腸炎，出血，下痢に用いる．

川芎（せんきゅう）　（局）川藭（芎）〔原〕中国原産，各地に栽培するセリ科の多年草：センキュウの根茎．〔用〕（温）温性駆瘀血剤，補血強壮，鎮痛剤で，貧血症，冷え症，月経不順，婦人病に用いる．

川骨（せんこつ）　（局）萍蓬草〔原〕各地に野生するスイレン科の多年生水草：コウホネの根茎．〔用〕駆瘀血剤で，産前産後，月経不順，婦人病に用いる．

蟬退（せんたい）　蟬蛻（蟬）〔原〕昆虫類，セミ科のセミ，ことにアブ

ラゼミのぬけがら．〔用〕（寒）解熱剤で感冒，頭痛，眼病に用いる．
- **旋覆花**（せんぷくか）　〔原〕各地に野生するキク科の多年草：オグルマの花．〔選〕花瓣の多いもの．〔用〕（温）健胃，鎮嘔，鎮痛，去痰剤で，噫気，咳，腹痛に用いる．
- **前胡**（ぜんこ）　（西）（外）〔原〕各地に野生するセリ科の多年草：ノダケの根．〔用〕（微寒）解熱，鎮咳，去痰剤で，感冒，頭痛，喘咳に用いる．
- **蘇合香**（そごうこう）　〔原〕小アジア産．マンサク科の高木：フウ属の樹皮から流出したバルサム．〔用〕（温）去痰，興奮，駆虫，防腐剤で，咳，喘，回虫に用い，また疥癬などに外用する．
- **蘇木**（そぼく）　蘇方木（方）（外）〔原〕インド，マレーシアなどの熱帯産，マメ科のの高木：スオウの木部．〔用〕（平）収斂，止血剤で，出血症に用いる．
- **桑寄生**（そうきせい）　桑上寄生〔原〕各地の高木に寄生するヤドリギ科の寄生性小木：ヤドリギ（ホヤ，トビズタ）の枝葉，クワ科の高木クワの木に寄生した桑寄生を用いるが，わが国のクワは皆小木なので他のエノキ，モモなどに寄生したものを用いる．〔用〕（平）強壮，解毒，鎮痛剤で，神経痛，リウマチ，動脈硬化症，高血圧，瘡腫，産前産後，催乳に用いる．
- **桑白皮**（そうはくひ）　（局）（雪）（桑）〔原〕各地に栽培するクワ科の高木：クワの根皮．〔選〕赤色のコルク皮を去る．シハクヒ（梓白皮）の代用とする．〔用〕（寒）消炎利尿，解熱，鎮咳剤で，気管支炎，喘，咳に用いる．
- **蒼耳**（そうじ）　蒼耳子〔原〕各地に野生するキク科の1年草：オナモミの果実．〔用〕（温）発汗，解熱，利尿，鎮痛剤で，頭痛，神経痛，関節痛，水腫に用いる．
- **蒼朮**（そうじゅつ）　（局）朮（蒼）（精）（伽）〔原〕各地に野生するキク科の多年草：オケラの老根（蒼朮）またはホソバオケラの根（古立蒼朮）．中国産古立蒼朮を賞用する．〔選〕カビが生えたように白色の粉を生ずるのは古立蒼朮である．〔用〕（温）温性利尿，鎮痛剤で，腎機

能減退による尿利の減少，または頻数，身体疼痛，胃内停水，胃腸炎，浮腫に用いる．

皂角子（そうかくし）〔原〕各地に自生するマメ科の高木：サイカチの種子．〔用〕（温）去痰剤で，皂莢に代用する．その作用緩和である．

皂角刺（そうかくし）　皂角利〔原〕各地に自生するマメ科の高木：サイカチの木の刺（トゲ）．〔選〕皂角子と区別するため通例「ソウカクリ」皂角利という．〔用〕（温）刺激，去痰剤で，皂莢と同じ．主として瘡腫に用いる．

皂莢（そうきょう）　皂角（皂）〔原〕各地に自生するマメ科の高木：サイカチの果実．中国産はマメ科の高木，グレジチアの果実．〔選〕中国産猪牙皂莢を賞用する．〔用〕（温）刺激性去痰剤で，咳痰に用いる．

葱白（そうはく）　苁（葱）〔原〕各地に栽培するユリ科の多年草：ネギの管状葉の白色部．〔選〕生のまま用いる．〔用〕（温）発汗　利尿剤で，感冒，浮腫に用いる．

続断（ぞくだん）　（続）〔原〕各地に野生するマツムシソウ科の2年草：ナベナの根．〔用〕（微温）強壮，鎮痛剤で，身体疼痛，催乳に用いる．

大黄（だいおう）　（局）将軍　川軍（虎）〔原〕中国産，タデ科の多年草：レウム属の根茎．〔選〕唐大黄は軽質品で，外面暗褐色，内部は黄褐色で海綿状の小孔あり，漢方に常用される．錦紋大黄は良品であるが，わが国では常用しない．和大黄と称するものは，タデ科の多年草：カラダイオウの根茎であるが，別物である．〔用〕（寒）消炎性健胃，駆瘀血，通利，下剤で，結毒を排除し，胸腹痛，腹痛，便秘，尿利異常，黄疸，瘀血，腫膿に用いる．

大薊（たいけい）　小薊〔原〕各地に野生するキク科の多年草：ノアザミの根．小薊はキク科のアレチアザミなどの根，同効である．〔用〕（涼）収斂，止血，利尿剤で，諸出血症，瘡腫に用いる．

大戟（たいげき）　紅芽大戟〔原〕中国産，トウダイグサ科の多年草：タカイトウダイの根．〔用〕（寒）峻下，利尿剤で，胸痛，水腫，小便不利に用いる．

大棗（たいそう）　（局）棗肉（棗）〔原〕各地に栽培するクロウメモド

キ科の高木：ナツメの果実．〔選〕肉多く，種子の小さいのがよい．中国産を賞用する．〔用〕（温）緩和，強壮，利尿，鎮痛剤で，筋肉の急迫牽引痛，知覚過敏を緩解し，咳，煩躁，身体攣痛，腹痛を治する．

大腹皮（たいふくひ）　（腹）（外）〔原〕南洋産，ヤシ科の高木：ビンロウ（檳榔）の外果皮．〔用〕（微温）健胃，整腸，利尿剤で，腹水を治する．

代赭石（たいしゃせき）　〔原〕鉱物の赭状赤鉄鉱ヘマタイト Fe_2O_3 の一種で粘土を混じたもの．〔用〕（寒）補血，収斂，止血剤で，出血，噫気，嘔吐に用いる．

沢漆（たくしつ）　〔原〕各地に野生するトウダイグサ科の多年草：ノウルシの根茎．〔用〕（寒）解熱，利尿剤で，マラリア，浮腫に用いる．

沢瀉（たくしゃ）　（局）（沢）（芋）〔原〕各地の池沼に生ずるオモダカ科の多年草：サジオモダカの塊茎．〔選〕通例中国産の球形のものを用いる．〔用〕（寒）利尿，止瀉，鎮痛剤で，小便不利，冒眩，口渇に用いる．

丹参（たんじん）　〔原〕中国産，シソ科の多年草：タンジンの根．〔用〕（微寒）駆瘀血剤，強壮，鎮痛剤で，月経不順，子宮出血，腹痛，関節痛に用いる．

知母（ちも）　（局）（知）（雷）〔原〕中国産，多少栽培するユリ科の多年草：：ハナスゲの根茎．〔選〕市場品は中国産．〔用〕（寒）清涼，解熱，止渇，利尿，鎮咳剤で，煩熱に用いる．

地（ち）→地（じ）（p. 414）

竹茹（ちくじょ）　（茹）（外）〔原〕各地に栽培するイネ科のタケ，ことにハチクの竹材の青い表皮を削り去り，細片にしたものを用いる．〔選〕しばしば竹葉に代用し，また竹葉を代用する．〔用〕（微寒）清涼，解熱，止渇，鎮咳剤で，熱性病に用いる．

竹節人参（ちくせつにんじん）　（局）〔原〕各地の山地に野生するウコギ科の多年草：トチバニンジンの根茎．〔選〕人参に代用する．〔用〕（微寒）健胃，強壮，鎮咳，去痰剤で，胃腸の衰弱による新陳代謝機能の減退に用いる．

竹葉（ちくよう）　淡竹葉（竹）〔原〕各地に栽培するイネ科のタケ，ことにハチクの葉（淡竹葉）．〔選〕諸竹通用し得る．中国では，イネ科の多年草：ササクサの葉を淡竹葉と称し用いる．〔用〕（寒）清涼，解熱，止渇，鎮痛剤で，熱性病に用いる．

竹瀝（ちくれき）　〔原〕新しい竹を火の上に置き，両端から流出する褐色の液を集めたもの．〔用〕（大寒）清涼，解熱，止瀉，鎮咳剤で竹葉と同じ．

猪胆（ちょたん）　豚胆〔原〕哺乳動物，ブタ科のブタの胆囊．〔選〕通例半乾のものを用いる．猪胆汁はそのしぼり汁である．〔用〕（寒）健胃，整腸，鎮静，鎮痛，鎮痙剤で，胃腸炎，消化不良，腹痛，肝臟病に用いる．その効は，熊胆と同じ．

猪苓（ちょれい）　（局）（猪）〔原〕深山のブナ，ナラ，モミジなどの根に寄生するサルノコシカケ科の菌体：チョレイマイタケの菌核．〔選〕市場には中国産も多い．〔用〕（平）利尿，解熱，止渇剤で，小便不利，口渇，水腫に用いる．

丁子（ちょうじ）　（局）丁子香　丁香（丁）（喬）〔原〕南洋産，フトモモ科の高木：チョウジの花蕾．〔選〕未熟果を母丁子といい丁子に代用することがある．〔用〕（温）芳香健胃，強壮，駆風剤で，胃腸炎，腹痛に用いる．

釣藤鉤（ちょうとうこう）　（外）〔原〕各地に野生するアカネ科の藤本：カギカズラまたはトウカギカズラの鉤棘．〔選〕多くは中国から輸入品．〔用〕（微寒）鎮静，鎮痛剤で，頭痛，眩，小児夜啼に用いる．

亭歷（ていれき）　（室）〔原〕中国産，アブラナ科の1年または2年草：クジラクサ，またはわが国ではイヌガラシまたはイヌナズナの種子．〔選〕市場品は中国産である．〔用〕（大寒）緩下，利尿，鎮咳，去痰剤で，胸腹満，喘，咳，水腫に用いる．

天南星（てんなんしょう）　（星）（外）〔原〕各地に野生するサトイモ科の多年草：テンナンショウ属，ことにマムシグサ，またはテンナンショウの根茎．〔用〕（温）鎮痙，鎮痛，去痰剤で，小児痙攣に用いる．

天麻（てんま）　赤箭（定）〔原〕まれに野生するラン科の寄生性多年草：

オニノヤガラの根茎．また茎を赤箭という．〔選〕市場品は中国産で，往々ジャガイモを乾かした偽造品がある．〔用〕（平）鎮痙，鎮痛剤で，頭痛，眩，手足痛，小児驚癇に用いる．

天門冬（てんもんどう）　（天）（外）〔原〕各地に野生するユリ科の多年草：クサスギカズラの根．〔用〕（大寒）解熱，強壮，鎮咳，利尿，止渇剤で，痛風，水腫に用いる．

杜衡（とこう）　土細辛〔原〕各地に野生するウマノスズクサ科の多年草：カンアオイの根．〔選〕細辛に代用する．〔用〕（温）解熱，鎮咳，鎮痛剤．

杜仲（とちゅう）　（杜）（仲）〔原〕中国産，トチュウ科の高木：ユーコミアの樹皮．〔選〕破折面に白いグタペルチャが牽糸する．〔用〕（温）鎮静，鎮痛，強壮剤で，神経痛，身体疼痛に用いる．

兎糸子（としし）　（兎）〔原〕各地に野生するヒルガオ科の1年草：ネナシカズラまたはマメダオシの種子．〔用〕（平）滋養強壮，強精剤で，陰萎に用いる．

土瓜根（どかこん）　王瓜根〔原〕各地に野生するウリ科の多年草：カラスウリの根．〔選〕苦い．〔用〕（寒）駆瘀血剤，利尿，排膿剤で，月経不順，咳嗽，吐血に用いる．

冬瓜子（とうがし）　瓜子　瓜瓣（外）〔原〕各地に栽培するウリ科の多年草：トウガ（トウガン，カモウリ）の種子．周辺が隆起しているのと平坦なのと2種あり．〔用〕（微寒）消炎，利尿，緩下，排膿剤で，癰腫に用いる．

冬葵子（とうきし）　（葵）〔原〕各地に栽培するアオイ科の多年草：フユアオイの果実．〔用〕（寒）粘滑，利尿剤で，小便不利に用いる．

当帰（とうき）　（局）（帰）（斤）〔原〕各地に栽培するセリ科の多年草：トウキの根．〔選〕大きく軟らかくて香味の強いものがよい．〔用〕（温）駆瘀血剤，鎮静，強壮剤で，貧血，腹痛，身体冷感，疼痛，月経困難に用いる．

当薬（とうやく）　センブリ（局）〔原〕各地に野生するリンドウ科の2年草：センブリの開花時の全草．〔選〕苦味の多いものを用いる．〔用〕

苦味健胃剤，整腸剤で，胃腸炎，腹痛に用いる．

灯心草（とうしんそう）　灯草〔原〕各地に野生または栽培するイグサ科の多年草：イグサの全草．〔用〕（寒）利尿剤で，小便不利，腎炎に用いる．

桃仁（とうにん）　（局）桃核（嬰）（桃）〔原〕各地に栽培するバラ科の高木：モモおよびノモモの種子．〔選〕肥大のもの．市場品は中国産が多い．近来皮尖を去らない．〔用〕（平）消炎性駆瘀血剤で，下腹部満痛，月経不順，虫垂炎に用いる．

独活（どっかつ）　（揺）（外）〔原〕各地に野生するセリ科の多年草：シシウド，またはハナウド，またはウコギ科の多年草：ウドの根．〔用〕（温）発汗，解熱，鎮痛，鎮痙剤で，感冒，身体疼痛，浮腫に用いる．

南天（なんてん）　南天実　南天燭〔原〕各地に栽培するメギ科の低木：ナンテンの果実．〔選〕白南天を賞用する．赤南天を亜硫酸で漂泊したものもある．〔用〕鎮咳剤で，喘息，百日咳に用いる．

肉豆蔲（にくずく）　ナツメキ（衍）〔原〕南洋産，ショウガ科の多年草，ミリスチカの種子．〔用〕（温）芳香健胃整腸剤で，胃腸炎に用いる．通例食品の香味料とする．

肉従容（にくじゅよう）　〔原〕中国産，ハマウツボ科の寄生性多年草：ボスクニアキアの全体．わが国ではハマウツボ科の寄生性1年草：オニク（キムラタケ）の全体を代用する．〔用〕（微温）強壮，強精剤で，陰萎，遺精，腰脚冷痛に用いる．

乳香（にゅうこう）　（乳）〔原〕アフリカ：ソマリランドに産するカンラン科の小高木：ボスウェリア属から流出したゴム樹脂．〔用〕（平）鎮痛，通経剤で，腫痛，腹痛に用い，また薫香料とする．

人参（にんじん）　（局）人蔘（参）（蔘）（補）〔原〕中国，朝鮮原産，わが国各地で栽培するウコギ科の多年草：オタネニンジンの根，または細根．〔選〕小形で外面黄褐色，たてにしわのあるものをオタネ人参，ニンジンの細根をヒゲ人参と称し常用する．大形の白参（朝鮮人参），および生根を熱湯で蒸し，黄赤色としたものをコウジン（局）紅参と称し，中国，朝鮮に輸出する．また竹節人参（p. 421）を代用する．〔用〕（温）

健胃，強壮，強精剤で，胃腸の衰弱による新陳代謝機能の減退を振興し，胸部のつかえ，支結，食欲不振，倦怠，胸腹痛，下痢に用いる．

忍冬（にんどう）　（忍）〔原〕各地に野生するスイカズラ科の多年草：スイカズラの茎葉．〔選〕金銀花に代用する．〔用〕（寒）浄血，利尿，解毒剤で，関節炎，梅毒，化膿性疾患，瘡腫に用いる．

巴戟天（はげきてん）　〔原〕中国産，アカネ科の藤本：モリンダ属の根．〔用〕（微温）強壮，強性剤で，陰萎，早漏，生殖器障害，月経不順に用いる．

巴豆（はず）　（劇）〔原〕熱帯に産するトウダイグサ科の低木：ハズの種子．〔選〕種皮を去る．〔用〕（熱）下剤，吐剤で，胸腹満，胸腹痛，大便秘結に用いる．

敗醤（はいしょう）　〔原〕各地に野生するオミナエシ科の多年草：オトコヘシまたはオミナエシの根．〔選〕各地に栽培するオミナエシ科の多年草．カノコソウの根を，カノコソウ（局）一名吉草根と称し，敗醤に代用する．〔用〕（寒）消炎，解凝，利尿，排膿，駆瘀血剤で，胃腸炎，癰腫に用いる．

貝母（ばいも）　（貝）（外）〔原〕中国原産，各地で栽培するユリ科の多年草：アミガサユリの鱗茎．〔選〕川貝母と称するものは小形，平貝母は大形である．〔用〕（微寒）鎮咳，去痰，排膿剤で，癰腫に用いる．また催乳剤とする．

白果（はくか）　銀杏　鴨脚〔原〕各地に栽培するイチョウ科の高木：イチョウの種子．〔用〕（平）利尿，鎮咳，去痰剤で，気管支炎，喘息に用いる．

白及（はくぎゅう）　〔原〕各地に栽培するラン科の多年草：シランの根．〔用〕（微寒）粘液性止血剤で，吐血，喀血，胃潰瘍に用いる．

白芷（びゃくし）　（芷）（莞）〔原〕各地に野生し，または栽培するセリ科の多年草：エゾノヨロイグサ，オオシシウド，ハナウドなどの根．〔用〕（温）鎮静，鎮痛剤で，頭痛，眩暈，神経痛に用いる．

白酒（はくしゅ）　清酒　酒〔原〕市販の日本酒．〔用〕（熱）強壮，興奮剤とする．

白朮（びゃくじゅつ）　（局）朮（术）〔原〕各地に野生するキク科の多年草：オケラの若い根茎．〔選〕ジュツ（朮）の一種である．〔用〕（温）温性利尿剤で，蒼朮（p. 419）と同じ．

白豆蔲（はくずく）　（多）〔原〕南洋産，ショウガ科の多年草：アモムム属の果実．〔用〕（熱）芳香健胃，駆風剤で，胃腸炎，消化不良に用いる．

白石脂（はくせきし）　高嶺土〔原〕白陶土（カオリン）の一種，含水ケー酸アルミニウムである．〔用〕（温）収斂，止血，止瀉剤で，急性胃腸炎，慢性下痢に用いる．

白檀（びゃくだん）　檀香（檀）〔原〕インド産，ビャクダン科の高木：ビャクダンの心材．〔用〕（温）利尿，殺菌剤で，淋疾に用いる．

白頭翁（はくとうおう）　〔原〕各地に野生するキンポウゲ科の多年草：オキナグサの根．〔用〕（寒）消炎，収斂，止血剤で，熱性下痢，裏急後重に用いる．

白附子（はくぶし）　〔原〕中国産，キンポウゲ科の多年草：キバナトリカブトの塊根．〔用〕（大温）鎮痛，鎮痙，去痰剤で，神経痛，リウマチ，頭痛，顔面神経麻痺に用いる．

白粉（はくふん）　〔原〕通例白米粉（シンコ）を用いる．〔選〕鉛白を用いることもある．〔用〕緩和，滋養剤である．

白扁豆（はくへんず）　扁豆（扁）〔原〕各地に野生するマメ科の1年草：フジマメの種子．〔用〕（微温）健胃，整腸，解毒剤で，胃腸炎，下痢，腹痛に用いる．

柏子仁（はくしにん）　柏実　側柏仁〔原〕各地に栽培するヒノキ科の低木：コノテガシワの種子．〔用〕（平）滋養，強壮剤で，陰萎に用いる．

麦芽（ばくが）　（芽）〔原〕各地に栽培するイネ科の1年草：オオムギの種子のモヤシ．〔用〕（温）健胃，消化，滋養，強壮剤で，食欲不振，胸腹満に用いる．

麦門冬（ばくもんどう）　（局）（麦）（門）（愛）〔原〕各地に栽培するユリ科の多年草：ジャノヒゲ（リュウノヒゲ）の細根についている膨大部（塊根）（小葉麦門冬），またはヤブランの塊根（大葉麦門冬）．〔用〕（微

寒）消炎性滋養，解熱，強壮，鎮咳，去痰，止渇剤で，咳嗽，咽喉炎，肺結核に用いる．

薄荷（はっか）　（局）薄荷葉（苛）（可）〔原〕各地に栽培するシソ科の多年草：ハッカの葉．〔用〕（涼）清涼，発汗，解熱，健胃剤で，胃腸炎，感冒に用いる．

浜防風（はまぼうふう）　（局）北沙参〔原〕各地，海岸地方に野生するセリ科の多年草：ハマボウフウの根．〔選〕ボウフウ（防風）に代用し，屠蘇散に入れる．〔用〕（微寒）発汗，解熱，鎮痛剤で，防風に代用する．

半夏（はんげ）　（局）（守）（田）（半）〔原〕各地に野生するサトイモ科の多年草：カラスビシャク（ヘソクリ，ヘボソ，ミッパ）の球茎．〔用〕（温）鎮嘔，鎮吐，鎮静，去痰剤で，胃内停水があって，その上逆による悪心，嘔吐，咳，眩，心悸，咽喉腫痛に用いる．

反鼻（はんび）　蝮蛇　五八霜〔原〕中国産，蛇類，マムシ科の五歩蛇一名百歩蛇の全体．〔選〕わが国ではマムシ科のマムシの全体．〔用〕（温）強壮，排膿剤で，癰腫に用いる．

番紅花（ばんこうか）　サフラン（局）〔原〕南欧，小アジア原産，アヤメ科の多年草：サフランの花の柱頭．〔用〕（平）鎮静，浄血，通経剤で，月経不順，婦人病に用いる．

枇杷葉（びわよう）　（杷）（外）〔原〕各地に栽培するバラ科の高木：ビワの葉．〔用〕（平）清涼，健胃，鎮嘔，鎮咳剤で，消暑，気管支炎に用いる．

百合（ひゃくごう）　〔原〕各地に野生するユリ科の多年草：ササユリの鱗茎．〔用〕（平）滋養強壮，鎮咳，去痰剤で，気管支炎，肺結核，神経衰弱に用いる．

白（びゃく）→白（はく）(p.425)

檳榔子（びんろうじ）　ビンロウジ（局）檳榔子（檳）〔原〕熱帯産，ヤシ科の高木：ビンロウの種子．〔用〕（温）健胃，収斂，駆虫剤で，整腸，脚気，条虫に用いる．

附子（ぶし）　烏頭　天雄（附）（別）（劇）〔原〕各地に野生するキンポ

ウゲ科の多年草，トリカブト属の塊根，主根を烏頭，子根を附子という．根の上下を切り，塩水につけ，石灰をまぶして乾かしたものを白河附子，厚い和紙のぬれ紙に包んで，熱灰の中に入れ加熱し，または加圧釜で120°で30分加熱したものを，炮附子（ホウブシ），タテに二つ割りにして塩水につけ蒸して乾かしたものを塩附子と称する．通例，白河附子または炮附子を用いる．加工ブシは加熱して毒性を減じたものである．

〔用〕（大熱）大熱薬で，新陳代謝機能の極度に沈衰したものを振起復興し，利尿，強心の作用あり，熱がなくて悪寒するもの，手足関節疼痛し，または沈重，麻痺，厥冷するものに用いる．

茯苓（ぶくりょう）　（局）（苓）〔原〕各地に野生する松の樹の切りたおした後の根に寄生する不完全菌類：マツホドの菌体．松の細根を抱いたものを茯神という．〔用〕（平）強心，利尿，鎮静剤で，胃内停水，尿利異常，心悸亢進，筋肉の間代性痙攣，眩暈，口渇，咳，呼吸困難に用いる．

文蛤（ぶんごう）　海蛤　蛤殻　蛤粉（蛤）〔原〕貝類，ハマグリ科のハマグリの貝殻．〔用〕（寒）解熱，利尿，止渇剤で，小便不利に用いる．

別甲（べっこう）　鼈甲　土別甲〔原〕亀類，スッポン科：スッポンの背甲．〔選〕工具用のベッコウはタイマイの背甲で別物である．〔用〕（平）解熱，解毒，強壮剤で，肺結核に用いる．

蒲黄（ほおう）　蒲肺〔原〕各地に野生するガマ科の多年草：ガマの花粉．〔用〕（平）収斂，利尿，止血剤で，吐血，下血，喀血，尿血，子宮出血，痔出血に用いる．

蒲公英（ほこうえい）　〔原〕各地に野生するキク科の多年草：タンポポの全草．〔用〕（寒）消炎，苦味健胃，変質剤で，胃炎，消化不良，瘡腫に用いる．催乳の効がある．

補骨脂（ほこっし）　破故紙（紙）〔原〕中国産，マメ科の1年草：オランダビユの種子．〔用〕（大温）強壮，強精剤で，衰弱，陰萎，月経不順，遺尿に用いる．

牡丹皮（ぼたんぴ）　（局）牡丹（牡）〔原〕各地に栽培するキンポウゲ科の低木：ボタンの根皮．〔選〕木心を去る．〔用〕（微寒）駆瘀血剤，

鎮痛,鎮静剤で,頭痛,腹痛,月経不順,虫垂炎,婦人病に用いる.

牡蠣(ぼれい) (局)(蠣)〔原〕貝類,カキ科のカキの貝殻.〔選〕通例粗末を用いる.〔用〕(微寒)鎮静,収斂,制酸,止渇剤で,胸腹の動悸,驚狂,煩躁,失精に用いる.

蜂蜜(ほうみつ) (局)蜜 白蜜〔原〕各地に養育するミツバチ科の昆虫:ミツバチの巣から得た糖.〔用〕(平)栄養,緩和,矯味,強壮剤で,急迫症に用い,浣腸剤とし,また丸剤の結合剤とする.

防已(ぼうい) (局)防已 木防已 漢防已(已)(離)〔原〕各地に野生するツズラフジ科の藤本:オオツズラフジ,一名ツズラフジの根茎または茎.〔選〕中国産「防已」に代用する.〔用〕(大寒)消炎,利水,鎮痛剤で,水腫,神経痛,関節炎,リウマチに用いる.

防風(ぼうふう) (局)筆防風(防)(屏)(云)〔原〕中国産,セリ科の多年草:ボウフウまたは各地に野生するイブキボウフウの根茎.〔選〕中国産,筆防風を賞用する.また浜防風(p. 427)を代用する.〔用〕(温)発汗,解熱,鎮痛剤で,感冒,頭痛,身体疼痛に用いる.

茅根(ぼうこん) (局)白芽根(茅)〔原〕各地に野生するイネ科の多年草:チガヤ一名ツバナの根茎.〔用〕(寒)消炎,利尿,浄血剤で,淋疾,腎臓病,子宮炎に用いる.

芒消(ぼうしょう) (局)瀉利塩〔原〕製塩の副産物,硫酸マグネシウム(局).〔選〕昔は硫酸ナトリウムとしたが,硫酸マグネシウムなることが確認された.〔用〕(大寒)下剤,利尿剤で,胸腹満,便秘,瘀血,黄疸に用いる.

虻虫(ぼうちゅう) 蜚虻〔原〕昆虫類,アブ科の小虫:ウシアブの雌虫.〔用〕(微寒)駆瘀血剤で,旧瘀血,月経困難,下腹満痛に用いる.

麻黄(まおう) (局)(麻)(卑)〔原〕中国,蒙古地方に野生するマオウ科の小低木:マオウ属の地上茎.〔選〕根を去る.根は止汗剤として用いる.節を去るのは困難である.〔用〕(温)発汗,解熱,鎮咳,駆水剤で皮膚の排泄機能障害による呼吸困難,喘,咳,無汗に用いる.

麻子仁(ましにん) 大麻仁 麻仁(外)〔原〕各地に栽培するクワ科の1年草:アサの果実.〔選〕使用に臨み,殻を去る.〔用〕(平)粘滑性

下剤，利尿，鎮咳，鎮痛剤で，便秘に用いる．

蔓荊子（まんけいし）　万荊子（蔓）（外）〔原〕各地に野生するクマツヅラ科の低木，ハマゴウの果実．〔用〕（微寒）鎮静，消炎，鎮痛剤で，耳，目，頭痛，神経痛，攣痛に用いる．

曼陀羅花（まんだらか）　洋金花　風茄児（劇）〔原〕各地に野生するナス科の1年草：チョウセンアサガオ（キチガイナス）の花．葉をダツラまたは曼陀羅葉と称し，同様に用いる．〔用〕（温）麻酔性鎮痛，鎮痙，鎮咳剤で，気管支炎，喘息に用いる．

蜜蠟（みつろう）　（局）黄蠟〔原〕昆虫，ミツバチの巣から得た黄色の蠟で，これを日光で漂泊したものはサラシミツロウ（局），唐白蠟という．〔用〕（微温）軟膏基剤で，融点をあげるに用いる．

木瓜（もっか）　（蛮）（瓜）（榠）（外）〔原〕唐木瓜は各地に栽培するバラ科の低木：カリンの果実（榠櫨）．和木瓜は各地に野生するバラ科の小低木：クサボケ（シドミ）の果実．〔用〕（温）利尿，整腸，鎮痛剤で，脚気，リウマチに用いる．

木香（もっこう）　（局）唐木香（木）（密）〔原〕インド産，キク科の多年草：サウスレアの根．〔用〕（温）健胃，整腸剤で，胃腸炎，嘔吐，下痢，腹痛に用いる．

木通（もくつう）　（局）通草（通）〔原〕各地に野生するアケビ科の藤本：アケビの茎．〔用〕（微寒）消炎，利尿剤で，腎炎，淋疾，浮腫に用いる．

射干（やかん）　烏扇〔原〕各地に野生するアヤメ科の多年草：ヒオウギの根茎．〔用〕（寒）消炎，鎮咳，去痰剤で，気管支炎，肺気腫，咽喉痛に用いる．

益知（やくち）　（局）（益）〔原〕中国産，ショウガ科の多年草：ヤクチの果実．〔用〕（温）芳香苦味健胃，整腸剤で，胃腸炎，消化不良，下痢に用いる．

益母草（やくもそう）　茺蔚（稚）（外）〔原〕各地に野生するシソ科の2年草：メハジキの葉茎．〔用〕（微寒）駆瘀血，強壮，通経，止血剤で，月経不順，婦人病に用いる．

熊胆（ゆうたん）　（局）クマノイ（熊）〔原〕哺乳動物，クマ科のクマの胆嚢の内容物を乾かして固形としたもの．〔選〕黄褐色〜暗黄褐色，半透明または不透明の固塊．贋造品が多い．〔用〕（寒）胆汁分泌促進剤，利胆剤，興奮，鎮痙，鎮痛剤で，急性病，小児病に用いる．

薏苡仁（よくいにん）　（局）米仁（薏）（苡）（屋）〔原〕各地に栽培するイネ科の1年草：ハトムギの種子．〔選〕脱殻しないものをハトムギと称し，民間薬とする．〔用〕（微寒）滋養，利尿，鎮痛，排膿剤で，浮腫，肌膚甲錯，身体疼痛，化膿症に用いる．

乱髪霜（らんぱつそう）　髪灰〔原〕人の頭髪の黒焼．〔用〕（微温）利尿，止血剤で，尿血に用いる．

李根皮（りこんぴ）　〔原〕各地に栽培するバラ科の高木：スモモの根皮．〔用〕（寒）消炎，鎮静剤で，神経症に用いる．

竜眼肉（りゅうがんにく）　（外）〔原〕中国産，ムクロジ科の高木：リュウガンの果実の仮種皮で，種子を去った肉質物．〔用〕（温）滋養強壮剤で，神経衰弱，不眠症に用いる．

竜骨（りゅうこつ）　（局）（竜）（骨）〔原〕前世界に棲息した哺乳動物，マンモス，エレファス，ステゴドンは虫類，その他，牛，馬，鹿などの化石動物の骨の化石で中国に産する．〔用〕（平）収斂，鎮静剤で，臍下の動悸，驚狂，煩躁，失精，不眠に用いる．

竜胆（りゅうたん）　（局）(游)〔原〕中国に産するリンドウ科の多年草：トウリンドウ，またはわが国各地に野生するリンドウの根．〔用〕（大寒）解熱，苦味健胃，利尿剤で，胃炎，消化不良，黄疸に用いる．

良薑（りょうきょう）　高良薑（良）（埋）（外）〔原〕中国産ショウガ科の多年草：アルピニア属の根茎．〔用〕（熱）芳香健胃，鎮痛剤で，胃炎，消化不良，胃痛，腹痛に用いる．

連翹（れんぎょう）　（局）連軺（堯）〔原〕中国産，モクセイ科の低木：レンギョウの果実．〔用〕（微寒）消炎，利尿，排膿剤で，瘡腫，ルイレキに用いる．

蓮肉（れんにく）　蓮子　石蓮子　蓮実（蓮）（外）〔原〕各地に栽培するスイレン科の多年草：ハスの種子．〔選〕黒色の硬い外皮を除く．

〔用〕（平）滋養強壮剤，強精剤で，胃腸炎，陰萎，神経衰弱に用いる．

蘆会（ろかい）　アロエ（局）〔原〕アフリカ産，ユリ科の多年草アロエ属の葉の汁を乾かした固形エキス．〔用〕（寒）下剤，通経剤で，便秘に用いる．

蘆根（ろこん）　葦茎〔原〕各地に野生するイネ科の多年草：アシ（ヨシ）の根茎．〔選〕葦茎はナマを用いる．〔用〕（寒）消炎，利尿，解毒剤で，熱性病の口渇，黄疸，関節炎，肝臓病に用いる．

露峰房（ろほうぼう）　蜂房　蜂窠〔原〕昆虫類，スズメバチ科のスズメバチの巣が雨露にさらされたもの．〔用〕（平）鎮痙，解毒剤で，小児驚癇，催乳に用いる．

鹿角（ろっかく）　〔原〕各地に棲息するシカ科の哺乳動物：シカの頭角．〔選〕粉末，また黒焼（鹿角霜）として用いる．〔用〕（温）強壮，排膿剤で，瘡腫に用いる．

鹿茸（ろくじょう）　〔原〕哺乳動物，シカ科のシカの新生の幼角で，毛茸の密生しているもの．〔選〕薄片に切って用いる．〔用〕（温）強壮，強精剤で，神経衰弱，陰萎，精液漏，盗汗に用いる．

処　方　集

　分量はすべてグラム量をもって示し，各方名の右カッコ内の数字は薬方解説篇の頁を示した．本書に生姜とあるのは，生姜を乾燥させたものである．生姜を蒸して修治したものは乾姜といい，処方によって使い分ける必要がある．ひね生姜は生の生姜を自分でスライスしたものを指す．

　本篇の処方は「漢方診療の実際」「症候による漢方治療の実際」「臨床応用漢方処方解説」の三著を総合し全622方を集録した．

あ

阿膠附子湯（あきょうぶしとう）
　阿膠5．甘草2.5．附子0.5～1．
安中散（あんちゅうさん）（p. 321）
　桂皮4．延胡索，牡蠣各3．茴香1.5．縮砂，甘草各1．良姜0.5．

い

葦茎湯（いけいとう）
　葦茎3．薏苡仁10．桃仁4．瓜子7．
痿証方（いしょうほう）（p. 322）
　当帰5．地黄4．牛膝，蒼朮，知母各3．芍薬，黄耆各2．杜仲，黄柏各1．
胃風湯（いふうとう）（p. 322）
　当帰，芍薬，川芎，人参，白朮各3．茯苓4．桂皮，粟各2．

胃苓湯（いれいとう）(p. 388)

蒼朮，厚朴，陳皮，猪苓，沢瀉，白朮，茯苓各2.5. 桂皮2. 大棗，乾姜各1.5. 甘草1.

茵荊湯（いんけいとう）

茵蔯蒿，荊芥，蒲黄，鉄粉各2. 蒼朮，猪苓，沢瀉各3. 茯苓5.

茵蔯蒿湯（いんちんこうとう）(p. 323)

茵蔯蒿4. 山梔子3. 大黄1.

茵蔯五苓散（いんちんごれいさん）(p. 323)

五苓湯に茵蔯蒿4. を加える．

茵蔯散（いんちんさん）

茵蔯蒿，枳実，山梔子，厚朴，滑石各2. 猪苓，沢瀉，蒼朮各3. 茯苓5. 黄連，燈心草各1.5.

茵蔯四逆湯（いんちんしぎゃくとう）

茵蔯蒿2. 甘草3. 乾姜2. 附子0.6.

う

烏頭湯（うずとう）

麻黄，芍薬，黄耆，甘草各3. 烏頭0.5〜1. 以上を法の如く煎じ，滓を去り蜂蜜20を入れ，再び火にのせ5分間煮沸し，これを分けて温服する．

烏頭桂枝湯（うずけいしとう）

烏頭0.5〜1. 桂皮，大棗，芍薬各4. 甘草2. 生姜0.5. 以上を1日量とし，法の如く煎じ，蜂蜜20を入れて溶かし3回に分服する．

烏頭赤石丸（うずしゃくせきがん）

山椒，赤石脂各2. 烏頭（炮），附子（炮），乾姜各1. 以上を細末とし煉蜜で丸とし1回0.5, 1日3回．

烏梅丸（うばいがん）(p. 324)

烏梅，細辛，附子（炮），桂皮，人参，黄柏各3. 当帰，山椒各2. 乾姜5. 黄連7. 以上を細末として煉蜜で丸とし，1日3回2ずつ服用する．

烏薬順気散（うやくじゅんきさん）
　烏薬，陳皮，白姜蚕，乾姜，麻黄，川芎，桔梗各2.5. 枳殻2. 白芷，甘草各1.5.

烏苓通気散（うりょうつうきさん）
　烏薬，当帰，芍薬，香附子，山査子，陳皮各2. 茯苓，白朮，檳榔子，延胡索，沢瀉各1. 木香，甘草各0.6. 生姜0.5.

羽沢散（うたくさん）
　明礬，杏仁，甘草各2. 丁子，竜脳各1. 以上を細末として混和し，絹布に包み坐剤として腟に挿入する．

温経湯（うんけいとう）(p. 324)
　半夏，麦門冬，各4. 当帰3. 川芎，芍薬，人参，桂皮，阿膠，牡丹皮，甘草各2. 呉茱萸1. 生姜0.5.

温清飲（うんせいいん）(p. 325)
　当帰，地黄各4. 芍薬，川芎，黄芩各3. 山梔子2. 黄連，黄柏各1.5.

温胆湯（うんたんとう）(p. 326)
　半夏，茯苓各6. 陳皮2.5. 竹筎，枳実1.5. 甘草1. 生姜0.5.

え

益気養栄湯（えっきようえいとう）
　黄耆，白朮，茯苓，人参，当帰，川芎，芍薬，熟地黄，陳皮，貝母，香附子各2. 柴胡1.5. 桔梗，甘草各1.

益気聡明湯（えっきそうめいとう）
　黄耆，人参各3. 蔓荊子，甘草，葛根各1.5. 芍薬，黄柏，升麻各1.

越婢湯（えっぴとう）(p. 326)
　麻黄6. 石膏8. 大棗3. 甘草2. 生姜0.5.

越婢加朮湯（えっぴかじゅつとう）(p. 326)
　越婢湯方に朮4. を加える．

越婢加半夏湯（えっぴかはんげとう）
　越婢湯に半夏5. を加える．

延経期方（えんけいきほう）
続断，蒲黄，枳実，栝楼仁，紫檀，滑石各3.

延齢丹（えんれいたん）
桂皮，縮砂，丁香，沈香，辰砂各30. 畢撥，白檀各3. 木香，桔梗，乳香，訶子各14. 甘草18. 麝香6. 竜脳5. 以上を細末とし蜂蜜で煉合し，舐剤とする．1回量0.5.

延年半夏湯（えんねんはんげとう）（p. 327）
半夏5. 柴胡，別甲，桔梗，檳榔子各3. 人参2. 乾姜，枳実，呉茱萸各1.

お

黄耆湯（おうぎとう）
黄耆1. 人参，蝦蟆，使君子各1.5. 別甲，陳皮，川芎，芍薬，各2. 柴胡2.5. 当帰，地黄，茯苓，半夏各3. 生姜0.5.

黄耆桂枝五物湯（おうぎけいしごもつとう）
黄耆，芍薬，桂皮，大棗各3. 生姜0.5.

黄耆建中湯（おうぎけんちゅうとう）（p. 357）
小建中湯に黄耆4. を加える．

黄耆別甲湯（おうぎべっこうとう）（p. 328）
桑白皮，半夏，甘草，人参，桂皮，桔梗各1. 地骨皮，知母，秦艽，紫苑各1.5. 柴胡，黄耆，芍薬，別甲，地黄各2. 天門冬，茯苓各3.

黄解散（おうげさん）
黄連3. 黄芩，黄柏各2. 山梔子1. 以上を末とし，1回量1. 1日3回冷水で服用する．

黄芩湯（おうごんとう）（p. 328）
黄芩，大棗各4. 甘草，芍薬各3.

黄芩加半夏生姜湯（おうごんかはんげしょうきょうとう）
黄芩湯に半夏5. 生姜0.5. を加える．

黄土湯（おうどとう）(p. 329)
　黄土7．地黄，白朮，阿膠，黄芩各3．甘草2．附子0.5〜1．

黄連湯（おうれんとう）(p. 330)
　黄連，甘草，乾姜，人参，桂皮，大棗各3．半夏6．

黄連阿膠湯（おうれんあきょうとう）(p. 329)
　黄連3．芍薬2.5．黄芩2．以上を法の如く煎じて滓を去り阿膠3．を入れ，再び火にのせ阿膠が溶解し尽くしたら下し，少し冷えた時，鶏子黄（卵黄）1個を入れ，よくかきまぜて温服する．

黄連解毒湯（おうれんげどくとう）(p. 330)
　黄連1.5．黄芩3．黄柏1.5．山梔子2．

黄連消毒飲（おうれんしょうどくいん）
　黄連，羌活，黄芩，黄柏，藁本，防已，桔梗，当帰，地黄，知母，独活，防風，黄耆，連翹各1.5．人参，甘草，陳皮，蘇木，沢瀉各1．

黄連橘皮湯（おうれんきっぴとう）
　黄連1.5．橘皮，杏仁，麻黄各3．葛根5．枳実2．厚朴3．甘草1．

乙字湯（おつじとう）(p. 331)
　大黄1．柴胡5．升麻1.5．甘草2．黄芩3．当帰6．

応鐘散（おうしょうさん）
　芎黄散に同じ．

黄解丸（おうげがん）
　黄連解毒湯を丸にしたもの．

か

解急蜀椒湯（かいきゅうしょくしょうとう）(p. 387)
　粳米8．半夏5．人参，大棗各3．山椒2．乾姜，甘草各1.5．附子0.5．膠飴20．

解労散（かいろうさん）
　四逆散に土別甲，茯苓各3．大棗2．生姜0.5．を加える．

回首散（かいしゅさん）
　烏薬順気散に羌活，独活，木瓜各3. を加える．

疥癬浴薬方（かいせんよくやくほう）
　大黄，当帰各38. 独活，柴胡，蒼朮，厚朴，山帰来各19. 桂皮15. 忍冬90. 湯の花225. 蘇葉57. 芍薬150. 適宜量を用う．

華蓋散（かがいさん）
　麻黄，杏仁各4. 茯苓5. 橘皮，桑白皮，蘇子各2. 甘草1.

香川解毒剤（かがわげどくざい）
　山帰来，木通各4. 茯苓5. 川芎，忍冬各3. 甘草，大黄各1.

加減瀉白散（かげんしゃばくさん）
　桑白皮3. 地骨皮，知母，陳皮，桔梗各1. 青皮，細辛，黄芩，甘草各2.

加減小柴胡湯（かげんしょうさいことう）
　柴胡，黄芩，山梔子，柿蒂，縮砂，半夏，陳皮各2. 藿香，茴香，沈香，木香，甘草各1. 烏梅2.5. 生姜0.5.

加味帰脾湯（かみきひとう）
　帰脾湯に柴胡3. 山梔子2. を加える．

加味解毒湯（かみげどくとう）
　黄連，黄芩，黄柏，山梔子，柴胡，茵蔯蒿，竜膽，木通各2. 滑石3. 升麻，甘草，燈心，大黄各1.5.

加味犀角地黄湯（かみさいかくじおうとう）
　犀角3. 地黄，芍薬各4. 牡丹皮，当帰各3. 黄連，黄芩各2.

加味四物湯（かみしもつとう）（正伝）
　当帰，川芎，芍薬，熟地黄，蒼朮各3. 麦門冬5. 人参，牛膝各2. 黄柏，五味子，黄連，知母，杜仲各1.5.

加味四物湯（かみしもつとう）（回春）
　当帰，黄柏，知母，川芎，天花粉各2. 桔梗，甘草各4. 地黄，芍薬各3. 本方は咽頭痛に用いる．原方には竹瀝があるが，今これを入れない．

加味小陥胸湯（かみしょうかんきょうとう）
　半夏6. 栝楼仁3. 枳実，山梔子各2. 黄連1.5.

加味承気湯(かみじょうきとう)
　大黄3. 芒硝5. 枳実, 厚朴, 当帰各3. 紅花, 甘草各2.

加味逍遙散(かみしょうようさん)(p. 333)
　当帰, 芍薬, 白朮, 茯苓, 柴胡各3. 甘草, 牡丹皮, 山梔子各2. 乾姜, 薄荷各1.

加味温胆湯(かみうんたんとう)
　温胆湯に酸棗2～5. 黄連1.5. を加える.

加味寧癇湯(かみねいかんとう)
　沈香, 縮砂, 呉茱萸各2. 香附子, 橘皮各3. 甘草1.5. 黄連1. 茯苓4.

加味消渇湯(かみしょうかつとう)(矢数格)
　茯苓, 白朮, 沢瀉, 地黄, 芍薬, 蒼朮, 陳皮各3. 甘草0.5.

加味逍遙散合四物湯(かみしょうようさんごうしもつとう)
　加味逍遙散と四物湯の合方

加味八脈散(かみはちみゃくさん)
　猪苓, 沢瀉, 茯苓, 木通, 地黄, 杏仁各3. 藁本, 山梔子, 知母, 黄柏各2.

加味八疝湯(かみはっせんとう)
　当帰, 川芎, 熟地, 半夏各2. 茯苓, 芍薬, 陳皮各2.5. 人参, 牛膝, 秦艽, 防風, 羌活各1.5. 白朮3. 柴胡, 桂皮, 甘草各1.

加味平胃散(かみへいいさん)
　平胃散に麦芽, 神麴各2. を加える.

加減涼膈散(かげんりょうかくさん)
　連翹, 黄芩, 山梔子, 桔梗各3, 黄連, 薄荷各1, 当帰, 芍薬, 地黄各3.5. 枳殻, 甘草各1.

加味涼膈散(かみりょうかくさん)
　黄芩, 桔梗各3. 石膏10. 薄荷2. 連翹, 山梔子各3. 大黄, 甘草各1.

夏枯草湯(かごそうとう)
　夏枯草5. 甘草1.5.

夏檳湯(かびんとう)
　半夏, 白朮各2. 檳榔子, 陳皮, 木瓜各1.2.

瓜子仁湯（かしにんとう）

薏苡仁9．桃仁6．牡丹皮4．瓜子3．

化食養脾湯（かしょくようひとう）

六君子湯に縮砂1.5．神麴，麦芽，山査子各2．を加える．

化毒丸（かどくがん）

乳香10．軽粉1．大黄，雄黄，乱髪霜各3．以上を糊丸とし辰砂を衣とする．1回量2．1日1回．

活血散瘀湯（かっけつさんおとう）

川芎，当帰，芍薬，蘇木，牡丹皮，枳殻，瓜子，桃仁各2.5．檳榔子，大黄各2．

藿香正気散（かっこうしょうきさん）（p. 332）

白朮，半夏，茯苓各3．厚朴，陳皮，大棗各2．桔梗1.5．大腹皮，藿香，白芷，甘草，蘇葉各1．生姜0.5．

葛根湯（かっこんとう）（p. 331）

葛根8．麻黄，大棗各4．桂皮，芍薬各3．甘草2．生姜0.5．

葛根黄連黄芩湯（かっこんおうれんおうごんとう）（p. 331）

葛根6．黄連，黄芩各3．甘草2．

葛根紅花湯（かっこんこうかとう）

葛根，芍薬，地黄各3．黄連，山梔子，紅花各1.5．大黄，甘草各1．

瓜蒂散（かていさん）

瓜蒂，赤小豆，等分量を粉末とする．香豉5．に熱湯200mlを加え，煮て稀粥状とし，滓を去り，これに上記散末2．入れて頓服する．

栝楼湯（かろうとう）

栝楼実3．半夏6．薤白4．枳実2．生姜0.5．

栝楼薤白白酒湯（かろうがいはくはくしゅとう）

栝楼実2．薤白6．を白酒400mlに入れ150mlに煎じ1日3回に分服．

栝楼薤白半夏湯（かろうがいはくはんげとう）

栝楼実3．薤白4.5．半夏6．以上三味に酢40ml，水400mlを加えて煮て200mlに煎じつめ，3回に分服する．

栝楼枳実湯（かろうきじつとう）(p. 333)
　当帰, 茯苓, 貝母各3. 栝楼実, 桔梗, 陳皮, 黄芩各2. 縮砂, 木香, 甘草, 山梔子, 枳実, 竹茹各1. 生姜0.5.

栝楼瞿麦丸（かろうくばくがん）
　栝楼根2. 茯苓, 山薬各3. 附子0.5～1. 瞿麦子1. 以上細末とし煉蜜で丸とし1日3回1回1. を服す.

栝楼桂枝湯（かろうけいしとう）
　桂枝湯に栝楼根3. を加える.

栝楼牡蠣散（かろうぼれいさん）
　栝楼根, 牡蠣, 各々末とし1.5. 1日3回.

訶梨勒丸（かりろくがん）
　訶子, 陳皮, 厚朴各3. 以上を細末とし煉蜜で丸とし, 1回3. を服用する.

乾姜黄芩黄連湯（かんきょうおうごんおうれんとう）
　乾姜, 黄連, 黄芩, 人参各3.

乾姜人参半夏丸料（かんきょうにんじんはんげがんりょう）
　乾姜3. 人参3. 半夏6.

乾姜附子湯（かんきょうぶしとう）
　乾姜1. 附子0.5～1. 水250 mlを100 mlに煮つめ頓服.

緩痃湯（かんげんとう）
　柴胡6. 桂皮, 栝楼, 黄芩, 牡蠣, 別甲, 芍薬各3. 乾姜, 甘草各2.

陥胸湯（かんきょうとう）
　大黄1. 黄連2. 甘草1. 栝楼仁3.

甘草湯（かんぞうとう）(p. 335)
　甘草8.

甘草乾姜湯（かんぞうかんきょうとう）(p. 334)
　甘草4. 乾姜2.

甘草瀉心湯（かんぞうしゃしんとう）(p. 384)
　半夏瀉心湯に甘草1. を加える.

甘草附子湯（かんぞうぶしとう）(p. 335)
　甘草 2. 白朮 4. 桂皮 3.5. 附子 0.5〜1.

甘草粉蜜湯（かんぞうふんみつとう）
　甘草 2. 白米粉 1. 蜂蜜 4. すなわち甘草湯を煮て滓を去り白米粉, 蜂蜜を入れる.

甘草麻黄湯（かんぞうまおうとう）
　甘草 1. 麻黄 3. 以上 1 回量を煎じて頓服する.

甘連梔子湯（かんれんししとう）（大塚）
　甘草 4. 黄連, 山梔子各 2.

甘麦大棗湯（かんばくたいそうとう）(p. 336)
　甘草 5. 大棗 6. 小麦 20.

甘露飲（かんろいん）
　枇杷葉, 熟地黄, 天門冬, 枳実, 茵蔯蒿, 乾地黄, 麦門冬, 石斛, 甘草, 黄芩各 2.5（あるいは天門冬, 熟地黄を去る）.

き

帰耆建中湯（きぎけんちゅうとう）
　当帰建中湯に黄耆 2. を加える.

帰脾湯（きひとう）(p. 336)
　黄耆 2. 人参, 白朮, 茯苓, 酸棗仁, 竜眼肉各 3. 当帰 2. 大棗, 遠志各 1.5. 甘草, 木香各 1. 生姜 0.5.

桔梗湯（ききょうとう）（扁桃炎）
　桔梗 2. 甘草 3. 以上 1 日量. 法の如く煎じ 1 日 2 回に服用する.

桔梗湯（ききょうとう）外台（肺壊疽）
　桔梗 3. 地黄, 当帰各 4. 木香 1. 甘草, 敗醤, 桑白皮各 2. 薏苡仁 8.

桔梗解毒湯（ききょうげどくとう）
　土茯苓, 桔梗, 川芎, 芍薬各 3. 大黄 1. 黄耆 2. 甘草 1.5.

桔梗白散（ききょうはくさん）(p. 337)
　桔梗, 貝母各 3 分. 巴豆 1 分. 巴豆の外皮を去り熬って後乳鉢で研和し

て脂の如くし，2味を細末として混和し，1回量0.5を温湯で頓服する．

枳実梔子豉湯（きじつししとう）
　枳実2．山梔子4．香豉8．

枳縮二陳湯（きしゅくにちんとう）
　枳実，縮砂各1.5．茯苓，半夏各3．陳皮，香附子，厚朴，延胡索各2．茴香，木香，草豆蔲，乾姜，甘草各1．生姜0.5．

橘皮湯（きっぴとう）
　橘皮3．生姜0.5．

橘皮大黄朴硝湯（きっぴだいおうぼくしょうとう）
　橘皮，大黄各2．芒硝3．以上1回量，法の如く煎じ頓服する．

橘皮竹筎湯（きっぴちくじょとう）
　橘皮4．竹筎2．大棗6．甘草3．人参1.5．生姜0.5．

橘皮半夏湯（きっぴはんげとう）
　橘皮，柴胡，杏仁，桔梗，香附子各3．半夏，茯苓各4．桑白皮，蘇子各1.5．乾姜0.5．

亀板湯（きばんとう）
　亀板，芍薬，川芎各4．当帰5．地黄5．石決明4．

芎黄散（きゅうおうさん）
　大黄1．川芎2．

芎帰湯（きゅうきとう）
　川芎4.5．当帰6．

芎帰膠艾湯（きゅうききょうがいとう）（p. 337）
　川芎，甘草，艾葉各3．当帰，芍薬各4．5．乾地黄6．以上を法の如く煎じ滓を去り阿膠3．を加え再び火にのせ溶解尽したら温服する．

芎帰調血飲（きゅうきちょうけついん）
　当帰，川芎，熟地黄，白朮，茯苓，陳皮，烏薬，香附子，牡丹皮各2．乾姜，益母草，大棗各1.5．甘草1．

行気香蘇散（ぎょうきこうそさん）（こうきこうそさん）
　香附子，蘇葉，陳皮，烏薬，羌活，川芎各2.5．麻黄，枳殻各2．甘草1．生姜0.5．

羌活愈風湯（きょうかつゆふうとう）

蒼朮，石膏，地黄各2．羌活，防風，当帰，蔓荊，川芎，細辛，黄耆，枳殻，人参，麻黄，白芷，甘菊，薄荷，枸杞子，柴胡，知母，地骨皮，独活，杜仲，秦艽，黄芩，芍薬，甘草，桂皮各1.2．生姜0.5．

行湿補気養血湯（ぎょうしつほきようけつとう）

人参，白朮，茯苓各2.5．当帰，芍薬，川芎各2．木通，厚朴，陳皮，蘿蔔子，海金砂各1.5．木香，甘草，大腹皮，蘇葉各1．

強神湯（きょうしんとう）

紅花1.5．白姜蚕3．棕櫚葉2．甘草1．

響声破笛丸（きょうせいはてきがん）

連翹，桔梗，甘草各2.5．大黄，縮砂，川芎，訶子各1．阿仙薬2．薄荷4．以上粉末とし米糊丸とし，1日2～3．を服用．

葵子茯苓散（きしぶくりょうさん）

葵子8．茯苓1.5．以上粉末として1回2．を服用．

起廃丸（きはいがん）

乾漆，桃仁，伯州散各1．大黄2．以上を米粉で丸とし1日量とし，3回に分服する．

杏蘇散（きょうそさん）

蘇葉3．五味子，大腹皮，烏梅，杏仁各2．陳皮，桔梗，麻黄，桑白皮，阿膠，甘草，紫苑各1．

玉露散（ぎょくろさん）

当帰，芍薬，桔梗，川芎，茯苓，天花粉，木通，穿山甲各3．

祛風敗毒散（きょふうはいどくさん）

枳実，芍薬，前胡，柴胡，荊芥，薄荷，牛蒡子，蒼朮各2．独活，白姜蚕，連翹，川芎，羌活各2.5．蝉退，甘草各1．

金鎖匙（きんさひ）

消石1.5．硼砂5．竜脳，青黛，白姜蚕，辰砂各1．雄黄，黄柏各3．右の割合に八味を散となす．使用法は適宜量の水で溶かし，筆をもって口中に塗る．1日に7回位．

救逆湯（きゅうぎゃくとう）
　桂枝去芍薬加蜀膝竜骨牡蠣湯に同じ．

く

苦参湯（くじんとう）
　苦参 6．以上一味を水 500 ml に入れ，煮て 300 ml とし滓を去り洗浄剤または湿布剤として外用する．

駆風解毒散（くふうげどくさん）
　防風，牛蒡子各 3．荊芥，羌活，甘草各 1.5．連翹 5．あるいは桔梗 3．石膏 5．を加えて含嗽料とする．

駆風触痛湯（くふうしょくつうとう）
　麦門湯 5．黄芩 4．羌活，独活，防風，白朮，当帰，川芎，白芷各 3．蔓荊子 2．藁本 1.5．細辛，甘草各 1．（清上蠲痛湯と同じ）．

九味清脾湯（くみせいひとう）
　青皮，厚朴各 2．柴胡，黄芩，半夏，白朮各 3．茯苓 4．甘草 1．大棗，草菓各 1.5．生姜 0.5．

九味半夏湯（くみはんげとう）
　半夏，橘皮，甘草，柴胡，猪苓各 3．升麻 2．沢瀉，茯苓各 4．生姜 0.5．

九味檳榔湯（くみびんろうとう）（p. 337）
　檳榔子 4．厚朴，桂皮，橘皮各 3．蘇葉 1.5．甘草，大黄，乾姜，木香各 1．あるいは呉茱萸 1．茯苓 3．を加える．

け

荊芥連翹湯（けいがいれんぎょうとう）（一貫堂）（p. 338）
　当帰，芍薬，川芎，地黄，黄連，黄芩，黄柏，山梔子，連翹，防風，薄荷，荊芥，甘草，枳殻各 1.5．柴胡，白芷，桔梗各 2．

荊芥連翹湯（けいがいれんぎょうとう）（回春）
　当帰，芍薬，荊芥，連翹，防風，川芎，柴胡，枳実，黄芩，山梔子，

白芷，桔梗各2．甘草1．

荊防敗毒散（けいぼうはいどくさん）
荊芥，防風，羌活，独活，柴胡，前胡，薄荷，連翹，桔梗，枳殼，川芎，金銀花各1.5．乾姜，甘草各1．

鶏肝丸（けいかんがん）
鶏肝一具をとり，一旦茹でてから乾燥し，山薬末を和しつつ細末とし，糊丸とする．1日3回2．ずつ服用する．

鶏鳴散（けいめいさん）（千金）（打撲傷）
大黄1．当帰，桃仁各4．

鶏鳴散加茯苓（けいめいさんかぶくりょう）（脚気）
檳榔子4．木瓜3．橘皮，桔梗各2.5．蘇葉，呉茱萸各1．茯苓6．生姜0.5．

桂姜棗草黄辛附湯（けいきょうそうそうおうしんぶとう）
桂皮，大棗各3．甘草，麻黄，細辛各2．附子0.5～1．生姜0.5．

桂枝湯（けいしとう）（p. 339）
桂皮，芍薬，大棗各4．甘草2．生姜0.5．

桂枝加黄耆湯（けいしかおうぎとう）（p. 340）
桂枝湯に黄耆3．を加える．

桂枝加葛根湯（けいしかかっこんとう）（p. 340）
桂枝湯に葛根6．を加える．

桂枝加厚朴杏仁湯（けいしかこうぼくきょうにんとう）
桂枝湯に厚朴1．杏仁4．を加える．

桂枝加芍薬湯（けいしかしゃくやくとう）（p. 340）
桂皮，大棗各4．甘草2．芍薬6．生姜0.5．

桂枝加芍薬生姜人参湯（けいしかしゃくやくしょうきょうにんじんとう）
桂枝湯に芍薬1.5．人参4.5．生姜0.5．を加える．

桂枝加芍薬大黄湯（けいしかしゃくやくだいおうとう）
桂枝加大黄湯に同じ．

桂枝加朮附湯（けいしかじゅつぶとう）（p. 340）
桂枝湯に蒼朮4．附子0.5～1．を加える．

桂枝加大黄湯（けいしかだいおうとう）
　桂枝加芍薬湯に大黄 1. を加える．

桂枝加附子湯（けいしかぶしとう）（p. 340）
　桂枝湯に附子 0.5〜1. を加える．

桂枝加竜骨牡蠣湯（けいしかりゅうこつぼれいとう）（p. 340）
　桂枝湯に竜骨，牡蠣各 3. を加える．

桂枝加苓朮湯（けいしかりょうじゅつとう）
　桂皮 4. 大棗，芍薬各 3. 甘草 1.5. 茯苓，朮各 5. 生姜 0.5.

桂枝加苓朮附湯（けいしかりょうじゅつぶとう）（p. 340）
　桂枝加苓朮湯に附子 0.5〜1. を加える．

桂枝加苓朮附荊芥湯（けいしかりょうじゅつぶけいがいとう）
　前方に荊芥 2. を加える．

桂枝甘草湯（けいしかんぞうとう）
　桂皮 4. 甘草 2.

桂枝甘草竜骨牡蠣湯（けいしかんぞうりゅうこつぼれいとう）
　桂皮 4. 甘草，竜骨，牡蠣各 2.

桂枝去芍薬湯（けいしきょしゃくやくとう）
　桂枝湯より芍薬を去る．

桂枝去芍薬加蜀漆竜骨牡蠣湯（けいしきょしゃくやくかしょくしつりゅうこつぼれいとう）（p. 340）
　桂皮，大棗，蜀漆各 4. 甘草 2. 牡蠣 6. 竜骨 5. 生姜 0.5.

桂枝去芍薬加蜀漆竜骨牡蠣救逆湯（けいしきょしゃくやくかしょくしつりゅうこつぼれいきゅうぎゃくとう）（p. 341）
　前方に同じ．

桂枝五物湯（けいしごもつとう）
　桂皮，黄芩，地黄各 4. 茯苓 8. 桔梗 3.

桂枝桃仁湯（けいしとうにんとう）
　桂枝湯に桃仁 5. 地黄 4. を加える．

桂枝二麻黄一湯（けいしにまおういっとう）
　桂皮 4.5. 芍薬，大棗各 3. 麻黄，杏仁各 1.5. 甘草 2.5. 生姜 0.5.

桂枝二越婢一湯（けいしにえっぴいっとう）
　桂皮, 芍薬, 甘草, 麻黄各2.5. 大棗, 石膏各3. 生姜0.5.

桂枝人参湯（けいしにんじんとう）（p. 341）（p. 379）
　桂皮4. 甘草, 白朮, 人参各3. 乾姜2.

桂枝茯苓丸（けいしぶくりょうがん）（p. 341）
　桂皮, 茯苓, 牡丹皮, 桃仁, 芍薬各等分. 以上を煉蜜で丸として1日3回3. ずつ服用する.

桂枝茯苓湯（けいしぶくりょうとう）
　桂皮, 茯苓, 牡丹皮, 桃仁, 芍薬各4.

桂枝附子湯（けいしぶしとう）
　桂皮4. 附子0.5～1. 大棗3. 甘草2. 生姜0.5.

桂芍知母湯（けいしゃくちもとう）
　桂皮, 知母, 防風, 芍薬, 麻黄各3. 朮4. 甘草1.5. 附子0.5～1. 生姜0.5.

桂麻各半湯（けいまかくはんとう）
　桂皮3.5. 芍薬, 甘草, 麻黄, 大棗各2. 杏仁2.5. 生姜0.5.

啓脾湯（けいひとう）（p. 342）
　人参3. 白朮, 茯苓各4. 蓮肉, 山薬各3. 山査子, 陳皮, 沢瀉各2. 甘草1.

下瘀血丸（げおけつがん）
　大黄16. 桃仁7. 䗪虫21. 以上細末とし蜂蜜にて丸とし1回1服用.

堅中湯（けんちゅうとう）
　半夏, 茯苓各5. 桂皮4. 大棗, 芍薬, 乾姜各3. 甘草.

こ

香芎湯（こうきゅうとう）
　石膏12. 桂皮4.5. 甘草2. 薄荷1. 香附子, 川芎各5.

香砂平胃散（こうしゃへいいさん）
　平胃散に香附子4. 藿香1. 縮砂1.5. を加える.

香砂養胃湯（こうしゃよういとう）
　白朮，茯苓各3．蒼朮，厚朴，陳皮，香附子，白豆蔲，人参各2．木香，縮砂，甘草，大棗各1.5．生姜0.5．

香砂六君子湯（こうしゃりっくんしとう）（p. 397）
　人参，白朮，茯苓，半夏各3．陳皮，香附子各2．大棗1.5．甘草，縮砂，藿香各1．生姜0.5．

行湿補気養血湯（こうしつほきようけつとう）（きの部にもあり）
　人参，白朮，茯苓各2.5．当帰，芍薬，川芎各2．木通，厚朴，陳皮，蘿蔔子，海金砂各1.5．木香，甘草，大腹皮，蘇葉各1．

香蘇散（こうそさん）（p. 343）
　香附子4．蘇葉1．陳皮2.5．甘草1．生姜0.5．

香朴湯（こうぼくとう）
　厚朴5．木香1．附子0.5～1．

侯氏黒散（こうしこくさん）
　菊花40分．白朮10分．細辛，茯苓，牡蠣，人参，礬石，当帰，乾姜，川芎，桂皮各3分．桔梗8分．防風10分．以上末とし酒にて1回1．を服用．

甲字湯（こうじとう）
　桂枝茯苓丸料に甘草1.5．生姜3．を加える．

厚朴生姜半夏甘草人参湯（こうぼくしょうきょうはんげかんぞうにんじんとう）
　厚朴3．半夏4．人参1.5．甘草2.5．生姜0.5．

厚朴七物湯（こうぼくしちもつとう）
　厚朴6．甘草，大黄各2．大棗，枳実各2.5．桂皮1.5．生姜0.5．

厚朴麻黄湯（こうぼくまおうとう）
　厚朴4．五味子，麻黄各3．石膏10．杏仁，半夏各4．乾姜，細辛各1.5．小麦10．

絳礬丸（こうばんがん）
　絳礬10．厚朴，陳皮，三稜，莪朮，黄連，苦参，白朮各5．甘草2．香附子15．以上を細末とし醋糊で丸を作り，1回1．を服用す．1日2～3回．

行和芍薬湯（こうわしゃくやくとう）
　芍薬6. 当帰，黄連，黄芩各3. 大黄2. 檳榔子，木香，桂皮，甘草各1.

牛黄清心円（ごおうせいしんえん）
　牛黄1.5. 麝香，竜脳，羚羊角，雄黄各1. 蒲黄2.5. 犀角2. 以上糊丸とし，金箔を衣とする．1日3回0.2ずつ服用する．

牛膝散（ごしつさん）
　牛膝，桂皮，芍薬，桃仁，当帰，牡丹皮，延胡索各3. 木香1.

牛車腎気丸（ごしゃじんきがん）
　八味地黄丸（腎気丸）に牛膝，車前子各3. を加える．

五積散（ごしゃくさん）
　蒼朮，陳皮，茯苓，白朮，半夏，当帰各2. 厚朴，芍薬，川芎，白芷，枳殻，桔梗，乾姜，桂皮，麻黄，大棗，甘草，香附子各1. 生姜0.5.

五物解毒湯（ごもつげどくとう）
　川芎5. 金銀花2. 大黄1. 荊芥1.5. 十薬2.

五虎湯（ごことう）
　麻杏甘石湯に桑白皮3. を加える．原方には細茶があるが，一般には入れない．

五物大黄湯（ごもつだいおうとう）
　大黄1. 桂皮4.5. 地黄6. 川芎5. 甘草1.5.

五淋散（ごりんさん）
　芍薬，山梔子各2. 茯苓6. 当帰，甘草，黄芩各3.

五苓湯（ごれいとう）
　沢瀉6. 猪苓，茯苓，白朮各4.5. 桂皮2.5.

五苓散（ごれいさん）（p. 344）
　沢瀉5分. 猪苓，茯苓，白朮各3分. 桂皮2分. 以上を細末とし1日3回1.5ずつ白湯で服用する．

呉茱萸湯（ごしゅゆとう）（p. 343）
　呉茱萸3. 人参2. 大棗4. 生姜0.5.

牛蒡子湯（ごぼうしとう）
　柴胡 5. 青皮，陳皮，山梔子，黄芩，天花粉各 2.5. 連翹，牛蒡子，金銀花各 2. 皂角子 1. 冬瓜子 4. 甘草 1.5.

琥珀散（こはくさん）
　琥珀，海金砂各 2. 滑石 3. 以上を粉末として混和し，1 回 2. ずつ 1 日 3 回服用する．

滾痰丸（こんたんがん）
　大黄，黄芩各 8. 青礞石 1. 沈香 0.5. 以上を粉末とし米糊で丸とする．

さ

犀角消毒飲（さいかくしょうどくいん）
　荊芥，防風各 3. 犀角，甘草各 1.5. 牛蒡子 10.

柴葛解肌湯（さいかつげきとう）(p. 344)
　葛根，柴胡各 4. 黄芩，芍薬各 3. 羌活，白芷，桔梗，甘草，大棗各 2. 石膏 5. 乾姜 1.

柴陥湯（さいかんとう）(p. 358)
　柴胡，半夏各 5. 黄芩，大棗，栝楼仁各 3. 甘草，黄連各 1.5. 人参 2. 生姜 0.5.

柴胡加竜骨牡蠣湯（さいこかりゅうこつぼれいとう）(p. 345)
　柴胡 5. 半夏 4. 茯苓，桂皮各 3. 黄芩，大棗，人参，竜骨，牡蠣各 2.5. 大黄 1. 生姜 0.5.

柴胡芎帰湯（さいこきゅうきとう）
　当帰，芍薬，川芎，柴胡各 4. 香附，陳皮，木香，砂仁各 3. 竜胆，枳殻，甘草，乾姜各 1.

柴胡枳桔湯（さいこききつとう）
　柴胡，半夏各 5. 黄芩，栝楼仁，桔梗各 3. 甘草 1. 枳実 1.5. 生姜 0.5.

柴胡去半夏加栝楼湯（さいこきょはんげかかろうとう）
　柴胡 6. 人参，黄芩，甘草，大棗各 3. 栝楼根 5. 生姜 0.5.

柴胡桂枝湯（さいこけいしとう）(p. 346)

柴胡 5. 半夏 4. 桂皮 2.5. 黄芩，人参，芍薬，大棗各 2. 甘草 1.5. 生姜 0.5.

柴胡桂枝乾姜湯（さいこけいしかんきょうとう）(p. 346)

柴胡 6. 桂皮，栝楼根，黄芩，牡蠣各 3. 乾姜，甘草各 2.

柴胡厚朴湯（さいここうぼくとう）

柴胡，茯苓各 5. 厚朴，陳皮，檳榔子各 3. 蘇葉 1.5. 生姜 0.5.

柴胡清肝湯（さいこせいかんとう）(p. 346)（一貫堂）

当帰，芍薬，川芎，地黄，連翹，桔梗，牛蒡子，栝楼根，薄荷，甘草，黄連，黄芩，黄柏，山梔子各 1.5. 柴胡 2.

柴胡疎肝湯（さいこそかんとう）

柴胡，芍薬各 4. 枳実 3. 甘草 2. 香附子，川芎各 3. 青皮 2.

柴胡疎肝散（さいこそかんさん）

柴胡疎肝湯に山梔子 3. 乾姜 1. を加える.

柴梗半夏湯（さいきょうはんげとう）

柴胡，半夏各 4. 桔梗，杏仁，栝楼仁各 2. 黄芩，大棗各 2.5. 枳実，青皮各 1.5. 甘草 1. 生姜 0.5.

柴胡別甲湯（さいこべっこうとう）

柴胡 5. 白朮 4. 芍薬，檳榔子各 3. 別甲，枳実各 2. 甘草 1.5.

柴芍六君子湯（さいしゃくりっくんしとう）(p. 397)

六君子湯に柴胡，芍薬各 3 を加える.

柴苓湯（さいれいとう）

小柴胡湯と五苓湯との合方.

催乳方（さいにゅうほう）

露峰房，熟地黄，2 味を等分黒焼にして糊丸し，梧桐子の大きさにし，50 丸ずつ大麦の煮汁で 2 週間服用する.

左突膏（さとつこう）

瀝青 800. 黄蠟 220. 豚脂 58. ゴマ油 1,000. まずゴマ油を煮て水分を去り黄蠟，豚脂を入れてとかし，終りに瀝青を入れてとかし，温かい中に布で濾し更に煮て粘稠性を高める.

三黄丸（さんおうがん）
　大黄，黄芩，黄連，以上等量糊丸とし，1日3回3.ずつ服用する．

三黄散（さんおうさん）
　雄黄，硫黄，黄丹，南星，白礬，密陀僧，粉末とし昇汞水に調製，患部に摩擦する．

三黄瀉心湯（さんおうしゃしんとう）（p. 347）
　大黄，黄芩，黄連各1．以上をふり出し剤とする場合には，これに熱湯100 m*l* を加え，3分間煮沸し滓を去って頓服する．

三黄知母湯（さんおうちもとう）
　三黄瀉心湯方内に知母3．石膏10．甘草1.5．を加える．

三黄石膏湯（さんおうせっこうとう）
　黄連解毒湯に石膏10, 麻黄3．知母5．を加える．

三聖丸（さんせいがん）
　蛇黄，禹余糧各3．鍼砂5．以上三味を末とし，米酢2升で煮て乾かし，糊で丸とする．

三品一条鎗（さんぴんいちじょうそう）
　礬石3．砒石1.5．雄黄0.3．乳香0.2．以上末とし，壺の中で焼いて粉末とし，うすい糊でねり，線香の状とし瘻孔に挿入する．

三生飲（さんしょういん）
　天南星6．烏頭，附子各0.5～1．木香2．生姜0.5．

三味鷓鴣菜湯（さんみしゃこさいとう）
　海人草3．大黄，甘草各1.5．

三物黄芩湯（さんもつおうごんとう）（p. 348）
　黄芩，苦参各3．乾地黄6．

三和散（さんわさん）
　沈香，蘇葉，大腹皮各2．甘草1．木香，陳皮，檳榔子，木瓜各1.5．白朮，川芎各3．生姜0.5．

芟凶湯（さんきょうとう）
　海人草5．大黄，蒲黄，苦楝皮各1.5．

散腫潰堅湯（さんしゅかいけんとう）

昆布，海藻，黄柏，知母，栝楼根，桔梗，三稜，莪朮，連翹，黄連，黄芩，芍薬，葛根，升麻，柴胡，当帰，甘草，竜胆各1.5．生姜0.5．

酸棗仁湯（さんそうにんとう）(p. 348)

酸棗仁10．知母，川芎各3．茯苓5．甘草1．

し

滋陰降火湯（じいんこうかとう）(p. 349)

当帰，芍薬，地黄，天門冬，麦門冬，陳皮各2.5．白朮3．知母，黄柏，甘草，大棗各1.5．

滋陰至宝湯（じいんしほうとう）

当帰，芍薬，白朮，茯苓，陳皮，柴胡，知母，香附子，地骨皮，麦門冬各3．貝母2．薄荷，甘草各1．

滋血潤腸湯（じけつじゅんちょうとう）

当帰，地黄，桃仁各4．芍薬3．枳実，韮各2．大黄1.5．紅花1．

滋腎通耳湯（じじんつうじとう）

当帰，川芎，芍薬，知母，地黄，黄柏，黄芩，柴胡，白芷，香附子各3．

滋腎明目湯（じじんめいもくとう）または腎気明目湯（じんきめいもくとう）

当帰，川芎，乾地黄，熟地黄，芍薬各3．桔梗，人参，山梔子，黄連，白芷，蔓荊子，菊花，甘草，燈心草，細茶各1.5．

紫雲膏（しうんこう）(p. 349)

ゴマ油1,000．当帰，紫根各100．黄蠟380．豚脂25．まずゴマ油を煮て，黄蠟，豚脂を入れてとかし，つぎに当帰を入れ，終りに紫根を入れ，鮮明な紫赤色になったら布で濾し冷凝させる．紫根を入れるときの温度は140度を適当とする．なお夏と冬とでは黄蠟の量を加減する．

紫円（しえん）(p. 350)

代赭石，赤石脂，巴豆各4．杏仁8．四味を末とし，糊で丸とし1回0.3〜1．を頓服する．

紫根牡蠣湯（しこんぼれいとう）（p. 351）
　当帰5. 芍薬，川芎，紫根各3. 大黄，忍冬各1.5. 升麻，黄耆各2. 牡蠣4. 甘草1.

紫陽散（しようさん）
　旧6月土用前にアジサイ（紫陽花）の葉を採って陰乾とし，用に臨んで末とし1. を発作のない日の夜1服し，発作のある日早朝に白湯で一服する．多くは暫くして悪心嘔吐を催す．瀉下して治癒するものもある．

四逆散（しぎゃくさん）（p. 350）
　柴胡5. 枳実2. 芍薬4. 甘草1.5.

四逆湯（しぎゃくとう）（p. 351）
　甘草3. 乾姜2. 附子0.5～1.

四逆加人参湯（しぎゃくかにんじんとう）（p. 351）
　四逆湯に人参2. を加える．

四君子湯（しくんしとう）（p. 352）
　人参，白朮，茯苓各4. 甘草，大棗各1.5. 生姜0.5.

四順湯（しじゅんとう）
　貝母，桔梗，紫苑各3. 甘草2.

四順清涼飲（しじゅんせいりょういん）
　連翹4. 芍薬，防風各3. 羌活2. 当帰5. 山梔子，甘草，大黄各1.5.

指迷七気湯（しめいしちきとう）
　三稜，莪朮，青皮，陳皮，藿香，桔梗，桂皮，益智，香附子，甘草各1.5. 生姜0.5.

四物湯（しもつとう）（p. 352）
　当帰，川芎，芍薬，地黄各3.

四物一黄湯（しもついちおうとう）
　当帰，芍薬，川芎，地黄各3. 蒲黄5.

四物湯脚気加減（しもつとうかっけかげん）
　四物湯に木瓜，蒼朮各3. 薏苡仁6. を加える．

四苓湯（しれいとう）
　沢瀉，茯苓，白朮，猪苓各4.

梔子乾姜湯（ししかんきょうとう）
 山梔子，乾姜各2.
梔子甘草豉湯（ししかんぞうしとう）（p. 353）
 梔子豉湯に甘草1.5. を加える.
梔子甘連湯（ししかんれんとう）（大塚）
 山梔子3. 甘草4. 黄連1.
梔子厚朴湯（ししこうぼくとう）
 山梔子3. 厚朴4. 枳実2.
梔子豉湯（しししとう）（p. 353）
 山梔子3. 香豉4.
梔子生姜豉湯（しししょうきょうしとう）（p. 353）
 梔子豉湯に生姜0.5. を加える.
梔子柏皮湯（ししはくひとう）
 山梔子3. 甘草1. 黄柏2.
七賢散（しちけんさん）
 茯苓6. 地黄5. 山薬，牡丹皮各3. 山茱萸，人参，黄耆各2.
七味鷓鴣菜湯（しちみしゃこうさいとう）
 黄連，大黄，甘草，乾姜各1.5. 桂皮4. 半夏6. 鷓鴣菜3.
七味清脾湯（しちみせいひとう）
 厚朴，青皮各3. 半夏5. 良姜1. 烏梅，草菓各2.5. 甘草，大棗各2. 生姜0.5.
七味白朮散（しちみびゃくじゅつさん）
 茯苓，人参，葛根，白朮各3. 甘草，藿香，木香各1.5. 加味（枳殻，五味子各1. 柴胡3.）
七物降下湯（しちもつこうかとう）（大塚）
 当帰，芍薬，川芎，地黄各3. 釣藤鈎4. 黄耆3. 黄柏2.
実脾飲（じっぴいん）
 分消湯の枳実を枳殻に代える.
柿蔕湯（していとう）
 丁香1.5. 柿蔕5. 生姜0.5.（乾姜1〜1.5）

炙甘草湯（しゃかんぞうとう）(p. 354)
　炙甘草, 桂皮, 麻子仁, 大棗, 人参各3. 地黄, 麦門冬各6. 阿膠2. 生姜0.5.

赤小豆湯（しゃくしょうずとう）(東洋)
　赤小豆6. 商陸, 麻黄, 桂皮, 連翹各4. 反鼻, 大黄各1.5. 生姜0.5.

赤小豆湯（しゃくしょうずとう）(済生)
　赤小豆, 当帰, 商陸 各4. 沢瀉, 連翹, 芍薬, 防已, 猪苓, 沢漆各2. 桑白皮1.5.

赤石脂丸（しゃくせきしがん）
　烏頭（炮）, 附子（炮）. 乾姜各1分. 山椒, 赤石脂各2分. 以上を細末とし, 煉蜜で丸として1日3回. 0.5ずつ服用する.

芍薬甘草湯（しゃくやくかんぞうとう）(p. 354)
　芍薬, 甘草各3～5.

芍薬甘草附子湯（しゃくやくかんぞうぶしとう）
　芍薬, 甘草各3. 附子0.5～1.

芍薬湯（しゃくやくとう）
　芍薬4. 黄芩, 当帰, 黄連各2. 甘草, 木香, 枳殻, 大黄, 檳榔子各1.

芍薬四物解毒湯（しゃくやくしもつげどくとう）
　芍薬, 黄芩, 升麻, 葛根各2.

鷓鴣菜湯（しゃこさいとう）
　三味鷓鴣菜湯に同じ.

瀉心湯（しゃしんとう）
　三黄瀉心湯に同じ.

瀉心導赤散（しゃしんどうせきさん）
　山梔子, 黄芩各2. 麦門冬4. 黄連1.5. 知母, 滑石, 人参, 犀角, 茯苓, 地黄各3. 甘草2.

瀉白散（しゃばくさん）
　桑白皮, 地骨皮各4. 粳米, 甘草各2.

瀉脾湯（しゃひとう）
　茯苓, 半夏各5. 厚朴2.5. 桂皮, 人参, 黄芩各3. 甘草2. 生姜0.5.

瀉胃湯（しゃいとう）
　大黄1. 葛根6. 枳実2. 桔梗，前胡，杏仁各3. 生姜0.5.

蛇床子湯（じゃしょうしとう）
　蛇床子，当帰，威霊山，苦参各10. 以上を水1,000 mlに入れ煮て700 mlとし，汁をとって温湿布または洗浄する.

謝導人大黄湯（しゃどうじんだいおうとう）
　大黄，甘草，細辛各1.5. 黄芩5. 芍薬4.

十全大補湯（じゅうぜんたいほとう）(p. 354)
　人参，黄耆各2.5. 白朮，当帰，茯苓，熟地黄各3.5. 川芎，芍薬，桂皮各3. 甘草1.

十味香薷飲（じゅうみこうじゅいん）
　黄耆，人参，陳皮，木瓜，厚朴，扁豆各2. 白朮3. 茯苓4. 香薷2.5. 甘草1.5.

十味挫散（じゅうみざさん）
　当帰，芍薬，川芎，地黄，茯苓，白朮，黄耆，桂皮，防風各3. 附子0.5～1.

十味敗毒湯（じゅうみはいどくとう）(p. 355)
　柴胡，桜皮，桔梗，川芎，茯苓各3. 独活，防風各2. 甘草，荊芥各1. 生姜0.5.

十棗湯（じゅっそうとう）
　芫花，甘遂，大戟，等分細末とする．まず大棗4. を取り水200 mlで煮て100 mlに煮め，滓を去り右末1. を加えて頓服する．

十六味流気飲（じゅうろくみりゅうきいん）
　当帰，川芎，芍薬，桂皮，人参，桔梗，各3. 白芷，黄耆，木香，烏薬，厚朴，枳殻，檳榔子，蘇葉，防風，甘草各2.

収涙飲（しゅうるいいん）
　荊芥，防風，独活，黄連，黄芩，山梔子，川芎，木賊，菊花，薄荷，夏枯草，地黄各3.

潤腸湯（じゅんちょうとう）(p. 356)
　当帰，熟地黄，乾地黄各3. 麻子仁，桃仁，杏仁，枳殻，厚朴，黄芩大各2. 甘草1.5.

消疳飲（しょうかんいん）（p. 360）

人参, 神麴, 茯苓, 白朮各2. 黄連, 青皮, 縮砂, 甘草各1. 胡黄連0.5. 以上小児（五歳）の1日量年齢に従って増減する.

消石大円（しょうせきだいえん）

消石6. 大黄8. 人参, 甘草各2. 当帰1. 以上糊丸とする. 1回量1.5.

消毒丸（しょうどくがん）

滑石, 連翹, 木通, 黄芩, 瞿麦各3. 大黄, 甘草, 蝉退各1.

消風散（しょうふうさん）（p. 360）

当帰, 地黄, 石膏各3. 知母, 胡麻各1.5. 蒼朮, 牛蒡子, 防風, 木通各2. 甘草, 蝉退, 苦参, 荊芥各1.

蒸眼一方（じょうがんいっぽう）

白礬, 甘草, 黄連, 黄柏, 紅花各2. 右水300mlをもって200mlとし, 頻回洗眼する. 疼痛のはなはだしいものは甘草を倍し, また地黄を加えるとさらによい.

小陥胸湯（しょうかんきょうとう）（p. 356）

黄連1.5. 栝楼仁3. 半夏6.

小建中湯（しょうけんちゅうとう）（p. 356）

桂皮, 大棗各4. 芍薬6. 甘草2. 生姜0.5. 以上を法の如く煎じ滓を去り, 膠飴20. を加え再び火にのせ, 5分間煮沸騰して止め, これを温服する.

小柴胡湯（しょうさいことう）（p. 358）

柴胡7. 半夏5. 黄芩, 大棗, 人参各3. 甘草2. 生姜0.5.

小柴胡湯加桔梗石膏（しょうさいことうかききょうせっこう）

小柴胡湯に桔梗3. 石膏10. を加える.

小柴胡湯合半夏厚朴湯（しょうさいこごうはんげこうぼくとう）

小柴胡湯と半夏厚朴湯との合方.

小承気湯（しょうじょうきとう）（p. 371）

大黄, 枳実各2. 厚朴3.

小青竜湯（しょうせいりゅうとう）（p. 358）

麻黄, 芍薬, 乾姜, 甘草, 桂皮, 細辛, 五味子各3. 半夏6.

小青竜加石膏湯（しょうせいりゅうかせっこうとう）（p. 359）
　小青竜湯に石膏5.を加える.
小青竜湯合麻杏甘石湯(しょうせいりゅうとうごうまきょうかんせきとう)
　小青竜湯と麻杏甘石湯との合方.
小続命湯（しょうぞくめいとう）
　附子0.3～0.5. 防風, 芍薬, 防已各2. 人参, 甘草各1. 杏仁3. 生姜0.5.
小半夏加茯苓湯（しょうはんげかぶくりょうとう）（p. 359）
　半夏, 茯苓各5. 生姜0.5.
小品奔豚湯（しょうひんほんとんとう）
　炙甘草3. 李根皮, 葛根各5. 黄芩, 桂皮, 栝楼実, 人参, 川芎各2.5.
生姜瀉心湯（しょうきょうしゃしんとう）（p. 384）
　半夏瀉心湯から乾姜1.を減じ生姜0.5.を加える.
正気天香湯（しょうきてんこうとう）
　香附子4. 陳皮, 烏薬各3. 蘇葉. 乾姜各1.5. 甘草1.
正心湯（しょうしんとう）
　当帰, 茯苓, 地黄各4. 羚羊角, 酸棗仁各3. 人参, 遠志各2. 甘草1.
常山湯（じょうざんとう）
　常山, 知母, 檳榔子各3. 以上水200 mlに入れ100 mlに煎じて夜間の露にあて翌朝頓服する.
常檳湯（じょうびんとう）常山12. 檳榔子6. 甘草3.
勝勢飲（しょうせいいん）
　香附子4. 当帰3. 川芎, 茯苓, 蒼朮, 桂皮, 沙参各2.5. 木通, 丁香各2. 甘草1.
醸乳丸（じょうにゅうがん）（大塚家方）
　白姜蚕末を寒梅粉で丸とし, 1日9.を3回に分服する.
椒梅湯（しょうばいとう）
　烏梅, 山椒, 檳榔子, 枳実, 木香, 縮砂, 香附子, 桂皮, 川楝子, 厚朴, 甘草, 乾姜各2.

椒梅瀉心湯（しょうばいしゃしんとう）
　半夏瀉心湯加烏梅，山椒各2．

浄腑湯（じょうふとう）（p. 359）
　柴胡，茯苓各3．猪苓，沢瀉，山査子，三稜，莪朮，黄芩各1.5．白朮，半夏各2．人参1.5．甘草，黄連各1．

升麻葛根湯（しょうまかっこんとう）
　葛根5．升麻2．芍薬3．甘草1.5．生姜0.5．

升陽散火湯（しょうようさんかとう）
　人参，当帰，芍薬各3．黄芩，柴胡，麦門冬各4．白朮，陳皮，茯苓各3．甘草1.5．生姜0.5．

逍遥散（しょうようさん）
　当帰，芍薬，柴胡，白朮，茯苓各3．甘草1.5．薄荷1．生姜0.5．

舒筋立安湯（じょきんりつあんとう）
　防風，独活，茯苓，羌活，川芎，白芷，地黄，蒼朮，紅花，桃仁，天南星，陳皮，半夏，白朮，威霊仙，牛膝，木瓜，防已，黄芩，連翹，木通，竜胆，甘草，竹筎各1.2．附子0.5〜1．

除湿補気湯（じょしつほきとう）
　陳皮，柴胡，知母各3．黄耆，黄柏各1.5．蒼朮，当帰各5．五味子，甘草各1．藁本，升麻各2．

除爛燧（じょらんすい）
　当帰，荊芥1．黄柏1.5．黄連1.2．薄荷0.4．紅花，菊花0.6．枯礬0.2．
　以上温湯200 m*l* を加え，5分間煮沸して後濾過し，その後濾液にて温罨法する．

助陽和血湯（じょようわけっとう）
　黄耆，当帰，防風，柴胡，各3．甘草2．白芷，蔓荊子，升麻各1．

止涙補肝湯（しるいほかんとう）
　当帰，芍薬，川芎，地黄各3．木賊，疾藜子，夏枯草，防風各2．

辛夷清肺湯（しんいせいはいとう）
　辛夷2．知母，百合，黄芩，山梔子各3．麦門冬，石膏各5．升麻1．枇杷葉2．

神応養神丹（しんおうようじんたん）
　当帰, 川芎, 芍薬, 天麻, 羌活, 熟地黄, 木瓜, 兎糸子各3.

神功内托散（しんこうないたくさん）
　当帰, 茯苓, 白朮各3. 黄耆, 人参, 芍薬, 川芎, 陳皮各2. 木香, 甘草, 穿山甲, 乾姜, 大棗各1. 附子0.5〜1.

神水膏（しんすいこう）
　水銀10. 豚脂100. 以上を混和する.

神秘湯（しんぴとう）(p. 362)
　麻黄5. 杏仁4. 厚朴3. 陳皮2.5. 甘草, 柴胡各2. 蘇葉1.5.

秦艽扶羸湯（じんぎょうふるいとう）
　秦艽, 柴胡, 別甲各3. 紫苑, 地骨皮, 人参各2. 当帰, 半夏各5. 甘草1. 烏梅2.5. 大棗1.5. 生姜0.5.

秦艽別甲湯（じんぎょうべっこうとう）(p. 362)
　秦艽, 青蒿, 烏梅, 知母各2. 当帰, 別甲, 柴胡, 地骨皮各3. 生姜0.5.

秦艽防風湯（じんぎょうぼうふうとう）
　秦艽, 沢瀉, 陳皮, 柴胡, 防風, 各2. 当帰, 朮各3. 甘草, 黄柏, 升麻, 大黄各1. 桃仁3. 紅花1.

秦艽羌活湯（じんぎょうきょうかつとう）
　羌活5. 秦艽, 黄耆各3. 防風2. 升麻, 甘草, 麻黄, 柴胡各1.5. 蒿本, 細辛, 紅花各0.5.

沈香降気湯（じんこうこうきとう）
　沈香2. 縮砂3. 香附子5. 甘草1.5.

沈香天麻湯（じんこうてんまとう）
　沈香, 益智, 天麻, 当帰, 各2. 防風, 半夏, 独活各3. 羌活4. 烏頭, 附子各0.5〜1. 甘草1. 白姜蚕1.5.

神効湯（しんこうとう）
　蒼朮, 香附, 当帰, 木香, 小茴, 延胡, 益智, 山梔子, 砂仁, 燈心, 甘草各2. 烏頭, 乾姜, 呉茱萸各1.

鍼砂湯（しんしゃとう）
　牡蠣，白朮各4．茯苓6．桂皮4．人参2．鍼砂，甘草各1.5．

真人養臓湯（しんじんようぞうとう）
　芍薬4．当帰，人参，白朮，肉豆蔲各2．甘草，桂皮各1．木香，訶子各4．罌粟殻8．

真武湯（しんぶとう）（p. 361）
　茯苓5．芍薬，朮各3．附子0.5～1．生姜0.5．

真武湯合生脈散（しんぶとうごうしょうみゃくさん）
　真武湯に麦門冬8．五味子2．人参3．を加える．

参蘇飲（じんそいん）
　蘇葉，枳殻各1．桔梗，陳皮，葛根，前胡各2．半夏，茯苓各3．人参，大棗　各1.5．木香，甘草各1．生姜0.5．

参苓白朮散（じんれいびゃくじゅつさん）（p. 363）
　人参3．白朮，茯苓各4．山薬，扁豆，蓮肉各3．桔梗2.5．薏苡仁8．縮砂2．甘草1.5．以上を細末とし1日3回．2．ずつ服用する．

参連湯（じんれんとう）
　竹節人参5．黄連3．

腎疸湯（じんたんとう）
　羌活，防風，藁本，独活，葛根，柴胡，沢瀉，人参，猪苓，神麯，蒼朮各2．白朮，茯苓3．黄柏1.5．甘草，升麻各1．

す

頭風神方（ずふうしんぽう）
　土茯苓，玄参，防風，天麻，黒豆，川芎各5．金銀花，燈心草，芽茶各1.5．蔓荊子，辛夷各2．

せ

清胃瀉火湯（せいいしゃかとう）
　連翹，桔梗，黄芩，山梔子，地黄，葛根各2．黄連，玄参，升麻，薄荷，甘草各1．

清咽利膈湯（せいいんりかくとう）
　金銀花，防風，桔梗，黄芩，山梔子，連翹，玄参各2．荊芥，薄荷各1.5．黄連，大黄，甘草各1．芒硝，牛蒡子各3．

清肌安蛔湯（せいきあんかいとう）
　小柴胡湯の大棗を去り，鷓鴣菜，麦門冬各3．を加える．

清湿湯（せいしつとう）
　独活2．防風，沢瀉，防已，芍薬，黄芩各3．薏苡仁9．黄柏，甘草各1.5．

清暑益気湯（せいしょえっきとう）
　人参，白朮，麦門冬，当帰，黄耆各3．五味子，陳皮，黄柏各2．

清湿化痰湯（せいしつけたんとう）
　天南星，黄芩各3．半夏，茯苓，蒼朮各4．陳皮2.5．羌活，白芷，白芥子，甘草各1.5．生姜0.5．

清上飲（せいじょういん）
　柴胡，半夏各3．黄芩，芍薬，山梔子，宇金，青皮，大黄，芒硝各2．厚朴，枳実各1.5．黄連，甘草各1．生姜0.5．

清上蠲痛湯（せいじょうけんつうとう）
　麦門冬5．黄芩4．羌活，独活，防風，白朮，当帰，川芎，白芷各3．蔓荊，菊花各2．細辛，甘草各1．

清上防風湯（せいじょうぼうふうとう）
　荊芥，黄連，薄荷，枳実，甘草各1.5．山梔子，川芎，黄芩，連翹，白芷，桔梗，防風各3．

清心蓮子飲（せいしんれんしいん）(p. 364)
　蓮肉, 麦門冬, 茯苓各4. 人参, 車前子, 黄芩各3. 黄耆, 地骨皮各2.
　甘草1.5.

清中安蛔湯（せいちゅうあんかいとう）
　黄連, 黄柏, 枳実各2. 烏梅3. 山椒2.

清熱解鬱湯（せいねつげうつとう）
　山梔子, 蒼朮各3. 川芎, 香附, 陳皮各2. 黄連, 甘草, 枳殻各1.
　乾姜, 生姜各0.5.

清熱補気湯（せいねつほきとう）(p. 364)
　人参, 当帰, 芍薬, 麦門冬各3. 白朮, 茯苓各3.5. 升麻, 五味子,
　玄参, 甘草各1.

清熱補血湯（せいねつほけつとう）(p. 365)
　当帰, 芍薬, 川芎, 熟地黄, 麦門冬各3. 玄参, 知母, 黄柏, 柴胡,
　牡丹皮, 五味子各1.5.

清肺湯（せいはいとう）(慢性気管支炎) (p. 365)
　黄芩, 桔梗, 陳皮, 桑白皮, 貝母, 杏仁, 山梔子, 天門冬, 大棗, 竹筎
　各2. 茯苓, 当帰, 麦門冬各3. 五味子, 生姜各0.5. 甘草1.

清肺湯（せいはいとう）(痔出血)
　地黄, 当帰各3. 地楡, 川芎, 黄芩, 山梔子, 黄柏各2. 芍薬, 黄連,
　側柏葉, 槐花, 阿膠各1.5.

清涼飲（せいりょういん）
　山梔子, 枳殻, 連翹, 防風各2.5. 黄芩, 当帰, 桔梗各2. 黄連, 甘草,
　薄荷各1. 生姜0.5.

生津湯（せいしんとう）
　麦門冬, 知母, 黄耆, 人参, 牡蠣, 栝楼根各3. 甘草1.5. 黄連1.
　地黄4.

石榴根湯（せきりゅうこんとう）
　石榴根皮40. 苦楝皮3. 右の煮汁で, 檳榔子末6. を服す. 2回分.

折衝飲（せっしょういん）
　牡丹皮，川芎，芍薬，桂皮各3. 桃仁，当帰各5. 延胡索，牛膝各2.
　紅花1.

洗肝明目湯（せんかんめいもくとう）
　当帰，川芎，芍薬，地黄，黄芩，山梔子，連翹，防風，決明子各1.5.
　黄連，荊芥，薄荷，羌活，蔓荊子，菊花，桔梗，蒺藜子，甘草各1.
　石膏3.

洗肝明目散（せんかんめいもくさん）（千葉大眼科）
　南天実，木賊各1.5. 茯苓，黄芩，黄連，連翹，当帰，川芎，山梔子，
　桔梗，石膏，柴胡各1. 大黄，甘草各0.5.

川芎茶調散（せんきゅうちゃちょうさん）
　白芷，羌活，荊芥，防風，薄荷各2. 甘草，細茶各1.5. 川芎3.
　香附子4.

千金栝楼湯（せんきんかろうとう）
　栝楼湯と同じ.

千金鶏鳴散（せんきんけいめいさん）
　当帰，桃仁各5. 大黄2.

千金当帰湯（せんきんとうきとう）または**当帰湯**（とうきとう）
　当帰，半夏各5. 芍薬，厚朴，桂皮，人参各3. 黄耆，山椒各1.5.
　甘草，乾姜各1.

千金内托散（せんきんないたくさん）（p. 366）
　内托散と同じ.

千金半夏湯（せんきんはんげとう）
　半夏5. 附子0.6. 呉茱萸2. 生姜0.5.

喘四君子湯（ぜんしくんしとう）
　人参，厚朴，蘇子，陳皮各2. 茯苓，当帰，白朮各4. 縮砂，木香，
　沈香，甘草各1. 桑白皮1.5.

喘理中湯（ぜんりちゅうとう）
　蘇子，縮砂，厚朴，桂皮各3. 沈香，木香，橘皮，甘草，乾姜各1.5.

銭氏白朮散（せんしびゃくじゅつさん）
　人参 3. 白朮，茯苓，葛根各 4. 藿香，木香，甘草各 1.

旋覆花代赭石湯（せんぷくかたいしゃせきとう）（p. 366）
　旋覆花，大棗，代赭石各 3. 甘草，人参各 2. 半夏 5. 生姜 0.5.

先鋒膏（せんぽうこう）
　松脂 200. 黄蠟 160. 香油 600 ml. 翠雲草 30. 以上を煮て，焦黒色になったところで麻布でかすをこして，凝固させる．

そ

皂莢丸（そうきょうがん）
　皂莢の皮を剥り去り酥を薄くぬり炙って細末とし，煉蜜で丸とし，大棗 6. の煎汁で 1 日 3 回 2. ずつ服用する．

壮原湯（そうげんとう）
　人参，白朮，茯苓各 4. 破胡紙，桂皮各 3. 附子 0.5～1. 乾姜，縮砂，陳皮各 2.

増損木防已湯（ぞうそんもくぼういとう）（p. 393）
　木防已湯に蘇子 5. 桑白皮 3. 生姜 0.5. を加える．

走馬湯（そうまとう）（p. 367）
　巴豆，杏仁各 1 個. 以上を白絹布で包み，たたいて砕き，熱湯 30 ml を加え，絞って白汁をとり，これを頓服する．

疎肝湯（そかんとう）
　柴胡，当帰各 5. 桃仁，芍薬，青皮，川芎各 3. 枳殻 2. 黄連，紅花各 1. 呉茱萸 0.5.

疎経活血湯（そけいかっけつとう）（p. 368）
　当帰，地黄，蒼朮，川芎，桃仁，茯苓各 2. 芍薬 2.5. 牛膝，威霊仙，防已，羌活，防風，竜胆，陳皮各 1.5. 白芷，甘草各 1. 生姜 0.5.

捜風解毒湯（そうふうげどくとう）
　防已，山帰来，金銀花，木通，薏苡仁，木瓜各 3. 皂角子，白鮮皮各 2.

蘇合香円（そごうこうえん）
　蘇合香油，薫陸，竜脳各1．木香，白朮，白檀，丁香，縮砂，犀角，畢撥，安息香，麝香，訶子各2．蜜丸とし1回量1．を頓服．

蘇子降気湯（そしこうきとう）（p. 368）
　蘇子3．半夏4．陳皮，厚朴，前胡，桂皮，当帰各2.5．大棗1.5．甘草1．生姜0.5．

続命湯（ぞくめいとう）（p. 367）
　杏仁4．麻黄，桂皮，人参，当帰各3．川芎，乾姜，甘草各2．石膏6．

疎風活血湯（そふうかっけつとう）
　当帰，川芎，威霊，白芷，防已，黄柏，南星，蒼朮，羌活，桂皮各2.5．紅花，乾姜各1．

た

大黄消石湯（だいおうしょうせきとう）
　大黄，黄柏，消石各4．山梔子2．

大黄甘草湯（だいおうかんぞうとう）
　大黄4．甘草1．

大黄附子湯（だいおうぶしとう）（p. 369）
　大黄1．附子0.5～1．細辛2．

大黄牡丹皮湯（だいおうぼたんぴとう）（p. 369）
　大黄（2～5），牡丹皮，桃仁，芒硝各4．瓜子6．

大甘丸（だいかんがん）
　大黄10．甘草5．丸とし1回量1.5．

大建中湯（だいけんちゅうとう）（p. 370）
　山椒2．乾姜5．人参3．以上を法の如く煎じ，滓を去り膠飴20．を入れ，再び火にのせて5分間煮沸しこれを温服する．

大柴胡湯（だいさいことう）（p. 370）
　柴胡6．半夏4．黄芩，芍薬，大棗各3．枳実2．大黄1～2．生姜0.5．

大三五七散（だいさんごしちさん）
　山茱萸，乾姜各2．茯苓6．細辛1.5．防風4．附子0.5〜1．

大承気湯（だいじょうきとう）（p. 371）
　大黄，枳実，芒硝各2．厚朴5．

大青竜湯（だいせいりゅうとう）（p. 372）
　麻黄6．杏仁5．桂皮，大棗各3．甘草2．石膏10．生姜0.5．

大半夏湯（だいはんげとう）
　半夏7．人参3．蜂蜜20．

大百中飲（だいひゃくちゅういん）
　山帰来，牛膝，檳榔子，桂皮，黄芩，川芎各3．甘草，黄連各1.5．人参，杜仲各2．大黄，沈香各1．

大防風湯（だいぼうふうとう）（p. 372）
　当帰，芍薬，熟地黄，黄耆，防風，杜仲，朮各3．川芎2．人参，羌活，牛膝，甘草，大棗各1.5．附子0.5〜1．生姜0.5．

大続命湯（だいぞくめいとう）
　続命湯に同じ．

沢瀉湯（たくしゃとう）
　沢瀉5．白朮2．

托裏消毒飲（たくりしょうどくいん）（p. 373）
　人参，川芎，桔梗，白朮，芍薬各3．当帰，茯苓各5．白芷1．皂角2．黄耆，金銀花各1.5．甘草1．

断痢湯（だんりとう）
　半夏4．乾姜，人参，黄連各2．附子0.5．大棗，茯苓各3．甘草1.5．

ち

竹筎温胆湯（ちくじょううんたんとう）
　柴胡，竹筎，茯苓，麦門冬各3．半夏5．香附子，桔梗，陳皮，枳実各2．黄連，甘草，人参各1．生姜0.5．

竹葉石膏湯（ちくようせっこうとう）(p. 374)

竹葉, 甘草各2. 石膏10. 粳米, 麦門冬各6. 半夏4. 人参3.

竹皮大丸（ちくひだいがん）

本来は丸であるが, 煎じる場合の分量を示す. 竹筎3. 石膏10. 桂皮4. 甘草, 白薇3. 大棗5.

治小児愛吃泥方（ちしょうにあいきつでいほう）

黄芩, 陳皮, 白朮, 茯苓, 使君子, 甘草各2. 胡黄連1. 石膏5.

治肩背拘急方（ぢけんぱいこうきゅうほう）

青皮, 茯苓各4. 烏薬, 香附, 莪朮各3. 甘草1.

治喘一方（ぢぜんいっぽう）

茯苓6. 杏仁4. 桂皮, 厚朴各3. 蘇子, 甘草各2.

治打撲一方（ぢだぼくいっぽう）

川骨, 撲樕, 川芎, 桂皮各3. 大黄, 丁香各1. 甘草1.5.

治頭瘡一方（ぢづそういっぽう）(p. 373)

連翹, 蒼朮, 川芎各3. 防風, 忍冬各2. 荊芥, 甘草, 紅花各1. 大黄0.5.

知母茯苓湯（ちもぶくりょうとう）

柴胡3. 阿膠, 知母, 朮, 茯苓, 人参, 五味子, 桔梗, 黄芩, 半夏各2. 川芎, 薄荷, 欵冬花, 麦門冬, 甘草各1. 生姜0.5.

中黄膏（ちゅうおうこう）

ゴマ油1,000 ml. 黄蝋380. 宇金40. 黄柏20. まずゴマ油をよく煮て水分を去り, 黄蝋を入れてとかして布で濾し, やや冷えた時に宇金, 黄柏の末を徐々に投下しながらかきまぜて凝固させる.

中正湯（ちゅうせいとう）

半夏5. 白朮4. 藿香, 橘皮, 乾姜, 厚朴, 大黄各3. 黄連2. 木香, 甘草各1.

調胃承気湯（ちょういじょうきとう）(p. 374)

大黄2. 芒硝, 甘草各1. 少量ずつ服用する.

調栄湯（ちょうえいとう）
　人参 1.5. 当帰, 地黄各 5. 川芎, 芍薬, 牛皮消, 川骨, 白朮各 3.
　茯苓, 甘草 1.

丁香柿蒂湯（ちょうこうしていとう）
　丁香, 良姜, 木香, 沈香, 茴香, 藿香, 厚朴, 縮砂, 甘草, 乳香各 1.
　柿蒂, 桂皮, 半夏, 陳皮各 3.

丁香茯苓湯（ちょうこうぶくりょうとう）
　丁香 1. 附子 0.5〜1. 茯苓, 半夏各 6. 陳皮 2. 桂皮 3. 乾姜, 縮砂各 1.5.

釣藤散（ちょうとうさん）（p. 374）
　釣藤鈎, 橘皮, 半夏, 麦門冬, 茯苓各 3. 人参, 菊花, 防風各 2. 石膏 5. 甘草 1. 生姜 0.5.

丁附理中湯（ちょうぶりちゅうとう）
　理中湯に丁香 1. 附子 0.5〜1. を加える.

腸癰湯（ちょうようとう）
　薏苡仁 9. 瓜子 6. 桃仁 5. 牡丹皮 4.

猪苓湯（ちょれいとう）（p. 375）
　猪苓, 茯苓, 滑石, 沢瀉各 3.
　以上の法の如く煎じ滓を去り, 阿膠 3. を入れて再び火にのせ, 溶解し尽したら火から下しこれを温服する.

猪苓湯合四物湯（ちょれいとうごうしもつとう）
　猪苓湯に四物湯を合方する.

治胖丸（ぢはんがん）
　朮, 厚朴, 陳皮各 3. 甘草 2. 緑礬, 大棗各 1. 以上 6 味, 米糊で丸とし 1 回 4. ないし 6. をのむ.

沈香降気湯（ちんこうこうきとう・じんこうこうきとう）（しの部にもあり）
　沈香 2. 縮砂 3. 香附子 5. 甘草 1.5.

沈香天麻湯（ちんこうてんまとう・じんこうてんまとう）（しの部にもあり）

沈香，益智，天麻，当帰各2. 防風，半夏，独活各3. 羌活4. 烏頭，附子各0.5〜1. 甘草1. 白姜蚕1.5.

つ

通仙丸（つうせんがん）

蕎麦粉，大黄末，各等分を糊で丸とし，1回3. を服用する．

通導散（つうどうさん）

大黄，枳実，当帰各3. 芒硝4. 厚朴，陳皮，木通，紅花，蘇木，甘草各2.

追風丸（ついふうがん）

何首烏，荊芥，苦参，蒼朮，皂角各4.

通脈四逆湯（つうみゃくしぎゃくとう）（p. 351）

甘草3. 乾姜4. 附子0.5〜1.

て

定悸飲（ていきいん）

茯苓6. 桂皮，白朮，牡蠣各3. 甘草，呉茱萸1.5. 李根皮2.

提肛散（ていこうさん）

川芎，当帰，白朮，人参，黄耆，陳皮，甘草各3. 升麻，柴胡，黄芩各1.5. 黄連，白芷各0.7. 赤石脂7. 以上細末として混和し1日3回2. ずつ服用する．または煎用する．

抵当丸（ていとうがん）（p. 375）

水蛭，蝱虫，桃仁，大黄各1. 以上を煉蜜で丸とし，1日3回3. ずつ服用する．

抵当湯（ていとうとう）（p. 375）
　水蛭，虻虫，桃仁各1. 大黄3. 以上を細末とし，法の如く煎じ，1日3回服用する．

天雄散（てんゆうさん）
　天雄0.5～1. 白朮8. 桂皮6. 竜骨3. 以上を細末として混和し，1日3回1. ずつ酒で服用する．

と

桃花湯（とうかとう）
　赤石脂6. 粳米8. 乾姜1.5. 赤石脂を初め3g入れて煎じ，煎後3g入れて服用する．

桃核承気湯（とうかくじょうきとう）（p. 376）
　桃仁5. 桂皮4. 芒硝2. 大黄3. 甘草1.5.

桃仁湯（とうにんとう）
　桃仁，滑石各5. 牡丹皮，当帰，芍薬，阿膠各3.

当帰飲子（とうきいんし）（p. 376）
　当帰5. 芍薬，川芎，蒺藜子，防風各3. 地黄4. 荊芥，黄耆各1.5. 何首烏2. 甘草1.

当帰散料（とうきさんりょう）
　当帰，芍薬，川芎，黄芩各3. 白朮1.5.

当帰湯（とうきとう）
　当帰，半夏各5. 芍薬，厚朴，桂皮，人参各3. 乾姜，黄耆，山椒各1.5. 甘草1.

当帰建中湯（とうきけんちゅうとう）（p. 357）
　当帰，桂皮，大棗各4. 芍薬5. 甘草2. 生姜0.5.

当帰四逆湯（とうきしぎゃくとう）（p. 377）
　当帰，桂皮，芍薬，木通各3. 細辛，甘草各2. 大棗5.

当帰四逆加呉茱萸生姜湯（とうきしぎゃくかごしゅゆしょうきょうとう）（p. 377）
　当帰四逆湯に呉茱萸2. 生姜0.5. を加える.
当帰芍薬散（とうきしゃくやくさん）（p. 377）
　当帰, 川芎各3. 芍薬, 茯苓, 白朮, 沢瀉各4.
当帰鬚散（とうきしゅさん）
　当帰5. 芍薬, 烏薬, 香附各4. 桃仁, 蘇木, 紅花, 甘草, 桂皮各2.5.
当帰拈痛湯（とうきねんつうとう）
　当帰, 知母, 羌活, 茵蔯蒿, 黄芩, 白朮, 猪苓, 沢瀉各2.5. 蒼朮, 防風, 葛根, 人参各2. 苦参, 升麻, 甘草各1.
当帰貝母苦参丸料（とうきばいもくじんがんりょう）
　当帰, 貝母, 苦参各3.
当帰白朮湯（とうきびゃくじゅつとう）
　白朮, 茯苓, 当帰, 杏仁, 半夏各4. 猪苓2.5. 茵蔯蒿, 枳実各1.5. 前胡3. 甘草1.
当帰養血湯（とうきようけつとう）
　芍薬, 熟地黄, 茯苓, 当帰各3. 貝母, 栝楼実, 枳実, 陳皮, 厚朴, 香附子, 川芎, 蘇子各1.5. 沈香, 黄連各1.
当帰六黄湯（とうきりくおうとう）
　当帰, 乾地黄, 熟地黄, 黄柏, 黄芩, 黄連, 黄耆各3.
当帰連翹湯（とうきれんぎょうとう）
　当帰, 連翹, 防風, 黄芩, 荊芥, 白芷, 芍薬, 地黄, 山梔子, 白朮, 人参, 阿膠, 地楡各1.5. 烏梅, 甘草, 大棗各1.
唐痔中一方（とうじちゅういっぽう）
　檳榔子4. 橘皮, 木瓜各3. 呉茱萸, 蘇葉各2. 生姜0.5.
導水茯苓湯（どうすいぶくりょうとう）
　茯苓, 沢瀉, 白朮各3. 麦門冬5. 桑白, 蘇葉, 大腹皮, 縮砂, 木香, 燈心草各1. 檳榔子, 木瓜各2. 陳皮1.5.
導滞通経湯（どうたいつうけいとう）
　木香1. 朮, 沢瀉各5. 桑白1.5. 陳皮3. 茯苓6.

騰竜湯（とうりゅうとう）(p. 378)
　大黄香 1.5. 牡丹皮，桃仁，蒼朮各 4. 芒硝，瓜子各 5. 薏苡仁 8. 甘草 1.

独活葛根湯（どっかつかっこんとう）
　葛根 5. 地黄 4. 桂皮，芍薬各 3. 麻黄，独活各 2. 大棗，甘草，乾姜各 1.

独参湯（どくじんとう）
　人参 8.

禿癬散（とくせんさん）
　雄黄 2 分．硫黄 4 分．胆礬 1 分．大黄 3 分．以上を末とし，ハマグリの貝の中で酢で泥状にして患部に塗る．

頓嗽湯（とんそうとう）
　柴胡 5. 桔梗，黄芩，桑白皮各 2.5. 山梔子，甘草各 1. 石膏 5.

独活湯（どっかつとう）
　独活，羌活，防風，桂皮，大黄，沢瀉各 2. 当帰，桃仁，連翹各 3. 防已，黄柏各 5. 甘草 1.5.

な

内疎黄連湯（ないそおうれんとう）
　木香，黄連，山梔子，薄荷，甘草，大黄各 1. 当帰，連翹各 4. 芍薬，黄芩，檳榔子，桔梗各 3.

内托散（ないたくさん）(p. 366)
　人参 2.5. 黄耆，川芎，防風，桔梗，厚朴，桂皮各 2. 当帰 3. 白芷，甘草各 1.

に

二仙湯（にせんとう）
　黄芩，芍薬各 3.

二陳湯（にちんとう）(p. 378)
　半夏，茯苓各5．陳皮4．甘草1．生姜0.5．
二朮湯（にじゅつとう）
　白朮，茯苓，陳皮，南星，香附，黄芩，威霊，羌活各2.5．半夏4．
　蒼朮3．甘草，乾姜各1．
乳泉散（にゅうせんさん）
　極上品の天花粉を葛餅のようにし，砂糖をつけてなるべく多量に食する．
女神散（にょしんさん）（浅田）(p. 379)
　当帰，川芎，白朮，香附子各3．桂皮，人参，黄芩，檳榔子各2．黄連，
　木香，甘草各1.5．丁香，大黄0.5．
人参湯（にんじんとう）(p. 379)
　人参，甘草，朮，乾姜各3．
人参飲子（にんじんいんし）
　小柴胡湯に麦門冬5．竹葉3．を加える．
人参胡桃湯（にんじんことうとう）
　人参，胡桃肉各3．
人参散（にんじんさん）
　聖恵人参散（せいけいにんじんさん）に同じ．
　麦門冬6．柴胡，茯苓各3．芍薬，牡蠣，黄耆，人参，別甲各2．甘草
　1.5．
人参順気散（にんじんじゅんきさん）
　人参，川芎，桔梗，白朮，白芷，陳皮，枳実，麻黄，烏薬，白姜蚕，
　甘草各2．
人参養胃湯（にんじんよういとう）
　蒼朮，半夏，茯苓各4．厚朴，陳皮各2．藿香，草菓，人参，烏梅，
　大棗各1.5．甘草1．生姜0.5．
人参養栄湯（にんじんようえいとう）
　人参3．黄耆1.5．白朮，茯苓，当帰，熟地黄各4．桂皮2.5．芍薬，
　陳皮，遠志各2．五味子，甘草各1．

は

肺疝方（はいかんほう）
　木通，檳榔子，防已，猪苓，沢瀉各3．半夏5．桔梗2．木香，丁香各1．

肺癰湯（はいようとう）
　桔梗，黄芩各3．杏仁，貝母各4．栝楼根，白芥子，甘草各2．

敗毒湯（はいどくとう）
　柴胡，独活，桔梗，川芎各3．枳実，甘草各2．茯苓5．生姜0.5．

排膿散（はいのうさん）（p. 380）
　枳実，芍薬各3分．桔梗1分，以上を細末とし，1回量3．に卵黄1個を加えてよくかきまぜ白湯で送下する．1日2回．

排膿湯（はいのうとう）（p. 380）
　桔梗4．甘草3．大棗6．生姜0.5．

貝母湯（ばいもとう）
　五味子，桑白皮，橘皮，黄芩各2.5．乾姜，貝母，桂皮，杏仁各2．柴胡3．甘草，木香各1．生姜0.5．

破棺湯（はかんとう）
　桃仁，杏仁，桑白皮各3．

白雲膏（はくうんこう）
　ゴマ油100 ml．白蠟380．鉛白300．ヤシ油7.5．軽粉7.5．樟脳7.5．まずゴマ油を煮て水分を蒸発させ，つぎに白蠟を入れて全く溶解させて布で漉し，あつい中に，ヤシ油，軽粉，樟脳を入れてよくかきまぜ，やや凝固して白壁の色程度とする．

白頭翁湯（はくとうおうとう）
　白頭翁，黄連，黄柏，秦皮各3．

白頭翁加甘草阿膠湯（はくとうおうかかんぞうあきょうとう）
　白頭翁，甘草，阿膠各2．黄連，黄柏，秦皮各3．

伯州散（はくしゅうさん）
　津蟹，反鼻，鹿角，以上を各別々に霜として混和し，1日3回1．ずつ

服用する.

麦門冬湯（ばくもんどうとう）(p. 381)

　麦門冬 10. 半夏, 粳米各 5. 大棗 3. 人参, 甘草各 2.

麦門冬飲子（ばくもんどういんし）(p. 380)

　麦門冬 7. 人参, 栝楼根各 2. 知母, 葛根各 3. 地黄 4. 茯苓 6. 五味子, 甘草, 竹葉各 1.

柏葉湯（はくようとう）

　側柏葉, 乾姜, 艾葉各 1. 右を水 100 m*l* 童便 20 m*l* に入れて煮て 60 m*l* とし 1 回に頓服.

八味地黄丸（はちみじおうがん）(p. 381)

　乾地黄 8 分. 山茱萸, 山薬を各 4 分. 沢瀉, 茯苓, 牡丹皮各 3 分. 桂皮, 附子各 1 分. 以上を煉蜜で丸とする. 1 日 3 回 2. ずつ服用する.

八味地黄湯（はちみじおうとう）(p. 381)

　乾地黄 5. 山茱萸, 山薬, 沢瀉, 茯苓, 牡丹皮各 3. 桂皮, 附子各 1.

八味逍遙散（はちみしょうようさん）

　当帰, 芍薬, 柴胡, 白朮, 茯苓各 3. 甘草 1.5. 乾姜, 薄荷葉各 1.

八味疝気方（はちみせんきほう）

　桂皮, 延胡索, 木通, 烏薬, 牡丹皮, 牽牛子各 3. 桃仁 6. 大黄 1.

八味帯下方（はちみたいげほう）(p. 382)

　当帰 5. 川芎, 茯苓, 木通各 3. 陳皮 2. 山帰来 4. 金銀花, 大黄各 1.

八珍湯（はっちんとう）(p. 353)

　人参, 白朮, 茯苓, 当帰, 川芎, 熟地黄, 芍薬各 3. 甘草, 大棗各 1.5. 生姜 0.5.

八正散（はっせいさん）

　大黄 1. 瞿麦, 木通, 萹蓄, 山梔子各 3. 滑石 5. 車前子, 甘草各 1.5. 燈心草 2.

八味順気散（はちみじゅんきさん）

　白朮, 茯苓, 青皮, 白芷, 陳皮, 烏薬, 人参各 3. 甘草 1.

破敵膏（はてきこう）

　青蛇膏と左突膏を各等分あて混合したもの.

髪生散（はっせいさん）

石長生4分．反鼻，蝙蝠各1分．以上各々霜とし，胡麻油を加えて泥状とし患部に貼用する．

馬明湯（ばめいとう）

馬明退，紅花，甘草各1．石膏5．宇金4．大黄0.5．

半夏苦酒湯（はんげくしゅとう）

卵殻中の内容を去り，その中へ半夏2．を入れ，それに2〜3倍に稀釈した酢を加えて8分目に満たし，これを火上において沸騰させて半夏を去り，半個分の卵白を加えて再び沸騰させ，冷後少しずつ含み飲む．

半夏厚朴湯（はんげこうぼくとう）（p. 383）

半夏6．茯苓5．厚朴3．蘇葉2．生姜0.5．

半夏散料（はんげさんりょう）

半夏，桂皮，甘草各3．

半夏瀉心湯（はんげしゃしんとう）（p. 383）

半夏5．黄芩，乾姜，人参，甘草，大棗各2.5．黄連1．

半夏地楡湯（はんげじゆとう）

半夏5，地楡3．

半夏白朮天麻湯（はんげびゃくじゅつてんまとう）（p. 384）

半夏，白朮，蒼朮，陳皮，茯苓各3．麦芽，天麻，神麴各2．黄耆，人参，沢瀉各1.5．黄柏，乾姜各1．生姜0.5．

反鼻交感丹料（はんびこうかんたんりょう）

茯苓，香附子3．反鼻2．乾姜1.5．

ひ

萆薢分清飲（ひかいぶんせいいん）

萆薢，烏薬，益智，石菖根各4．塩1．

備急円（びきゅうえん）

大黄，乾姜，巴豆各等分．以上を煉蜜で丸とし，1回量0.5．を頓服する．

百合固金湯（ひゃくごうこきんとう）

百合，当帰，地黄各4. 芍薬，貝母，玄参各3. 桔梗2. 甘草1.5. 麦門冬6.

白虎湯（びゃくことう）（p. 385）

知母5. 粳米8. 石膏15. 甘草2.

白虎加桂枝湯（びゃくこかけいしとう）（p. 385）

白虎湯に桂皮4. を加える.

白虎加人参湯（びゃくこかにんじんとう）（p. 385）

白虎湯に人参3. を加える.

百中飲（ひゃくちゅういん）

大百中飲は山帰来7. 牛膝，沈香，川芎各0.5. 甘草0.8. 黄連，檳榔子，人参，大黄，桂皮，黄芩各0.7. 杜仲1.4. 小百中飲は山帰来1.5. 人参，当帰，川芎，茯苓，黄連各0.5. 牛膝，甘草各0.3.

ふ

風引湯（ふういんとう）

大黄，乾姜，竜骨各4分. 桂皮3分. 甘草，牡蠣各2分. 寒水石，滑石，赤石脂，白石脂，紫石英，石膏各6分. 以上を細末とし1日量9をとり水150 ml に入れ2, 3沸し滓を去らずしてこれを3回に分服する.

不換金正気散（ふかんきんしょうきさん）（p. 388）

蒼朮4. 厚朴，陳皮，大棗各3. 半夏6. 甘草1.5. 藿香1. 生姜0.5.

伏竜肝煎（ぶくりゅうかんせん）

伏竜肝4. を器に入れ，水360 ml で十分にかきまぜ，静置して，上清液270 ml をとりこの水で小半夏加茯苓湯を煎じる.

茯苓飲（ぶくりょういん）（p. 385）

茯苓5. 白朮4. 人参，陳皮各3. 枳実1.5. 生姜0.5.

茯苓飲合半夏厚朴湯（ぶくりょういんごうはんげこうぼくとう）

茯苓飲と半夏厚朴湯との合方.

巫神湯（ふしんとう）
　茯苓 6. 白朮, 猪苓, 沢瀉, 桂皮各 3. 黄連 2. 乾姜, 木香各 1.

茯苓甘草湯（ぶくりょうかんぞうとう）
　茯苓 6. 桂皮 4. 甘草 1. 生姜 0.5.

茯苓杏仁甘草湯（ぶくりょうきょうにんかんぞうとう）
　茯苓 6. 杏仁 4. 甘草 1.

茯苓四逆湯（ぶくりょうしぎゃくとう）（p. 351）
　茯苓 4. 甘草, 乾姜, 人参各 2. 附子 0.5〜1.

茯苓沢瀉湯（ぶくりょうたくしゃとう）（p. 386）
　茯苓, 沢瀉各 4. 白朮 3. 桂皮 2. 甘草 1.5. 生姜 0.5.

茯苓補心湯（ぶくりょうほしんとう）
　当帰, 川芎, 芍薬, 地黄, 枳実, 半夏, 茯苓, 桔梗, 蘇葉各 1.5. 柴胡, 陳皮, 葛根, 人参各 2. 木香, 甘草各 1. 生姜 0.5.

附子湯（ぶしとう）（p. 386）
　附子 0.5〜1. 茯苓, 芍薬各 4. 白朮 5. 人参 3.

附子粳米湯（ぶしこうべいとう）（p. 386）
　附子 0.5〜1. 粳米 7. 半夏 5. 大棗 3. 甘草 1.5.

附子瀉心湯（ぶししゃしんとう）
　大黄黄連瀉心湯に附子 0.5. を加える.

附子理中湯（ぶしりちゅうとう）（p. 380）
　人参湯に附子 0.5〜1. を加える.

扶脾生脈散加白及（ふひしょうみゃくさんかびゃくきゅう）
　人参, 紫苑, 黄耆各 2. 五味子, 甘草各 1.5. 当帰, 白及各 4. 麦門冬 6. 芍薬 3.

分消湯（ぶんしょうとう）（p. 387）
　蒼朮, 茯苓, 白朮各 2.5. 陳皮, 厚朴, 香附子, 猪苓, 沢瀉各 2. 枳実, 大腹皮, 縮砂, 木香, 燈心草各 1. 生姜 0.5.

分心気飲（ぶんしんきいん）
　桂皮, 芍薬, 木通, 半夏, 甘草, 大棗, 燈心草各 1.5. 桑白皮, 青皮, 陳皮, 大腹皮, 羌活, 茯苓, 紫蘇各 2. 生姜 0.5.

へ

平胃散（へいいさん）(p. 387)
　蒼朮 4. 厚朴，陳皮各 3. 大棗 2. 甘草 1. 生姜 0.5.

平肝流気飲（へいかんりゅうきいん）
　当帰，半夏，茯苓，陳皮各 3. 山梔子，香附，芍薬，川芎，柴胡，厚朴各 2. 黄連，青皮，呉茱萸，甘草，乾姜各 1.

別甲煎丸（べっこうせんがん）
　別甲 12. 射干，黄芩，鼠婦，乾姜，大黄，桂皮，石韋，厚朴，紫葳，阿膠各 3. 柴胡，蟅螂各 6. 牡丹皮，芍薬，䗪虫各 5. 瞿麦，桃仁各 2. 葶藶，半夏，人参各 1. 蜂窠 4. 芒硝 12.

変製心気飲（へんせいしんきいん）(p. 388)
　桂皮，檳榔子各 2.5. 茯苓，半夏各 5. 木通 3. 蘇子，別甲，枳実各 2. 桑白皮，甘草，呉茱萸各 1.

ほ

防已黄耆湯（ぼういおうぎとう）(p. 388)
　防已，黄耆，各 5. 白朮，大棗各 3. 甘草 1.5. 生姜 0.5.

防已茯苓湯（ぼういぶくりょうとう）
　防已，黄耆，桂皮各 3. 茯苓 5. 甘草 1.5.

防風通聖散（ぼうふうつうしょうさん）(p. 389)
　当帰，芍薬，川芎，山梔子，連翹，薄荷，荊芥，防風，麻黄各 1.2. 大黄，芒硝各 1.5. 白朮，甘草，黄芩，石膏各 2. 滑石 3. 生姜 0.5.

忘憂湯（ぼうゆうとう）
　甘草一味 8. 濃煎して温罨法する．

補陰湯（ほいんとう）
　人参，芍薬，乾地黄，熟地黄，陳皮，牛膝，破胡紙，杜仲各 2. 当帰，茯苓各 3. 茴香，知母，黄柏，甘草各 1.

補肝散（ほかんさん）
　当帰, 川芎, 白朮, 蒼朮, 枸杞, 密蒙花, 羌活, 天麻, 柴胡, 蒿本, 連翹, 細辛, 桔梗, 防風各1.5. 石膏2. 薄荷, 木賊, 荊芥, 甘草, 山梔子, 白芷各1.（密蒙花は省略してもよい）.

補気健中湯（ほきけんちゅうとう）(p. 390)
　人参, 白朮, 茯苓各4. 陳皮, 蒼朮各3. 黄芩, 厚朴, 沢瀉, 麦門冬各2.

補中益気湯（ほちゅうえっきとう）(p. 390)
　黄耆, 人参, 白朮各4. 当帰3. 陳皮, 大棗, 柴胡各2. 甘草1.5. 升麻1. 生姜0.5.

補中治湿湯（ほちゅうじしつとう）(p. 390)
　人参, 白朮, 茯苓, 橘皮, 麦門冬, 当帰, 木通, 黄芩, 厚朴各3. 升麻1.

補肺湯（ほはいとう）
　麦門冬4. 五味子, 桂皮, 大棗, 粳米, 桑白皮各3. 欸冬花2. 生姜0.5.

蒲公英湯（ほこうえいとう）
　蒲公英8. 当帰6. 香附子, 牡丹皮各3. 山薬4.

牡丹皮散（ぼたんぴさん）
　人参, 牡丹皮, 芍薬, 茯苓, 黄耆, 桃仁, 白芷, 当帰, 川芎各2. 甘草, 木香, 桂皮各1. 薏苡仁5.

牡蠣散（ぼれいさん）
　牡蠣, 麻黄根, 黄耆各4. 小麦8.

牡蠣湯（ぼれいとう）
　牡蠣, 麻黄各4. 甘草2. 蜀漆3.

牡蠣沢瀉散（ぼれいたくしゃさん）
　牡蠣, 沢瀉, 栝楼根, 蜀漆, 葶藶, 商陸, 海藻各等分. 以上を細末として1日3回1. ずつ服用する.

補陽還五湯（ほようかんごとう）
　黄耆5. 当帰, 芍薬各3. 川芎, 桃仁, 紅花, 地竜各2.

奔豚湯（ほんとんとう）(金匱)
　葛根, 李根皮各5. 半夏4. 甘草, 川芎, 当帰, 黄芩, 芍薬各2. 生姜0.5.

奔豚湯（ほんとんとう）（肘後）
　桂皮，半夏各4．人参2．呉茱萸，甘草各1.5．生姜0.5．

ま

麻黄湯（まおうとう）（p. 391）
　麻黄，杏仁各5．桂皮4．甘草1.5．

麻黄加朮湯（まおうかじゅつとう）（p. 391）
　麻黄湯に白朮5．を加える．

麻黄附子甘草湯（まおうぶしかんぞうとう）
　麻黄，甘草各3．附子0.5〜1．

麻黄附子細辛湯（まおうぶしさいしんとう）（p. 392）
　麻黄4．細辛3．附子0.5〜1．

麻黄左経湯（まおうさけいとう）
　羌活，防風，麻黄，桂皮，白朮，茯苓各3．細辛2．防已5．乾姜，甘草各1.5．

麻黄連軺赤小豆湯（まおうれんしょうしゃくしょうずとう）
　麻黄，連翹，大棗，桑白皮各3．杏仁4．赤小豆10．甘草1．生姜0.5．

麻杏甘石湯（まきょうかんせきとう）（p. 392）
　麻黄，杏仁各4．甘草2．石膏10．

麻杏薏甘湯（まきょうよくかんとう）（p. 392）
　麻黄4．杏仁3．薏苡仁10．甘草2．

麻子仁丸（ましにんがん）（p. 393）
　麻子仁5分．芍薬，枳実，厚朴各2分．大黄4分．杏仁2分．以上を煉蜜で丸とし，1回量2．を頓服する．

蔓荊子散（まんけいしさん）
　蔓荊子1.5．芍薬，柴胡，麦門冬，茯苓，地黄各3．木通，桑白皮，菊花，升麻，大棗，甘草各1．生姜0.5．

曼倩湯（まんせいとう）
　四逆散に呉茱萸2．牡蠣4．を加える．

み

味麦益気湯（みばくえっきとう）（p. 391）
　補中益気湯方中に五味子 2. 麦門冬 4. を加える.

妙功十一丸（みょうこうじゅういちがん）
　丁香, 沈香, 木香, 乳香, 麝香, 三稜, 莪朮, 牽牛子, 黄連, 雷丸, 鶴蝨, 胡黄連, 黄芩, 大黄, 陳皮, 青皮, 雄黄, 甘草, 熊胆, 赤小豆, 軽粉, 巴豆. 以上等分糊丸とし, 1日3回 0.2 ずつ服用.

妙功散（みょうこうさん）
　黄耆, 山薬, 遠志各 4. 人参, 桔梗, 甘草各 2. 辰砂 0.3. 麝香 0.1. 木香 2.5. 茯苓 8. 以上を粉末として混和し 1 回 1. を服用する.

め

明眼一方（めいがんいっぽう）
　防風 3. 菊花 1.5. 車前子, 滑石, 桔梗各 3.

明朗飲（めいろういん）
　苓桂朮甘湯に車前子 3. 細辛, 黄連各 1.5. を加える.

も

木防已湯（もくぼういとう）（p. 393）
　木防已 4. 石膏 10. 桂皮, 人参各 3.

木防已去石膏加茯苓芒硝湯（もくぼういきょせっこうかぶくりょうぼうしょうとう）（p. 393）
　木防已湯から石膏を去り茯苓 4. 芒硝 5. を加える.

木香調気飲（もっこうちょうきいん）
　木香, 檀香, 白蔲, 丁香各 1. 縮砂, 藿香, 甘草各 1.5. 塩 2. 生姜 0.5.

や

射干麻黄湯（やかんまおうとう）
　射干 2.5. 麻黄, 五味子各 3. 細辛, 紫苑, 欸冬花, 大棗各 2. 半夏 4. 生姜 0.5.

よ

養血湯（ようけつとう）
　当帰, 地黄, 秦艽, 杜仲, 桂皮, 遺糧各 4. 川芎 2. 甘草 1.

養血安神湯（ようけつあんしんとう）
　当帰, 川芎, 芍薬各 3. 黄連, 柏子仁各 1.5. 陳皮 2.5. 地黄, 茯苓, 白朮, 酸棗仁各 3.5. 甘草 1.5.

養肺湯（ようはいとう）
　柴胡, 貝母各 3. 茯苓, 杏仁各 4. 阿膠, 桔梗, 桑白皮, 人参各 2. 枳実, 五味子, 甘草各 1.5.

楊柏散（ようはくさん）
　楊梅皮, 黄柏各 2. 犬山椒 1. 以上を細末として混和し, うすい酢で泥状として患部に塗る. 酢に対してかぶれる人は小麦粉を加え水でねって用いる.

薏苡仁散（よくいにんさん）
　瓜子 6. 牡丹皮, 桃仁各 4. 薏苡仁 8. 芍薬 3.

薏苡仁湯（よくいにんとう）
　麻黄, 当帰, 白朮各 4. 薏苡仁 8. 桂皮, 芍薬各 3. 甘草 2.

薏苡附子敗醤散（よくいぶしはいしょうさん）（p. 394）
　薏苡仁 10. 敗醤 3. 附子 0.5〜1.

抑肝散（よくかんさん）（p. 395）
　当帰, 釣藤鈎, 川芎各 3. 白朮, 茯苓各 4. 柴胡 2. 甘草 1.5.

抑肝散加陳皮半夏（よくかんさんかちんぴはんげ）(p. 395)
　前方に陳皮 3. 半夏 5. を加える．
抑肝扶脾散（よくかんふひさん）
　人参，白朮，茯苓各 2. 竜胆，白芥子各 1. 山査子，陳皮，青皮，神麹各 2. 胡黄連，黄連，柴胡，甘草各 1.

ら

乱髪霜（らんぱつそう）
　乱髪一味を黒焼とし，1日3回 1. ずつ服用する．

り

利膈湯（りかくとう）(p. 396)
　半夏 8. 附子 0.5〜1. 山梔子 3.
理中湯（りちゅうとう）(p. 379)
　人参湯と同じ．
理中安蛔湯（りちゅうあんかいとう）
　人参，山椒，乾姜各 1.5. 白朮 5. 茯苓 6. 烏梅 2.
六君子湯（りっくんしとう）(p. 396)
　人参，白朮，茯苓，半夏各 4. 陳皮，大棗各 2. 甘草 1. 生姜 0.5.
竜骨湯（りゅうこつとう）
　竜骨 3. 茯苓 4. 桂枝，遠志，麦門冬，牡蠣各 3. 甘草 1.5. 生姜 0.5.
竜胆瀉肝湯（りゅうたんしゃかんとう）(p. 397)
　車前子，黄芩，沢瀉各 3. 木通，地黄，当帰各 5. 山梔子，甘草，竜胆各 1.
立効散（りっこうさん）
　細辛，升麻，防風各 2. 甘草 1.5. 竜胆 1.
竜硫丸（りゅうゆうがん）
　竜骨 2. 硫黄 3. 以上米糊で丸とし，1回 3. を用いる．

涼膈散（りょうかくさん）
薄荷，大黄各1．甘草1.5．連翹5．芒硝，桔梗，黄芩各3．山梔子2．

苓甘姜味辛夏仁湯（りょうかんきょうみしんげにんとう）（p. 398）
茯苓，半夏，杏仁各4．五味子3．甘草，乾姜，細辛各2．

苓姜朮甘湯（りょうきょうじゅつかんとう）（p. 399）
茯苓6．乾姜，白朮各3．甘草2．

苓桂甘棗湯（りょうけいかんそうとう）（p. 399）
茯苓6．桂皮，大棗各4．甘草2．

苓桂朮甘湯（りょうけいじゅつかんとう）（p. 399）
茯苓6．桂皮4．白朮3．甘草2．

苓桂味甘湯（りょうけいみかんとう）（p. 398）
茯苓6．桂皮4．五味子3．甘草2．

良枳湯（りょうきとう）
茯苓，半夏各6．桂皮，大棗各4．甘草2．良姜1．枳実2．

緑礬丸（りょくばんがん）
蒼朮，神麹，陳皮，厚朴，大棗各8．甘草5．緑礬（焼いて性を存す）4．
以上七味を細末として赤小豆二粒を合わせたほどに丸とし，一度に30丸ずつ食後に1日3回服用する．

れ

麗沢通気湯（れいたくつうきとう）
羌活，独活，防風，葛根，蒼朮，葱白各3．升麻，麻黄，山椒，甘草，大棗各1．白芷，黄耆，各4．生姜0.5．

羚羊角散（れいようかくさん）
羚羊角，黄芩，升麻，甘草，車前子各3．山梔子，竜胆各2．決明子5．

羚羊角飲（れいようかくいん）（子癇の処方）
当帰，釣藤鈎，川芎各3．茯苓，白朮各4．柴胡，羚羊角各2．甘草1.5．

連翹湯（れんぎょうとう）（汗疱）
　桔梗2. 甘草, 紅花各1. 連翹, 木通

連翹湯（れんぎょうとう）（眼科）
　連翹, 黄芩, 麻黄, 川芎各3. 甘草, 大黄, 枳実各2.

連翹湯（れんぎょうとう）（丹毒）
　連翹, 黄芩, 麻黄, 升麻, 川芎, 甘草各1.5. 大黄, 枳実各2.

連珠飲（れんじゅいん）（p. 400）
　四物湯と苓桂朮甘湯との合方.

連理湯（れんりとう）
　理中湯（人参湯）に黄連1.5. 茯苓3. を加える.

ろ

六神丸（ろくしんがん）（京都亀田家製）
　蟾酥5. 麝香25. 牛黄13. 熊胆, 真珠各17. 辰砂12. 竜脳3. 結合剤8. 丸皮芍薬霜を用いる.

六度煎（ろくどせん）
　芍薬, 当帰各4. 黄耆2. 遺糧4. 附子0.3. 虎脛骨3.

六味海人湯（ろくみかいじんとう）
　海人草5. 使君子, 桂皮, 檳榔子, 苦楝皮各3. 大黄2.

六物敗毒湯（ろくもつはいどくとう）
　遺糧4. 金銀花, 川芎, 木瓜各3. 薏苡仁5. 大黄1.

六物附子湯（ろくもつぶしとう）
　附子0.5～1. 甘草1. 桂皮, 防已各3. 白朮, 茯苓各5.

わ

和口散（わこうさん）
　蒲黄20. 辰砂5. 以上末として散布する. またこれに人中白を加える. また竜脳を加え蜜でねって用いる.

漢方術語解

　本術語解は『漢方診療の実際』と『症候による漢方治療の実際』に掲載された術語解を合せ、それに『臨床応用傷寒論解説』と『臨床応用漢方処方解説』『東洋医学概説』などの索引の中から不足を拾い出して付け加えたものである．

あ

噫（あい）　　おくび，げっぷ．
噯気（あいき）　　上に同じ．
暗経（あんけい）　　無月経．

い

胃気（いき）　　消化機能，生きる力．
遺屎（いし）　　大便失禁．
遺溲（いしゅう）　　大便または小便失禁．
倚息（いそく）　　物によりかかって息をする．呼吸困難．
痿弱（いじゃく）　　運動麻痺．
委中（いちゅう）　　膝関節の中側のくぼみのところにある経穴（ツボ）で，膝をかがめたときにできる皺の中にあり，ここに鍼をさしたり，三稜針を用いたり，血をとることが古代から行われている．足の太陽膀胱経にぞくする．
委中毒（いちゅうどく）　　このものは失栄とともに，悪性の腫物をさし，

委中毒は委中のあたりにできるものをいい，失栄は頸，項耳の付近にできるものをいう．『瘍科秘録』に詳細に出ている．

噎（いつ）　えつとも読む．むせぶ．

一宿（いっしゅく）　一晩．

遺尿（いにょう）　小便失禁．

痿躄（いへき）　下肢の運動麻痺．

飲（いん）　痰飲に同じ．

引経報使（いんけいほうし）　経絡に対する薬物の選択作用を論じたもので，十二経に対して，ある薬物が，ある経へ行く使いの薬であるという意味である．

飲癖（いんぺき）　慢性の留飲症．

引飲（いんいん）　口渇きのはなはだしい状．

陰挺下脱（いんていかだつ）　子宮下垂．

陰陽易（いんようえき）　病後に房事によって病勢の悪化することをいう．

癮疹（いんしん）　蕁麻疹．

咽中炙臠（いんちゅうしゃれん）　咽喉部に炙った肉の一片が引っかかっているような異物感のこと．

陰陽（いんよう）　漢方医学の古典に出てくる陰陽の概念は，ときと場所によって種々雑多であるため，この医学を研究する者にとって，1つの障害にさえなっている．元来陰とは日光のあたらないところをいったものであるが，のちになって，これに内容をもたらせるようになった．つぎにその例をあげる．

　1．体表の皮膚を陽とし，内臓を陰とする．ところで同じ皮膚でも背の方が陽であり，腹の方が陰であり，また内臓でも，六腑の方が陽であり，五臓の方が陰である．また五臓の中でも上にある心や肺は，下にある腎よりも陽であり，逆に腎は心や肺よりも陰である．

　2．上半身を陽とし，下半身を陰とする．

　3．気を陽とし，血を陰とする．また精神のような形のない，みることのできないものを陽とし，肉体を陰とする．

4. 火を陽とし，水を陰とする．
5. 熱を陽とし，寒を陰とする．
6. 症状の発陽性のものを陽とし，沈状性のものを陰とする．
7. 浮かんだ脈は陽であり，沈んだ脈は陰である．数（サク）脈は陽であり，遅脈は陰である．新陳代謝の亢進が陽であり，新陳代謝の沈衰が陰である．

ところで，ここで注意しなければならないのは，陰陽には，純陰のものも，純陽のものもないということである．常に陽中にも陰があり，陰中にも陽があることは男女を例にとっても，男性の中に女性ホルモンがあり，女性の中にも男性ホルモンがあるようなもので，陽の性質の多い方を陽とし，陰の性質の多い方を陰とする．したがって陰陽には各種の段階がある．

『呂氏春秋』という書物には陰と陽が結ばれて人が生れ，陰と陽との調和が破れて病気となり，陰と陽が分離すると死ぬという古代中国人の考え方をのべている．

一般に知られているように，易の世界観は陰陽にもとづくもので，漢方医学も，この世界観の上に立っている．ところで，漢方には陰陽のほかに，虚実という概念がある．この虚実の判断が病気の診断上大切である．そこでこの陰陽と虚実をからませて陰虚，陽虚，陰実，陽実などという．ところで，これらの意味が漢方の流派によって異なる．例えば後世派で陰虚といえば，陰が虚していることを意味し，陽虚といえば，陽が虚していることを意味する．ところで，古方で，陽虚とよぶ場合は，陽証で虚証だということであり，陰虚といえば，陰証で虚証だということになる．

そこで例をあげると，滋陰降火湯は，後世派の処方で，陰虚火動の者に用いることになっている．陰虚すなわち血や水が虚して，火や熱が妄動するものに用いて，陰を補い助けて，火を消す作用のある処方である．ところで，古方では真武湯は陰証で虚証のものに用いるから，陰虚証の処方だということになっている．そこで漢方の書物をよむ場合には，その書物の著者がどの流派にぞくするかを知っていなければならない．

陰証（いんしょう）　病の状態が静的で，沈降性で，寒性で，新陳代謝の沈衰している状態をいう．尿も色うすく，手足は冷え，脈は沈，遅，細，微となり，顔色は蒼く，生気に乏しい．乾姜，附子などによって構成された薬方が用いられる．陰陽の項を参照．

陰虚火動（いんきょかどう）　陰は水で腎に相当し，火は陽で心に相当する．ところが，この水と火は相尅の関係にあるから，水である腎が房事過度などのために衰えると，火である心の働が強くなって，臍部に動悸がたかまる．これを陰虚火動といって地黄剤を用いる目標である．滋陰降火湯は，この陰虚火動を治する方剤である．

熨（い）　薬物を温めて患部をさすったり，なでたりするをいう．熨引とも，薬熨ともいう．その他酒を温めて患部を磨するを酒熨という．

胃反（いはん）　胃翻に同じ，吐くことを主訴とする病気．胃拡張，幽門狭窄など．

噎膈（いっかく）　膈噎ともいう．嚥下困難を主訴とする病気．食道癌なども，この中に入る．

溢飲（いついん）　浮腫の一種，『金匱要略』には"飲水流れめぐりて四肢に帰し，まさに汗出づべくして汗出ず，身体疼重す．これを溢飲と曰う"とある．

飲家（いんか）　平素から水飲（水毒）のある人．『金匱要略』に"久欬数歳なるも，その脈弱の者は治すべし．実大数の者は死す．その脈虚の者は必ず冒を苦しむ．その人もと支飲あて胸中に在る故なり．治は飲家に属す"とある．

う

鬱冒（うつぼう）　意識朦朧．
暈絶（うんぜつ）　昏倒．
瘟（うん）　急性伝染病の総称．瘟疫または温疫に同じ．「温疫論」の著者呉又可は，傷寒は伝染せず，温疫は伝染するといって，2つの病気を区別しているが，『傷寒論』の原文に出てくる傷寒も今日の腸チフス

のようなものであったと推測せられる．
烏晴（うせい）　　虹彩．
温疫（うんえき）　　温病に同じ，チフスのような熱病．

え

衛（え）　　衛気と同じ，もろもろの邪を防衛する力があり，『素問』の痺論には，衛は水穀の悍気で，脈の中に入ることができないで皮膚や肉の中をめぐっている気で，これに逆えば病み，これに従えば癒ゆとある．

栄（えい）　　『素問』の痺論に，栄は水穀の精気で，五臓を調和し六腑にそそぎ，よく脈に入る．故に脈をめぐって上下し，五臓を貫き，六腑にからまるとあるから，消化吸収せられた栄養素をさしたものであろう．また栄と営と同様の意味に用いられ，血管を営という場合がある．人のからだが血液を蔵している営舎のようだから，このように名づけたという．そこで営血といえば血液そのものである．

栄衛（えいえ）　　営衛ともいう．営または衛との関係について『霊枢』営衛生会篇には，穀気が臓腑に入って清（ス）める者は営となり，濁れるものは衛となり，営は脈中にあり，衛は脈外にあり，営はめぐって休まず，50 にしてまた会し，陰陽相貫くこと，環に端のないようである．営は中焦から出て，衛は下焦から出るとある．これについて種々憶測や見解が，何人かによって行われたが，今，それが何であるかはっきりしたことは不明である．

癭瘤（えいりゅう）　　こぶ．
疫眼（えきがん）　　流行性結膜炎，はやりめ．
噦（えつ）　　吃逆．
噦逆（えつぎゃく）　　吃逆．
遠血（えんけつ）　　腸出血，大便のあと肛門から遠い所で出血する．

お

悪寒（おかん）　　さむけ，蒲団をかぶって寝ていても，ぞくぞく寒く感ずる．悪寒は太陽病のときにみられる症状であるが，少陰病にもみられる．『傷寒論』に"病発熱ありて悪寒する者は陽に発するなり，熱なくして悪寒する者は陰に発するなり"とある．発熱悪寒は太陽病の症状で，熱なく悪寒は，少陰病の症状である．

悪風（おふう）　　これもさむけであるが，外気にふれたり，風にあたったりしたときにだけ，不快な違和の感じするをいう．悪風は太陽病のときにみられる症状である．『傷寒論』に"太陽病，発熱汗出で悪風，脈緩の者は名づけて中風となす"とある．悪寒のある場合も，悪風のある場合も，下剤を用いることは禁忌である．だから，問診にさいしては，これをたずねることが大切である．

悪熱（おねつ）　　陽明病にみられる熱で，悪風や悪寒を伴わず，熱に堪えがたく悶え苦しむ状がある．『傷寒論』に"問ふて曰く，陽明病の外証，何を云うか，答えて曰く，身熱して汗自ら出で，悪寒せずして反って悪熱するなり"とある．

瘀熱（おねつ）　　裏にこもった熱で，尿利の減少を伴う．後世派で湿熱とよんだものが，これにあたる．『傷寒論』に"これ瘀熱，裏にありとなす，身必ず黄を発す，茵蔯蒿湯之を主る"の語がある．

悪心（おしん）　　吐き気．

瘀血（おけつ）　　漢方独特の概念で，瘀は瘀帯の意味で，停滞している状態をいう．だから瘀血とは，うっ滞した血液の意である．瘀血のある患者には，つぎのような徴候がみられる．口が乾燥して水で口をすすぐことを好むが，飲みたくはない．他覚的に腹部に膨満がないのに，自覚的に腹満を訴える．全身的または局所的に煩熱感がある．皮膚や粘膜に紫斑点，青筋，皮膚の甲錯（さめはだ），舌の辺縁の暗紫色，唇が蒼い，大便の色が黒い，出血しやすい，脈は沈濇，沈結，沈濇微，大遅などを呈することが多い．特定の腹証を呈する．主として下腹部に抵抗と圧痛

を訴える．

黄胖病（おうはんびょう）　貧血して動悸，息切れを訴える病気，十二指腸虫病など，坂の下ともよばれた．

往来寒熱（おうらいかんねつ）　悪寒と熱が互に往来すること，悪寒がやむと熱が上がり，熱が下がると，また悪寒がする熱型で，少陽病のときによくみられ，柴胡剤を用いる目標である．

黄汗（おうかん）　衣を黄に染める汗で，黄汗病では発熱，浮腫などを伴う．

鴨溏（おうとう）　軟便，鴨の便の如く軟らかい．

温薬（おんやく）　漢薬を，寒熱温涼（冷）平の5種に分類する．温薬はその一種で，温める作用のある薬，桂皮，生姜，乾姜，山椒，細辛，当帰，川芎などみな温薬である．

温補（おんぽ）　温め補う治療法，陰証のものは温め，虚証のものは補うのが一般の法則であるから陰証であってしかも虚証であれば，温補を施す．温補剤には，人参湯，附子理中湯，四逆湯，真武湯などがある．

か

咳逆（がいぎゃく）　こみあげてくる咳．

咳血（がいけつ）　喀血．

蚘厥（かいけつ）　蛔虫による四肢の厥冷．

齘歯（かいし）　はぎしり．

冴疳（がかん）　歯槽膿漏．

鵞雁風（ががんふう）　汗疱，みずむし．

鵞掌風（がしょうふう）　指掌角皮症．

回陽（かいよう）　精気をとりもどすこと．

外感（がいかん）　外邪によって起こった病気，感冒，腸チフス，インフルエンザなどを外感とよんだ．外感の治は張仲景（『傷寒論』の著者）にのっとり，内傷の治は東垣（脾胃論，内外傷弁惑論などの著がある）によるという言葉がある．これは外感の治療は，『傷寒論』を手本とし

て行い，内傷の治は，李東垣の説に従ったのがよいとの意であるが，日本では，古方派の台頭以来，一部では『傷寒論』に，万病を治する規範があると主張し，内傷もまた『傷寒論』で治し得るものと断じた．この場合の『傷寒論』は傷寒雑病論の略で『傷寒論』と『金匱要略』とを指している．

火逆（かぎゃく）　温熱を加えて無理に発汗させたために起こった一種の反応．

火帯瘡（かたいそう）　帯状疱疹，ヘルペス．

火丹（かたん）　丹毒．

膈噎（かくいつ）　噎膈に同じ．

鶴膝風（かくしつふう）　結核性膝関節炎およびこれに類似のもの．

仮熱（かねつ）　真熱に対していう仮の熱，真寒仮熱ともいう．

蝦蟇瘟（がまうん）　顔面丹毒，耳下腺炎，咽喉ジフテリアなど．

癇（かん）　精神病を指す．『古今医統』には大人を癲といい，小児を癇という．癇は発作に間がある意ともいう．

疳（かん）　疳には疳蝕の意味があって，虫に侵蝕されたという意で走馬牙疳，下疳などの疳は，この意味で用いられている．一方また五疳というのは，これとちがった小児の病気で，俗に疳の虫によって起こると考えられた．今日の腺病質，神経質の小児，小児結核などの虚弱な児童が昔の疳にあたる．

寒（かん）　新陳代謝が衰えて，寒冷の状を示す場合を寒とよぶ．この場合，患者は自覚的に手足が冷えるといい，脈も沈遅，遅弱を示し，尿も澄明で，顔色は蒼い．このように，医師が四診によって，寒冷の状をみとめるなら，これを寒とする．しかし表に熱があって，裏に寒のある場合があり，上半身に熱があって下半身に寒のあることがあり，寒熱が相錯綜している状態が多いから，寒熱の判断は必ずしも容易ではない．なお古典に寒とある場合に，寒邪すなわち外邪を意味することがある．傷寒の寒はこれにぞくする．

寒下の剤（かんげのざい）　下剤に寒下の剤と温下の剤とある．寒下剤は大黄や芒硝のような寒薬の入った大承気湯，小承気湯などをいい，温

下剤は大黄のような寒薬が入っていても,細辛,附子,桂皮などの温薬を配合した大黄附子湯,桂枝加芍薬大黄湯などをいう.

寒熱(かんねつ)　寒と熱,寒にはいろいろの意味があり,あるときは新陳代謝の沈衰を意味し,あるときは寒冷を意味し,あるときは水を意味し,あるときは邪を意味し,また悪寒を意味する.熱にもいろいろの意味があり,あるときは新陳代謝の亢進を意味し,あるときは火を意味し,あるときは体温上昇を意味する.

寒飲(かんいん)　水飲,水毒.

寒疝(かんせん)　寒冷に逢ったり,冷たいものを食べたりして腹の痛む病.

寒熱交作(かんねつこうさ)　往来寒熱.

肝鬱(かんうつ)　神経症,気分のふさがる病気.

肝虚(かんきょ)　肝経の虚によって生ずる病状.素問に"肝虚するときは,目臆々としてみる所なく,耳聞くところなく,善く恐れて人のまさに之を捕えんとするが如し"とある.

肝証(かんしょう)　癇症と同じ意味に用いられ,神経症,精神病などをさしていることもある.

肝瘲筋攣(かんけいきんれん)　筋肉の痙攣を起こすこと.

肝厥頭痛(かんけつずつう)　頭痛の一種で肝経の異常によって起こるもの.

肝経(かんけい)　足の厥陰肝経で十四経絡の1つ.

肝斑(かんはん)　しみ.

肝兪(かんゆ)　足の太陽膀胱脛にぞくする経穴名.

疳眼(かんがん)　角膜乾燥症,フリクテンなどの結核アレルギーによる眼病.

乾嘔(かんおう)　からえずき,物の出ない嘔吐.

乾脚気(かんかっけ)　浮腫のない脚気.

乾血(かんけつ)　古くなって乾涸した瘀血の意味.

頑麻(がんま)　知覚麻痺のはなはだしいもの.

き

気（き）　漢方の古典に，気が上衝するとか，気が散ずるとか，気が鬱するとかいう言葉がみられる．気は形がなくて，働きだけのものであるとされているが，これが疾病の成立に重大な役割をしている．病気という言葉がすでにこれを証明している．

気剤（きざい）　病気は気のうっ滞によって起こり，また病気になると，気が上衝し，気がめぐらなくなる．この気をめぐらし，上衝の気を下げる薬物が気剤である．後藤艮山は，万病は一気の留滞によって生ずるといい，順気剤を作って用いた．

気虚（ききょ）　元気が衰微して，活発に活動のできないもの．四君子湯，補中益気湯などの適応する証である．

気急（ききゅう）　呼吸促迫．

気分腫（きぶんしゅ）　気のめぐりが悪くて浮腫のきたもの．

気淋（きりん）　神経性の尿意頻数．

喜嘔（きおう）　たびたび吐くこと．

喜欠（きけつ）　たびたびあくびすること．

喜唾（きだ）　たびたび唾を吐くこと．

喜忘（きぼう）　健忘．

鬼注（きちゅう）　鬼は邪，注はそそぐの意．一門一族が相次いで病む場合に用いる．

鬼撃（きげき）　悪気にうたれて人事不省になる．

鬼背（きはい）　俗にいう「ねこ背」．

胸脇苦満（きょうきょうくまん）　胸から季肋下にかけて充満した状態があって，この部を按圧すると，抵抗と圧痛を訴える状態をいい，柴胡剤を用いる大切な目標である．『傷寒論』には"傷寒，五六日　中風，往来寒熱，胸脇苦満，黙々として飲食を欲せず（中略）小柴胡湯之を主る"とある．

胸痺（きょうひ）　胸がつまったように痛む病で，心臓，胸膜などの疾

患ばかりでなく，胃の病でもこのような症状を呈する．『金匱要略』の胸痺の篇には"胸痺の病，喘息，咳唾，胸背痛，短気云々""胸痺臥とするを得ず，心痛背に徹す云々""胸痺，胸中気塞短気云々"とある．

協熱利（きょうねつり）　協熱下痢，表に熱があって下痢するものをいい，桂枝人参湯の証である．

虚実（きょじつ）　虚とは病に抵抗して行く体力の衰えている状態をいい，実とは病に抵抗する体力の充実している状態をいう．一般に頑強な体格の人を実とし，虚弱な筋骨薄弱な人を虚とする説が行われている．しかし平素の体質は，病気になったときの虚実に，必ずしも一致しない．虚証と思ったものが，案外に実証であったり，実証のようにみえる虚証がある．また表が虚していて，裏が実していることがあり，上半身が虚していて，下半身が実していることもある．

　虚実の判定は，漢方の診断治療の根本であるが，この診断は必ずしも容易ではない．なぜならば虚実にも段階があり，かつ虚中に実があり，実中に虚があり，これを鑑別するは多年の経験を必要とする．つぎに薬方名によって虚実の段階を示す．虚より順次に実に向かう．

　桂枝湯，桂枝二麻黄一湯，桂枝麻黄各半湯，葛根湯，麻黄湯，以上表証のあるもの，なお小青竜湯は表に邪があって，裏に寒のあるもので，大青竜湯は表に邪があって，裏に熱のあるものである．

　柴胡姜桂湯，柴胡桂枝湯，小柴胡湯，四逆散，柴胡加竜骨牡蠣湯，大柴胡湯，以上半外半裏に邪のあるもの．

　調胃承気湯，小承気湯，大承気湯，以上裏実証のもの．

　これらでみられるように虚といい，実というも，表の実，表の虚，裏の実，裏の虚，半外半裏の実，半外半裏の虚があり，更に表虚裏実，上虚下実などがある．これらを研究するには『傷寒論』についてしらべるとよい．

虚火（きょか）　疲労，損傷などのために起こった発熱，炎症，充血などを指し，虚熱ともいう．この治療には人参，黄耆，茯苓などの補剤を用いる．

虚憊（きょはい）　はなはだしい衰弱．

虚煩（きょはん）　元気が衰弱して煩を覚えること．
虚熱（きょねつ）　虚火に同じ．
虚痢（きょり）　真武湯を用いなければならないような虚証の下痢．
虚里の動（きょりのどう）　心尖拍動．
驚風（きょうふう）　ひきつける病，脳膜炎およびこれに類似の病．
鳩尾（きゅうび）　みずおち，心窩部．経絡でいう任脈の鳩尾穴のあるところ．
客証（きゃくしょう）　主訴に対する言葉で，いつでもなければならない証ではなく，あったりなかったりする証，証の部を参照．
客忤（きゃくご）　物におびえる．見なれないものをみて驚きおびえて人事不省となる．
金創（きんそう）　外傷，きり傷．
金匱（きんき）　『金匱要略』の略称．
瘧（ぎゃく）　マラリヤ．
瘧状（ぎゃくじょう）　マラリヤのような間欠熱のある状態．
瘧母（ぎゃくぼ）　慢性マラリアの脾腫．
期門（きもん）　季肋下にある経穴の名で，足の厥陰肝経にぞくする．傷寒論では，熱が血室に入った場合に，小柴胡湯を用いたり，期門に鍼を刺したりしている．
欣熱（きんねつ）　炎症．
欣腫（きんしゅ）　炎症による腫脹．
近血（きんけつ）　痔出血，肛門近くの出血で出血のあとで大便が出る．
緊脈（きんみゃく）　脈診の項を参照．
噤口痢（きんこうり）　赤痢で食欲の全くないもの．
筋惕肉瞤（きんてきにくじゅん）　筋肉の搐搦．
疙瘩（きっとう）　俗につぶつぶという．皮膚の表面に小さい粒状の隆起が群がっているのをいう．
九竅（きゅうきょう）　人には9個の穴があり，口，耳，目，鼻，肛門，尿道などがこれにあたるとした．『霊枢』邪客篇に"地に九州あり，人に九竅あり"とある．

肌膚甲錯（きふこうさく）　　皮膚が滋潤を失ってガサガサしている．
逆経（ぎゃくけい）　　月経時に口鼻から出血するもの．代償月経．
久寒（きゅうかん）　　古い冷えた水毒．
休息痢（きゅうそくり）　　下痢が発作性に起こって永い間癒らないもの．
急痛（きゅうつう）　　急迫性の疼痛．
艾法（きゅうほう）　　薫法．
疗痛（きうつう）　　疗は疝の俗字，腹中急痛のこと．こうつうと読む人もある．
局方（きょくほう）　　『和剤局方』の略．
悸（き）　　心悸，動悸．

く

駆瘀血剤（くおけつざい）　　瘀血を目標にして用いる方剤で桃核承気湯，大黄牡丹皮湯，桂枝茯苓丸，抵当湯などをいう．
口不仁（くちふじん）　　口に味を覚えないこと，『傷寒論』に三陽の合病，腹満，身重くして，転側し難く，口不仁（中略）白虎湯之を主る"とある．
薫法（くんぽう）　　煙の匂を嗅がせて，病気を治す法，また患者に煙をあてて治す場合もある．梅毒の治療に水銀剤などで作った薫剤を用いた．『金匱要略』には，蟯虫に雄黄の薫法を用いて，肛門にその煙をあてている．永田徳本の十薫法は有名である．
君火（くんか）　　後世医学において，火を君火と相火に分け，君火は，心臓の活動を意味し，人体の生理的活動は，この君火の作用によるもので，単に君火というのは，生理的活動現象である．
君臣佐使（くんしんさし）　　君薬は病を治す主役をなす薬で，臣薬は君薬を助け，佐薬は補佐し，使薬は使役の任に当るという用薬の方式である．
痛痺（くんぴ）　　知覚麻痺．

け

経水（けいすい）　月経.

痙瘲（けいじゅう）　痙は筋肉の拘急するをいい，瘲は筋肉の弛緩するをいう．痙瘲は発作的に筋肉の緊張痙攣するをいう．『傷寒論』に風温なる病を論じ，その中に"劇しければ驚癇の如く時に瘛瘲す云々"とある.

痙病（けいびょう）　破傷風またはこれに類する病．痙病に軽症の柔痙と重症の剛痙とある.

経絡（けいらく）　漢方医学独自の体系をもつ気血運行の通路として理解されているもので，つぎのようなものがある．手の太陰肺経，足の陽明胃経，足の太陰脾経，手の少陰心経，手の太陽小腸経，足の太陽膀胱経，足の少陰腎経，手の厥陰心包経，手の少陽三焦経，足の少陽胆経，足の厥陰肝経，その他がある.

経穴（けいけつ）　俗にいうツボで鍼灸の施治に不可欠のもの，孔穴，腧穴，気穴などともいう.

牙疳（げかん）　歯根や口腔粘膜に潰瘍を生ずる病気，急激に経過する悪性のものを走馬牙疳という．疳の項を参照.

下利（げり）　下痢.

下元（げげん）　下焦に同じ.

下血（げけつ）　肛門からの出血．腸出血.

下重（げじゅう）　しぶりはら，裏急後重.

下脘（げかん）　胃の下口，また任脈上の経穴で臍上2寸にある.

外台（げだい）　『外台秘要』の略.

鶏子大（けいしだい）　鶏卵大.

厥（けつ）　四肢の冷えること.

厥逆（けつぎゃく）　単に厥，また厥冷ともいう．四肢の末端から次第に厥冷すること，『傷寒論』に"少陰病，下利清穀，裏寒外熱，手足厥冷，脈微絶せんと欲し，（中略）通脈四逆湯之を主る"とある.

厥陰病（けっちんびょう）　三陽三陰の項を参照．厥陰病については，

『傷寒論』に"凡そ厥する者は，陰陽の気相順接せず，すなわち厥をなす，厥は手足厥冷の者，是れなり"とあって，陽の気が上にのぼり，陰の気が下に残って，陰陽の気がはなればなれになって，相交易しないから，手足が厥冷するのであるというのが，この条文の意である．さて厥陰病では，上熱下寒の状があって，胸中には灼熱的の痛みがあり，腹がすいているようで食べられない．食すると吐く，もしこれを誤って下すと，下痢がやまなくなる．

血癖（けっぺき）　　瘀血塊．

血証（けっしょう）　　瘀血の証．

血熱（けつねつ）　　熱の一種で，婦人ことに産後などにみられ，熱のために手足などが気持わるくあつくて，じっと蒲団に入れていることのできないほどの煩熱状がある．

血瘕（けっか）　　瘀血塊．

血虚（けっきょ）　　貧血，気虚に対していう時は痩せて肉が堅く色が浅黒く活動力のある人．

血蠱（けつこ）　　腫瘍，子宮筋腫など．

血室（けっしつ）　　血分，子宮にあてる人もある．

血痺（けつぴ）　　知覚鈍麻で痛を伴わないもの．

血分腫（けつぶんしゅ）　　月経閉止による浮腫．

血淋（けつりん）　　尿が淋瀝して出血を伴うもの．

血瀝痛（けつれきつう）　　月経の通じが悪くて腰部の痛む病．

結核（けっかく）　　今日の結核菌を原因とする病気のことではない．核を結ぶ意で，リンパ節腫などを指している．

結毒（けつどく）　　第2期，第3期の梅毒で，結毒眼，結毒筋骨痛，咽喉結毒などがある．

結胸証（けっきょうしょう）　　心下部が膨隆して石のように硬くて疼痛ある症．

月信痛（げっしんつう）　　月経痛．

欠盆（けつぼん）　　鎖骨上窩の中央．

懸飲（けんいん）　　痰飲の一種，『金匱要略』に"懸飲は飲水流れて脇

下にあり咳嗽すれば引痛する"とある.
懸痛（けんつう）　　ひきつり痛む.
瞼生風粟（けんしょうふうぞく）　　結膜フリクテン.
眩悸（げんき）　　眩暈と心悸亢進.
兼証（けんしょう）　　客証に同じ.
肩息（けんそく）　　肩で息をつく.
痃癖（げんぺき）　　項背の強ばり，腹筋の拘攣.

こ

攻撃剤（こうげきざい）　　瀉下剤，吐剤，発汗剤などの瀉剤のことを攻撃剤という.
五行（ごぎょう）　　木，火，土，金，水.
五行配当（ごぎょうはいとう）　　宇宙の万般は五行によって構成されているとの世界観の下に，すべてのものに，五行が配当される.
　木は肝，胆，怒，東，青，酸，春，眼，仁，3．風，筋膜にあたり，
　火は心，小腸，喜，南，赤，苦，夏，舌，礼，2．熱，血脈にあたり，
　土は脾胃，憂思，中央，黄，甘，土用，唇，信，5．湿，肌肉にあたり，
　金は肺，大腸，悲，西，白，辛，秋，鼻，義，4．燥，皮毛にあたり，
　水は腎，膀胱，恐驚，北，黒，鹹，冬，耳，智，1．寒，骨髄にあたる.
五更瀉（ごこうしゃ）　　暁方に起こる水瀉性下痢，鶏鳴下痢.
五心煩熱（ごしんはんねつ）　　全身の煩熱.
痼瘕（こか）　　腹のしこり，子宮筋腫，癌腫など.
更衣（こうい）　　大便をすること．昔の高官は大便する毎に衣を着更えた.
古方派（こほうは）　　漢方の1つの流派で，徳川時代中期になって初めて唱えられ，『傷寒論』，『金匱要略』に準拠して診断，治療を行うべしと主張し，五行配当を否定した.
後世派（ごせいは）　　漢方の1つの流派で，徳川初期，曲直瀬道三らによって行われ，陰陽五行の理によって，主として宋元以降の処方を用い

た.
拘急（こうきゅう）　　筋肉のひきつれること.
拘攣（こうれん）　　筋肉の異常緊張.
枯燥（こそう）　　皮膚に光沢がなくガサガサしていること.
枯腊（こさく）　　栄養が悪く痩せて，皮膚がガサガサしている.
口眼喎斜（こうがんかしゃ）　　口や眼がゆがむ，顔面神経麻痺.
口噤（こうきん）　　牙関緊急.
口糜瀉（こうびしゃ）　　口内炎を伴う下痢.
穀嘴瘡（こくしそう）　　面皰，にきび.
穀道（こくどう）　　直腸および肛門.
剛痙（ごうけい）　　痙病の重症.
胡臭（こしゅう）　　わきが，胡気ともいう.
喉痺（こうひ）　　急性扁桃炎．ジフテリアを指すことあり.
汞剤（こうざい）　　軽粉剤，即ち水銀剤
膠痰（こうたん）　　粘稠な痰.
鼓腸（こちょう）　　腹部膨満，腸にガスのたまったもの，腹水をかねたもの.
蠱脹（こちょう）　　前に同じ.
骨硬（こつこう）　　のどに魚の骨のささったもの.
骨槽（こつそう）　　歯槽.
骨槽風（こつそうふう）　　下顎骨の炎症．歯根骨膜炎.
骨蒸熱（こつじょうねつ）　　肺結核の熱，消耗熱.
古方（こほう）　　『傷寒論』，『金匱要略』の処方．唐を含めてそれ以前を指すもの.
厚薬（こうやく）　　気味の濃厚な薬.
狐惑病（こわくびょう）　　一種の精神病，『金匱要略』に"狐惑の病たる，状傷寒の如く，黙々として眠らんと欲し，目閉づるを得ず，臥起安からず，食臭をきくをにくみ，其面目，たちまち赤く，たちまち黒く，たちまち白し，甘草瀉心湯之を主る"とある．甘草瀉心湯で夢遊病を治した例があり，この条にヒントを得たものである．また別に異説として，

口中の潰瘍を惑といい,陰部の潰瘍を狐という説もある.『金匱要略』に,喉を蝕するを惑となし,陰を蝕するを狐となすとある.いずれも甘草瀉心湯の主治である.

合方(ごうほう)　2つ以上の処方を1つにすること.例えば大柴胡湯合半夏厚朴湯,このときは,この2つの処方に共通な半夏と生姜は,その片方だけをとり,量の多い方の分量に従えばよい.

さ

臍下不仁(さいかふじん)　八味丸を用いる場合の腹証で,臍下に弾力がなく,脱力して凹んでいる状をいう.小腹不仁をみよ.

臍下拘急(さいかこうきゅう)
これも八味丸の腹証で,下腹で腹直筋が硬く突っ張っている状をいう.

錯治(さくじ)　誤治.

痄腮(ささい)　耳下腺炎.

痄腮腫痛(ささいしゅつう)　耳下腺炎,耳下腺の腫脹疼痛.

雑病(ざつびょう)　傷寒に対する雑病で,傷寒のような熱病以外の一般の病気,『金匱要略』は雑病について論じているので,雑病論ともいう.

三焦(さんしょう)　上焦,中焦,下焦.

三脘(さんかん)　上脘,中脘,下脘.

三陽三陰(さんようさんいん)　三陽は太陽,陽明,少陽,三陰は太陰,少陰,厥陰,『傷寒論』の三陽三陰の病は,素問,霊枢にある六経病と,その名称は似ているが,内容は異なる.『傷寒論』では,三陽三陰について,つぎのようにのべている.

太陽の病たる.脈浮,頭項強痛して悪寒す.

陽明の病たる.胃家実是なり.

少陽の病たる.口苦く,喉乾き,目くるめくなり.

太陰の病たる.腹満して吐し,食下らず,自利益々甚しく,時に腹自ら痛む.若し之を下せば必ず胸下結鞕す.

少陰の病たる.脈微細,但寐んと欲するなり.

厥陰（けっちん）の病たる．気上って心を撞（つ）き，心中疼熱，飢えて食を欲せず．食すれば即ち蚘（かい）を吐し，之を下せば痢止まず．以上を更に言葉を換えて説明すると，つぎのようになる．

太陽病は表に邪熱のある場合で，これに虚実がある．表虚のものは，桂枝湯，表実のものは麻黄湯．

陽明病は裏の実熱である．これは承気湯が用いられる．

少陽病は半外半裏熱証である．これには柴胡剤が用いられる．

太陰病は裏の虚寒である．これには人参湯，四逆湯の類を用いる．

少陰病には表に寒邪のあるものと裏に虚寒のものとあり，表の寒邪には，麻黄附子甘草湯，麻黄附子細辛湯を用い，裏の虚実には四逆湯，真武湯の類を用いる．

厥陰病は，半外半裏の虚寒症で，四逆湯，当帰四逆湯，烏梅丸などが用いられる．これらの詳細を知らんとすれば，『傷寒論』を研究しなければならない．ここにはただその一班をのべたにすぎない．

晬時（さいじ）　　　一昼夜，周時に同じ．
痠痛（さんつう）　　疼痛．
酸疼（さんとう）　　わるだるく痛む．

し

支飲（しいん）　　　胸部または心下部に水毒が停滞し，そのために咳嗽，呼吸困難を起こす病気．代償機能障害を起こした心臓弁膜症，腎炎，肺水腫などで支飲の状を呈するものがある．『金匱要略』には"咳逆，倚息，短気，臥すを得ず，其形，腫の如きは之を支飲と謂う"とある．木防已湯は支飲によく用いられる．

時疫（じえき）　　　流行性の熱病．
時気（じき）　　寒暑冷湿などの時候にあたって病むを時気に感ずという．
時毒（じどく）　　　流行病．
自利（じり）　　自然に下痢する．
四逆（しぎゃく）　　　四肢の厥冷．

尸厥（しけつ）　　仮死状態.

子臓（しぞう）　　子宮.

失栄（しつえい）　　たちのわるい腫物. 癌腫の類.

失精（しっせい）　　遺精.

証（しょう）　　証には2つの違った意味がある. 1つは症候の意味である. 頭痛, 腰痛, 下痢のような病証をさす場合, 他の1つは随証治療とか, 証に随って治すとかいう場合の証である.

　近代医学の診断は, 病の本態を探求し, その原因を究め, 病名を決定するにあるが, 漢方では, これとは別に, 証の決定という問題がある. この場合の証は, 症候の意味ではなく, この病人（個々の具体的な病人）には, どんな治療を施すべき確証があるかという意味の証である. 証にはあかしの意がある. この場合の証は頭痛, 悪寒などの個々の症状を指すのでなく, この病人の現わすいろいろの症状を, 漢方独自の診断方法によって, 総合観察して, その病人に葛根湯で治る確証があれば, その病人には葛根湯の証があると診断し, 小柴胡湯で治る証があれば, 小柴胡湯の証があると診断する. 病名の代りに, 処方名の下に証の字をつけて診断名とする.

　だから同じ病気でも, 個人差によって, 証がちがってくるから, 用いる処方もちがってくるのである. またまったくちがう病気でも, 証が同じであれば, 一つの処方を双方に用いることになる.

主証（しゅしょう）　　処方を用いる証に, 主証と客証とがある. 主証というのは, いつでも必発の症状で, 客証はこの主証があるために, 現われたり, かくれたりする症状である. 主人がいないと客人が来ないと同理である. 例を半夏瀉心湯にとって説明すると, 心下痞鞕は主証で, 嘔吐, 下痢は客証である. だから, 心下痞鞕という主証がなければ, 嘔吐や下痢があっても, 半夏瀉心湯の証ではない. また心下痞鞕があれば, 嘔吐や下痢がなくとも半夏瀉心湯を用いるのである.

湿毒（しつどく）　　梅毒.

湿労（しつろう）　　慢性の湿毒で身体の衰弱を来たしたもの.

湿熱（しつねつ）　　尿利の減少を伴う熱をいう. 『傷寒論』で, 瘀熱と

よんだ熱がこれにあたり，後世派では湿熱とよんでいる．
湿（しつ）　　水気または水毒の意，俗間では梅毒やある種の皮膚病を湿とよんだ．
湿家（しつか）　　平素から水毒のある人．『傷寒論』には"湿家の病たる一身尽く疼み，発熱し，身色，焦黄に似たるが如し"とある．
積聚（しゃくじゅ）　　腹中の腫瘤，『金匱要略』では，積と聚と穀気（こっき）とを，つぎのように区別している．"問うて曰く，病に積あり，聚あり，穀気あり，何の謂ぞや．師の曰く，積は蔵病なり，終に移らず，聚は府病なり，発作時あり，展転して痛移る，治す可しとなす．穀気は脇下痛み，之を按ずれば則ち愈え，また発するを穀気となす"．
雀目（じゃくもく）　　夜盲症．
自汗（じかん）　　発汗剤によらずに，自然に出る汗．
支節（しせつ）　　四肢の関節．
赤遊風（しゃくゆうふう）　　丹毒．
酒客（しゅかく）　　大酒家．
尺中（しゃくちゅう）　　腹中．
尺沢（しゃくたく）　　手の太陰肺経にぞくする経穴で，肘関節の内側にある．委中とともに刺絡によく用いられた．
志室（ししつ）　　足の太陽膀胱経にぞくする経穴．
洟涙（しるい）　　涙，眼やに．
実火（じっか）　　陽実証の炎症，充血，発熱をいい，これを治すには石膏，大黄，黄連などの寒剤が用いられる．
宿穀（しゅくこく）　　宿食，胃腸中に停滞した不消化物．
宿醒（じゅくせい）　　二日酔い．
周時（しゅうじ）　　一昼夜．
硝黄（しょうおう）　　芒硝大黄．
消渇（しょうかつ）　　のどがひどく渇いて水をのむのに，小便の出の少ないことを消渇といったが，のちには糖尿病の名称となった．
消穀（しょうこく）　　消化がよくてしきりに空腹を覚えるをいう．
消導の剤（しょうどうのざい）　　飲食物の消化管内その他に停滞してい

るものを大小便として導き排泄する薬剤.

傷寒（しょうかん）　傷寒を広義と狭義に分ける．八十一難経という古典の58難に"傷寒に5あり，中風あり，傷寒あり，湿温あり，熱病あり，温病あり，"というのは，広義の傷寒で，外感病の総称である．『素問』に，熱病は傷感の類なりとあるのも，広義の傷寒である．『傷寒論』の本論に，傷寒とあるのは狭義のものを指している．良性軽病に対して，悪性重症のものを傷寒とよんでいる．『傷寒論』の太陽病上篇に"太陽病或いはすでに発熱し，或いはいまだ発熱せず，必ず悪寒体痛，嘔逆し，脈陰陽倶に緊なるものは，名づけて傷寒と曰う"とあり，今日の腸チフスのような熱病を傷寒とよんでいる．他の1つは感冒のような良性，軽症のものをいう．体表にあたった邪が表だけにとどまって，裏にまで変化の及ばないものを太陽の中風とよんでいる．

身熱（しんねつ）　潮熱に似て，全身に熱があるが，潮熱のように一定の時を定めて出ることはなく，また発汗を伴うことはない．この熱は少陽病や陽明病のときにみられる．身熱悪風は少陽病の時にみられるが，陽明病では悪風を伴わない．

傷冷毒（しょうれいどく）　リウマチおよびこれに類する病気.

上焦（じょうしょう）　横隔膜より上部.

上衝（じょうしょう）　気が上にのぼること，『傷寒論』に"太陽病，之を下して後，その気上衝する者は，桂枝湯を与うべし，若し上衝せざる者は之を与ふべからず"とある．

上腕（じょうかん）　胃の上にある，任脈上の経穴の名で，臍上5寸のところ.

小腹不仁（しょうふくふじん）　下腹部の知覚鈍麻または麻痺の意であるが，八味丸腹証では下腹の脱力感をみとめることが多い．

小便自利（しょうべんじり）　小便が出すぎる．

少陽病（しょうようびょう）　『傷寒論』では"少陽の病たる口苦く，咽乾き，目くるめくなり"と，少陽病の特徴をのべている．口苦，咽乾，目眩は，いずれも患者の自覚症状であって，問診によって知り得るものである．太陽病では脈診（浮の脈）を重んじ，陽明病では腹診を夫々重

視するが，少陽病の診断には，問診が主役を演ずるために，判定が困難で誤られやすい．口が苦いという症状は，熱のためであって，同時に口がねばる気味がある．太陽病や三陰病では，口が苦いという症状はない．しかし陽明病では，口が乾いて苦いことがある．だからこれだけでは，この二者の区別は難しい．咽乾は口渇のために，水を欲する状を指したものではなく，咽喉の乾燥感をいったもので，その症状もこの部位から現われる．すなわち，口苦，咽乾，目眩のほかに，胸満胸痛，心中懊憹，心煩，咳嗽，心悸亢進，呼吸促迫，悪心，嘔吐，食欲不振などがみられ，腹診上，胸脇苦満や心下痞鞕を証明する．少陽病には，柴胡剤のほかに，山梔子剤や瀉心湯類がよく用いられる．

少陰病（しょういんびょう）　『傷寒論』には"少陰の病たる脈微細，但寝んと欲するなり"と少陰病の大綱をのべている．少陰病では，別にこれといって苦しむこともなく，ただ気力が衰えて寝ていたいというのである．寝は眠るの意ではなく，横になってねていたいのである．脈も微細とあって，気血衰微の候をみせている．さて少陰病の徴候としてあげているのはこれだけであるが，その他表寒のものには身体痛，頭痛，悪寒，足冷があり，裏寒のものには腹痛，心煩，下痢，便秘，小便自利，小便清白などがある．少陰病でも，表寒で，実の傾向のあるものには麻黄附子甘草湯を用い，やや虚の傾向あるものには，麻黄細辛附子湯を用い，裏寒で実するものには，大黄附子湯，虚するものには四逆湯を用いる．

小腹腫痞（しょうふくしゅひ）　大黄牡丹皮湯の腹証で，下腹に抵抗と腫脹のあること．

小腹急結（しょうふくきゅうけつ）　桃核承気湯の腹証で，瘀血の徴候である．頭痛の章，桃核承気湯の項を参照．

小腹拘急（しょうふくこうきゅう）　下腹部で，恥骨の近くで，腹直筋の突っぱっている状で，八味丸の腹証である．

少気（しょうき）　浅表呼吸．

小腹（しょうふく）　下腹．

食毒（しょくどく）　宿食，腸性自家中毒．

食復（しょくふく）　病後の飲食の不摂生による病の再発．

蓐労（じょくろう）　産後の肺結核.
所生病（しょしょうびょう）　経絡の病変が，その臓腑の病気により，その所属の経絡に波及した続発性のものをいう．臓病ともいう．
褥熱（じょくねつ）　産褥熱．
将息（しょうそく）　程よく加減調節する．
除中（じょちゅう）　死の直前に一時的に食が進み病症が軽快したような状態になること．除は去る，中は胃の気である．邪気甚しく胃気を除き去る．胃は食を入れて自から救おうとする．
瀉剤（しゃざい）　攻撃剤のこと．
刺絡（しらく）　針または三稜針などを用いて，血をとること．
児枕痛（じちんつう）　後陣痛，あとばらのいたみ，朝田宗伯は，児陣痛は，後陣痛と異なり，瘀血が下ってしまってから，なお腹痛を訴えるものを児陣痛とよぶべきだといっている．
章門（しょうもん）　足の厥陰肝経の経穴である．
少小（しょうしょう）　少は18歳以下，小は6歳以下，少年者．
升（しょう）　『傷寒論』の1升は今の1合位である．
実利（じつり）　実証の下痢，大柴胡湯や大承気湯で下してよい下痢．
実熱（じつねつ）　実火に同じ．
真寒仮熱（しんかんかねつ）　四逆湯証で熱のあることがある．これは真の熱ではなく，仮の熱で，寒の方が真である．この真寒仮熱を真の熱と誤って，寒冷の薬を用いると病証はかえって増悪する．真寒仮熱の場合は四逆湯で寒を温めると，仮の熱はかえって消える．真寒仮熱では，熱があっても，脈は遅であり，大でも力がなく，尿は清白である．
津液（しんえき）　体液．
腎兪（じんゆ）　足の太陽膀胱経の経穴．
腎積（じんしゃく）　奔豚病に同じ，『金匱要略』に"奔豚は，気上って胸を衝き，腹痛，往来寒熱す．奔豚湯之を主る"とある．
腎経（じんけい）　足の少陰腎経．
腎虚（じんきょ）　下焦の虚，精力減退．
腎間の動（じんかんのどう）　腎から発生する気で，難経の8難には，

腎間の動気は，生気の原で，12経の根本であると論じている．この動気は臍下で，これを診るが，この腎間の動はのぼって，臍上にあるいは臍の左にあるいは臍の右でもふれることがある．

心痛（しんつう）　胸痛．

心煩（しんぱん）　胸苦しいこと．

心下（しんか）（しんげ）　みずおち．

心下痞（しんかひ，または，しんげひ）　みずおちがつかえる．

心下痞鞕（硬）（しんかひこう，または，しんげひこう）　みずおちがつかえて硬い．

心風（しんぷう）　神経症，神経衰弱症．

心気病（しんきびょう）　神経症，ノイローゼ．

心怯（しんきょ）　怯はおそれること，心怯で胸がどきどきする．

心下急（しんかきゅう）　心下に物のつまっている感じ．

心忪（しんしょう）　むなさわぎ．

心中懊悩（しんちゅうおうのう）　胸内苦満の一種，心煩のはなはだしいもの．

心中疼熱（しんちゅうとうねつ）　胸内苦満の一種，心煩がはなはだしくて痛み，熱する如くに覚える．

心気不定（しんきふてい）　気分の落ちつかないこと．

腎水（じんすい）　精液，生活力の根源．

真心痛（しんしんつう）　狭心症．

真頭痛（しんずつう）　脳膜炎．

参附（じんぶ）　人参と附子．

四診（ししん）　漢方の4つの診察法で，望，聞（ぶん），問，切がこれである．望はすなわち視診である．聞は聞診で，患者の声を聞いたり，喘鳴をきいたりするほかに，体臭，口臭，その他排便物の臭気をかぐことも聞診である．問診は患者の訴えをきくことである．切は医師が手を患者に接触せしめて診察する方法で，脈をみたり，腹診をしたり，経絡や経穴を探ったりするのは，切である．切を切脈すなわち脈診の意にだけ解釈して，これに腹診と背診を加えて6診としたりするものもある．

神仙労（しんせんろう）　　神経性食欲欠乏症.

す

水（すい）　　淡, 痰, 飲, 痰飲みな同じ意味である. 漢方医学で痰というのは今日の喀痰を指すのではない. 痰は水のことで, 喀痰もまたその中に含まれている. 古人は怪病は痰として治せよ, といったが, これは診断のつきにくい不可解の病気は水の変として治療せよということである.

水飲（すいいん）　　痰飲, 胃内停水.

水逆（すいぎゃく）　　五苓散で奏効する嘔吐は, ひどく口渇を訴え水をのむとたちまちその水を吐く. 吐くとまた渇く. のむと吐く. 尿の不利がある.

水毒（すいどく）　　痰病の原因となる水.

推拿（すいだ）　　正骨法の一種で, 推とは手で推すこと, 拿は両手または片方の手でこねること. このような方法で, 異常を調整して復旧せしめることをいうから, 按摩の意味に用いたいところもある.

寸口（すんこう）　　寸口に広義のものと狭義のものとある. 広義の寸口は, もっとも一般化している切脈の部位で, 現代医学の脈診の部位と同じく, 手の橈骨茎状突起の内側における橈骨動脈の拍動である. この部に医師の中指と示指と薬指とを当てて脈を診るのである. このさい中指を茎状突起の内側にあて, 示指を末梢部に薬指を中心部によった方にあたるように置き, あるいは軽くあるいは重く, この部を案じて脈を診る. この寸口の脈を更に寸口と関上と尺中に分けると, 示指のあたるところを狭義の寸口とし, 中指のあたるところを関上とし, 薬指のあたるところを尺中とする.

寸関尺（すんかんしゃく）　　寸口の部をみよ.

頭風（ずふう）　　頭痛, 常習性頭痛.

せ

清穀（せいこく）　完穀下痢，不消化下痢．

清膿血（せいのうけつ）　血便，大便中に出血すること．

清便（せいべん）　大便．

正証（せいしょう）　定型的の病証．

盛胎（せいたい）　受胎後も月経のあるもの．

掣痛（せいつう）　ひきつれいたむ．

怔忡（せいちゅう）　心悸亢進，精神感動によって胸さわぎすること．心忪，心忡，驚悸ともいう．神経性心悸亢進もこの中に入る．

石淋（せきりん）　膀胱結石．

絶汗（ぜっかん）　脱汗，死の直前の多汗状態．

泄瀉（せっしゃ）　泄痢，溏泄，瀉利などともいう．下痢すること．下利とも書く．『傷寒論』，『金匱概略』には下利とある．後世になって，泄瀉と痢疾とを区別した．泄瀉は下痢する病の総称で，痢疾は赤痢またはこれに類する病状のものをいった．

是動病（ぜどうびょう）　経絡の病変が，その経絡自体の原発性のものをいう．

喘家（ぜんか）　喘息の持病のある人．

喘急（ぜんきゅう）　呼吸困難．

喘乏（ぜんぼう）　同上．

戦汗（せんかん）　戦慄して汗の出ること．

疝（せん）　疝は元来腹の痛む病気のこと，金匱要略にも，腹満，寒疝，宿食篇があるが，後世になって，疝に色々の意味をもたせることになった．

疝気（せんき）　『病源候論』に疝は痛也とある，主として下腹痛．

疝瀉（せんしゃ）　鶏鳴下痢，五更瀉に同じ．

疝利（せんり）　冷え腹の下痢．

銭（せん）　薬剤を量る名称の1つで，銭七の意味である．銭七は漢代

の5銖銭で作り，これで薬末をすくって，こぼれないのを度とした．徳川時代で銭とよんだものは匁のことで，1銭は1匁約3.7グラムである．

善饑（ぜんき）　　飢餓感，よく腹がすきすぎる．
千金（せんきん）　　『備急千金要方』の略．
譫語（せんご）　　うわごと．
涎沫（ぜんまつ）　　唾沫，つば，よだれ．

そ

霜（そう）　　黒焼．
瘡家（そうか）　　腫物，外傷などの痼疾（持病）のある人．
宗筋（そうきん）　　陰毛中の横骨の堅筋とあり，陰茎内の筋肉のこと．
臟毒（ぞうどく）　　直腸癌のような悪性の腫瘍．
蔵躁（ぞうそう）　　ヒステリー，『金匱要略』に，"婦人の蔵躁は，しばしば悲傷して哭せんと欲し，象（かたち）神霊の作す所の如く，しばしば欠伸す，甘麦大棗湯之を主る"とある．
卒病（そつびょう）　　急卒に起こる病，急病．
巣源（そうげん）　　隋時代の巣元方の『病原候論』の略．
燥屎（そうし）　　乾燥して固くなった宿便．
燥熱（そうねつ）　　尿利の減少を伴わない熱．
草蓐（そうじょく）　　産褥．
走痛（そうつう）　　痛みがあちこちと移動する．
息胞（そくほう）　　胎盤残留，胞衣不出ともいう．
壮熱（そうねつ）　　高い熱．
走馬疳（そうばかん）　　口腔癌．
滕理（そうり）　　皮膚と粘膜，内臓の粘膜も含む．

た

滞頤（たいい）　　俗にいう，よだれを流すこと，よだれのために，あご

のただれること.
帯下（たいげ）　滞下とも書く，下痢を帯下とよんだこともあるが，俗にいうこしけ，子宮からの分泌物，また子宮癌をさすこともある.
体気（たいき）　体臭，わきが.
代指（だいし）　指の尖端が腫れて，後で爪の甲が脱落する病.
大逆上気（だいぎゃくじょうき）　気が大いにのぼること.
太陽経（たいようけい）　手の太陽膀胱経，経絡の項を参照.
太陰経（たいいんけい）　手の太陰肺経，経絡の項を参照.
太陽病（たいようびょう）　『傷寒論』では"太陽の病たる脈浮．頭項強痛して悪寒す"とある．ここにあげた脈浮，頭痛，項強（項の強ばること），悪寒の4つの症候は，表証であって，これが揃った場合は太陽病である．しかしこれらの症状が全部揃わなくても，太陽病とよんでよい場合がある．太陽病は，熱性病の初期によくみられる証で，その病名の如何を問うことなく，以上の徴候があれば，これを太陽病と名づけて，解肌剤（げきざい）である桂枝湯あるいは発汗剤である麻黄湯，葛根湯などを用いる.
太陰病（たいいんびょう）　『傷寒論』では"太陰の病たる腹満して吐し，食下らず，自利益々はなはだしく，時に腹自ら痛む．若し之を下せば，必ず胸下結鞕す"と，その大綱をのべている．太陰病の腹満は虚満であって，陽明病の実満とは異なる．しかも嘔吐と下痢があり，ときどき腹痛がある．脈もまた弱く，緊張が弱い．この虚満を実満と誤って下すと，かえって心下部が硬くなる．太陰病の腹満に，いつでも嘔吐，下痢，腹満が伴えば，陽明病の腹満との鑑別は容易であるが，これらの症状のない時は，腹診，脈診などによって，これを区別しなければならない.
大風（たいふう）　癩病.
大眥漏（たいしろう）　涙嚢炎.
大眥赤眼（たいしせきがん）　角膜実質炎.
大便難（だいべんなん）　便秘.
胎毒（たいどく）　父母の遺毒によって起こると考え，乳幼児の顔面，頭部などの湿疹を胎毒とよんだ．胎毒下というのは，大黄や川芎の入っ

た内服薬で，これで湿疹が治るところから，俗間では，毒が下って治ると考えた．

胎殞（たいいん）　流産．

癩疝（たいせん）　癩，癀，癀，腸癩，狐疝風，狐疝，陰狐疝，偏墜みな同じ．鼠径ヘルニアまたは陰嚢ヘルニア．

濁飲上逆（だくいんじょうぎゃく）　胃部に停留する水毒のために起こる頭痛，めまい，嘔吐など．

短気（たんき）　呼吸促迫．

痰（たん）　水毒，痰飲．

痰飲（たんいん）　淡飲ともかく，水毒の総称．水の変によって起こる病気，また胃内停水を指す．『金匱要略』に"その人，素盛んにして今痩せ，水腸間を走りて瀝々として声あり，之を痰飲という"とある．

痰核（たんかく）　痰癧に同じ，リンパ節のはれる病．

膻中（だんちゅう）　左右の乳の間，また任脈上の経穴名．

戴陽（たいよう）　足が冷えて顔が赤くなる．虚陽の上衝，肺結核などにみられる頬の紅潮．

濁飲（だくいん）　水毒，胃内停水．

脱汗（だっかん）　絶汗に同じ．

脱候（だっこう）　生気のつきた状，虚脱症．

脱陽（だつよう）　虚脱．

単方（たんぽう）　簡単な組合せの処方．

ち

蓄飲（ちくいん）　胃内停水．

蓄熱（ちくねつ）　瘀熱に同じ．

中悪（ちゅうあく）　悪気にあたって病む．

中寒（ちゅうかん）　寒冷にあたって病む．

中湿（ちゅうしつ）　湿気にあたって病む．

中焦（ちゅうしょう）　劔状突起の尖端より臍まで主として胃部にあた

中風（ちゅうふう）　『金匱要略』の中風は脳出血，脳軟化症などから半身不随を起こしたもの．『傷寒論』の中風は感冒のような良性の熱病．
注夏病（ちゅうかびょう）　いわゆる夏まけ．
虫積（ちゅうしゃく）　慢性の蛔虫症．
癥瘕（ちょうこ）　腹の中の腫瘍，癥は非移動性硬結．
癥瘕（ちょうか）　同上，瘕は移動性硬結．
腸風（ちょうふう）　腸出血．
腸澼（ちょうへき）　腸炎．
腸癰（ちょうよう）　盲腸炎．
腸垢（ちょうく）　腸から下る粘液，なめとよばれた．
潮熱（ちょうねつ）　腸明病のときにみられる熱型で，悪寒を伴うことなく，潮がみちてくるようにときをきって熱が高くなり，そのときは全身にくまなく汗が出る．それは潮がみちてくるときに海岸の砂も岩の間も，しっとりとぬれるように．
調理（ちょうり）　病気の最後の仕上げのための養生，病気が大半癒えてから，調理の薬を与える場合がある．
中脘（ちゅうかん）　任脈上の経穴で，臍上4寸のところにある．
血の道（ちのみち）　婦人にみられる一種の神経症．
重泉（ちょうせん）　地下，黄泉，あの世．
癥結（ちょうけつ）　腹中の腫瘍，腹中の硬結．
癥病（ちょうびょう）　前に同じ．

つ

頭冒（づぼう）　頭になにかかぶさっている重い感じ．
頭眩（づげん）　めまい．
頭風（づふう）　ときを定めず発作的にくる頭痛．

て

鄭声（ていせい）　一種のうわごとで，低声で同じことを繰り返していう．『傷寒論』に，実なれば即ち譫語し，虚なれば即ち鄭声すとあり，虚証の患者のうわごとは鄭声である．うわごとでも，勢のない声で，予後がよくない．

停飲（ていいん）　停水の意味で，胃内停水などこれにぞくする．

泥恋（でいれん）　胃にものがもたれる．

天癸（てんき）　月経．

天行（てんこう）　流行性．

天行病（てんこうびょう）　流行病，疫病，天行中風は流行性感冒，天行赤眼は流行性の結膜炎．

天蛇毒（てんじゃどく）　指の腫れる病．

転気（てんき）　放屁．

転筋（てんきん）　こむらがえり．

転失気（てんしき）　放屁．

転胞（てんぽう）　尿閉．『金匱要略』に"問うて曰く，婦人の病，飲食故の如く，煩熱臥するを得ず，而かも反って倚息する者は何ぞや，師の曰く，此を転胞と名づく，溺(にょう)するを得ざるなり，胞系了戻（輸尿管捻転の意）するを以っての故に，此の病を致す．八味丸之を主る"とある．

と

肚腹（とふく）　腹のこと．

吐哯（とけん）　乳児が乳を吐くこと．

導引（どういん）　ひとり按摩，あんま一種の健康法．

套剤（とうざい）　日常頻繁に用いる処方．

敦阜（とんぷ）　肥満していること．

湯液家（とうえきか）　鍼灸家に対して薬を用いて病気を治療する医家

を湯液家という．
湯発（とうはつ）　　熱湯による火傷．
動気（どうき）　　動悸．
溏（とう）　　大便のゆるいこと．
吐紅（とこう）　　吐血，喀血．
努肉攀睛（どにくはんせい）　　翼状片．

な

癱瘓（なんかん）　　運動麻痺．
内傷（ないしょう）　　外感に対する言葉で，心身過労，不摂生から起こる病気を内傷とした．しかし外感と内傷を区別することはむずかしく，外に原因があっても，内にこれを受け入れる準備状態がなければ，発病はしない．だから古方脈では内傷と外感とを区別しない．
内攻（ないこう）　　肌表の病毒が内臓に攻め入る．
茄子（なす）　　子宮脱出．

に

肉上粟起（にくじょうぞくき）　　鳥肌のこと．
肉極（にくきょく）　　肉の一部が隆起する．目ぼし，ポリープ．
日哺所（にっぽしょ）　　夕方．
任脈（にんみゃく）　　経絡の1つで，会陰部から起こって前に出て，陰毛の中に出て，まっすぐに臍を通り，更に上行して胸骨に沿ってのどを通り，唇に至る．これに23の経穴がある．
乳風（にゅうふう）　　乳房の腫れる病気．
乳中（にゅうちゅう）　　産褥期．
乳難（にゅうなん）　　難産．

ね

熱（ねつ）　　必ずしも体温の上昇を意味しない．熱感，炎症をも熱とよぶ．

熱利（ねつり）　　肛門に熱感のある下痢．

熱厥（ねつけつ）　　熱が旺盛でしかも四肢の厥冷するもの．

熱薬（ねつやく）　　温薬よりも更に新陳代謝を亢進せしめる力の強い附子．鳥類のようなもの．

の

膿漏（のうろう）　　副鼻腔炎．

は

肺痿（はいい）　　『金匱要略』に肺痿と肺癰を区別し，虚なるものは肺痿とし，実なるものを肺癰とした．"問うて曰く，寸口の脈数，その人咳し，口中反って濁唾涎沫ある者は何ぞや，師の曰く，肺痿の病となす"．

梅核気（ばいかくき）　　のどになにか円いものがひっかかっている感じ，神経症の患者によくみられる症状で，『金匱要略』には"婦人，咽中炙臠あるが如きは半夏厚朴湯之を主る"とあり，炙臠（炙った肉片）あるが如しとは気のめぐりがわるいために生ずるので，気をめぐらせばよい．

败血（はいけつ）　　瘀血に同じ．

敗血（はいけつ）　　前に同じ．

白淫（はくいん）　　米のとぎ汁の如き帯下．

白飲（はくいん）　　重湯のこと．

白濁（はくだく）　　小便の白く濁る病．

白沃（はくよう）　　白いこしけ．

薄薬（はくやく）　　気味の淡泊な薬．

発黄（はつおう）　　黄疸.
発表（はっぴょう）　　発汗.
馬刀侠癭（ばとうきょうえい）　　るいれき.
反関の脈（はんかんのみゃく）　　橈骨動脈の搏動が掌側面でふれずに手背で触れるもの.
煩渇（はんかつ）　　はげしい口渇.
煩躁（はんそう）　　煩も躁も, もだえ苦しむ状をいったものであるが, 煩は自覚症で, 躁は手足をしきりに動かして苦しむ状.『傷寒論』に"煩して躁せざる者は治し躁して煩せざる者は死す"とある.
煩悸（はんき）　　動悸がして胸苦しい.
煩熱（はんねつ）　　わずらわしい不快な熱感で, 手や足のうらがほてり, 冬でも蒲団から足を出すものがある. 煩熱には, 山梔子剤や地黄剤がよく用いられる.『傷寒論』に"発汗若しくは之を下し, 而して煩熱, 胸中塞がる者は梔子豉湯之を主る"とある.
発表剤（はっぴょうざい）　　体表から病邪を汗によって除く薬, 桂枝湯, 麻黄湯, 葛根湯など.
半外半裏（はんげはんり）　　表証でもなく, 裏証でもない. その中間証を半外半裏とよんでいる（一般に半表半裏とよんでいるが,『傷寒論』には, 半外半裏とあるから, いまこれに従う）. 少陽病のときには, この半外半裏証を現わす. 口苦, 咽乾, 目眩, 耳鳴, 咳嗽, 胸満, 胸痛などは, 半外半裏証にみられる症状である.
半産（はんざん）　　流産.

ひ

表証（ひょうしょう）　　表とは体表を意味し, この部に現われる症状を表証とよんでいる. 悪寒, 悪風, 発熱, 頭痛, 身体痛, 脈浮などの症状があれば表証があるという.

　以上の症状とともに, 汗が自然に出て, 脈浮弱であれば表の虚証で, 汗が出なくて, 脈が浮緊であると, 表の実証である. 前者には桂枝湯を

用い，後者には麻黄湯を用いる．太陽病では表証が現われる．

表裏（ひょうり）　　表と裏，体表と体裏，体表は身体の表面，体裏は内臓を指している．

痺（ひ）　　痺は素問の痺論に風，寒，湿の3つの気が雑って起こるもので，この3つの気のいずれが多いか，少ないかによって，痛んだり，痛まなかったり，知覚が麻痺したり，熱したり，冷えたり，燥いたり，湿ったりすることがある．

脾胃虚弱（ひいきょじゃく）　　消化器の機能が弱い，脾は今日の脾ではなく，胃の機能を助ける臓器として記載せられ，膵臓にあたるとの説がある．

脾癉（ひたん）　　食物がなんでも甘く感ずる病．

脾疼（ひとう）　　胃痛．

鼻淵（びえん）　　副鼻腔炎．

鼻扇（びせん）　　鼻翼呼吸．

筆磬（ひっけい）　　関節強直

皮水（ひすい）　　浮腫．

皮膚甲錯（ひふこうさく）　　皮膚の栄養がわるく，鮫肌のようになっているのをいう．瘀血の証や栄養不良のものにみられる．

白虎風（びゃっこふう）　　白虎歴節風ともいう．関節の腫れ痛む病気．多発性関節リウマチ．

微火（びか）　　火力の弱い火．

微熱（びねつ）　　『傷寒論』で，微熱というのは，熱が裏にかくれて，表に現われることの微なるものをいう．微は幽微の意である．だから微熱は表の熱ではなくて，裏の熱である．今日では体温計で37度2，3分の体温のものを微熱とよんでいるが，漢方の微熱はこれと異なる．

百会（ひゃくえ）　　頭のてっぺんの凹の中にある経穴，百会は百脈の合会するところの意．

ふ

武火（ぶか）　　火力の強い火.

腹裏拘急（ふくりこうきゅう）　　腹裏は腹のうち側の意，拘急はひきつれるの意，そこで腹裏拘急は腹直筋の攣縮を意味するばかりでなく，腸の蠕動亢進などを意味することもある.

腹診（ふくしん）　　腹診にさいしては，まず病人を仰臥させ，両足を伸べ，手は身体の両脇に伸べるか，軽く胸で組合せ，腹に力を入れないように，ゆったりとした気持で診察をうけさせる．もし腹に力が入ると胸脇苦満や腹直筋の攣急を誤診するようになるし，心下部の振水音も聞こえないことがある．また振水音を診るときには膝をかがめて，腹筋の緊張をゆるめた方がよい．医師は患者の左側に坐って，右手を用いて診察するのであるが，小腹急結を診察するときは，右側にいた方が便利である．なお注意すべきは，医師の手が冷たかったり，初めから強く腹部を按圧すると，患者は腹を堅くして，診察がむずかしくなる．初めは掌を用いて，胸から腹を軽く撫で下し，このときに腹壁の厚薄動悸などを診し，つぎに個々の腹証の有無を診断する．

　なお腹診にさいしては，食後であるか，空腹であるか，大小便の通利のあとかどうかをきく．

　腹診の目的は患者の虚実を知るにある．ことに慢性病の治療にさいしては，腹診は脈診よりも，往々にして重大な意義をもつ．腹診にさいしては，心下痞鞕，胸脇苦満，小腹不仁，小腹急結などについては，特に注意して診察しなければならない．個々の腹証については，それぞれの処方のところでのべたので，参照してほしい．

不仁（ふじん）　　知覚の麻痺を意味する．『霊枢』の刺節真邪篇に"衛気めぐらざれば則ち不仁をなす"とあり，知覚の麻痺をいう．

腹中雷鳴（ふくちゅうらいめい）　　腹がゴロゴロ鳴ること半夏瀉心湯，甘草瀉心湯，生姜瀉心湯のときにみられる症状で，『傷寒論』に，"傷寒，汗出でて解するの後，胃中和せず，心下痞鞕（硬），乾噫食臭，脇下水

気あり，腹中雷鳴，下痢する者は生姜瀉心湯之を主る"とある．
風湿（ふうしつ）　　風は外邪を意味し，湿は水湿の意で，この2つがからみあった状態．
風眼（ふうがん）　　膿漏性結膜炎．
風水（ふうすい）　　表証のある浮腫．
風湿相搏（ふうしつあいうつ）　　外邪である風と，その人に前からあった湿（水毒）とが互いに搏ち合うこと．
伏飲（ふくいん）　　潜在性の水毒．
複方（ふくほう）　　構成薬物の多い処方．
不食病（ふしょくびょう）　　神経性食欲欠乏症．また神仙労ともいう．
吹咀（ふそ）　　剉むこと．むかしは薬をかみこなした．
文火（ぶんか）　　火力の弱い火．

へ

癖飲（へきいん）　　留飲に同じ．
澼囊（へきのう）　　胃下垂，胃アトニー症，胃拡張のように胃内停水のある病．
便毒（べんどく）　　よこね．
便心（べんしん）　　便意．
偏枯（へんこ）　　半身不随．
変証（へんしょう）　　正証に対して変則的な病症．
変蒸（へんじょう）　　不定期熱，ちえねつ．

ほ

牡瘧（ぼぎゃく）　　悪寒より熱が強いマラリア．
鶩溏（ぼくとう）　　溏に同じ．軟便．鶩はアヒル，アヒルの便は軟らかい．
胞系了戻（ほうけいりょうれい）　　輸尿管捻転のこと．

亡血（ぼうけつ）　　出血による貧血．
亡陽（ぼうよう）　　元気を失なうこと．
冒眩（ぼうげん）　　頭がボーッとしてめまいがする．
泡剤（ほうざい）　　ふり出し薬．
暴盲（ぼうもう）　　眼底出血．
崩漏（ほうろう）　　はげしい子宮出血．
崩中（ほうちゅう）　　前に同じ．
補剤（ほざい）　　瀉剤のように病邪を除くことを目的とせず，体力を補うことを目的とする薬．
翻花瘡（ほんかそう）　　癌が進行して花がひらいたように口をあけたもの．
発熱（ほつねつ）　　『傷寒論』で発熱という場合は，体表の熱をいう．そこで発熱して悪寒または悪風のある場合は太陽病の熱であることを知る．
奔豚（ほんとん）　　腎積に同じ，下腹から上にむかって気がはげしくつき上ってくるをいう．ヒステリー，神経症などにみられる．
奔豚症（ほんとんしょう）　　発作性心悸亢進症，ヒステリー発作，気が下腹から心下につきあげ呼吸も絶えそうに苦しむ状．

ま

麻沸湯（まふつとう）　　麻酔剤として用いた漢方の方剤，沸騰した湯．
麻木（まぼく）　　運動麻痺．しびれの強いこと．

み

脈診（みゃくしん）　　脈診の方法については，寸口の部でのべたので参照してほしい．なお本書では，なるべく脈によらないでも，治療できるように記述した．しかし重要な脈の大要を簡単にのべる．
　浮（ふ）　　浮んで触れる脈である．指を軽くあてて，すぐに触れて浮

んでいる感じがある．浮脈は体表に病邪のあるときに現われる．浮にして力があれば表実であって，当然に発熱，悪寒がある．浮にして力がなければ表虚である．表に邪のある場合に，浮脈が現われるばかりでなく，虚労の場合にも浮脈がみられる．だからいつでも他の諸種の症状を参酌して区別しなければならない．陰証に浮脈が現われるのは吉兆である．

沈（ちん）　　沈は軽く指をあてては触れず，重接してふれる脈である．沈は病邪が裏にある徴候である．沈で力があれば裏実のしるしで，沈にして力がなければ，裏虚のしるしである．ところで，気欝の場合にもまた沈脈で力がない．だから陰証や産後で脈が沈であるのはよい．陽証ではよくない．また沈脈は水毒の多いときにもみられる．

遅（ち）　　遅は拍動数の少ないのをいう．遅脈は寒邪のある時に現われる．遅で力があれば，体液（淡飲）による病で，若し疼痛のある時にこの脈があれば冷痛を意味する．遅にして力がなければ虚寒であることを示すが，実熱の場合にもまた遅脈が現われるから，他の病状を参酌して区別しなければならない．

数（さく）　　サクとよむ．拍動の頻数な脈である．数は新陳代謝の亢進を意味する．それ故に数脈は熱のあるときに現われる．数にして力があれば熱に苦しむことを意味し，細数で力がなければ予後の不良を意味する．

虚（きょ）　　虚脈は力のない脈で精気が虚し，気血の損耗を意味する．

実（じつ）　　実脈は力のある脈で，気の充実を意味し，また陽明胃実の兆である．

緊（きん）　　緊脈は弦脈に似ていて，しかも縄や綱をよじっておいて，放したときに，あとによりがもどるような感じのする脈だといわれている．緊脈は正邪が相争う兆である．だから身体痛に浮緊を現わし，胸腹痛に沈緊を現わす．しかし正邪が争って，疼痛のない場合でも，緊脈が現われる．また水毒，寒邪のために緊脈を現わすばかりでなく，熱邪でもこれを現わすことがある．

弦（げん）　　弦は弓のつるを張ったような感じの脈で，留飲，懸飲など水の蓄積による病気のときにみられる．弦大で寒熱があれば虚候であ

り，弦小は拘急を意味する．
大（だい）　　大の脈は正気，邪気ともに盛んなことを意味する．
細（さい）　　細の脈は，血少なく気衰うるの兆である．
脈に神あり．
　脈に神があれば，病状が危篤にみえても治る可能性があり，脈に神がなければ，病状が軽くみえても治らないといわれている．神とは胃気のことだともいわれているが，私には，この神の有無を診断する能力がない．初診の項（p.42）を参照．

め

命門（めいもん）　　第1腰椎の刺状突起の下の陥んだところにある経穴である．また，命門について，「難経」36難に「左を腎となし，右を命門となす」とのべている．最近命門を副腎にあてるものがある．
瞑眩（めんげん）　　薬効によって一時的に起こる変動で，これによって病毒が速やかに去る．

ゆ

有故無損（ゆうこむそん）　　故あれば損するなしというのは，一般的にこのような場合には用いてならないとされている治療法でも，用いなければならない根拠があれば用いても害はないということで，例えば，嘔吐がはげしいときには下剤を用いないのが一般の法則だが，これに下剤を用いなければならない理由があれば，下剤を用いても，別に支障がないという意味．
油風（ゆふう）　　円形脱毛症．
偸針眼（ゆしんがん）　　麦粒腫，ものもらい．

よ

陽旦（ようたん）　桂皮の別名.

陽明胃経（ようめいいけい）　足の陽明胃経，経絡の部を参照.

陽証（ようしょう）　陰陽の部を参照．陽証は病情が動的で，発揚性，熱性で，新陳代謝の亢進している状態をいう．顔色が赤く，舌は乾き，口渇を訴え，尿は着色し，脈は洪大または数（サク）滑などを呈する.

陽明病（ようめいびょう）　『傷寒論』では"陽明の病たる胃家実是なり"と陽明病を定義している．ここにいう胃は胃腸をさしている．家の字に特別の意味はない．実は，充実の意である．そこで陽明病では便秘，腹満の傾向があり，腹診によっても，腹部の充実感を証明することができる．しかし便秘，腹満があっても，腹部に充実感のない虚満のもの，腹水による腹満，例えば癌や肝硬変による腹満，結核性腹膜炎などからくるものには，陽明病の範疇に入らないものが，大部分である．虚満と実満は，腹診によって区別できるがこれが弁別のむずかしいときは，脈その他の症状を参酌してきめる．実満のものは脈もまた実しているし，虚満のものは，脈もまた虚弱である.

楊梅瘡毒（ようばいそうどく）　梅毒が体表に現われて皮膚，骨などに徴候のみられるもの.

ら

爛弦風（らんげんふう）　眼瞼縁炎.

雷頭風（らいづふう）　緑内障.

り

裏寒（りかん）　裏が冷えている．裏に寒があると，下痢したり，腹が痛んだり，口に水が上ってきたり，うすい唾液が口にたまったり，手足

が冷えたり，脈が沈んで遅くなったりする．人参湯のような温補剤を用いる．

裏虚（りきょ）　　裏が虚している．利が虚した場合には，腹に弾力がなく，軟弱となる．また腹壁だけが硬くて，底力のないものもある．脈もまた弱くなる．太陽病は裏虚の証である．

裏実（りじつ）　　裏が実している．裏が実すると，腹部に弾力があって充実し，便秘の傾向があり，脈にも力がある．陽明病は裏実の証である．

裏熱（りねつ）　　裏に熱がある．

裏証（りしょう）　　裏すなわち内臓方面から現われてくる症状で腹痛，便秘，下痢などは裏証である．裏証に裏熱証と裏寒証とがある．裏熱証には白虎湯，承気湯などを用い，裏寒証には四逆湯，人参湯，真武湯などを用いる．

六経（りっけい）　　太陽経，陽明経，少陽経，少陰経，太陰経，厥陰経の6つの経絡．

料（りょう）　　丸，散の処方を煎剤として用いる場合に，その処方の末尾に料の字をつける．

留飲（りゅういん）　　広義では水毒の総称で，狭義では胃内停水．

る

瘻瘡（るそう）　　瘻孔を作っている瘡．

れ

冷薬（れいやく）　　消炎，鎮静の作用のある薬物，黄連，大黄，山梔子，黄芩など．

厲風気（れいふうき）　　足に浮腫のある病．

歴節風（れきせつふう）　　関節痛を主訴とする病気．多発性関節炎．

ろ

漏下（ろうげ）　　子宮出血.
労復（ろうふく）　　病後の過労による再発.
緑盲（ろくもう）　　緑内障.

漢方薬と健康保険

1. 健康保険と漢方薬

現在,漢方薬を医療機関において健康保険扱いで処方・調剤する場合,あるいは院外処方箋を発行する場合,そのいずれにおいても,漢方煎薬・丸剤・散剤を用いる時と漢方製剤(エキス剤)を用いる時の両者がある.

本書を読んで,漢方診療する医師は主として漢方生薬(きざみ)を処方するか,漢方製剤を処方するかのいずれかであろう.時には両者を併用することもある.

2. 健康保険と漢方医学

保険診療において認められているのは漢方生薬(きざみ)と漢方製剤(エキス剤)の両者である.言葉を換えていうと薬価基準に収載されているのは上記両者の薬剤である.漢方医学そのものは健康保険では認められていない.

薬効別分類表を見れば分かるように(**表1**参照)漢方製剤,生薬などは他の医薬品と同様に並べられている.

筆者はこれを要するに,生薬(きざみ)と製剤はともに保険診療上は漢方医学としてではなく,薬剤としてだけ認められたと考えている.

これは日本の医療体系からいっても極めて合理的なものであろう.中国のように洋医師と中医師あるいは韓国のように洋医師と韓医師の区別はなく,日本の制度は単一である.

医療の内容からいっても,日本では現代医学の診断が優先している.診療の内容からいっても,現代医療単独,現代医療と漢方薬の併用,漢方薬単独治療の三形態があるだけである.

このような考え方をするならば,筆者は保険診療においては,現代医療と漢方薬の併用は大前提として認められているものと理解している.

表2に漢方製剤の収載から今日に至るまでの軌跡を記した.

表1 薬効別分類

1 神経系及び感覚器官用医薬品	4 組織細胞機能用医薬品
11 中枢神経系用薬	41 細胞賦活用薬
12 末梢神経用薬	42 腫瘍用薬
2 個々の器官系用医薬品	44 アレルギー用薬
21 循環器官用薬	5 生薬及び漢方処方に基づく医薬品
22 呼吸器官用薬	510 生薬
23 消化器官用薬	520 漢方製剤
24 ホルモン剤	590 その他の生薬及び漢方処方に基づく医薬品
25 泌尿生殖器官および肛門用薬	
26 外皮用薬	6 病原生物に対する医薬品
3 代謝性医薬品	61 抗生物質製剤
31 ビタミン剤	62 化学療法剤
32 その他のビタミン剤	63 生物学的製剤
33 血液・体液用薬	64 寄生動物用薬
34 人工透析用薬	以下略
39 その他の代謝性医薬品	

3. 薬効別分類

薬効別分類では表1のように5に生薬および漢方処方に基づく医薬品が分類されている．

510の生薬には生薬あるいは生薬末が記載されている．生薬には漢方生薬，民間生薬，西洋生薬が含まれている．

520の漢方製剤は医療用漢方エキス剤を指し，全体で147処方が記載されている．うち1処方桔梗石膏は漢方処方というより，生薬製剤というのが正しいであろう．これを除くと正式には漢方処方に基づく漢方製剤は146方となる．

590のその他の生薬及び漢方処方に基づく医薬品では加工ブシ（加工附子）5剤，修治ブシ（修治附子）2剤，炮ブシ（炮附子）1剤，ヨクイニン（薏苡仁）エキス2剤，そのほか1剤で合計11剤である．

4. 保険診療，処方権と審査権

医療においては処方する医師の処方権あるいは裁量権が認められている．保険診療においても例外ではない．しかし薬剤の効能・効果からみて，明細書記載の傷病名の適応外，用法外であると，また診療内容からみて不適切であると，審査員によって判断された場合には査定され，その部分の医療費は支払われなくなる．

しかし，審査員によっては明細書の内容からみて，たとえその薬剤の効能・効果が，あるいは診療内容が傷病名と一致あるいは整合性がないと考えられた場合でも，その薬剤の使用が適正と判定され，審査にパスすることもある．これは審査員の審査権あるいは裁量権によるものと考えられる．

さらには，診療報酬明細書の傷病名と薬剤の効能・効果の間に整合性があっても，西洋薬が十分量処方され，さらに漢方薬が処方されている場合には，西洋薬ないし，漢方薬が査定されることもある．

このように現実の審査においては，薬事法上の効能・効果（認可適応症）と審査員による審査権が優先する．

日本医師会長に武見太郎氏が就任していた頃，当時の厚生大臣橋本龍太郎氏から「薬剤の薬理学的効能を保険診療上認める」という書簡が武見太郎氏に渡された．これは橋本書簡と呼ばれている．

現在では橋本書簡の存在価値はかなり失われている．漢方製剤の効能・効果以外に薬理学的効果が認められるならば，保険診療上の問題はかなり解決されるであろう．

5. 湯液治療

漢方生薬（きざみ）による湯液治療

漢方処方に基づいて，生薬を調剤し，湯液として内服する場合，自費治療（自由診療），保険診療のいずれも可能である．

現在，漢方生薬（きざみ）は自費治療で用いる方が，制約がなく，やりやすい．その理由は自費治療では薬価基準収載以外の生薬を処方できるからである．とくに，最近では中国で常用されているが，日本ではまだ医薬品として認められていない生薬を用いるに当たっては重要な問題である．

表2 医療用漢方製剤の薬価基準収載とその後の変遷について

1) 1957年
・一般医薬品としてエキス剤が登場
2) 1964年
・日本薬局方に載っていた生薬が薬価収載される
3) 1967年7月1日…初の漢方製剤の薬価収載(4品目)
薬効分類は新設されず.
・五苓散料エキス散…利尿剤
・十味敗毒湯エキス散…肝臓疾患用剤
・当帰芍薬散エキス散…循環器用薬
・葛根湯エキス散…解熱鎮痛消炎剤
4) 1976年9月1日
・漢方製剤「510」薬効群新設
・2社41処方54品目追加収載
5) 1978年4月1日
・6社43処方97品目追加収載され,6社87処方157品目になる.
6) 1980年6月25日
・薬審804号通知により「医療用漢方製剤」として認められたものは"エキス製剤あるいはエキス化し製剤したもの"に限定された.
・漢方製剤は新医療用配合剤となり有効性・安全性のデータが求められるようになった.
7) 1981年9月1日
・25社58処方470品目追加収載され26社145処方627品目になる.
8) 1982年
・厚生省に〈漢方エキス製剤の品質確保に関する研究班〉が設置され,厚生科学研究「漢方エキス製剤の品質確保に関する研究」が始まる.
9) 1983年
・漢方製剤の保険薬価削除の動き,日本東洋医学会による薬価削除反対運動.
10) 1984年6月2日
・22社66処方151品目追加収載され,28社146処方777品目になる.
・1984年11月
・漢方製剤の高額レセプト審査の取り扱い・漢方処方が半数を占める医療機関で,当初は漢方製剤を含む診療報酬請求明細書のうち漢方製剤を含む総計が5000点を超える明細書が,のちに漢方製剤を含む投薬科が,4000点を超える明細書が,支払基金・国保中央でそれぞれ中央審査となる.
11) 1986年5月31日
・「医療漢方エキス製剤の取り扱いについて」厚生省薬務局通達(代替品マル漢の製造〈輸入〉申請の締め切り)
12) 1986年10月30日
・代替による新基準品の追加収載
・上記通達のガイドラインをクリアした医療用漢方エキス剤代替申請品634品目薬価基準収載
13) 1986年12月
・1987年6月を目途に薬務局監視指導課より日本漢方生薬製剤協会に対して「漢方エキス製剤のGMP」策定の要請が出された.
14) 1987年8月15日
・「医療用漢方エキス製剤の製造管理及び品質管理に関する基準」いわゆる漢方GMPの完成

表2 医療用漢方製剤の薬価基準収載とその後の変遷について（つづき）

15) 1987年10月1日 ・25社71処方202品目追加収載され，30社147処方864品目になる． 16) 1991年1月 ・薬効分類改定，「510…生薬」「520…漢方製剤」「590…その他」となる． 17) 1991年2月 ・8処方の再評価指定 　小柴胡湯，黄連解毒湯，小青竜湯，白虎加人参湯，六君子湯，桂枝加芍薬湯，芍薬甘草湯，大黄甘草湯 18) 1991年7月 ・漢方製剤再評価調査会発足 19) 1993年 ・漢方製剤保険薬価削除の動き，日本東洋医学会による薬価削除反対運動 20) 1995年3月9日 ・小柴胡湯，大黄甘草湯，再評価結果通知	21) 1996年3月1日 ・小柴胡湯，「警告」の新設，緊急安全性情報の通知 22) 1996年3月7日 ・小青竜湯　薬発第210号にて再評価結果通知 23) 1997年 ・漢方製剤の保険薬価削除の動き，日本東洋医学会による薬価削除反対運動 24) 1997年 ・日漢協医療用漢方製剤の自主改訂（使用上の注意記載）「漢方製剤の使用にあたっては患者の証（体質・症状）を考慮して投与すること．」（以下略）

　また，とくに薬価収載生薬を多量に用いる中医学処方の場合も自費診療の方がやりやすい．

　次に生薬（きざみ）を保険診療で処方・調剤する意義を述べてみよう．

　この意義の内容は漢方製剤（エキス剤）との比較論が中心となる．

　漢方製剤による漢方治療はややもすると，構成生薬とその量に対して配慮が欠けてくる．これに対して生薬（きざみ）による治療は処方中の構成生薬とその量のみならず，一味毎の生薬の効能・効果に配慮を加える点，漢方医学により近づくという利点がある．

　保険診療の立場からいうと，生薬（きざみ）として処方することは以上のように可能であっても，診療報酬明細書に記載された複数の生薬はいわゆる漢方処方とは認められていないことであろう．勿論，生薬（きざみ）

を処方する場合には漢方処方を念頭に置いて,処方の構成生薬と量が記載されるであろう.しかし,漢方医学側から見れば,一つの性格を持った漢方処方ではあるが,保険診療上,あくまでも生薬の混合物であって,処方としては認められていない.

一方,上記のことと矛盾することであるが,漢方の保険審査上,これらの生薬の処方内容は原則として漢方処方として審査されている.そのことを証明する例として,審査上,記載された生薬名の最後部に処方名を記載する.あるいは記載を要求することも行われている.これによって,漢方薬の保険審査が円滑に行われている面がある.

漢方の生薬(きざみ)治療は日本の漢方処方,その去,減,加,合方,中医学の処方,医師自身の創方など広範に処方できるという大きな利点がある.

漢方生薬(きざみ)による保険治療の長所と短所(表3)

長所には以下のことがある.

1. 漢方医学の原点に接近できる.量の加減,薬効などを考えることができる.

表3

漢方生薬(きざみ) 保険診療	漢方生薬(きざみ) 自費診療
薬価基準収載の生薬に限定される	生薬は品質を限定されずに自由に選べる
量の面でも保険診療上の制約がある 保険診療上,生薬の混合物である 一般に処方料・調剤料は廉価であり,生薬の薬価差も僅かで,医療機関側には経済面ではかなりきつい.	量は医師の裁量によって決まる 当然のことながら処方として調剤される 主として医師の裁量によって価格は決定できる
漢方処方,中医学処方,自身の経験方などを保険診療として用いることができる.	漢方処方,中医学処方,自身の経験方など医師の裁量で,用いることができる.

2．生薬の品質を選ぶことができる．
3．漢方処方全般の処方・調剤ができる．去方，減方，加方，合方などいずれも可能である．
4．中医学の処方・調剤ができる．ただし一部の生薬は薬価未収載，また入手困難である．

欠点は以下の通りである．
1．きざみ生薬の薬価は大多数が極めて低廉で，薬価差は乏しい．調剤料，処方料も同じく低廉である．またきざみ生薬の保管も決して容易ではない．
2．神麹，細茶など薬価未収載の生薬がある．

漢方生薬（きざみ）の用量

用量について解説してみよう．

処方を構成する生薬の量は，原則として下記の成書・処方記載に準拠されるべきであろう．個々の生薬の用量は現在の漢方医学の使用量が基準となるであろう．勿論，病状・病態・体重などによって個々の生薬，処方全体の量が増減される．

実際の用量の上限はどの程度が妥当であろうか．これに対する行政当局の統一的見解はない．各都道府県の社保支払基金，国保連合会においては，審査は処方の参考書を基準にして行われているであろう．

筆者の見解として以下のことを述べておこう．

薬効分類上，生薬および漢方製剤はいわゆる日本漢方に基づくものと筆者は理解している．これは現在の保険審査には文献として，以下のような成書および処方薬が参考となっているからである．

1．生薬の用量の上限は日本の現代漢方処方を参考として，常用量の2ないし3倍程度が妥当であろう．
2．生薬によっては多量に用いる例はある．たとえば大黄の用量は便秘では個人差が大きく，5〜7g使う場合もある．人参も病状によっては10g使う場合もある．附子も病状によっては5g用いる場合もある．
3．病状によってどうしても多量用いる場合は，筆者は症状注記，漢方

医学的な注記をするのが適切であると考えている．

処方上の参考書
(1) 矢数道明：臨床応用漢方処方解説，創元社
(2) 山田光胤：漢方処方応用の実際，南山堂
(3) 大塚・矢数・清水：漢方診療医典，南山堂
(4) 大塚・矢数監修：漢方処方分量集，医道の日本社
(5) 龍野一雄：漢方処方集，漢方書林
(6) 矢数圭堂監修：漢方処方大成，自然社
(7) 矢数圭堂監修：実用処方便覧，自然社

処方をする場合には，上記の成書・処方集を参考にするべきであろう．さらに日本薬局方，生薬学の教科書・参考書，局方外生薬の解説書などの生薬の効能・効果，用量も参考になる．

漢方生薬（きざみ）と保険審査

保険審査は当該月の診療報酬明細書を原則として翌月10日までに提出した後，審査員によって行われる．

審査は通常傷病名と診療内容との関連を中心に行われる．漢方湯液の場合は生薬の種類とその品数，用量を中心に審査される．

傷病名と生薬の用量などの間に疑問点があるならば，処方名あるいは生薬の用量などについて書面で問合せのため返戻される．あるいは用量が過量である場合には，査定される．

筆者は審査が円滑に行われるために，医療機関側が適切な症状注記あるいは使用理由，処方名を記載することが望ましいと考えている．

6. 漢方製剤による保険治療

傷病名

漢方製剤は薬剤として薬価基準に収載されているが，漢方医学そのものは保険医療に認められていないことはすでに述べた．

このことから考えて，筆者は明細書の傷病名欄の漢方医学の病名，術語を記載するのは誤りであると考えている．

たとえば，太陽病，陽明病，少陰病，瘀血，水毒，胸脇苦満がそれである．ただし，感冒（太陽病）のように傷病名の次に括弧をつけてその中に漢方医学の病名あるいは術語を記載するのは許されるであろう．

実際，筆者は明細書の審査上，この十数年傷病名に漢方医学の病名ないし術語を記載した明細書を審査したことは数少なくなかったが，できる限り改めるよう指導してきた．

用法と用量

生薬（きざみ）と漢方製剤のいずれにおいても経口的に服用されている．経管，外用のどちらも認められていない．

用量は各漢方製剤毎に成人1日量が決められている．もし病状により規定の1日量を超える場合には，その理由を説明するなんらかの記載が必要となる．

服用時間は通常毎食前ないし食間であるが，病状により食後ないし，就寝前服用などに変更して支障ないであろう．

なお小児用量についても注意を払う必要がある．一般用漢方処方内規（じほう），今日の治療指針（医学書院）などを参照されたい．

漢方製剤の投与方法を表4に示す．

表4 漢方薬の投与法

漢方製剤	通常成人1日量7.5gを2～3回に分割し，食前または食間に経口投与する．なお，年齢，体重，症状により適宜増減する．
古典における指示 （傷寒論・金匱要略の320処方） 　1日投与回数 　投与時間	3回（約30%），2回（約13%），4回，頓用 9処方にのみ記載（食前6，食間2，早朝1）
現代中国での服用法	食前服用が中心
新薬との併用	新薬がほとんど食後服用なので，漢方薬と新薬との相互作用を避けることができる．

ふつう漢方製剤は成人1日用量を2～3回に分けて，食前または食間に服用するのが原則である．むろん，年齢，体重，症状により適宜増減する．また，表に示したように，古典における1回投与回数は3回が一番多く，投与時間は食前，食間，早朝とあるが，現代中国でもやはり食前服用が中心となっている．新薬（西洋薬）との併用という面では，新薬のほとんどが食後服用なので，漢方薬との相互作用はある程度避けることができるのではないかと思われる．

漢方製剤の服用方法としては，一般に微温湯で服用するのがよいといわれている．ただし，悪心・嘔吐のあるときや妊娠悪阻の場合には冷服する．鼻出血，吐血，喀血などのある場合は，五苓散や黄連解毒湯などを冷たい水で服用することも必要である．また，感冒時には葛根湯，麻黄湯を熱いお湯に溶かして飲むのがよい．

就寝前服用がよいとされるのは便秘で，翌朝便通があるように就寝前服用するとよい．喘息患者で咳嗽，喘息が早朝に起きる場合にも就寝前服用がよいと考える．

小児や乳幼児には，漢方製剤を少量の湯で練ったり，オブラートに包んだり，シロップやハチミツなどを加えて服用させるなどといった工夫も必要であろう．

妊婦への漢方薬投与は，証が合っていれば投与しても問題はないと考えられるが，慎重投与を心がけるべきである．妊娠3ヵ月までは，漢方薬の投与を極力避けることが原則である．また，妊婦には瀉下作用のある生薬，たとえば大黄，芒硝，麻子仁などを処方する場合には十分な配慮が必要である．催奇形性は当帰芍薬散，小柴胡湯には認められていない．当帰芍薬散は古来より安胎薬として有名である．これは習慣性流早産にも用いられ，出産時まで服用するのがよいとされている．

効能・効果（適応症）

漢方製剤の効能・効果（適応症）は現在どのようになっているのであろうか．

薬事法上，適応症という言葉ではなく，効能・効果と言葉が正しい．以

下,効能・効果と表現する.

たとえば加味逍遙散の効能・効果を示してみよう.

(1)「体質虚弱な婦人で肩がこり,疲れやすく,精神不安などの精神神経症状,ときに便秘の傾向のある次の諸症,冷え症,虚弱体質,月経不順,月経困難,更年期障害,血の道症」

(2)「頭痛,頭重,のぼせ,肩こり,倦怠感などがあって食欲減退し,便秘するもの：神経症,不眠症,更年期障害,月経不順,胃神経症,胃アトニー症,胃拡張症,便秘症,湿疹」

(1)の効能・効果は(株)ツムラを初めとして十二社に認められ,(2)の効能・効果は小太郎漢方製薬(株)一社に認められている.

両効能・効果ともに前文のいわゆるしばりがあって,次に病名,症状名が記されている.しばりに相当する「体質虚弱な婦人で……次の諸症」あるいは「頭痛,頭重,のぼせ……便秘するもの」は漢方医学の証を示していると考えられる.

(1)の効能・効果はもともと210処方と呼ばれるOTC一般用医薬品から医療用に転用されたものである.現在ではこの効能・効果は基準タイプとも呼ばれている.

一方,(2)の効能・効果は小太郎漢方製薬(株)一社に認められていて,(1)と同じく,同社の一般用医薬品の加味逍遙散の効能・効果が医療用に転用されている.

(1)と(2)の効能・効果の問題点を取り出してみよう.

(1)の効能・効果,基準タイプは女性にだけに用いられ,男性に用いることはできない.(2)の効能・効果,小太郎タイプは男性・女性のいずれにも用いられる.

傷病名は冷え症,血の道症のような医療用にあまり相応しくないものが含まれている.さらに胃アトニー症,胃下垂症,胃拡張症のような最近ではあまり用いられない傷病名がある.

(1)の効能・効果には胃疾患,皮膚疾患に関連するものが認められず,(2)のそれには胃疾患,皮膚疾患の病名が認められている.

医療用として加味逍遙散を処方する場合,現在の効能・効果の傷病名は

不足している．たとえば加味逍遙散は慢性肝炎，高血圧症にも用いられる．
　医療用漢方製剤の効能・効果には加味逍遙散だけでもこのように多くの問題がある．
　製剤によっては効能・効果は1種類，2種類，3種類，4種類，多いものでは5種類に分かれている．
　医療に当たる医師は用いる漢方製剤の効能・効果を十分認識した上で，用いなければいけない．

現在の効能・効果の問題点

　保険医療の上で正しい治療をするならば，効能・効果を遵守して，効能・効果が記載されている病名，症状名について診療するしかないであろう．
　正しい漢方治療の意味は現代の漢方医学の水準で正しい，正確であるといわれる治療をすることである．
　例をあげてみよう．慢性中耳炎の治療として小柴胡湯は重要である．本症を繰り返す症例に小柴胡湯を，または本症が慢性化して耳漏がでているような症例に同湯を用いることはしばしばある．しかし，中耳炎の効能・効果はない．
　前述の加味逍遙散は慢性肝炎にしばしば用いられる．上熱下冷，神経質が目標になる．しかし，慢性肝炎の効能・効果はない．
　ベーチェット病でやや実証者には温清飲が用いられる．しかし，同湯にベーチェット病の効能・効果はない．
　筆者は効能・効果と実際の傷病名の間に整合性がない場合，症状注記，処方理由の記載が必要であると考えている．その前に，効能・効果の傷病名が当該患者にあるかどうか検討することも重要であろう．
　たとえば，前述の加味逍遙散を慢性肝炎に用いる場合，冷え症，虚弱体質，血の道症が認められるかどうか診断してはどうであろうか．

7. 保険診療と審査

保険診療の概要を示してみよう．

通常，月初から月末にわたる1ヵ月分の診療内容が診療報酬明細書に記載され，その翌月の10日頃までに各都道府県の支払基金ないし国保連合会の事務所に提出される．

明細書の内容は氏名・性別・生年，傷病名，診療開始日，診療実日数，転帰，初診，再診，指導，在宅，投薬，注射，処置，手術・麻酔，検査，画像診断，その他である．同時保険者番号，被保険者証・被保険者手帳などの記号・番号，保険医療機関の所在地および名称などがある．それら完備の上保険診療に要した請求点数を記載する．

その診療内容は審査員によって審査される．審査員は医師会，公益，保険者の各側からそれぞれ選任されている．

審査員は医師，歯科医師，薬剤師からなる．医師審査員は医療機関の，歯科医師審査員は歯科医療機関の，薬剤師審査員は調剤薬局の，それぞれの明細書を審査している．

ここでは医療機関の院内調剤をしている場合の診療報酬明細書を中心に述べてみよう．

審査と同時に事務上の審査も行われている．請求点数の合計の過誤，記載洩れなどがチェックされる．

審査員は傷病名と全般的な診療内容との関連を審査する．とくに漢方製剤・きざみ生薬を用いた明細書では投薬欄を中心に洋薬との関連を審査する．

傷病名と投薬欄との関連を中心に説明すると，傷病名から考えて過剰と思われる洋薬，さらに漢方製剤が明細書に記載されている場合には，なんらかの査定あるいは返戻が行われる．洋薬と漢方薬のいずれを査定ないし返戻するか審査員の考え方によって一様ではないが，現在では，漢方製剤が査定ないし返戻されることが多いようである．

次に傷病名と漢方製剤の関連に的を絞って審査の状況を述べてみよう．とくに漢方製剤を一剤を用いた場合を例にして，以下述べる．柴苓湯を浮腫に用いた場合には，効能・効果にむくみという記載があるので審査をパ

スする．しかし，滲出性中耳炎に柴苓湯を用いた場合はどうであろうか．滲出性中耳炎の効能・効果は記載されていないので，査定される．しかし，某支払基金では審査の申し合せ事項として，滲出性中耳炎に柴苓湯を認めるということを筆者は仄聞したことがある．その理由の1つとして，柴苓湯は滲出性中耳炎に有効であるという臨床データがあり，しかも現在，同症に有効な薬剤がないということが挙げられる．さらに滲出性中耳炎とともに耳管浮腫という傷病名が記載されていれば，審査を通過するであろう．

では，柴苓湯を慢性肝炎，慢性腎炎に用いた場合はどうであろうか．本来，同湯の効能・効果には慢性肝炎，慢性腎炎は記載されていない．審査員が効能・効果に従って審査すれば，当然査定するであろう．しかし，一方，慢性肝炎，慢性腎炎，なかでも慢性腎炎では浮腫を伴うことはしばしばある．審査員が慢性腎炎に柴苓湯の使用を認める場合も多いようである．筆者は審査が円滑に行われるために臨床症状に浮腫（むくみ）があるならば，浮腫という病名を追加する，あるいは柴苓湯という薬剤名の下にむくみがあるためという症状注記をするのが妥当であると考えている．

もし，返戻される場合には本例に柴苓湯を用いたのか理由を説明願うという文書が医療機関に郵送される．

漢方製剤保険審査の状況と問題点

保険審査は現在，各都道府県の支払基金，国保連合会によってかなり差異があるといわれている．

漢方製剤の2剤ないし3剤併用を認めない審査会がありまたは審査員がいる．このような場合漢方製剤を明細書1枚に対して漢方製剤の投薬を1剤に限るとされている．

またある審査会では，漢方製剤の2剤併用のうち1剤は成人量，もう1剤はその2/3量としている．

またある審査会は漢方製剤の2剤併用に何ら規則を定めていない．

一般的にいえば漢方製剤で治療する場合，特に複数の傷病名に1剤だけで，患者を治療することは困難である．その理由は別項において述べる．

次に漢方製剤の洋薬の併用について述べる．このような併用には多くの

審査会は妥当なものとして受けとめているようである．しかし，充分量の洋薬にさらに漢方製剤を追加投与したと思われる明細書があることも事実である．これによって漢方製剤が査定される場合もある．

筆者は漢方製剤と洋薬の併用において，妥当なものと妥当でないものの二者があると考えている．

現在，一部の都道府県においては，漢方薬担当の審査員がいる．漢方薬審査上の審査員相互の意見交換ないし意見統一はない．現状では審査員が各都道府県の審査会の意向をバックにして各製剤の効能・効果に基づき各自の判断で審査しているのであろう．

漢方製剤による保険診療の実態

漢方製剤を2剤ないし3剤を併用していると，そのうち1剤ないし2剤を全量査定されたり，2剤併用ではそのうちの1剤の1/3量を査定され，2/3量だけが認められたというようなことがしばしばある．

無条件に2剤を1剤に，2剤を1剤と2/3剤にするようなことは正しいのであろうか．

薬理作用が同じである，また構成生薬が近似している，あるいは同じ系列の処方であるならば，上記のようなことがやむ得ず行われるのかもしれない．

あるいは単に甘草配合処方が2剤用いられたということだけで，副作用排除という意味で査定が行われているようである．

漢方製剤と漢方湯液を比較することによって，漢方製剤の問題点が明らかになるであろう（表5参照）．

漢方製剤はいわゆる成書に記載されている通りの構成生薬からなるエキス剤である．現在は桔梗石膏を除いて146処方に限定されている．これらの処方の漢方製剤は全体の用量の増減はできるが，構成生薬の一部を去，減，加方すること，あるいは構成生薬以外の生薬を加方することはいずれも不可能である．生薬末を製剤に加えて調剤することは一部可能である．

たとえば，小柴胡湯の製剤から生姜を去方すること，人参をさらに加方することはともに不可能である．ただし，紅参末を小柴胡湯の製剤に加え

表5 医療用漢方製剤と漢方湯液との相違点

医療用漢方製剤	漢方湯液
現在147処方に限定される．各処方，各銘柄ごとに効能効果が決められている	わが国で用いられる湯液は処方可能である（漢方処方集）．生薬（刻み）は漢方処方の調剤に用いるとされている．各生薬の効能・効果は記載されていない
服薬・携行に便利．患者の病態に合わせた構成生薬の加・減・去方はできない．	携帯に不便である．煎じる手間がかかる．生薬面で患者の病態に合った治療ができる
漢方製剤または生薬末を加えれば，合方と加方に相当するものが容易に得られる	合方に手間がかかる
2剤の合方（併用）によって複雑な病態に対して適応の拡大と深化が可能である．合方により一部の生薬（例：甘草）が重複することがある	加減方，兼用方，合方によって複雑な病態に対応できる
保険診療上の制約がある（効能・効果，漢方2剤併用，漢方・洋薬併用）	保険上あまり制約されない（常用量）．処方名を診療報酬および調剤報酬明細書に記載することは求められていない
保険診療上，漢方医学そのものは認められていない．ただし添付文書の重要な基本的注意として「漢方製剤の使用にあたっては患者の証（体質・症状）を考慮して投与すること」と記載されている	証に随って漢方湯液を用いることは保険診療・自由診療のいずれでも当然であろう．保険診療上，使用上の注意は記載されていない
品質が一定である	品質にばらつきが多い
効力は湯液に比べてやや低下	良質のものを選べば，さらに効果が上がる
特定生薬に修治が行われていない	特定生薬に修治が行われている
附子剤の効果が劣る（必要に応じて修治附子末，加工附子末を加える）	品質を選べば，湯液本来の効果が出る
臨床上，有効率をみるのに適している	適していない

（南山堂　薬局 Vol.51, No.12(2000)より）

て調剤することは可能である．

さらに漢方製剤は標準湯液の設定によって各社の製剤ともに基準通りのものができるようになったが，湯液治療に比べて，効果は劣っている．とくに附子剤においては，いわゆる調剤用の加工附子末，修治附子末，炮附子末が製剤の構成生薬として用いられているが，本来のきざみ附子の効果から見ると，安全性においては優れているが，温熱効果をはじめとして附子の効果が劣っている．

またさらに，地黄，酸棗仁などの特定生薬に修治がされていない．

こういった漢方製剤の現状をみると，漢方製剤をヒートシールに入ったまま用いると，匙加減はできない．勿論，漢方製剤は持ち歩き可能で，使い勝手が優れている．

漢方製剤を147処方に限定して単方を処方している間は問題ないのであるが，147処方以外の処方を用いる場合，あるいは加方，合方，先人の処方例，標本同治法などを行う場合には2剤併用しなければならない．

さらには高齢者疾患を例に引くと，多器官障害がみられ，複数の傷病名が存在することになる．このような場合には漢方製剤1剤処方では対応困難である．

漢方製剤2剤併用上の注意点

漢方製剤を2剤併用する場合には構成生薬を知らなければならない．

甘草，大黄，附子，麻黄，地黄，当帰などの各重複に気をつけなければならない．

特に甘草の量が問題であろう．その過量は浮腫，高血圧症，電解質異常などを惹き起こすからである．

大黄の量が2剤併用によって過量になると下痢，腹痛がみられる．

附子では同じく，動悸，熱感がみられる．

麻黄では同じく，動悸，頻脈，胃障害がみられる．

地黄では同じく，胃障害，軟便がみられる．

当帰では同じく，胃障害がみられる．

以上のような併用のうち，大黄，附子，麻黄，地黄，当帰が重なって増

量することまれである．

8. 漢方製剤の合方の方法
(1) 生薬製剤の代用として漢方製剤を用いる場合

悪寒，発熱を伴う感冒において咽頭痛がある場合には葛根湯と桔梗湯の合方が行われて，葛根湯加桔梗に相当する薬剤が得られる．その結果，葛根湯の中の甘草と，桔梗湯の中の甘草の両者が重なり合って甘草はやや過量になるが，短期服用であれば問題はない．

その他の例は表6を参考にされたい．

(2) 古典記載の処方を得るための合方

わが国の合方例，加方例に合わせるための合方

自律神経失調症に用いられる連珠飲は苓桂朮甘湯と四物湯との併用（合方）によって得られる．筆者は基礎疾患がとくにない，自律神経の失調と思われる立ちくらみ，めまいには本方を頻用している．苓桂朮甘湯6gと四物湯2g程度の量を調剤している．

わが国の漢方大家 矢数道明は慢性虚寒の喘息には小青竜湯加茯苓杏仁を用いると述べている．その小青竜湯加茯苓杏仁に相当する処方は小青竜湯と苓甘姜味辛夏仁湯の併用（合方）によって得られる．

(3) 標治法と本治法を目的とした合方

慢性疾患を治療する場合には臨床症状の改善といわゆる体質改善を目的

表6 保険適用外の処方と合方の方法

処方名	合方の方法
甘草瀉心湯	半夏瀉心湯合甘草湯
葛根湯加桔梗	葛根湯合桔梗湯
柴胡桂枝湯加芍薬	柴胡桂枝湯合芍薬甘草湯 小柴胡湯合桂枝加芍薬湯
葛根加半夏湯	葛根湯合小半夏加茯苓湯

表7 保険適用外の処方と合方の方法

保険適用外の処方	合　方
柴蘇飲	小柴胡湯合香蘇散
中建中湯	大建中湯合小建中湯（桂枝加芍薬湯）
八珍湯	四物湯合四君子湯
連珠飲	四物湯合苓桂朮甘湯
加味逍遙散加川芎地黄	加味逍遙散合四物湯
小青竜湯加茯苓杏仁	小青竜湯合苓甘姜味辛夏仁湯
桂姜棗草黄辛附湯	麻黄附子細辛湯合桂枝湯
桂枝二越婢一湯加朮附	桂枝加朮附湯合越婢加朮湯
五虎二陳湯	五虎湯合二陳湯
大青竜湯	麻杏甘石湯合桂枝湯
小青竜湯加杏仁石膏	小青竜湯合麻杏甘石湯
柴芍六君子湯	四逆散合六君子湯
人参湯合真武湯	左に同じ
柴葛解肌湯	小柴胡湯合葛根湯加桔梗石膏

として2剤併用することがある．前者は標治，後者は本治とそれぞれ呼ばれている．その両者の組合せが標本同治である．

いわゆる体質改善とは免疫低下改善作用，易感染改善作用，胃腸機能改善作用などである．

表8に示したように，慢性肝炎では小柴胡湯，大柴胡湯，柴胡桂枝湯，補中益気湯など，同じく，気管支喘息では小柴胡湯，柴胡桂枝乾姜湯，補中益気湯，大柴胡湯などが，それぞれ本治法の方剤となる．

慢性肝炎では茵蔯蒿湯，茵蔯五苓散，桂枝茯苓丸，四物湯などが，同じ

表8 慢性肝炎・気管支喘息に対する治療効果の拡大・深化につながる合方

慢性肝炎	気管支喘息
小柴胡湯合茵蔯蒿	小柴胡湯合半夏厚朴湯（柴朴湯）
小柴胡湯合茵蔯蒿五苓散	小柴胡湯合五虎湯
小柴胡湯合桂枝茯苓丸	小柴胡湯合麻杏甘石湯
小柴胡湯合四物湯	小柴胡湯合小青竜湯
小柴胡湯合黄連解毒湯	小柴胡湯合麦門冬湯
大柴胡湯合茵蔯蒿湯	柴胡桂枝乾姜湯合麻黄附子細辛湯
大柴胡湯合桂枝茯苓丸	大柴胡湯合半夏厚朴湯
柴胡桂枝湯合黄連解毒湯	大柴胡湯合麻杏甘石湯
小柴胡湯合五苓散（柴苓湯）など	大柴胡湯合麦門冬湯など

く，気管支喘息では半夏厚朴湯，五虎湯，麻杏甘石湯，小青竜湯，麦門冬湯，麻黄附子細辛湯，苓甘姜味辛夏仁湯などがそれぞれ標治法の方剤となる．

筆者は以上のような標本同治方が治療効果の拡大と深化につながると考えている．

(4) その他の合方

以上の他，種々の合方が考えられる．これらの中には本治法と標治法のための合方，2剤の病態に合わせるための合方，主剤を強化するためにもう1剤を加えた合方，副作用軽減のための合方など種々の合方が含まれる．これらの合方の解釈は医師によって一様ではないのであろう．

9. 保険診療上の注意点

院内調剤，院外調剤いずれにおいても，診療報酬明細書に適切な傷病名を記載することは極めて重要である．

院内処方・調剤の場合には薬剤費175円未満の場合には記載が手書きで

表9 治療効果の拡大・深化につながる合方

アトピー性皮膚炎 　温清飲合越婢加朮湯 　温清飲合白虎加人参湯 　温清飲合柴胡清肝湯 　温清飲合当帰飲子 　補中益気湯合消風散 　黄耆建中湯合消風散 更年期障害 　黄連解毒湯合桂枝茯苓丸 　加味逍遙散合香蘇散 　三黄瀉心湯合桂枝茯苓丸 　加味逍遙散合黄連解毒湯 前立腺肥大症 　八味地黄丸合大黄牡皮湯 　八味地黄合桂枝茯苓丸 　八味地黄丸当帰四逆加呉茱萸生姜湯 　八味地黄丸猪苓湯	慢性関節リウマチ 　桂枝加朮附湯合四物湯 　桂枝加朮附湯合防已黄耆湯 　桂枝加朮附湯合当帰芍薬散 　桂枝加朮附湯合麻杏薏甘湯 　桂枝加朮附湯合越婢加朮湯 急性胃炎・慢性胃炎 　安中散合芍薬甘草湯 　半夏瀉心湯合五苓散 　安中散合五苓散 　人参湯合五苓散 慢性副鼻腔炎 　葛根湯加川芎辛夷合荊芥連翹湯 　葛根湯加川芎辛夷合柴胡清肝湯 　葛根湯加川芎辛夷合十味敗毒湯

あればその薬剤の詳細を記載する必要がないので，漢方製剤2剤合方していても，その範囲では内容が知られないので，審査の対象とはならない．しかし，2剤合方して175円以上の場合には，審査の対象となる．したがって審査の対象とならないよう医師が望む場合には，1剤ずつ分けて，両者とも175円未満にする，あるいは1剤を175円以上，もう1剤を175円未満とするような便法をとらざるを得ない．

一方，院外処方箋については以下のようなとり決めがある．

したがって以下のようにAとBの合計が2000点を超過している場合には審査の対象になることに医療機関は充分配慮しなければならない．

処方せんによる調剤に係る診療報酬請求に対する審査の実施について（厚生省保険局長より平成8年3月29日付保発42号にて通知）

《審査の申出の範囲及び方法》

保険者は，処方せんを交付した保険医療機関の診療報酬明細書（以下「レ

セプト A」という.）と当該処方せんに係る保険薬局の調剤報酬明細書のうち合計点数が 2,000 点以上のもの（以下「レセプト B」という.）とを突合して点検を行った上, 不適切な投薬が行われていると考えられるものについては, 社会保険診療報酬支払基金又は国民健康保険団体連合会に対して理由を付けて, レセプト A にレセプト B を添付したうえ, 審査を申し出ることができる.

社会保険診療報酬支払基金および国民健康保険団体連合会の審査に対応するには, 医療機関側の症状注記, 2 剤併用理由, 傷病名点検と記載が考えられる.

すでに述べたように, 明細書の傷病名欄には漢方医学用語で傷病名を記載することは好ましくない. 太陽病, 瘀血, 水毒, 胸脇苦満はその例である. 同じく, 葛根湯証というような記載も適切ではない. ただし傷病名の次に括弧をつけて上記の用語を記載することは許されないであろう. 感冒（太陽病）がその例である.

さらに中医学的病名, 症状名, 用語も上記と同様である. 肝陽上亢, 肝風, 脾虚などがその例である.

審査員は審査に際して, まず傷病名と診療内容, この場合とくに漢方製剤との関連を考えるであろう. 漢方製剤の効能・効果と傷病名との間の整合性があるならば, まず審査を通過するであろう. 投薬欄の洋薬の薬剤名, 量も同時に審査の重要な対象となる. ここで漢方製剤と洋薬の関連は両者合わせて, あまりに多剤・多量であるならば, 査定されることがある.

すでに述べたように銘柄によって漢方製剤の効能・効果が決められているので, 現在処方している漢方製剤の効能・効果の内容を確認しなければならない.

再度申し述べておきたいことは薬事法で規定された各漢方製剤の効能・効果を最大限重視しなければならないことである.

筆者は現状の漢方製剤の効能・効果を基礎にして, 漢方保険診療をする限り, 効能・効果の枠を外れた疾患に当該製剤を用いる場合, 症状注記, 必要理由を記載する以外, よい方法はないと考えている.

明細書記載薬剤と同じ列に, あるいはその下部に括弧をつけ, あるいは

つけずに，その薬剤を用いた理由を記載する．その際，漢方医学的用語，あるいは現代医学的用語で審査員にその薬剤の使用理由を理解・納得してもらわなければならない．

しかし，すべての審査員に一様にこれを望むことは困難であるかもしれない．

もし，慢性肝炎に加味逍遙散を，またネフローゼに柴苓湯を用いたとしよう．これらの効能・効果は現在上記製剤に認められていない．症状注記として，「上熱下冷のため」「浮腫のため」というコメントがそれぞれ必要となるであろう．ただ，ネフローゼの場合には柴苓湯にむくみの効能があるので，ネフローゼにはしばしば浮腫が認められるので，審査員の考え方によって，症状注記がなくても査定・返戻されることはない．しかし，症状注記をした方がよいであろう．

症状注記をすることによって査定を免れ，審査を必ず通過するという保

表10　保険診療の参考事項

1. 各メーカーの認可効能・効果
2. 日本医師会医薬品カード
   漢方保険診療指針（日本東洋医学会）
   漢方保険治療ハンドブック（日本東洋医学会）
   今日の治療指針（医学書院）
3. 漢方の治験報告
   ● 各種医学雑誌
   ● 日本東洋医学雑誌
   ● 和漢医薬学会誌
4. 漢方医学の成書
   ● 大塚・矢数・清水：漢方診療医典　　南山堂
   ● 矢数：臨床応用漢方処方解説　　　　創元社
   ● 山田：漢方処方応用の実際　　　　　南山堂
   ● 大塚：症候による漢方治療の実際　　南山堂
   ● 菊谷：医療用漢方製剤の用い方　　　南山堂
   ● 長谷川・大塚・山田・菊谷：漢方製剤活用
     の手引き　臨床情報センター

障はない.しかし,現状においては効能・効果から外れる疾患に当該製剤を用いる場合には,このような方法しかないであろう.

　勿論,その前に,効能・効果から,その症例に適切な傷病名があるならば,選び出す努力が必要である.

　中医学的コメントを単に用語だけで説明することは好ましくないであろう.同時に平易に分かりやすく解説する必要がある.

　漢方製剤の2剤併用の必要はすでに述べてきたように重要である.傷病名の点検と記載,症状注記が必要であろう.同種同効の2剤併用は本来避けるべきであるが,症状,病状の程度によっては必要なこともある.これにも症状注記が必要となる.

　最後に保険診療上の参考事項を**表10**とする.

薬　方　索　引

あ

阿膠附子湯　433
安栄湯　379
安中散　97, 103, 104, 107, 321, **433**

い

医王湯　390
葦茎湯　433
痿証方　160, 322, 433
胃風湯　33, 111, 115, 116, 322, **433**
胃苓湯　109, 129, 388, **433**
茵蔯湯　434
茵蔯蒿湯　30, 31, 49, 122, 123, 124,
　126, 233, 246, 285, 323, 342, **434**, 551
茵蔯五苓散
　33, 122, 123, 123, 124, 323
茵蔯五苓湯　**434**, 551
茵蔯散　434
茵蔯四逆湯　434

う

烏頭桂枝湯　434
烏頭赤石丸　434
烏頭湯　434
羽沢散　435
烏梅円　42, 246
烏梅丸　119, 130, 323, **434**, 507
烏薬順気散　196, 197, **435**, 437

烏苓通気散　435
温経湯　147, 197, 250, 255, 265, 267,
　269, 283, 324, **435**
温清飲　26, 41, 42, 64, 149, 167, 170,
　171, 183, 189, 206, 262, 279, 287, 291,
　293, 294, 297, 324, 360, **435**, 544
温清飲加連翹　239
温胆湯　308, 325, **435**, 439

え

益気聡明湯　435
益気養栄湯　435
越婢加朮湯　134, 141, 164, 194, 199,
　201, 202, 205, 211, 224, 225, 279,
　286, 300, 307, 325, **435**
越婢加半夏湯　326, **435**
越婢湯　325, 326, **435**
延経期方　262, **436**
延年半夏湯　39, 100, 102, 318, **436**
延齢丹　436

お

黄耆桂枝五物湯　157, 297, **436**
黄耆建中湯　30, 45, 50, 127, 128, 173,
　176, 273, 278, 317, 357, **436**
黄耆湯　436
黄耆鼈甲湯　327, **436**
黄解丸　437
黄解散　227, **436**

薬方索引

黄芩加半夏生姜湯　328, **436**
黄芩湯　328, **436**
応鐘散　437
黄土湯　64, 149, 328, **437**
黄柏煎　230, 238
黄連阿膠湯　279, 292, 329, **437**
黄連橘皮湯　437
黄連解毒湯　26, 38, 41, 86, 90, 98, 106, 107, 138, 147, 149, 153, 167, 170, 175, 183, 203, 206, 210, 220, 227, 239, 243, 257, 262, 290, 291, 308, 313, 314, 315, 316, 324, 325, 329, 330, 338, 346, 362, **437**, 453, 537, 542
黄連解毒湯加大黄　291
黄連消毒飲　437
黄連湯　96, 329, **437**
雄黄薫　131
大塚家方　251
乙字湯　188, 331, **437**

か

解急蜀椒湯　387, **437**
回首散　196, 438
疥癬浴薬方　438
解労散　437
華蓋散　72, 438
香川解毒剤　158, 438
解急蜀椒湯　53, 437
加減瀉白散　438
加減小柴胡湯　438
加減涼膈散　239, 241, 243, **439**
加工附子　165, 168
夏枯草湯　439
瓜子仁湯　440
化食養脾湯　105, 440
活血散瘀湯　259, **440**
藿香正気散　110, 332, **440**

葛根黄連黄芩湯　172, 240, 290, 331, 440
葛根加半夏　331, 550
葛根紅花湯　289, **440**
葛根湯　29, 39, 40, 53, 54, 55, 56, 58, 60, 63, 65, 67, 68, 69, 70, 110, 155, 157, 164, 172, 174, 177, 178, 179, 192, 193, 195, 197, 203, 210, 217, 220, 222, 224, 225, 226, 228, 230, 232, 240, 241, 250, 252, 279, 284, 286, 304, 332, 343, 344, 360, 373, **440**, 499, 508, 517, 523, 542, 550
葛根湯加桔梗　550
葛根湯加減方　202
葛根湯加味方　225, 234
瓜蒂散　440
瓜蒂湯　122
化毒丸　440
夏檳湯　439
加味温胆湯　439
加味帰脾湯　61, 147, 148, 149, 158, 159, 308, 317, 438
加味帰脾湯加紫根　148
加味解毒湯　438
加味犀角地黄湯　438
加味四物湯　438
加味消渇湯　439
加味小陥胸湯　438
加味承気湯　439
加味逍遙散　37, 38, 39, 42, 59, 61, 79, 82, 102, 118, 144, 152, 181, 196, 210, 219, 225, 249, 254, 256, 260, 267, 269, 283, 291, 292, 303, **332**, 439, 542, 544, 555
加味逍遙散加地黄　234
加味逍遙散合四物湯　168, 192, 287, 291, 291, 296, 439, 551

薬方索引　561

加味寧癇湯　439
加味八脈散　439
加味八仙湯　157,439
加味平胃散　439
加味涼膈散　439
訶梨勒丸　441
栝楼薤白白酒湯　91,440
栝楼薤白半夏湯　440
栝楼枳実湯　35,41,71,91,333,441
栝楼瞿麦丸　441
栝楼桂枝湯　441
栝楼湯　91,440,465
栝楼牡蠣散　441
乾姜黄芩黄連湯　441
陥胸湯　441
乾姜人参半夏丸　119,245
乾姜人参半夏丸料　441
乾姜附子湯　441
緩痃湯　441
甘草乾姜湯　34,95,334,350,441
甘草瀉心湯　33,47,109,111,144,175,
　231,238,239,243,308,384,441,505,
　525,550
甘草湯　107,171,229,334,441
甘草附子湯　164,224,335,442
甘草粉蜜湯　130,442
甘草麻黄湯　442
甘麦大棗湯　178,180,233,257,312,
　314,335,442,516
甘連梔子湯　442
甘露飲　243,442

き

帰耆建中湯　149,188,221,442
桔梗解毒湯　231,442
桔梗湯　229,442,550
桔梗白散　336,442

枳実梔子豉湯　443
葵子茯苓散　444
枳縮二陳湯　443
橘皮大黄朴硝湯　443
橘皮竹筎湯　121,122,443
橘皮湯　121,443
橘皮半夏湯　443
起廃丸　444
亀板湯　443
帰脾湯　147,148,158,181,188,228,
　248,259,261,311,336,400,438,442
灸　221,304
芎黄散　201,204,211,437,443
芎帰膠艾湯　41,147,149,189,227,
　248,258,262,269,324,337,443
芎帰調血飲　248,250,256,266,443
芎帰湯　443
救逆湯　445
羌活愈風湯　444
行気香蘇散　186,443
行湿補気養血湯　128,444
強神湯　444
響声破笛丸　231,444
杏蘇散　444
玉露散　444
袪風敗毒散　444
金鎖匙　444

く

駆瘀血丸　189,275
苦参湯　298,445
駆風解毒散　445
駆風解毒湯　229
駆風触痛湯　445
九味清脾湯　445
九味半夏湯　445
九味半夏湯加赤小豆　143

薬方索引

九味檳榔湯 138, 337, 445

け

荊芥連翹湯 221, 223, 227, 230, 234, 289, 337, 338, 445
荊芥連翹湯加辛夷 225
鶏肝丸 445
桂姜棗草黄辛附湯 129, 227, 338, 446, 551
桂枝加黄耆湯 122, 175, 221, 279, 280, 292, 296, 303, 339, 446
桂枝加葛根湯 339, 446
桂枝加厚朴杏仁湯 446
桂枝加芍薬生姜人参湯 446
桂枝加芍薬蜀椒人参湯 101
桂枝加芍薬大黄湯 33, 61, 101, 110, 117, 310, 339, 446, 497
桂枝加芍薬湯 41, 49, 50, 101, 112, 114, 177, 182, 186, 339, 446, 537, 551
桂枝加朮附湯 154, 155, 157, 165, 168, 195, 199, 340, 446
桂枝加大黄湯 447
桂枝加附子湯 41, 42, 45, 149, 268, 277, 279, 340, 386, 447
桂枝加竜骨牡蠣湯 30, 52, 89, 158, 178, 182, 210, 254, 257, 276, 277, 302, 309, 340, 447
桂枝加苓朮湯 447
桂枝加苓朮附荊芥湯 447
桂枝加苓朮附湯 158, 160, 192, 340, 447
桂枝甘草湯 36, 447
桂枝甘草竜骨牡蠣湯 52, 447
桂枝去芍薬加蜀漆竜骨牡蠣救逆湯 340, 447
桂枝去芍薬加蜀漆竜骨牡蠣湯 52, 61, 444, 447

桂枝去芍薬加麻黄附子細辛湯 338
桂枝去芍薬湯 338, 447
桂枝五物湯 238, 241, 242, 447
桂枝芍薬知母湯 164, 165
桂枝湯 29, 31, 44, 56, 69, 270, 331, 339, 340, 342, 343, 344, 357, 441, 446, 499, 507, 517, 523
桂枝桃仁湯 447
桂枝二越婢一湯 448
桂枝二麻黄一湯 447, 499
桂枝人参湯 56, 109, 177, 340, 379, 448, 499
桂枝茯苓丸 26, 28, 39, 40, 41, 51, 92, 93, 112, 137, 142, 143, 156, 158, 166, 169, 171, 193, 194, 197, 210, 217, 262, 275, 303, 313, 324, 341, 369, 376, 448, 501, 551
桂枝茯苓丸加車前子芽根 85
桂枝茯苓丸加大黄 307
桂枝茯苓丸料 139, 168, 185, 188, 189, 196, 203, 205, 206, 207, 208, 227, 249, 254, 256, 258, 259, 261, 263, 264, 265, 266, 269, 271, 282, 283, 285, 289, 290, 294, 296, 307, 449
桂枝茯苓丸料加黄耆 307
桂枝茯苓丸料加減 307
桂枝茯苓丸料加薏苡仁 144, 194, 195, 290
桂枝茯苓湯 448
桂枝附子湯 448
桂枝麻黄各半湯 284, 297, 499
桂芍知母湯 448
啓脾湯 111, 341, 448
荊防敗毒散 445
桂麻各半湯 279, 448
鶏鳴散 185, 446
鶏鳴散加茯苓 446

薬方索引 563

下瘀血丸 448
堅中湯 106, 448
玄武湯 360

こ

香芎湯 448
侯氏黒散 449
甲字湯 449
香砂平胃散 101, 448
香砂養胃湯 449
香砂六君子湯 79, 98, 101, 105, 397, 449
香蘇散 70, 82, 261, 270, 284, 343, 449
絳礬丸 449
厚朴七物湯 449
厚朴生姜半夏甘草人参湯 449
香朴湯 449
厚朴麻黄湯 75, 449
行和芍薬湯 450
牛黄清心円 450
五虎湯 71, 450, 552
牛膝散 263, 450
五積散 156, 194, 254, 342, 450
牛車腎気丸 136, 215, 382, 450
呉茱萸湯 35, 38, 45, 120, 121, 122, 151, 161, 246, 342, 384, 450
琥珀散 451
牛蒡子湯 451
五物解毒湯 173, 450
五物大黄湯 241, 450
五淋散 34, 58, 273, 450
五苓散 33, 35, 38, 39, 49, 52, 60, 70, 85, 98, 99, 109, 118, 119, 120, 123, 129, 134, 135, 136, 138, 144, 145, 151, 155, 166, 169, 175, 176, 177, 183, 206, 209, 211, 218, 246, 272, 295, 299, 306, 323, 343, 344, 358, 359, 375, 386, 450, 542
五苓散合人参湯 129
五苓湯 388, 390, 450, 514
滾痰丸 451

さ

犀角消毒飲 451
柴葛解肌湯 344, 451, 551
柴陥湯 41, 68, 71, 76, 81, 358, 451
柴梗半夏湯 452
柴桂湯加厚朴 198
柴胡加竜骨牡蠣湯 37, 50, 52, 58, 62, 82, 85, 86, 88, 89, 89, 93, 137, 142, 143, 153, 161, 178, 180, 182, 192, 204, 205, 213, 216, 217, 220, 232, 254, 257, 277, 280, 302, 309, 310, 313, 314, 315, 317, 345, 451, 499
柴胡枳桔湯 451
柴胡芎帰湯 451
柴胡姜桂湯 37
柴胡姜桂湯 254, 280, 281, 345, 499
柴胡去半夏加栝楼湯 451
柴胡桂枝乾姜湯 29, 30, 38, 50, 52, 64, 66, 70, 77, 79, 81, 128, 161, 173, 216, 345, 452, 551
柴胡桂枝湯 40, 50, 64, 66, 68, 81, 98, 104, 106, 112, 115, 126, 127, 128, 139, 148, 149, 174, 176, 178, 179, 181, 183, 186, 198, 261, 270, 317, 346, 452, 499, 551
柴胡桂枝湯加芍薬 550
柴胡桂枝湯加牡蠣 321
柴胡厚朴湯 452
柴胡勝湿湯 300
柴胡清肝湯 172, 176, 221, 346, 452
柴胡疎肝散 41, 80, 156, 452
柴胡疎肝湯 452

薬方索引

柴胡湯 122
柴胡別甲湯 368,452
柴芍六君子湯 32,59,118,397,452,551
催乳方 251,452
柴苓湯 134,135,137,138,164,166,167,171,218,222,246,306,390,452,546,555
左突膏 452
三黄丸 453
三黄散 303,453
三黄瀉心湯 26,38,41,66,79,90,106,107,117,147,153,170,175,184,204,206,214,215,227,239,241,243,308,313,315,316,331,347,453,457
三黄石膏湯 453
三黄知母湯 227,453
芟凶湯 453
散腫潰堅湯 144,454
三生飲 453
三聖丸 453
酸棗仁湯 308,347,454
三品一条鎗 453
三味鷸鴣菜湯 130,131,453,457
三物黄芩湯 31,282,283,309,348,453
三和散 186,453

し

滋陰降火湯 26,28,35,72,79,139,169,210,231,348,454,491,492
滋陰至宝湯 75,78,454
紫雲膏 282,283,299,301,302,303,307,349,454
紫円 96,223,288,349,454
四逆加人参湯 122,351,455
四逆散 50,80,106,226,277,278,317,350,380,395,437,455,499
四逆散合三黄瀉心湯 58
四逆湯 27,32,45,49,56,64,66,67,68,77,110,122,173,268,279,350,351,455,495,507,511,512,531
四君子湯 41,52,53,74,98,107,108,140,147,170,180,238,341,352,353,362,373,390,396,397,400,455
滋血潤腸湯 454
紫根牡蠣湯 116,264,351,455
梔子乾姜湯 456
梔子甘草黄連湯 106
梔子甘草枳実芍薬湯 240
梔子甘草豉湯 94,240,353,456
梔子甘草湯 240
梔子甘連湯 456
梔子厚朴湯 456
梔子豉湯 41,94,233,240,353,456,523
梔子生姜豉湯 353,456
梔子大黄湯 122
梔子柏皮湯 122,123,456
四順清涼飲 455
四順湯 455
滋腎通耳湯 216,454
滋腎明目湯 48,204,454
七賢散 456
七味鷸鴣菜湯 456
七味清脾湯 456
七味白朮散 456
七物降下湯 86,136,456
実脾飲 456
柿蒂湯 122,456
四迷七気湯 455
四物黄湯 455
四物黄連解毒湯 337
四物湯 26,31,37,41,146,147,170,

256, 260, 275, 322, 324, 338, 342, 346, 352, 364, 376, 400, **455**, 470, 488, 550, 551
四物湯加荊芥　297
四物湯脚気加減　455
四物湯加麦芽　252
瀉胃湯　458
炙甘草湯　34, 52, 65, 76, 79, 83, 84, 88, 89, 143, 147, 169, 210, 216, 234, 353, **457**
赤小豆湯　457
赤石脂丸　457
赤石脂湯　190, 391
芍薬甘草湯　41, 50, 126, 161, 178, 199, 263, 275, 276, 278, 354, 369, **457**, 537
芍薬四物解毒湯　457
芍薬湯　33
芍薬湯　110, 457
鷗鴣菜湯　214, **457**
蛇床子湯　288, 458
瀉心湯　38, 39, 201, 220, 227, 261, 347, **457**
瀉心導赤散　457
芍甘黄辛附湯　155, 161, 369
謝導人大黄湯　201, 202, 458
瀉白散　457
瀉脾湯　457
十全大補湯　26, 34, 45, 78, 80, 90, 138, 147, 160, 165, 168, 170, 173, 183, 187, 188, 197, 216, 224, 226, 234, 243, 248, 250, 254, 258, 260, 267, 281, 296, 317, 336, 354, **458**
十味香薷飲　458
十味挫散　458
十味敗毒湯　166, 217, 223, 282, 284, 286, 296, 300, 301, 304, 306, 307, 355, 373, **458**

収涙飲　212, 458
十六味流気飲　144, 150, 264, **458**
朱砂安心丸　309
潤腸湯　116, 117, 355, **458**
蒸眼一方　459
消痔飲　359, 359, 459
小陥胸湯　104, 333, 356, 358, **459**
正気天香湯　263, **460**
承気湯　25, 56, 64, 65, 507, 531
生姜瀉心湯　47, 59, 60, 96, 97, 103, 104, 105, 109, 177, 366, 383, **460**, 525, 526
生姜瀉心湯加茯苓　105
小建中湯　34, 41, 45, 47, 49, 50, 53, 101, 104, 107, 114, 115, 122, 123, 127, 149, 158, 176, 179, 185, 202, 207, 228, 230, 263, 266, 278, 356, 357, 390, 436, **459**
小建中湯合大建中湯　33, 101, 114, 115, 117
小柴胡湯　27, 29, 30, 38, 45, 47, 49, 56, 59, 60, 64, 66, 68, 70, 71, 73, 77, 78, 81, 82, 98, 100, 118, 120, 123, 126, 134, 139, 150, 166, 167, 171, 172, 174, 176, 178, 202, 207, 209, 213, 217, 218, 220, 222, 226, 228, 230, 232, 235, 236, 252, 271, 285, 289, 302, 304, 306, 317, 318, 323, 332, 342, 344, 346, 350, 352, 355, 357, 358, 362, 370, 380, 390, 452, **459**, 498, 508, 537, 542, 544, 547, 551
小柴胡湯加黄連茯苓　136
小柴胡湯加桔梗石膏　144, 172, 174
小柴胡湯加厚朴杏仁　36
小柴胡湯加大黄　58
小柴胡湯合桂枝加芍薬湯　178, 314, 550
小柴胡湯合桂枝茯苓丸　552

小柴胡湯合香蘇散 216,551
紫陽散 454
常山湯 460
小承気湯 25,45,48,66,117,122,371,459,496,499
小承気湯合芍薬甘草湯 159
正心湯 460
勝勢飲 460
小青竜加石膏湯 358,460
小青竜湯 28,36,55,60,68,71,72,74,76,81,83,134,201,202,211,222,224,232,236,358,398,459,499,537,550,552
小青竜湯合麻杏甘石湯 173
消石大円 459
小続命湯 460
消毒丸 459
釀乳丸 460
椒梅瀉心湯 41,130,461
椒梅湯 460
小半夏加茯苓湯 118,119,119,226,245,358,378,460
小半夏湯 118,120
消礬散 122
小百中飲 479
常檳湯 460
小品奔豚湯 460
消風散 279,285,287,292,293,294,295,360,459
净腑湯 359,461
升麻葛根湯 172,173,229,461
逍遙散 461
升陽散火湯 65,461
舒筋立安湯 461
除湿補気湯 461
助陽和血湯 204,461
除爛熛 461

止涙補肝湯 211,461
四苓湯 245,455
辛夷清肺湯 223,226,232,234,461
辛夷清肺湯合小柴胡湯 236
神応養神丹 302,462
腎気丸 381,450
腎気明目湯 454
秦艽羌括湯 462
秦艽扶羸湯 327,462
秦艽別甲湯 362,462
秦艽防風湯 187,462
神効黄耆湯 157
沈香降気湯 462
沈香天麻湯 462
神効湯 117,462
神功内托散 462
鍼砂湯 463
真人養臟湯 463
神水膏 462
参蘇飲 270,463
腎疸湯 463
神秘湯 361,463
真武湯 27,30,32,34,42,45,47,52,56,66,77,80,87,102,111,114,128,132,136,138,173,177,218,258,268,279,288,298,304,323,360,386,399,462,491,495,500,507,531
真武湯合生脈散 463
参連湯 463
参苓白朮散 111,144,177,362,463

す

頭風神方 463

せ

清胃瀉火湯 240,242,464
清咽利膈湯 229,464

薬方索引 567

清肌安蛔湯 464
清湿化痰湯 41, 156, 268, 464
清湿湯 464
清上飲 464
清上蠲痛湯 39, 155, 445, 464
清上防風湯 61, 201, 223, 287, 288, 301, 363, 464
清暑益気湯 32, 464
生津湯 465
生津補血湯 94
清心蓮子飲 34, 58, 139, 254, 272, 274, 278, 309, 363, 465
清中安蛔湯 130, 465
清熱解鬱湯 40, 97, 105, 465
清熱補気湯 239, 243, 364, 465
清熱補血湯 170, 239, 243, 364, 465
清肺湯 72, 74, 189, 365, 465
清涼飲 229, 465
石榴根湯 465
石膏 301, 355, 361, 372, 381, 385, 389, 392, 393, 459, 484
折衝飲 41, 259, 263, 265, 466
洗肝明目散 466
洗肝明目湯 203, 206, 466
川芎茶調散 466
千金栝楼湯 466
千金鶏鳴散 466
千金当帰湯 466
千金内托散 187, 188, 252, 365, 466
千金半夏湯 466
喘四君子湯 36, 75, 80, 466
銭氏白朮散 110, 467
旋覆花代赭石湯 53, 99, 103, 105, 107, 108, 115, 246, 366, 467
先鋒膏 467
喘理中湯 466

そ

皂莢丸 467
壮原湯 467
増損木防已湯 84, 89, 92, 393, 467
搜風解毒湯 467
炒米煎 246
走馬湯 367, 467
疎肝湯 467
続命湯 153, 158, 160, 342, 367, 468
疎経活血湯 155, 160, 164, 199, 367, 467
蘇合香円 468
蘇子降気湯 36, 243, 368, 468
疎風活血湯 468

た

大黄黄連瀉心湯 329, 480
大黄甘草湯 117, 468, 537
大黄消石湯 122, 123, 468
大黄附子湯 45, 126, 161, 276, 368, 468, 497, 511
大黄牡丹皮湯 41, 51, 92, 113, 139, 143, 186, 188, 203, 259, 261, 271, 274, 276, 278, 287, 294, 300, 369, 468, 501, 511
大甘丸 468
大芎黄湯 176
大建中湯 41, 45, 53, 113, 114, 186, 263, 276, 356, 369, 386, 468
大建中湯合小建中湯 59, 551
大柴胡湯 25, 27, 33, 40, 45, 47, 50, 56, 58, 60, 64, 66, 73, 76, 82, 86, 96, 98, 104, 110, 116, 120, 123, 125, 127, 139, 142, 153, 192, 196, 202, 207, 213, 216, 220, 226, 228, 232, 277, 285, 287, 289, 302, 304, 317, 323, 345, 350, 370, 468,

499, 512, 551
大柴胡湯加桔梗　228
大柴胡湯加石膏　389
大柴胡湯加地黄　140
大柴胡湯合茵蔯蒿湯　124
大柴胡湯合桃核承気湯　89
大柴胡湯合半夏厚朴湯　36, 73, 506
大三五七散　469
大承気湯　25, 45, 48, 66, 117, 142, 178, 180, 261, 315, 371, 374, **469**, 496, 499, 512
大青竜湯　67, 76, 129, 174, 202, 205, 225, 297, 326, 367, 371, **469**, 551
大続命湯　469
大半夏湯　469
大百中飲　469, 479
大防風湯　165, 372, 469
沢瀉散　219, 469
托裏消毒飲　187, 217, 221, 252, 372, 469
断癇湯　111, 469

ち

竹筎温胆湯　68, 70, 77, 270, 308, **469**
竹皮大丸　470
竹葉石膏湯　77, 172, 174, 374, 374, **470**
治肩背拘急方　197, **470**
治小児愛吃泥方　470
治頭瘡一方　294, 373, 470
治喘一方　470
治打撲一方　185, 196, 470
治胖丸　470
知母茯苓湯　470
中黄膏　252, **470**
中建中湯　114, 551
中正湯　470

調胃承黄湯　59, 45, 57, 66, 77, 117, 122, 175, 285, 374, **470**, 499
調栄活絡湯　194
調栄湯　471
丁香柿蔕湯　471
丁香茯苓湯　99, 105, **471**
調中益気湯　128
釣藤散　38, 39, 87, 89, 154, 181, 206, 216, 218, 314, 374, **471**
丁附理中湯　471
腸癰湯　471
猪膏髪煎　122
猪苓湯　33, 34, 58, 137, 139, 272, 273, 275, 278, 309, 375, **471**
猪苓湯合四物湯　471
猪苓湯合芍薬甘草湯　278
沈香降気湯　471
沈香天麻湯　472

つ

追風丸　303, **472**
通仙丸　472
通導散　184, **472**
通脈四逆湯　64, 351, **472**

て

定悸飲　472
提肛散　190, **472**
抵当丸　261, 266, 375, **472**
抵当湯　45, 262, 375, **473**, 501
天雄散　473

と

桃核承気湯　26, 28, 32, 38, 40, 45, 51, 66, 78, 116, 143, 151, 156, 181, 184, 188, 203, 205, 208, 227, 242, 249, 256, 259, 262, 264, 266, 269, 275, 278, 282,

薬方索引 *569*

285, 289, 291, 300, 313, 315, 376, **473**, 501, 511
桃花湯 473
当帰飲子 138, 288, 297, 376, **473**
当帰芍薬散 204
当帰建中湯 40, 41, 127, 128, 189, 190, 263, 324, 357, 376, 377, 442, **473**
当帰散 250
当帰四逆加呉茱萸生姜湯 17, 22, 26, 40, 42, 90, 93, 115, 155, 167, 191, 195, 224, 261, 265, 277, 284, 296, 324, 377, **474**
当帰四逆湯 42, 45, 268, 376, **473**, 507
当帰芍薬散 37, 39, 41, 60, 85, 136, 167, 190, 197, 203, 208, 215, 219, 247, 254, 256, 263, 267, 282, 289, 314, 324, 377, **474**, 542
当帰芍薬散料 266, 269, 289, 290
当帰芍薬散料加薏苡仁 299
当帰鬚散 474
当帰湯 41, 88, 91, 106, **473**
当帰拈痛湯 93, 141, **474**
当帰貝母苦参丸料 474
当帰白朮湯 123, **474**
当帰養血湯 94, **474**
当帰六黄湯 280, 281, **474**
当帰連翹湯 187, 243, **474**
唐痔中一方 474
導水茯苓湯 137, **474**
導滞通経湯 474
桃仁湯 473
騰竜湯 187, 271, 274, 378, **475**
独参散 475
独参湯 41, 247, **475**
禿癬散 302, 303, **475**
独活葛根湯 475
独活湯 475

頓嗽湯 28, 72, **475**

な

內疎黄連湯 475
内托散 217, 466, **475**

に

二朮湯 192, 193, 195, 196, **476**
二仙湯 173, **475**
二陳湯 245, 342, 378, 396, **476**
二陳湯加減方 245
乳泉散 250, **476**
女神散 37, 38, 42, 162, 219, 249, 256, 379, **476**
人参飲子 476
人参胡桃湯 476
人参散 476
人参順気散 476
人参湯 26, 34, 40, 45, 52, 60, 74, 97, 120, 124, 138, 156, 177, 204, 245, 255, 340, 379, **476**, 488, 495, 507, 531
人参湯加代赭石 104, 104
人参湯合五苓散 123, 553
人参湯合真武湯 551
人参養胃湯 476
人参養栄湯 78, 80, 171, 173, 183, 317, 475

は

肺疳方 477
敗毒湯 477
排膿散 229, 243, 252, 380, **477**
排膿湯 380, **477**
貝母湯 477
肺癰湯 477
破棺湯 95, **477**
白雲膏 477

伯州散　221, **477**
白頭翁加甘草阿膠湯　477
白頭翁湯　477
麦門冬飲子　140, 380, **478**
麦門冬湯　26, 28, 35, 68, 71, 74, 79, 169, 210, 224, 231, 235, 270, 365, 374, 380, 381, 398, **478**, 552
柏葉湯　478
八味丸　26, 31, 33, 40, 48, 50, 53, 58, 60, 87, 90, 140, 154, 156, 160, 179, 194, 204, 216, 254, 273, 277, 381, 382, 510, 520
八味丸料　197, 206, 243, 274, 285, 298
八味丸料合騰竜湯　274, 275
八味順気散　478
八味逍遙散　478
八味疝気方　478
八味帯下方　254, 382, **478**
八味地黄丸　58, 75, 136, 191, 204, 210, 214, 247, 381, 450, 478
八味地黄丸料　272
八味地黄合桂枝茯苓丸　553
八味地黄湯　274, 478
八正散　478
髪生散　478
八珍湯　353, **478**, 551
破敵膏　478
馬明湯　288, 294, **479**
半夏苦酒湯　231, 479
半夏厚朴湯　36, 49, 72, 82, 88, 91, 95, 100, 102, 105, 159, 180, 219, 231, 235, 245, 249, 257, 261, 310, 313, 317, 319, 342, 361, 383, 459, **479**, 522, 552
半夏厚朴湯合桂枝甘草竜骨牡蠣湯　88, 143, 311
半夏散　229
半夏散料　479

半夏瀉心湯　33, 47, 96, 106, 108, 111, 115, 120, 130, 177, 238, 323, 329, 383, 441, 460, **479**, 508, 525
半夏瀉心湯加烏梅　460
半夏地楡湯　108, **479**
半夏湯　229
半夏白朮天麻湯　32, 37, 39, 52, 87, 101, 161, 176, 218, 226, 384, **479**
反鼻交感丹料　316, 479

ひ

萆薢分清飲　479
備急円　96, **479**
百会の灸　190
百合固金湯　231, **480**
白虎加桂枝湯　285, 297, 385, **480**
白虎加人参湯　29, 140, 143, 169, 179, 242, 279, 385, **480**, 537
白虎湯　26, 34, 45, 56, 65, 179, 242, 268, 285, 344, 385, **480**, 501, 531
百中飲　479

ふ

風引湯　480
不換金正気散　96, 132, 388, **480**
伏竜肝煎　245, **480**
茯苓飲　49, 52, 81, 99, 102, 104, 204, 215, 226, 385, **480**
茯苓飲合半夏厚朴湯　235, **480**
茯苓甘草湯　85, 481
茯苓杏仁甘草湯　75, 85, 95, **481**
茯苓四逆湯　34, 112, 248, 351, **481**
茯苓瀉心湯加呉茱萸牡蠣甘草　106
茯苓沢瀉湯　35, 49, 52, 104, 105, 119, 386, **481**
茯苓補心湯　481
附子粳米湯　41, 115, 386, **481**

薬方索引　*571*

附子粳米湯合大建中湯　115
附子瀉心湯　239, **481**
附子湯　268, 386, **481**
附子理中湯　32, 42, 45, 93, 98, 262, 268, 310, 380, **481**, 495
巫神湯　480
扶脾生脈散加白及　80, **481**
分消湯　49, 123, 125, 128, 129, 136, 247, 387, 390, **481**
分心気飲　**481**

へ

平胃散　96, 96, 101, 342, 387, 390, 439, 448, **482**
平肝流気飲　**482**
鼈甲煎丸　**482**
変製心気飲　84, 388, **482**

ほ

補陰湯　90, 281, **482**
防已黄耆湯　25, 142, 164, 193, 194, 262, 281, 305, 388, **482**
防已黄耆湯加麻黄　193, 194, 307
防已茯苓湯　**482**
防風通聖散　25, 48, 87, 141, 154, 157, 186, 202, 214, 221, 226, 232, 243, 276, 282, 287, 290, 302, 389, **482**
忘憂湯　189, 334, **482**
補肝散　204, **483**
補気健中湯　137, 247, 390, **483**
蒲公英湯　250, **483**
牡丹皮散　**483**
補中益気湯　31, 45, 70, 75, 80, 103, 128, 136, 138, 159, 165, 170, 173, 182, 190, 226, 243, 261, 264, 278, 281, 317, 390, **483**, **551**
補中治湿湯　129, 137, 390, **483**

補肺湯　**483**
補陽還五湯　**483**
牡蠣散　281, **483**
牡蠣沢瀉散　**483**
牡蠣湯　**483**
奔豚湯　88, **484**, 512

ま

麻黄加朮湯　386, 391, 394, **484**
麻黄杏仁甘草石膏湯　58
麻黄杏仁薏苡甘草湯　299
麻黄細辛附子湯　39, 63, 69, 72, 76, 338, **391**, 507, 511
麻黄左経湯　**484**
麻黄醇酒湯　122
麻黄湯　28, 31, 44, 64, 67, 70, 174, 179, 222, 227, 344, 371, **391**, **484**, 499, 507, 517, 523, 542
麻黄附子甘草湯　63, 65, **484**, 507, 511
麻黄附子細辛湯　157, 201, 224, **484**, 552
麻黄附子細辛湯合桂枝湯　551
麻黄連軺赤小豆湯　122, 123, 285, **484**
麻杏甘石湯　28, 31, 36, 71, 176, 190, 361, **392**, 394, 450, 459, **484**, 552
麻杏薏甘湯　199, 282, 283, 301, **392**, **484**
麻子仁丸　116, **393**, **484**
蔓荊子散　214, 221, **484**
曼倩湯　484

み

味麦益気湯　485
妙功散　485
妙功十一丸　485

め

明眼一方　485
明朗飲　485
明朗飲加減　201

も

木防已去石膏加茯苓芒硝湯　393,485
木防已湯　45,74,84,92,246,388,390,466,485,507
木香調気飲　485

や

射干麻黄湯　486

よ

養血安神湯　486
養血湯　486
養肺湯　486
楊柏散　185,486
薏苡仁夏枯草煎　299
薏苡仁散　486
薏苡仁煎　298
薏苡仁湯　164,199,307,394,486
薏苡附子敗醬散　113,168,254,279,283,297,394,486
抑肝散　39,50,82,153,178,180,181,182,198,311,314,394,486
抑肝散加芍薬　158,277
抑肝散加芍薬甘草　198
抑肝散加芍薬厚朴　198
抑肝散加陳皮半夏　52,82,178,181,257,313,395,487
抑肝散合芍薬甘草湯加厚朴　159
抑肝扶脾散　100,318,318,319,488

ら

乱髪霜　487

り

利膈湯　95,109,233,396,487
利膈湯合甘草乾姜湯　95
利膈湯合茯苓杏仁甘草湯　95
理中安蛔湯　130,487
理中湯　109,268,379,487
六君子湯　32,39,52,59,85,98,101,108,118,165,176,180,190,238,255,396,397,440,452,487,537
立効散　241,487
竜骨湯　315,316,487
竜胆瀉肝湯　26,34,171,203,254,259,271,272,273,298,300,305,382,397,487
竜硫丸　487
涼膈散　175,239,241,243,487
涼膈散加石膏　221,229
苓甘姜味辛夏仁黄湯　398
苓甘姜味辛夏仁湯　36,68,71,75,83,129,225,398,488,550
良枳湯　400,488
苓姜朮甘湯　34,268,279,399,488
苓桂甘棗湯　37,41,52,120,257,311,399,400,488
苓桂五味甘草湯　221
苓桂朮甘湯　37,45,52,101,161,197,201,204,208,215,226,233,353,398,488,550
苓桂朮甘湯加車前子　211
苓桂味甘湯　26,214,215,398,488
緑礬丸　132,488

薬方索引 573

れ

麗沢通気湯　226, 234, **488**
羚羊角散　487, **488**
連翹湯　282, **488**, 489
連珠飲　37, 132, 147, 220, 353, 400, **489**, 550
連理湯　489

ろ

六神丸　489
六度煎　489
六物敗毒湯　489
六物附子湯　489
六味海人湯　489
六味海人湯加梔実石榴根皮　131
六味丸　167, 169, 182
露蜂房　243, 251

わ

和口散　489

漢方診療医典

©2001

定価（本体 **7,200**円＋税）

1969年1月15日	1版1刷	
1986年4月10日	5版1刷	
1994年4月28日	4刷	
2001年5月25日	6版1刷	
2004年10月15日	2刷	
2007年10月30日	3刷	

著　者　　大塚敬節（おおつか けいせつ）
　　　　　矢数道明（やかず どうめい）
　　　　　清水藤太郎（しみず とうたろう）

改訂編者　矢数道明（やかず どうめい）
　　　　　大塚恭男（おおつか やすお）

発行者　　株式会社　南山堂
　　　　　代表者　鈴木　肇

〒113-0034　東京都文京区湯島4丁目1-11
Tel　編集 (03)5689-7850・営業 (03)5689-7855
振替口座　00110-5-6338

ISBN 978-4-525-47516-1　　　Printed in Japan

本書の内容の一部，あるいは全部を無断で複写複製することは（複写機などいかなる方法によっても），法律で認められる場合を除き，著作者および出版社の権利の侵害となりますのでご注意ください．